제11판

병원회계학

보무각

최만규
- 서울대학교 대학원 보건학 박사
- 한국병원경영학회 학술이사
- 한국사회보장학회 재무이사
- 고려대학교 보건정책관리학부 및 대학원 보건과학과 교수

황인경
- 서울대학교 대학원 보건학 박사
- 전) 한국병원경영학회 회장
  가천대학교 교수 및 부총장
- 현) 미래병원 컨설팅 고문

손민성
- 고려대학교 대학원 보건학 박사
- 고려대학교 보건정책관리학부 및 대학원 보건과학과 교수

심길호
- 충북대학교 대학원 의학 박사
- 연성대학교 보건의료행정과 교수

제11판

병원회계학

11판발행 2025년 9월 12일
초판발행 2004년 2월 15일

지은이 최만규·황인경·손민성·심길호
펴낸이 이호동
발행처 보문각
블로그 http://bomungak.blog.me
e-mail bomungak@naver.com
주소 서울시 서초구 바우뫼로7길 8
등록번호 302-2003-00085
전화 02)468-0457
팩스 02)468-0458

값 27,000원

ISBN 978-89-6220-474-2 93510

개정판(11판)을 내면서

2002년 3월 의료법 개정으로 의료기관회계기준 제정에 대한 법적 근거가 마련되었고, 2003년 12월 「의료기관회계기준규칙」이 제정 · 고시되었다. 이에 따라 의료기관의 특성을 반영한 회계학 교재의 필요성을 느껴 2004년에 첫 출판한 「병원회계학」이 벌써 11차 개정판을 내게 되었다. 이 책이 거의 매년 인쇄를 거듭할 수 있었던 것은 독자들의 아낌없는 관심과 사랑 덕분이다. 또한, 보건 행정 및 의료 경영 분야를 공부하거나 의료기관에서 근무하는 독자들을 위해 기업회계기준과 의료기관회계기준을 적절히 반영해 집필한 회계학 기본서가 많지 않았기 때문이기도 할 것이다. 저자는 이전에 출간된 「병원회계학」에 자부심과 긍지를 느끼면서도 부족한 내용으로 인해 늘 아쉽고 미안한 마음이었다. 그래서 이번 11차 개정판에서는 병원회계 전문가인 심길호 교수를 저자에 포함하여 관련 분야의 내용을 대폭 수정하고 보완했다.

이 책은 총 5부 14개 장으로 구성되어 있으며, 부록에는 개정된 의료기관회계기준과 한국채택국제회계기준(K-IFRS)에 따른 재무제표, 그리고 국가공인 병원행정사 자격시험 예상 문제를 수록했다.

제1부는 병원회계학 학습에 필요한 기초 지식을 다지고, 의료기관 회계의 특성을 이해하는 단계다. (제1장) 회계의 기초와 (제2장) 병원회계의 특성을 다뤘다.

제2부는 회계의 기술적 구조와 순환 과정을 다룬다. 거래 발생부터 재무제표 작성까지의 회계 처리 과정을 사례를 통해 서술했다. (제3장) 부기와 회계의 순환과정, 그리고 (제4장) 장부와 기장 · 결산으로 구성되어 있다. 이 과정을 학습하고 연습문제를 풀어보면 재무제표를 체계적으로 이해하고 작성할 수 있는 능력을 갖추게 될 것이다.

제3부는 계정과목별 회계 처리 방법을 자세히 다뤘다. 제2부에서 다룬 재무제표 작성 과정의 각 계정과목별로 인식, 측정 기준, 기록 방법에 대해 보다 심도 있게 기술

적 · 이론적 내용을 보강했다. (제5장) 현금 · 예금 · 유가증권 · 어음, (제6장) 의료미수금, (제7장) 재고자산, (제8장) 유형자산과 무형자산, (제9장) 자본, (제10장) 재무제표 분석 등으로 구성했다. 또한, 각 장 말미에 연습문제와 해답을 수록하여 학습 내용을 바로 확인하고 응용할 수 있도록 했다.

제4부는 원가관리회계 및 세무회계를 다룬다. 환자로부터의 의료수익이 주 수입원인 병원에서 환자 만족 경영은 병원의 존속과 발전에 필수적이다. 환자 만족 경영이란 환자의 금전적 부담을 최소화하면서 최대의 서비스를 제공하는 것이라고 할 때, 병원이 환자 만족 경영을 통해 적정 이윤을 창출하기 위해서는 원가계산에 기초한 합리적인 원가관리가 필수적이다. 최근 대형 병원을 중심으로 원가분석 정보에 입각한 경영의 중요성이 높아지고 있고, 원가분석 정보 시스템을 도입하는 병원도 늘고 있다.

이 책의 제4부 학습만으로는 병원 원가계산 능력을 완벽히 갖추기에는 한계가 있다. 그러나 이 책은 병원회계학 개론서로서 병원 원가관리회계의 기본적인 개념과 계산 방법을 소개하는 데 중점을 두었다.

병원 세무회계는 앞에서 설명한 병원 재무회계와 병원 원가관리회계를 바탕으로 병원 회계의 손익을 조정하여 과세소득을 계산하는 것이다. 세무회계는 각종 세법, 법령 등과 밀접하게 관련되어 있고 다루는 내용도 방대하다. 그러나 이 책은 병원회계학 개론서로서 병원 관련 세무회계의 모든 내용을 다루기에는 무리가 있다. 따라서 이 책은 (제12장) 세무회계의 기초 개념, 특성 및 실태를 간략하게 설명하는 데 초점을 맞추었다.

제5부는 병원회계의 전산화를 설명한다. 오늘날 대부분의 기업과 의료기관은 회계정보의 종합적이고 체계적인 관리와 신속한 처리를 위해 회계업무에 전산화(자동화) 시스템을 도입하고 있다. 특히 최근에는 ERP(전사적 자원계획) 시스템을 도입하여 기존의 병원정보시스템인 OCS(처방전달시스템)와 EMR(전자의무기록) 등과의 연동을 통해

진료, 원무, 구매, 회계, 재무, 인사 등 의료기관의 모든 업무를 통합 관리하고 계획하는 경영시스템으로 전환하고 있는 추세다. 이 책은 회계전산화의 기본 개념을 소개하는 데 초점을 두고 (제13장) 회계 전산화의 기초와 (제14장) 회계와 ERP 시스템을 간략히 설명했다.

이 책이 11차 개정판까지 쉬지 않고 세상에 나올 수 있었던 것은 독자들의 관심과 격려 덕분이다. 앞으로도 더 알찬 내용으로 책을 발전시켜 나갈 것을 다짐한다. 또한, 언제나처럼 부족한 이 책이 세상에 나올 수 있도록 저자를 독려하고 격려해 준 보문각 이호동 대표님과 편집부 여러분의 노고에 감사드린다.

저자 일동

Contents

제1부 회계의 기초

제2부 회계의 기술적 구조

제3장 부기와 회계의 순환과정

제4장 장부와 기장 · 결산

제3부 계정과목별 회계처리

제5장 현금 · 예금 · 유가증권 · 어음

제8장 유형자산과 무형자산

제9장 자 본

제5부 병원회계의 전산화

제13장 회계전산화의 기초

제14장 회계와 ERP시스템

부 록

병/원/회/계/학
Hospital Accounting

제1부

회계의 기초

제1장

회계의 기초

1.1 회계의 의의

본래 회계는 회계실체의 거래나 사건을 기록 · 분류하고 요약 · 해석하는 기술로 정의되어 왔다. 하지만 이 정의는 회계의 특징 중 장부기록, 즉 부기의 측면만을 강조한 것이다.

부기(book-keeping)란 장부기록의 약칭으로, 경제주체의 경제활동에 따른 재산의 증감과 변화를 일정한 원리에 따라 기록 · 계산 · 정리하는 방법을 의미한다. 영업활동을 하는 동안 현금, 채권, 채무 등이 끊임없이 변동하므로 이를 기록해 두는 것이 중요하며, 이러한 필요에 따라 부기가 등장하게 되었다.

회계(accounting)란 경제실체의 경제활동에 관한 정보를 측정하여, 그 실체의 이해관계자가 경제적 의사결정을 합리적으로 내릴 수 있도록 전달하는 과정(process) 또는 기능(function)이라고 할 수 있다. 이 정의에서 사용된 중요한 개념들을 살펴보면 다음과 같다.

첫째, 경제실체(economic entities)란 경제활동을 영위하는 하나의 독립된 책임 단위를 말한다. 경제실체는 보는 관점에 따라 거시적으로는 국가, 미시적으로는 기업, 정부기관, 병원, 학교 등이 있을 수 있다. 이들은 모두 회계의 대상이 되지만, 일반적으로 회계는 미시적인 관점에서의 실체들을 중심으로 하며, 그중에서도 기업이 중심이 된다. 오늘날 회계라고 하면 일반적으로 '기업회계'를 의미하므로, 회계를 '기업의 언어(language of business)'라고도 한다.

둘째, 경제활동(economic activity)이란 재화나 용역을 생산하거나 소비하는 재무활동을 의미한다. 일반적으로 기업은 생산 실체이고, 정부기관 · 학교 · 병원 등은 소비 실체로 분류된다.

셋째, 정보(information)란 특정 의사결정에 활용하기 위해 원시적인 자료를 가공 · 처리한 것이다. 회계의 목적은 회계 목적에 부합하는 유용한 정보를 얻는 데 있으며, 이를 위해 회계정보시스템(accounting information system, AIS)을 체계적으로 구축할 필요가 있다. 회계정보시스템은 수작업 시스템과 컴퓨터 기반 시스템으로 나눌 수 있으며, 최근에는 정보기술의 발달로 인해 컴퓨터 기반 회계정보시스템의 필요성이 더욱 커지고 있다.

넷째, 이해관계자는 경제실체의 경제활동에 직 · 간접적으로 관련되어 경제적 의사결정을 내리는 정보 이용자를 말한다. 기업의 이해관계자로는 현재 주주(소유주), 잠재적 주주, 현재 채권자, 잠재적 채권자, 경영자, 노동조합, 세무서, 거래처, 소비자, 규제기관, 정부의 정책당국, 기업평가기관, 학계, 회계전문직 단체 등이 있다. 이들은 회계정보에 대한 접근 가능성에 따라 내부 이해관계자와 외부 이해관계자로 구분된다.

1.2 회계의 기능

회계의 기능(accounting function)은 측정 기능과 전달 기능으로 구분할 수 있다.

측정 기능(measurement function)은 회계정보를 식별하여 화폐가치로 측정하고, 이를 기록 · 분류 · 요약하는 기능을 말한다.

여기서 식별(identification)은 인식(recognition), 측정은 평가(evaluation)라는 용어와 같은 의미로 사용되기도 한다. 일반적으로 자산과 부채의 경우에는 '평가'라는 용어를, 수익과 비용의 경우에는 '측정'이라는 용어를 많이 사용한다.

전달 기능(communication function)은 측정을 통해 산출된 정보를 이해관계자에게 전달하는 기능이다. 회계에서는 '전달'이라는 용어보다는 '보고(reporting)'라는 용어가 더 널리 사용된다.

보고는 이해관계자가 누구인지에 따라 내부 이해관계자에게 보고하는 내부보고(internal reporting)와 외부 이해관계자에게 보고하는 외부보고(external reporting)로 구분된다.

내부보고는 일정한 형식에 구애받지 않으며, 특수보고서를 통해 직접 이루어진다. 반면, 외부보고는 재무제표를 통해 간접적으로 공시 또는 공개(disclosure)된다.

외부보고를 목적으로 이루어지는 회계를 재무회계(financial accounting)라 하며, 내부보고를 목적으로 이루어지는 회계를 관리회계(management accounting)라 한다.

표 1-1 재무회계와 관리회계의 비교

분류	재무회계	관리회계
목적(기능)	기업의 재무상태, 경영성과, 현금흐름 등의 정보를 요약 정리하여 외부에 보고 목적	제품의 원가계산 및 이익결정, 의사결정 및 계획, 통제 및 성과평가 등을 위한 내부관리 목적
회계정보 이용자	기업외부 이해관계자(투자자, 채권자, 정부, 종업원 등)	기업내부의 경영자
정보의 성격	- 과거지향적 - 신뢰성, 보편타당성 - 화폐적 정보 - 기업전체의 정보 - 법적 강제가 있음	- 미래지향적, 적시성 - 화폐 및 비화폐 정보 - 관리목적에 따라 부문별 구분 가능 (탄력적)
적용기준	일반적으로 인정된 회계원칙 (GAAP) (기업회계기준, 의료기관회계기준)	일반적(통일적)기준 없음

1.3 회계의 역할

1.3.1 자원의 효율적인 배분

사회적 자원은 한정되어 있다. 따라서 한 사회 내에서 이러한 한정된 자원을 적절하게 배분하고 효과적으로 활용하는 것이 중요하다. 회계는 기업의 재무상태와 경영성과에 대한 정보를 기업 외부의 정보이용자에게 제공하는 것을 목적으로 한다.

따라서 외부 이해관계자에게 제공된 회계정보는 한정된 경제적 자원이 비효율적인 기업에서 효율적인 기업으로 옮겨가도록 하는 역할을 한다. 투자자들은 개별 기업의 회계정보를 보고 생산성이 높은 기업에 투자할 것이므로, 회계는 사회적 자원이 효율적으로 배분되도록 하는 데 기여하게 된다.

또한, 배분된 자원은 경영자에 의해 효율적으로 관리됨으로써 전체 사회경제에도 긍정적인 영향을 미치게 된다. 이처럼 회계는 다양한 이해관계자들이 합리적인 의사결정을 내릴 수 있도록 필요한 정보를 제공함으로써, 한정된 자원이 효율적으로 사용되도록 하는 역할을 수행한다.

1.3.2 수탁책임보고

수탁책임이란 경영자가 주주나 채권자로부터 받은 자본을 효율적으로 관리하고 운영할 책임을 의미한다. 경영자는 수탁받은 자본을 어떻게 활용했는지에 대해 주주나 채권자에게 보고할 책임이 있다.

이때 회계는 주주나 채권자에게 기업의 재무상태와 경영성과를 포함한 기업 운영 전반에 대한 정보를 보고하기 위한 수단이 된다.

1.3.3 이해관계자에게 정보 제공

정보 제공자에 해당하는 경제실체(예: 기업, 병원 등)는 정보 수요자인 이해관계자(주주, 채권자, 정부, 종업원, 경영자 등)에게 그들의 합리적인 경제적 의사결정에 필요한 유용한 정보를 제공해야 한다.

1) 주주와 투자자는 재무회계정보(재무제표)를 바탕으로 기업의 안정성, 수익성, 현금흐름 등을 추정하여 투자의사결정, 수익 전망, 배당금 지급 능력 평가 등을 통해 주식이나 유가증권의 보유 또는 처분 여부를 결정하게 된다. 또한 경영자에게 위탁된 자원이 적절하게 활용되었는지 감독하는 역할도 수행한다.
2) 채권자(예: 은행)는 회계정보를 통해 대출 채권의 상환 가능 여부, 대출 적격 여부, 이자율, 대출 금액 및 기간 등을 결정하는 데 활용할 수 있다.

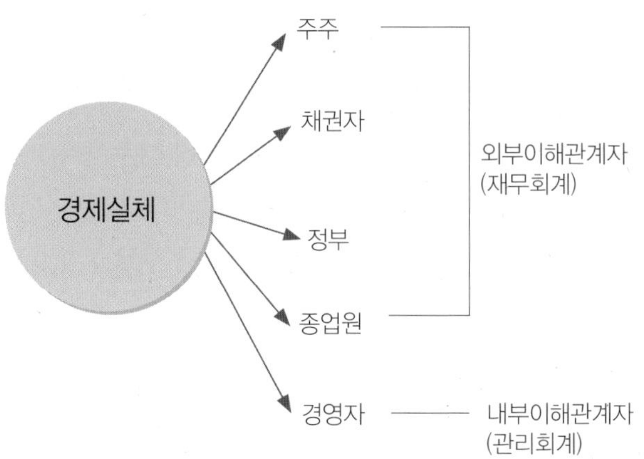

그림 1-1 회계정보의 이해관계자

3) 정부 규제기관은 독과점 기업에 대한 가격 규제, 관급공사 시 사업자 선정 및 계약 금액 산정, 적절한 세금 납부 여부 등을 감시하는 데 회계정보를 활용한다.
4) 종업원은 직장의 안정성, 연금 및 퇴직금의 적정성, 임금 협상의 근거 자료로 회계정보를 사용할 수 있다.
5) 소비자는 물품의 품질보증, 하자 보수 등을 위한 기업의 존속 가능성 판단 자료로 회계정보를 활용할 수 있다.
6) 거래처는 특정 거래처에 대해 외상 판매를 할 것인지 여부를 결정하는 데 회계정보를 활용할 수 있다.
7) 경영자는 자산의 규모 및 구성, 부채의 규모 및 구성, 수익과 비용의 규모 및 구성, 자금 사정 등을 파악하여 합리적인 의사결정의 기초자료로 회계정보를 활용할 수 있다. 또한 경영자의 성과를 평가하는 기준으로도 사용될 수 있다.

1.4 회계의 분류

회계는 그 목적에 따라 외부보고(재무보고) 목적과 내부보고 목적으로 나눌 수 있다. 외부보고 목적의 회계를 '재무회계', 내부보고 목적의 회계를 '관리회계'라고 한다.

1.4.1 재무회계

재무회계(financial accounting)의 목적은 경제 실체 외부의 불특정 이해관계자에게 경제적 의사결정에 유용한 정보를 제공하는 것이다. 그러나 불특정 다수가 필요로 하는 모든 정보를 제공할 경우, 정보 이용의 효익(benefit)에 비해 정보 산출 비용(cost)이 지나치게 커질 수 있다. 따라서 외부 정보 이용자에게 필요한 정보를 선별적으로 추출하여 제공하게 된다.

외부 이해관계자의 의사결정에 공통적으로 필요한 정보는 경제 실체의 신용도와 합리적인 투자 의사결정에 도움이 되는 정보이다. 이에 따라 재무회계의 기본 목적은 외부 이해관계자에게 재무상태, 경영성과, 현금흐름에 관한 정보를 제공하는 데 있다.

재무보고의 수단으로는 재무제표(financial statements)가 이용된다. 재무제표에는 재무상태를 보고하는 재무상태표, 경영성과를 보고하는 포괄손익계산서, 현금흐름을 보고하는 현금흐름표, 자본 변동 내역을 보고하는 자본변동표의 작성이 요구된다.

병원의 경우, 법인 형태의 병원들은 공익적 목적을 수행하는 비영리 병원이므로 이익잉여금을 처분할 수 없다. 따라서 자본 변동 내역에 대한 포괄적이고 체계적인 정보를 제공하기 위해, 일반 기업의 이익잉여금처분계산서 대신 병원에서는 기본금변동계산서를 작성한다.

이들 보고서는 병원의 경우 의료기관회계기준에 따라, 일반 기업의 경우 기업회계기준에 따라 경영자가 작성하며, 이들 기준의 준수 여부를 확인하기 위해 외부의 독립적인 회계 전문가인 공인회계사에 의해 외부감사가 수행된다.

1.4.2 관리회계

관리회계(management accounting)의 목적은 내부 경영자의 경영 의사결정에 필요한 적합한 정보를 제공하는 것이다. 경영자에게 목적에 부합하는 정보가 무엇인지 이해하기 위해서는 기업과 경영자의 기능을 이해할 필요가 있다.

경영자의 기능은 기업의 목적을 달성하기 위해 조직, 인사, 재무 부문에 대한 계획 · 실행 · 통제 활동을 수행하는 것이다. 기업의 전반적인 관리는 최고경영자가 담당하며, 각 부문에 대한 관리는 해당 부문의 부문 관리자가 담당한다. 이러한 관리 활동에는 항상 의사결정이 수반된다.

경영자의 의사결정은 주로 비일상적인 의사결정, 장기 계획, 비정형적 문제 해결 등과 관련되어 있으며, 이때 활용되는 정보는 주로 원가 정보(cost information)이다. 이러한 이유로 관리회계에서는 원가회계가 중요한 역할을 한다.

1.4.3 세무회계

세무회계는 재무회계와 관리회계를 기초로 하여 과세소득과 과세표준을 계산하기 위한 회계이다. 세무회계는 각종 세법과 관련 법령 등과 밀접한 관련이 있으며, 정보의 주 이용자가 정부(세무서)라는 점에서 재무회계와는 다소 차이가 있다.

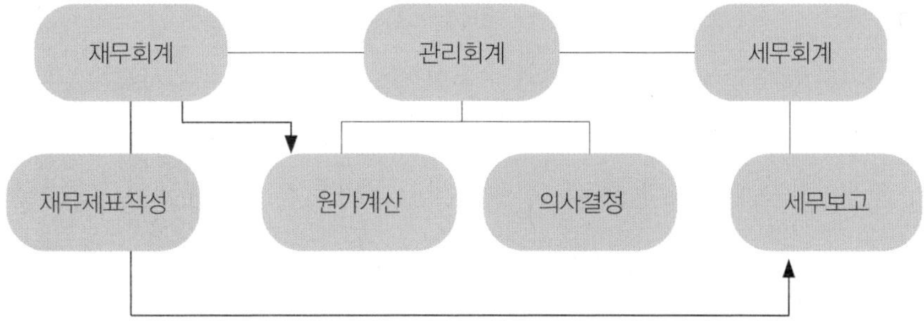

그림 1-2 회계의 분류에 따른 관계

1.5 회계의 기준

1.5.1 회계기준의 의의

회계기준(accounting standards)이란 회계 행위를 수행함에 있어 준수해야 할 지침을 말하며, 회계원칙(accounting principles)이라고도 한다. 여기서 말하는 회계기준은 재무회계기준을 의미한다.

재무회계 행위자는 정보생산자, 정보감사인, 정보이용자로 구분할 수 있다. 정보생산자는 경영자(회계 담당자), 정보감사인은 외부 감사인인 공인회계사, 정보이용자는 외부의 불특정 이해관계자로 구성된다. 이들 상호 간에는 이해관계가 서로 다르므로, 이러한 이해관계를 조정하기 위해 회계기준을 제정하고, 이를 회계 행위의 준거로 삼을 필요가 있다.

이와 같이 설정된 회계기준을 "일반적으로 인정된 회계원칙(GAAP: Generally Accepted Accounting Principles)"이라고 한다.

회계기준은 재무회계 행위의 지침이 되므로 모든 기업에 적용할 수 있는 일반성과 보편성을 지녀야 한다. 그러나 회계기준은 재무회계 행위의 지침일 뿐, 모든 경제 현상을 전부 포괄하는 것은 현실적으로 불가능하다. 따라서 회계기준에 명확히 규정되지 않은 사항에 대해서는 회계관습(accounting conventions)을 준거로 삼아야 한다.

1.5.2 기업회계기준

기업회계기준의 모태는 1958년에 제정된 기업회계원칙과 재무제표규칙이다. 이후 1974년에는 증권거래법에 따라 상장법인에 대해서 별도로 「상장법인 등의 회계처리에 관한 규정」이 제정되었으며, 1975년에는 상장법인 등의 재무제표에 관한 규칙이 마련되었다. 이로 인해 기업회계기준은 형식상 상장법인에 적용되는 기준과 비상장법인에 적용되는 기준으로 이원화되어 운영되었다.

이러한 이원화 현상은 1980년대 초까지 지속되었으나, 1980년에 「주식회사의 외부감사에 관한 법률(외감법)」이 제정됨에 따라 1981년 12월 23일, 증권관리위원회가 재무부의 승인을 받아 기업회계기준을 제정 · 공포하면서 일원화되었다. 이후 여러 차례 개정이 이루어졌다.

또한, 1998년 1월 8일 외감법이 개정되면서 기업회계기준의 제정 주체가 증권관리위원회에서 금융감독위원회로 변경되었고, 같은 해 4월 1일에는 기존의 기준을 일부 수정하여 새로운 기업회계기준이 제정되었으며, 12월 11일에는 다시 개정이 이루어졌다.

2000년 7월 27일부터는 외감법 및 그 시행령의 개정에 따라, 사단법인 한국회계연구원(Korea Accounting Institute, KAI)[1]이 금융감독위원회의 위탁을 받아 연구원 내 회계기준위원회(Korea Accounting Standards Board, KASB)의 심의 · 의결을 통해 기업회계기준의 제정, 개정 및 해석에 관한 업무를 수행하고 있다.

1.5.3 국제회계기준(IFRS, International Financial Reporting Standards)

기업의 경영이 세계화되고 자본의 자유화가 진행되면서 회계 정보 이용자 또한 세계화됨에 따라, 기업의 회계정보를 국제적으로 통일해야 한다는 주장이 제기되었다.

재무회계에 관한 이론은 주로 미국을 중심으로 발전해 왔지만, 각국에서 적용하는 회계기준(일반적으로 인정된 회계원칙, Generally Accepted Accounting Principles, GAAP)은 각 나라의 고유한 역사와 경제 상황을 반영하여 서로 다르게 운영되어 왔다. 그러나 국제적으로 통일된 회계기준의 필요성이 대두됨에 따라, 1973년 영국을 주도로 미국 및 유럽 각국이 참여하여 IASC(International Accounting Standards Committee)를 런던에 설립하고, 국제회계기준(IAS, International Accounting Standards)과 그에 대한 해석(SIC, Standing Interpretations Committee)을 제정하기 시작했다.

2000년에는 유럽연합(EC, European Communities)이 모든 회원국의 상장기업에 대해 국제회계기준(IAS)의 적용을 의무화하기로 결정하고, 2005년부터 이를 전면 도입하였다.

우리나라는 IMF 외환위기 이후 민간 주도의 한국회계기준원을 설립하고, 국제회계기준을 기초로 한국의 일반적으로 인정된 회계원칙(K-GAAP)을 작성하여 적용해 왔다. 그러나 여전히 IFRS와는 많은 차이점이 존재하여, 한국식 재무제표와 국제용 재무제표를 이중으로 작성해야 했으며, 이는 경제적 손실의 주요 원인으로 지적되었다. 이에 따라 우리나라도 2011년부터 IFRS를 전면 도입하여 적용하게 되었다.

국제회계기준인 IFRS의 도입은 전 세계적인 회계처리 기준의 단일화 추세에 적극 동참함

---

1) 한국회계연구원은 기업회계기준을 제정 · 개정 · 해석하고, 회계 및 외부감사제도와 관련된 주요 제도 · 정책에 관한 연구 등을 수행하는 사단법인이다.

으로써, 우리나라 기업의 재무제표와 외국 기업의 재무제표 간 비교가능성을 제고하고, 국제 사회에서 우리나라 회계의 투명성에 대한 신뢰도를 높이는 효과가 있을 것으로 기대된다.

또한, 국제 자본시장에서 자본 이동의 장벽을 제거하고, 국제 자본시장 참여자들이 기업에 대한 투자 및 신용 의사결정을 내리는 데 도움이 되는 양질의 정보를 제공할 수 있다. 아울러, 우리나라 기업의 해외 사업장이나 국내에서 활동하는 외국 기업의 재무보고 비용을 절감하는 효과도 기대할 수 있다.

1.6 재무제표 개념체계

1.6.1 재무제표의 기본 가정

재무제표는 기업의 재무 상태와 경영 성과를 보여주는 중요한 보고서이다. 이러한 재무제표를 작성할 때는 몇 가지 기본적인 가정을 따르는데, 그중 핵심적인 두 가지는 발생기준과 계속기업 가정이다.

1) 발생기준

현금흐름표를 제외한 모든 재무제표는 발생기준을 적용하여 작성된다. 발생기준(accrual basis)은 거래나 그 밖의 사건의 영향을 현금 수취나 지급 시점이 아니라 발생한 기간에 인식하고 해당 기간의 장부에 기록하며 재무제표에 표시하는 원칙을 의미한다. 즉, 수익은 실현된 시점에서 인식하고, 비용은 발생된 시점에서 인식하는 기준이다.

발생주의에 따르면, 현금을 당장 받지 못했더라도 기간의 경과로 수익 획득 과정이 완료되면 수익으로 인식한다. 마찬가지로 현금이 지출되었더라도 비용이 발생되지 않았다면 비용으로 인식하지 않는다.

발생기준은 크게 두 가지 상황으로 나눌 수 있다.

(1) **발생(Accruals)**: 거래가 먼저 발생하고 나중에 현금의 수수가 이루어지는 경우이다. 그 예로는 미수수익 또는 미지급 비용이 있다.

① **미수수익**: 건물을 지어주는 회사가 모든 공사를 진행했지만, 그에 상응하는 돈을 아직 받지 못한 상태이다. (예: 공사 완료 후 대금 청구 전)

② **미지급비용**: 은행에서 100만 원을 빌린 뒤 그에 대한 이자를 주어야 하는데, 아직 이자를 지급하지 못한 상태이다. (예: 이자 발생 후 지급일 도래 전)

(2) 이연(Deferrals): 현금의 수수가 먼저 있고 거래의 발생이 나중에 일어나는 경우이다. 예로는 선수수익 또는 선급비용이 있다.

① **선수수익**: 잡지를 발간하는 회사가 미리 1년분 구독료를 받았지만, 아직 잡지를 발간하지 않은 상태이다. (예: 구독료 선수금 수령 후 잡지 발행 전)

② **선급비용**: 보험에 들면서 1년분 보험료를 냈지만, 아직 보험의 혜택(기간의 경과)을 받지 않은 상태이다. (예: 보험료 선지급 후 보험 기간 개시 전)

2) 계속기업

계속기업(going concern) 가정은 기업 실체가 그 목적과 의무를 이행하기에 충분할 정도로 장기간 존속한다는 가정이다. 이는 기업이 특별한 사건이 없는 한 계속적으로 영업을 할 것이며, 경영활동을 청산하거나 그 필요를 가지고 있지 않다는 것을 의미한다.

계속기업 가정으로 인해 다음과 같은 중요한 개념이 도출된다.

(1) 자산의 취득원가 평가: 기업이 계속적으로 존재하기 때문에 자산을 객관적이고 검증 가능한 "역사적 원가(historical cost)"로 평가한다. 만약 기업이 곧 청산할 것이라면 역사적 원가에 관한 정보는 유용성이 없으므로, 이러한 평가는 의미가 없을 것이다.[2)]

(2) 감가상각의 필요성: 기업이 계속 존재할 것이므로, 자산은 감가상각 과정을 통해 그 가치가 점진적으로 감소하는 것을 인식해야 한다. 기업이 1년 혹은 단기간만 경영을 할 경우 감가상각을 할 이유가 없을 것이다.[3)]

1.6.2 재무제표의 질적 특성

재무제표의 질적 특성은 재무회계의 목적을 달성하는 데 필수적이다. 재무회계는 투자자와

---

2) 예를 들어, 어떤 기업이 계속 기업을 전제로 하지 않고, 1년마다 파산한다고 가정을 해보자. 그 기업이 2009년 1월에 100만원의 장비를 구입했는데, 이 장비가 2009년 말 150만원의 가치를 갖게 되었다고 가정하자. 계속 기업을 전제로 한다면, 회계장부에 100만원으로 계속 기록을 하는 것이 의의가 있지만, 1년마다 파산한다면 파산 후 장비를 처분할 것이므로 100만원이란 역사적 원가는 의미가 없을 것이다.

3) 예를 들어, 병원에서 사용하는 MRI나 CT장비 같은 경우, 그 장비의 경제적 내용연수가 무한하지 않다. 그러므로 장비의 가치를 매년 감소시켜야 하는데 이것이 감가상각이다. 병원이 계속적으로 존재한다면 이 장비의 가치를 매년 감소시켜야 하지만, 1년 후 파산한다면 감가상각을 할 필요가 없을 것이다.

채권자를 비롯한 외부 정보 이용자들에게 유용한 정보를 제공하는 것을 목표로 한다. 정보가 유용성을 가지려면 다음과 같은 특성을 갖춰야 한다.

1) 이해가능성

재무제표 정보는 정보 이용자들이 쉽게 이해할 수 있어야 한다. 이는 재무제표가 간결하고, 양식과 내용이 표준화되어야 하며, 공통적이고 공식적인 용어로 작성되어야 한다는 의미다. 이때, 정보 이용자는 경영 및 경제 활동과 회계에 대한 합리적인 지식을 가지고 있으며, 정보 분석을 위해 합리적인 노력을 기울일 의지가 있다고 가정한다.

2) 목적적합성

회계 정보는 정보 이용자의 의사결정 목적과 관련이 있어야 한다. 즉, 의사결정에 차이를 가져올 수 있는 능력을 갖춰야 한다. 목적적합성을 갖추기 위해서는 예측 가치, 피드백 가치, 그리고 중요성이 고려되어야 한다.

(1) **예측 가치**: 정보 이용자가 과거, 현재 또는 미래의 사건을 평가하여 의사결정에 영향을 미칠 수 있는 정보의 능력이다.

(2) **피드백 가치**: 정보 이용자가 과거의 평가를 확인하거나 수정하도록 도와주어 경제적 의사결정에 영향을 미치는 정보의 능력이다.

(3) **중요성**: 회계 정보가 정보 이용자의 의사결정에 영향을 미치는지 여부다. 어떤 정보가 누락되거나 오류가 있어 정보 이용자의 의사결정에 영향을 미친다면 그 정보는 중요하다고 할 수 있다.

3) 신뢰성

신뢰성은 정보에 오류나 편의(bias)가 없음을 의미한다. 또한, 정보 이용자가 정보가 나타내고자 하는 것을 충분히 표현하고 있다고 믿을 수 있어야 한다. 회계 정보가 신뢰성을 갖추기 위해서는 표현의 충실성, 형식보다 실질 우선, 중립성, 신중성, 완전성을 갖춰야 한다.

(1) **표현의 충실성(faithful representation)**: 거래나 그 밖의 사건에 대해 정보를 누락 없이 정확하게 제공하는 것을 의미한다.

(2) **형식보다 실질 우선(substance over form)**: 거래가 법률적인 형식뿐만 아니라 그 실질과 경제적 현실에 따라 회계처리되고 표시되어야 한다는 것을 의미한다.

(3) **중립성**: 모든 정보 이용자에게 중립적인 영향을 주어야 한다. 즉, 특정 이용자에게 특정

한 행동을 유발해서는 안 되며, 공통적인 욕구를 충족시켜야 한다.

(4) **신중성**: 고의적으로 자산이나 수익을 과소평가하거나 부채나 비용을 과대평가하지 말아야 한다. 신중성을 지키지 않으면 재무제표의 중립성이 훼손될 수 있다.

(5) **완전성**: 의사결정에 도움이 되는 필요한 정보가 모두 제공되어야 함을 의미한다.

4) 비교가능성

기업의 재무 상태와 경영 성과를 기간별로 비교하거나 다른 기업과 비교할 수 있어야 한다. 2011년부터 우리나라가 국제회계기준인 IFRS를 전면 도입하여 적용하는 이유 중 하나도 비교가능성 증진을 위함이다. (참고: 대한민국은 2011년부터 상장기업에 IFRS를 의무 적용했으며, 일부 비상장기업은 선택적으로 적용한다.)

5) 목적적합하고 신뢰성 있는 정보에 대한 제약 요인

재무제표가 목적적합하고 신뢰성 있는 정보를 제공하는 데는 여러 제약 요인이 존재한다. 이러한 제약 요인에는 적시성과 효익과 원가 간의 균형 등이 있다.

(1) **적시성**: 회계 정보가 정보 이용자의 의사결정에 반영될 수 있도록 적시에 제공되어야 함을 의미한다. 정보 이용자가 필요한 회계 정보를 적시에 얻지 못한다면 적시성이 지켜지지 않는 것이다.

(2) **효익과 원가 간의 균형**: 정보에서 기대되는 효익(benefit)이 그 정보를 제공하기 위해 소요되는 원가(cost)보다 커야 함을 의미한다. 회계 정보를 작성하고 제공하는 데 얻는 것보다 잃는 것이 많다면 비효율적이므로, 효익과 원가의 균형을 고려해야 한다.

1.7 재무제표의 의의와 종류

1) 재무제표의 의의

회계 과정의 최종 산출물은 "재무제표(financial statements)"이다. 재무제표는 재무 보고의 수단이며, 반드시 작성해야 하는 재무제표로는 재무상태표, 포괄손익계산서, 현금흐름표, 자본변동표(비영리기관은 기본금변동계산서로 대체), 주기 및 주석 등이 있다.

주기와 주석은 독립된 재무제표가 아니라 재무제표의 필수적인 요소이다. 주기는 재무제표상의 해당 과목 다음에 그 회계 사실의 내용을 간단한 문구나 숫자로 괄호 안에 표시하는 것이다. 주석은 재무제표상의 해당 과목 또는 금액에 기호를 붙이고 난외 또는 별지에 동일한 기호를 표시하여 그 내용을 명료하게 기재하는 것이다.

재무제표는 대상 범위에 따라 개별재무제표, 연결재무제표, 결합재무제표로 구분된다.

(1) 개별재무제표는 개별 기업에 대해서만 작성된 재무제표이다.

(2) 연결재무제표(consolidated financial statements)는 지배회사가 종속회사의 의결권 있는 주식의 과반수를 소유하고 있거나 실질적으로 지배력을 가지고 있는 경우에 작성되는 재무제표이다.

(3) 결합재무제표(combined financial statements)는 경영권을 실제 행사하는 모든 계열사를 연결하여 계열사 간의 내부 거래를 상계한 뒤 작성된 재무제표이다.

또한 재무제표는 기간에 따라 연간재무제표, 반기재무제표, 분기재무제표 및 월간재무제표로도 구분된다. 상장 기업의 경우 반기재무제표를 작성하도록 되어 있다.

재무제표가 작성되면 주식회사 등의 외부감사에 관한 법률에 따라 외부 감사 대상이 되는 기업은 공인회계사에 의한 외부 감사를 받아야 한다. 공인회계사는 기업이 작성한 재무제표가 일반적으로 인정된 기업회계 기준에 따라 작성되었는지 회계감사기준에 근거하여 적정성 여부를 감사한다.

2) 의료기관 재무제표

의료기관의 경우, 2002년 3월 30일 의료법 개정(법률 제6686호)으로 의료기관 회계 기준에 대한 법률적인 근거가 마련되었다. 의료법 제62조의2의 규정에 근거하여 의료기관회계기준이 보건복지부령으로 공시되었고, 의료기관회계기준규칙 제4조 제2항의 규정에 의하여 "재무제표의 세부 작성 방법"이 보건복지부장관이 정하여 고시되었다.

2015년 12월 31일 의료법이 일부 개정됨에 따라 "의료기관 회계기준 규칙"의 관련 조문을 일부 개정했다. 개정된 주요 내용은 100병상 이상의 종합병원의 개설자가 법인인 경우 병원의 재무상태표와 손익계산서를 공시하도록 하여 의료기관의 회계 투명성을 제고하고, 기업회계기준의 변경 사항을 반영하여 "대차대조표"를 "재무상태표"로, "고정자산"을 "비유동자산"으로, "고정부채"를 "비유동부채" 등으로 재무제표 및 계정 과목의 명칭을 변경했다.

의료기관회계기준 제11조에서는 병원의 장은 매 회계연도 종료일부터 3개월 이내에 재무상태표와 그 부속명세서, 손익계산서와 그 부속명세서, 기본금변동계산서(병원의 개설자가 개인인 경우를 제외), 현금흐름표 등의 결산서를 보건복지부장관에게 제출하도록 규정하고, 재무상태표와 손익계산서는 보건복지부장관이 정하는 인터넷사이트(https://haspa.khidi.or.kr)에 공시하도록 하고 있다.

그 시행 시기는 종합병원을 대상으로 규모에 따라 연차적으로 적용했다. 300병상 이상의 종합병원은 2004년부터, 200병상 이상 300병상 미만의 종합병원은 2005년부터, 100병상 이상 200병상 미만의 종합병원은 2006년부터 적용되었다. 이후 2022년부터는 100병상 이상의 종합병원과 300병상 이상의 병원급 의료기관으로 확대 실시했으며, 2023년부터는 200병상 이상의 병원급 의료기관, 2024년부터는 100병상 이상의 병원급 의료기관으로 확대 시행되었다. 이에 따른 병상 규모는 직전 회계연도의 종료일을 기준으로 산정한다.

재무제표는 상호 관련성을 지닌다. 포괄손익계산서상의 당기순이익의 처분 내역은 기본금변동계산서에 표시된다. 기본금변동계산서에서 유보된 당기순이익은 재무상태표의 이익잉여금이 된다. 현금흐름표는 재무상태표의 기초 현금과 기말 현금 간의 차이가 발생한 원인에 대한 정보를 제공한다.

1.7.1 재무상태표

재무상태표(balance sheet, B/S)는 특정 시점의 경제적 실체(기업, 의료기관 등)의 재무 상태를 나타내는 재무제표다. 재무 상태는 자산(assets), 부채(liabilities), 자본(equity)의 상태를 의미한다. 〈표 1-2〉는 국제회계기준(의료기관회계기준규칙)에 따른 재무상태표의 기본 구조다. 표에서 볼 수 있듯이 자산은 부채와 자본의 합계와 같다(자산=부채+자본)는 재무상태표 등식으로 되어 있으며, 좌측(차변)은 자산 구조를, 우측(대변)은 자본 구조를 나타낸다. 자산 구조는 자원의 운용 상태를, 자본 구조는 자원의 조달 원천을 보여준다.

표 1-2 재무상태표의 기본구조

차 변	대 변
자 산	부 채
	자 본
	(이 익)
자산합계	부채와 자본 합계

1) 자산

자산(assets)은 과거 거래나 사건의 결과로 발생하고, 특정 경제적 실체가 소유하거나 통제하는 장래의 경제적 효익이다. 즉, 자산은 경제적 실체(기업, 의료기관 등)가 경제(경영) 활동에 사용하는 가치 있는 것들이다. 기업의 자산은 생산, 소비, 교환과 같은 활동을 수행하는 데 사용되는 경제적 자원이다. 의료기관의 자산은 의료기관의 고유 목적, 즉 환자 진료와 관련 활동을 수행하는 데 사용되는 경제적 자원이다. 모든 자산이 공통으로 가진 특성은 장래의 경제적 효익을 제공할 수 있는 능력이다. 장래의 경제적 효익은 경제적 실체에게 현금 유입을 가져온다.

자산은 경제적 실체의 고유 목적 달성을 위한 경제 활동에 투입된 것인지에 따라 영업용 자산과 비영업용 자산으로 구분할 수 있다. 또한, 유동성 정도에 따라 유동자산(current assets)과 비유동자산(non−current assets)으로 구분하며, 물리적 실체 유무에 따라 유형자산(tangible assets)과 무형자산(intangible assets)으로 구분한다. 시간이 지나거나 화폐 가치가 변하더라도 항상 일정한 화폐액으로 표시되는 자산을 화폐성 자산(monetary assets)으로, 시간이 지나거나 화폐 가치가 변동함에 따라 자산의 화폐 평가액이 변동하는 자산을 비화폐성 자산(nonmonetary assets)으로 구분하기도 한다. 화폐성 자산으로는 현금, 예금, 수취채권 등이 있고, 비화폐성 자산으로는 재고자산, 투자자산, 유형자산 등이 있다. 국제회계기준(의료기관회계기준규칙)은 자산을 유동자산과 비유동자산으로 구분한다.

2) 부채

부채(liabilities)는 회계 주체가 과거 거래의 결과로 장래에 자산이나 용역을 제공해야 할 경제적 의무다. 부채는 채권자가 회계 주체의 자산에 대해 청구할 수 있는 권리라는 점에서 채권자 지분(creditor's equity)이라고도 한다. 채권자의 청구권은 소유주의 청구권보다 우선한다.

부채는 만기일이 1년 이내에 도래하는지에 따라 유동부채와 비유동부채로 구분하고, 부채의 금액과 지급 시기가 확정되었는지에 따라 확정 부채(determinable liabilities)와 충당 부채(estimated liabilities)로 구분한다. 기업회계기준(의료기관회계기준규칙)은 부채를 유동부채와 비유동부채로 구분한다.

3) 자본

자본(equity)은 총자산에 대한 소유주의 청구권으로서 소유주 지분(owner's equity)이다. 기업의 자산은 채권자나 소유주에 의해 제공되거나 청구되며, 이 경우 채권자의 청구권이 소유주보다 우선한다. 이러한 이유로 자본을 잔여 지분(residual equity)이라고도 한다. 기업회계기준은 자본을 납입 자본, 이익 잉여금, 기타 자본 요소로 구분한다.

비영리법인 형태의 의료기관들은 총자산에 대한 소유권이 인정되지 않으므로 청구권도 없다. 따라서 의료기관의 자본은 처분하거나 배당할 수 없으며 법인 내에 유보해야 한다.

의료기관회계기준상 재무상태표의 자세한 내용은 이 책의 부록에 있다.

표 1-3 자산과목분류 및 내용해설[4)]

ㅁ 유동자산	
(1) 당좌자산	현금과 비교적 단기간내에 현금화할 수 있는 유동자산
1. 현금 및 현금성자산	가. 현금 및 타인발행수표 등 통화대용증권과 당좌예금 · 보통예금 및 현금등가물을 포괄 나. 현금등가물은 큰 거래비용 없이 현금전환이 용이하고 이자율 변동에 따른 가치변동위험이 중요하지 않은 유가증권 및 단기금융상품으로서 취득당시 만기가 3월 내에 도래하는 것
2. 단기금융상품	금융기관이 취급하는 정기예금 · 정기적금 · 사용이 제한된 예금 및 기타 정형화된 상품 등으로 단기자금운용목적으로 소유 또는 기한이 1년내 도래하는 것
3. 단기매매증권	시장성 있는 회사채 · 국공채 등과 같은 유가증권으로 단기자금운용목적으로 소유한 것
4. 의료미수금	가. 진료행위로 인하여 발생된 의료미수금, 받을어음, 부도어음 등 나. 의료미수금은 입원 중 발생하여 계상되는 재원미수금, 퇴원환자진료비 · 외래환자진료비 · 기타의료수익 중 미회수금액(청구분 및 본인부담금) 다. 재원미수금, 퇴원미수금, 외래미수금은 환자종류에 따라 보험, 급여(보호), 자보, 산재, 일반, 건강진단 등으로 분류
5. 단기대여금	회수기간이 1년 이내 도래하는 대여금(임직원에게 대여한 1년 이내 회수가능한 채권 등)
6. 대손충당금	매출채권의 징수불능에 대비하여 설정한 평가성충당금

4) 재무제표 세부작성 방법 고시 개정에 따라서 수정하였고, 2016년 일부 개정(보건복지부고시 제2016-206호)을 반영하였음(2016.11.1 시행)

7. 미수금	의료미수금을 제외한 미수채권
8. 미수수익	이자, 임대료 등 당기에 속하는 수익 중 미수액
9. 선급금	의료장비 등의 발주를 위해 선급한 금액 ※ 병원을 둘 이상 운영하는 법인이 본원과 분원간에 전도해준 전도금(선급금)은 결산시 정산하여 해당금액으로 처리
10. 선급비용	선급된 비용 중 1년 내에 비용으로 되는 것으로서 선급보험료 · 선급이자 · 선급리스료 등
11. 선급제세	의료수익이나 이자수입 중 원천징수된 세금과 중간예납한 세금 등
12. 본지점	
13. 이연법인세자산	자산 · 부채가 회수 · 상환되는 미래기간의 과세소득을 감소시키는 효과를 가지는 일시적 차이 등
14. 기타의 당좌자산	기타 다른 계정에 속하지 아니하는 당좌자산
15. 국고보조금	자산취득을 위한 국고보조금에 대한 예금(현금) 차감계정
(2) 재고자산	진료나 병원운영을 위해 보관중인 유형의 자산
1. 약품	가. 진료목적으로 보유하고 있는 일반약품, 주사약품, 마취약품, 마약, 소독약품, 약국재료 등 나. 약품매입시 또는 대금결재시의 에누리 · 할인 · 할증 · 판매장려금 등은 약품매입액에서 차감하여 계상 다. 약국재료는 조제를 위한 약포장지 · 약병 · 연고튜브 · 약조제기기 · 실험정보실재료 등 간접재료
2. 진료재료	가. 진료목적으로 보유하고 있는 각종재료와 진료용구로서 1년 이내에 사용되는 재료 나. 진료재료는 방사선재료, 검사재료, 수술재료, 치과재료, 의료소모품, 혈액, 동위원소재료 등으로 분류 – 방사선재료 : 진단방사선과의 방사선필름 · 현상약품 · 조영제 · 필름봉투 등 – 검사재료 : 임상검사과 · 병리과 · 기능검사실 등의 시약 · 초자류 등 – 수술재료 : 수술시 환자체내에 삽입되는 심장판막 · 인공수정체 · 인공관절 등 – 치과재료 : 치과에서 치료시 사용하는 금 · 지경 · 석고 · 은 · 질렉스 · 징크세멘 · 수은 등 – 의료소모품 : 중앙공급실에서 공급하는 수술이나 처치용 소모품(붕대 · 거즈 등) 및 내구성 의료용소도구(청진기, 혈압계, 감자류 등) – 동위원소재료 : 핵의학과의 동위원소(1년내 사용분) · 필름 · 시약 · 장갑 · 컵 등
3. 급식재료	급식을 위한 채소류 · 육류 · 생선류 · 미곡류 등의 재료와 급식용구(접시, 수저 등)
4. 저장품	가. 약품, 진료재료 및 급식재료 이외의 사무 · 수선 · 청소 · 냉난방을 위한 저장품 나. 사무용 · 관리용 사무용품(장부 · 각종서식 · 인쇄물 · 문방구류), 기계부품 등 수선용부품, 냉난방을 위한 유류, 인쇄물, 청소용구 · 청소용품 등 환경용품, 직원복리를 위한 제복 · 포상용 상품 등의 저장품으로 구분

5. 의료부대물품	의료부대수익을 위하여 보유하고 있는 장의용품, 매점용품 등
(3) 기타유동자산	
1. 기타유동자산	기타 다른 계정에 속하지 아니하는 유동자산

ㅁ 비유동자산	
(1) 투자자산	투자목적으로 보유하는 자산
1. 장기금융상품	유동자산에 속하지 않는 자산으로서 금융상품 중 만기일이 1년후에 도래하는 자산
2. 투자유가증권	투자목적으로 보유하는 유동자산에 속하지 않는 자산
3. 장기대여금	회수기간이 1년을 초과하는 장기성대여금
4. 장기대여금 대손충당금	장기대여금의 징수불능에 대비하여 설정한 평가성충당금
5. 퇴직보험 예치금	국민연금 전환금과 퇴직보험 예치금의 합이 퇴직급여 충당금을 초과한 금액
6. 보증금	전세보증금 · 전신전화가입보증금 · 영업보증금 등
7. 기타 투자자산	콘도회원권 · 골프회원권 · 임차자산개량비 등의 투자자산
(2) 유형자산	형태가 있는 자산
1. 토지	병원이 보유하는 업무용 · 비업무용 토지
2. 건물	병원이 보유하는 병동 · 관리동 · 직원숙소와 같은 일체의 건물과 전기 · 기관 · 난방 · 승강기 · 급배수 · 위생 · 기송관 등의 부속설비
3. 구축물	굴뚝 · 문 · 울타리 · 옹벽 · 도로 · 정원 등과 같이 건물 및 부속설비 이외의 공작물이나 토목설비로서 토지에 고정되어 있는 시설
4. 기계장치	전기설비 · 기계설비 · 냉동설비 · 주방설비(싱크대, 전기밥솥 등) · 세탁설비 등의 기계장치
5. 의료장비	환자진료를 위해 사용되는 의료기구나 용구(병실침대 포함)
6. 차량운반구	승용차, 구급차와 기타의 육상운반구
7. 공기구비품	내용연수가 1년 이상이고 구입가액이 상당액 이상인 일반가구류 · 전기가구류 · 사무용비품 · 병실용비품(상두대) · 공구류 · 집기류 · 전자계산기 등
8. 기타 유형자산	도서, 예술품(그림 등) 등 기타 유형자산에 속하지 아니하는 자산
9. 건설중인 자산	유형자산의 건설을 위해 투입된 재료비, 인건비, 경비, 도급금 등
10. 감가상각 누계액	유형자산에 대한 감가상각비의 누계액을 기재하며 당해자산에서 차감형식으로 기재

11. 국고보조금	자산취득을 위한 국고보조금에 대한 자산차감계정
(3) 무형자산	형태가 없는 자산
1. 영업권	합병, 영업양수 및 전세권 취득 등의 경우 유상으로 취득한 권리
2. 산업재산권	특허권, 의장권, 상표권 등의 재산권
(4) 기타비유동자산	형태가 없는 자산
1. 이연법인세자산	자산 · 부채가 회수 · 상환되는 미래기간의 과세소득을 감소시키는 효과를 가지는 일시적 차이 등

표 1-4 부채과목분류 및 내용해설

ㅁ 유동부채 (1년 내에 상환해야 할 부채)	
1. 매입채무	약품 등 재고자산매입대가의 미지급금
2. 단기차입금	금융기관으로부터 차입한 1년 이내에 상환할 부채
3. 미지급금	일반적 상거래 이외의 거래에서 발생한 1년 이내에 지급할 금액
4. 선수금	일반적 상거래에서 발생한 선수금
5. 예수금	거래상대방 또는 병원직원으로부터 원천징수하여 납부시까지 예수하고 있는 제세와 예수금
6. 미지급비용	발생된 비용중 미지급한 금액(미지급급여 · 미지급집세 · 미지급이자 등) 등
7. 미지급제세	당기소득에 대해 납부할 법인세 등 기타 제세의 미지급액
8. 유동성 장기부채	장기부채 중 1년 이내에 상환할 부채
9. 선수수익	현금으로 수령하였으나 차기이후에 속하는 것(선수임차료 · 선수이자 · 선수수수료 등)
10. 예수보증금	업무상 일시적으로 보관하는 보증금(입원보증금 · 하자보증금 등)
11. 단기부채성 충당금	1년 이내에 사용되는 부채성충당금(임직원의 상여금지급충당금 · 연월차수당충당금 등)
12. 임직원단기 차입금	임원이나 직원으로부터 일시적으로 차입한 금액(가수금)
13. 이연법인세부채	자산 · 부채가 회수 · 상환되는 미래기간의 과세소득을 증가시키는 효과를 가지는 일시적 차이 등
14. 기타의 유동부채	기타 다른계정에 속하지 아니하는 유동부채
ㅁ 비유동부채	
1. 장기차입금	상환기일이 1년 이후에 도래하는 차입금
2. 외화장기 차입금	외화표시차입금으로서 상환기일이 1년 이후에 도래하는 차입금
3. 금융리스 미지급금	상환기일이 1년이후에 도래하는 금융리스 미지급금

4. 장기성 매입채무	지급기일이 1년 이후에 도래하는 매입채무
5. 퇴직급여 충당금	임직원이 일시에 퇴직할 경우에 지급할 금액으로 국민연금 퇴직전환금, 퇴직보험 예치금을 차감하는 형식으로 기재
6. 이연법인세부채	자산 · 부채가 회수 · 상환되는 미래기간의 과세소득을 증가시키는 효과를 가지는 일시적 차이 등
7. 삭제	
8. 임대보증금	임대계약 등을 확실히 하기 위하여 1년 이상 보관하는 보증금
ㅁ 고유목적사업준비금(법인의 고유목적사업 또는 기부금에 지출하기 위하여 설정한 준비금)	
ㅁ 의료발전 준비금(고유목적사업준비금의 사용)	

표 1-5 자본과목분류 및 내용해설

ㅁ 자본(기본재산)	
1. 법인기본금	병원설립을 위하여 출연한 금액
2. 기타기본금	병원증축 등을 위해 출연한 금액 중 미등기금액 또는 이익잉여금의 기본금대체액(정부로부터 받는 출연금 포함)
ㅁ 자본잉여금	
1. 기타자본 잉여금	자본보존 목적의 자본잉여금
ㅁ 기타포괄손익누계액	
1. 재평가잉여금	재평가되는 유형자산의 공정가치와 장부금액과의 차이
2. 해외사업환산손익	해외사업소의 외화자산 및 부채의 환산과정에서 발생하는 환산손익
ㅁ 이익잉여금(결손금)	
1. 차기이월 잉여금(결손금)	차기로 이월될 잉여금(결손금)
2. 당기순이익(순손실)	

1.7.2 손익계산서

손익계산서(Income Statement)는 특정 기간 동안 기업이나 병원과 같은 경제 실체의 경영 성과를 보여주는 재무 보고서다. 이 보고서는 해당 기간 동안 발생한 수익(Revenues)에서 발생한 비용(Expenses)을 인과관계에 따라 대응시켜 순이익(Net Income)을 산출한 내역을 나타낸다.

아래 〈표 1-6〉은 의료기관회계기준에 따른 손익계산서와 국제회계기준(IFRS)에서 제시하는 포괄손익계산서의 기본 구조이다.

표 1-6 손익계산서와 포괄손익계산서의 기본구조

손익계산서(계정식)

차 변	대 변
비 용	수 익
(이 익)	
비용합계	수익합계

손익계산서(보고식)

①의료수익	− ⑤의료외비용	⑨고유목적사업 준비금전입액
− ②의료비용	⑥법인세차감전순이익	− ⑩고유목적사업 준비금환입액
③의료이익	− ⑦법인세비용	⑪당기순이익
+ ④의료외수익	⑧법인세차감후순이익	

단일의 포괄손익계산서	
수 익	xxx
비 용	(xxx)
당기순손익	xxx
기타포괄손익	xxx
총포괄손익	xxx

두 개의 보고서 비교			
손익계산서		포괄손익계산서	
수 익	xxx	수 익	xxx
비 용	(xxx)	비 용	xxx
당기순손익	xxx	당기순손익	xxx
		기타포괄손익	xxx
		총포괄손익	xxx

1) 수익

수익은 특정 기간 동안 경영 활동의 결과로 발생한 채권의 화폐 가치다. 수익은 고객에게 재화나 용역을 제공함으로써 실현한 금액이라는 점에서 수입(Receipts)과 다르다.

수입은 현금이 실제로 유입된 것을 의미하지만, 수익은 실제 현금 유입뿐만 아니라 당장 현금 유입이 없는 경우도 포함한다. 수익은 자산을 증가시키고 부채를 감소시키는 원천이 된다. 수익은 발생 원천에 따라 영업수익(의료수익), 영업외수익(의료외수익)으로 구분된다.

2) 비용

비용은 수익을 얻는 과정에서 소모된 자산이나 사용된 용역의 가치다. 비용은 영업 활동의 결과로 자본을 감소시킨다. 비용은 실제 현금 유출 또는 예상되는 현금 유출을 의미한다는 점에서 지출(Disbursements)과는 다르다.

지출은 현금이 실제로 유출된 것을 의미하지만, 비용은 당장 현금 유출이 수반되지 않는 경우도 포함한다. 비용에는 소모된 자산이나 사용된 용역에 따라 인건비, 재료비, 관리운영비, 영업외비용(의료외비용), 법인세비용 등이 있다. 비용은 원가(Cost)와도 구별되며, 이는 19장 원가관리회계의 기초에서 더 자세히 다룰 예정이다.

손익계산서와 포괄손익계산서에 대한 자세한 비교는 1장 1.8 '한국채택국제회계기준(K-IFRS)에 따라 변경된 재무제표' 내용을 참고하고, 그 양식은 이 책의 부록을 참고 바란다. 또한, 의료기관회계기준상 손익계산서의 세부 항목과 내용도 이 책의 부록에 제시되어 있다.

1.7.3 자본변동표(기본금변동계산서)

자본변동표(Statement of Changes in Equity)는 특정 시점 현재 기업 실체의 자본 규모와 특정 기간 동안 기업 실체 자본의 변동에 관한 정보를 보여주는 재무제표다. 즉, 자본변동표는 납입자본, 이익잉여금, 기타자본요소의 각 항목별로 기초 잔액, 당기 변동 사항, 기말 잔액을 표시하는 재무제표다.

우리나라에서는 원래 이익잉여금처분계산서를 기본 재무제표 중 하나로 작성하게 했으나, 자본 변동 내역에 대한 포괄적이고 체계적인 정보를 제공하기 위해 자본변동표가 도입되었다. 즉, 자본 항목의 모든 계정에 대해 기초 금액에서 당기 변동량을 표기하고 기말 금액을 나타냄으로써 한 해 동안 자본에 관한 전반적인 변동 내역을 보여준다. 이익잉여금처분계산서는 자본변동표의 주석으로 표시된다.

자본변동표는 정보 이용자 입장에서 세 가지 유용성이 있다.

첫째, 자본의 변동 내용에 대한 포괄적인 정보를 제공한다.

둘째, 재무제표 간의 연계성이 있어 재무제표의 이해 가능성을 높인다. 자본의 변동 내용을 포괄손익계산서와 현금흐름표에 나타난 정보와 연결할 수 있기 때문이다.

셋째, 포괄손익계산서에 반영되지 않고 재무상태표의 자본에 직접 가감되는 항목에 대한 정보를 제공한다. 이는 포괄손익계산서만으로는 전부 나타낼 수 없는 포괄적인 경영 성과에 대한 정보를 제공해 준다.

의료기관의 기본금변동계산서는 기본금, 자본잉여금, 이익잉여금(또는 결손금), 이익잉여금처분액 및 차기이월이익잉여금으로 구분한다. 의료기관회계기준상 기본금변동계산서 양식과 세부 항목은 이 책의 부록에 있다.

1.7.4 현금흐름표

현금흐름표(statement of cash flows)는 특정 기간 동안 현금의 유입과 유출을 보여주는 재무제표이다. 이 표는 현금 변동의 원인을 명확히 설명하며, 크게 세 가지 활동으로 구분된다.

(1) **영업활동으로 인한 현금흐름:** 의료기관의 주된 영업 활동에서 발생하는 현금의 유입과 유출을 나타낸다.

(2) **투자활동으로 인한 현금흐름:** 장기적인 자산의 취득 및 처분과 관련된 현금흐름을 보여준다.

(3) **재무활동으로 인한 현금흐름:** 차입, 상환, 배당 등 자본 조달 및 상환과 관련된 현금흐름을 나타낸다.

현금흐름표는 이 세 가지 활동 외에 현금의 증가(또는 감소), 기초 현금, 그리고 기말 현금을 포함한다. 이러한 정보들은 재무상태표나 포괄손익계산서에서 직접적으로 얻을 수 없는 현금 변동의 구체적인 원인을 파악하는 데 필수적이다.

의료기관회계기준에 따른 현금흐름표의 양식과 세부 항목은 관련 규정이나 지침에서 확인할 수 있다.

1.8 비영리조직의 회계

1.8.1 비영리조직의 개념과 특성

비영리조직은 영리조직, 즉 기업과 대비되는 개념으로, 'non-profit', 'not-for-profit', 'non-business', 'public' 등의 용어가 사용된다. 넓은 의미의 비영리조직은 정부 및 비영리 실체, 그리고 비영리 부문 내의 모든 조직을 포괄한다. 좁은 의미에서는 정부를 제외한 비영리 단체나 비영리기관을 뜻한다.

미국회계학회(American Accounting Association)는 비영리조직을 판단하는 기준으로 다음 네 가지 조건 중 모든 조건을 충족해야 비영리조직에 해당한다고 했다. ① 이윤을 목적으로 하지 않을 것, ② 개인이 지분(equity)을 소유하지 않을 것, ③ 지분의 양도와 교환이 허용되지 않을 것, ④ 이윤의 분배가 이루어지지 않을 것.

비영리조직은 일반적으로 법인의 형태로 설립 · 운영된다. 크게 국가나 지방자치단체 같은 공공기관이 설립 · 운영하는 비영리법인과 민간이 설립 · 운영하는 비영리법인으로 나눌 수 있다.

국가나 지방자치단체 등 공공기관이 설립 · 운영하는 형태로는 특별법에 의해 설립된 공기업이 있다. 공기업은 비영리법인의 형태가 아니라 주식회사나 공사 등 별도의 법적 형태로 설립되며, 영리활동을 수행한다.

민간에 의해 설립 · 운영되는 비영리법인으로는 학교법인, 의료법인, 종교법인, 사회복지법인 등과 같이 재단의 형태로 운영되거나 공익 또는 자선 목적으로 운영되는 비영리단체인 사단법인이 있다.

민법상 비영리법인은 학술, 종교, 자선, 기예, 사교, 그 밖에 영리가 아닌 사업을 목적으로 하는 사단법인 또는 재단법인이 주무관청의 허가를 얻어 설립할 수 있다. 이러한 비영리법인을 규정한 것이 민법의 법인에 관한 규정이다. 특별법에 의한 비영리법인에는 사립학교법에 따른 학교법인, 의료법에 따른 의료법인, 사회복지사업법에 따른 사회복지법인, 공익법인의 설립 · 운영에 관한 법률에 따른 공익법인 등이 있다.

1.8.2 영리조직과 비영리조직의 유사점과 차이점

영리조직과 비영리조직의 유사점과 차이점은 다음과 같다.

1) 유사점

첫째, 영리조직과 비영리조직 모두 재화나 서비스를 생산하고 분배하는 과정을 회계 처리한다. 비영리조직은 주로 서비스 생산에 중점을 두지만 재화 생산도 하며, 영리조직 또한 재화와 서비스를 생산한다.

둘째, 두 조직 모두 목적 달성을 위해 한정된 자원을 효율적으로 사용하고 관리해야 하며, 이에 대한 회계 책임이 따른다.

셋째, 한정된 자원의 최적 배분을 위해 원가 관리를 하고, 효율적인 운영이 이루어졌는지에 대한 평가를 받는다. 이러한 평가는 보고된 회계 보고서를 기반으로 이루어진다.

넷째, 자원의 경제적 조달, 최적의 배분, 효율적인 사용 등을 위해 계획하고 통제 · 조정하며 평가하는 종합적인 관리가 필요하며, 이를 위한 회계정보시스템이 구축되고 활용되어야 한다.

2) 차이점

첫째, 영리조직과 비영리조직은 설립 목적에서 차이가 있다. 영리조직은 이윤 추구를 목적으로 하는 반면, 비영리조직은 사회적 필요성에 의해 설립 · 운영되므로 회계적인 이윤 동기가 없다. 따라서 영리조직은 기간 성과 측정이 주요 과제이지만, 비영리조직은 목적 달성을 위한 예산의 편성 · 집행이 주된 관심사이다.

둘째, 영리조직은 결손이 누적되면 도산하여 해산될 수 있다. 그러나 비영리조직은 사회적 필요성이 인정되면 채산성(수익성)과 관계없이 계속 존속하는 경우가 많다. 따라서 영리조직은 회계 보고를 통해 계속기업의 여부가 검토되지만, 비영리조직은 회계 보고와 관계없이 사회적 필요성이 인정되면 계속 존속하는 경향이 있다.

셋째, 자원의 원천과 조달 방법에서 차이가 있다. 영리조직의 자원 제공자인 채권자와 투자자는 직접적인 경제적 이익을 기대한다. 이와 달리 비영리조직의 출연자나 기부자는 경제적 이익이나 보수를 기대하지 않는다. 자원 조달 방법에 있어 영리조직은 주로 자체 생산한 재화나 서비스의 시장 판매 수익을 통해 자원을 조달한다. 이에 반해 비영리조직은 강제적 부과(예: 세금)나 출연, 회비 등의 방법으로 대부분의 자원을 조달한다.

넷째, 성과 측정 방식과 순이익의 사용이 다르다. 영리조직은 주로 화폐적 측정에 의존하는 반면, 비영리조직은 화폐적 측정뿐만 아니라 질적 측정이 포함된다.

다섯째, 사회적 통제 및 보고 대상이 다르다. 사회적 통제에 있어 영리조직은 자율적이고 임의적인 측면이 강하다. 반면 비영리조직은 법률 또는 정관 · 규정, 기금 및 예산 통제를 통해 엄격히 관리된다. 또한 영리조직은 주로 소유자 및 일반 이해관계자에게 회계 보고 의무가 있으나, 비영리조직은 일반 이해관계자보다 주무관청 및 관련 부서에 보고 의무가 더 크다.

앞서 영리조직과 비영리조직의 유사점과 차이점을 살펴보았다. 법인 형태의 병원은 대개 의료법에 따라 설립된 의료법인으로, 법적으로는 비영리조직에 속한다. 하지만 환자로부터 진료비를 받아 수익을 창출하므로 실질적으로는 영리조직과 유사한 측면이 있다. 개인병원은 상법상 개인사업자로서 법적으로 영리를 목적으로 하는 사업체이다.

1.8.3 비영리조직의 회계적 특성

일반적으로 회계는 기업회계, 즉 영리회계를 가리킨다. 기업은 이윤 추구를 목적으로 하는 영리조직이다. 비영리조직 회계는 이윤 추구를 목적으로 하지 않으며, 재원 기증자(출연자)가 어떤 지분도 갖지 않으므로 직접적인 이해관계는 없다고 할 수 있다. 하지만 수탁자의 관리 운영에 대한 책임은 명확히 할 필요가 있다.

영리조직의 회계는 일반적으로 인정된 회계원칙(KAAP)에 따라 일정 기간의 경영 성과와 일정 시점의 재무 상태를 파악하여 기업의 수익력과 배당 가능 이익을 산정하고, 이를 외부 이해관계자에게 제공함으로써 최선의 의사 결정을 할 수 있도록 정보를 제공하는 데 목적이 있다.

비영리조직 회계도 기증자로부터 제공받은 재산과 회원의 회비 수입 등으로 조달된 자산에 대한 관리 운영 결과를 회계 정보를 통해 기증자, 회원, 기타 이해관계자에게 보고해야 한다. 또한 내부 경영 책임자에게도 유용한 회계 정보를 제공하여 조직의 목적을 효과적으로 달성할 수 있도록 해야 한다. 그러나 영리회계가 수익력과 배당 가능 이익을 산정하는 데 비해, 비영리회계의 특징은 수탁 재산에 대한 회계 책임을 명확히 하는 수탁회계 또는 수탁 자금의 목적별 증감 내역을 명확히 하는 기금회계에 있다.

비영리조직은 원칙적으로 경제적 이윤을 추구하지 않는 조직이다. 그러나 경우에 따라서는 비영리 사업의 목적을 달성하기 위해 영리 행위를 통해 수입이 발생한 경우, 해당 수익 사업 또는 수입에 대해 법인세 납세 의무를 지게 된다. 비영리조직도 하나의 독립된 인격체로서 법인세법상 법인세, 부가가치세, 재산세 등의 납세 의무가 있다.

1.8.4 비영리조직의 기금회계

1) 고유목적사업과 수익사업의 구분 회계

(1) 과세소득 계산 목적

비영리조직이 설립 목적에 따라 고유목적사업(비영리회계)을 수행할 때 수익사업(영리회계)이 있다면 이를 고유목적사업과 분리하여 구분 회계를 실시한다. 이는 비영리사업의 수지 차액(순손익)을 명확히 계산하기보다는, 오히려 수익사업에서 발생한 과세소득을 계산하기 위함이라고 볼 수 있다. 과세소득은 법인세법상 수익사업에 대해서만 산정된다. 따라서 비영리조직은 법인세 납부 의무가 없는 비영리사업의 수지 차액(순손익)과 법인세 납부 의무가 있는 수익사업의 손익을 상계하여 계산할 수 없다(직접세 1234-1866).

비영리조직의 비영리사업에서 발생하는 당기 수지 차액(당기 순손익)과 수익사업의 결손금을 상계할 수 없다. 그럼에도 불구하고 만일 구분 회계를 하지 않아 이를 상계하면, 이로 인해 수익사업의 결손이 비영리사업의 이익을 상회하지 못하는 경우에는 법인세 납부를 면치 못하게 된다. 그러므로 비영리조직은 수익사업에서 발생한 소득만을 과세소득으로 하여 법인세를 계산하고 납부해야 한다. 법인세법 제3조 제2항에서 규정하고 있는 수익사업이 있는 경우에는 소득 금액이나 결손금의 발생 여부에 따라 구분 회계를 해야 한다. 법인세법 제113조 제1항에서는 비영리조직이 수익사업을 수행하는 경우 자산, 부채 및 손익을 해당 수익사업에 속하는 것과 그 외의 사업에 속하는 것을 각각 별개의 회계로 구분 회계하도록 규정하고 있다.

(2) 고유목적사업 달성 목적

구분 회계를 실시하는 이유는 과세소득을 계산하는 것 외에도 비영리조직의 고유목적사업(비영리사업)에 대한 성과 달성 여부를 파악하기 위함이다. 즉, 비영리조직은 특정 출연자 또는 불특정 다수 출연자로부터 수탁받은 재원으로 해당 고유목적사업이 효과적으로 달성되고 있는지를 평가받아야 하며, 이는 고유목적사업의 회계에 나타난다. 비영리조직이 수익사업을 수행하는 목적은 수익사업에서 발생한 이익으로 고유목적사업에 충당할 재원을 지속적으로 마련하기 위함이다. 비영리조직에 대한 출연은 정도에 따라 차이가 있으나, 보통의 경우 고유목적사업을 수행하는 데 충분하지 못하기 때문에 각 비영리조직은 다양한 수익사업을 실시하고 있다.

(3) 회계 측정의 차이 등 기타 사유

비영리사업과 수익사업의 구분 회계는 위에서 제시한 것 외에도 다음과 같은 이유로 사용된다.

첫째, 비영리조직은 고유목적사업이 주된 사업이고, 수익사업은 고유목적사업 운영 충당을 위한 부수적인 사업이므로 각기 구분하여 경리하고 보고 및 평가받아야 한다.

둘째, 수익사업은 영리회계(기업회계)이므로 이윤 측정을 초점으로 하는 반면, 고유목적사업 회계는 비영리회계이다. 따라서 의도적이고 계획적인 이윤 동기에 따른 원가 회수 의사 없이 일방적으로 사용하거나 지출하는 회계를 같은 하나의 회계 시스템으로 처리할 수 없다.

셋째, 불특정 다수인으로부터 받는 출연금(기부와 증여 포함)은 출자와 달리 사적 소유가 아니므로 지분에 대한 배당금 또는 분배금이나 재산적 편익을 기대할 수 없다. 따라서 출자와 출연금을 같은 하나의 회계 시스템으로 처리할 수 없다.

넷째, 비영리회계는 예산회계와 기금회계의 기초 위에서 이루어지며, 이 기금은 법률이나 규칙 또는 출연자의 요구, 유언 등으로 인해 사용이 제한되어 있다. 따라서 별개의 주머니(pocket) 속에서 각기 운영되므로 통합적으로 운영되는 영리회계와는 구분해야 한다.

2) 구분회계와 재무제표

(1) 구분회계

수익사업은 비영리조직이 당초 고유목적사업을 위해 출연받은 자원을 수익사업회계에 출자함으로써 개시된다. 그러므로 고유목적사업회계에서 수익사업에 대한 출자금은 수익사업회계의 자본으로 계상된다.

(2) 수익사업에서 고유목적사업으로 자산을 전출한 경우

수익사업에서 이익 범위 내에서 고유목적사업에 자산을 전출(transfer)하는 경우, 이는 고유목적사업회계의 전입금 수입과 수익사업회계의 고유목적사업비 지출로 나타난다. 그러나 수익사업의 이익을 초과하여 전출한 경우에는 수익사업회계의 자본 감소와 고유목적사업회계의 출자금 감소로 나타난다.

(3) 고유목적사업준비금의 손금산입 조세지원제도

비영리조직의 수익사업에 대한 법인세법상 손금산입 조세지원제도는 비영리내국법인이 각 사업연도에 해당 법인의 고유목적사업 또는 지정기부금에 지출하기 위해 고유목적사업준비금을 손금으로 계상하는 경우, 이를 세법이 규정한 바에 따라 법인의 소득 금액 계산상 손금으로 산입하는 제도다(법인세법 제29조 및 조세특례제한법 제74조).

(4) 합산 재무제표

비영리회계는 기금회계와 예산회계를 사용한다. 기금은 서로 다른 목적 사업을 수행하기 위해 각 단위별로 관련된 순자원의 변화를 기록하는 일련의 자기평균 계정을 가진 독립된 회계 실체를 이룬다. 따라서 서로 다른 목적 사업을 위해 분리된 기금별 회계 실체를 모두 합산해야 해당 비영리조직의 고유목적사업 회계 실체를 알 수 있다. 그리고 고유목적사업회계와 수익사업회계를 통합하면 비영리조직 전체로서의 재무 상태와 운영 성과를 파악할 수 있다.

3) 이자소득의 분리과세와 신고 납부

비영리조직이 이자소득에 대해 신고 납세 제도에 근거하여 과세표준 신고를 하지 않으면 분리과세로써 납세 의무가 종결된다. 즉, 이자소득이 있는 비영리조직이 이자소득에 대한 과세표준 신고 납부를 하지 않은 경우, 이자를 받을 때 원천 징수된 세액으로 납세 의무는 종결된다. 그러나 이자소득 외에 법인세법 제3조 제2항 제1호와 제6호에서 정한 수익사업이 있는 경우, 반드시 해당 수익사업에 대한 법인세 과세표준을 신고해야 한다. 과세표준 신고 시에는 기업회계기준에 근거한 재무 보고서와 장부를 비치해야 한다. 따라서 비영리조직은 이자소득에 대해서만 신고 납부와 분리과세의 선택이 가능하다. 이자소득 외의 수익사업에 대해서는 영리법인과 동일하게 취급된다.

제2장 병원회계의 특성

2.1 병원회계의 중요성

병원의 설립 목적은 환자에게 의료 서비스를 제공하여 국민 건강에 이바지하는 것이다. 따라서 설립 형태에 따라 비영리성에 차이가 있지만, 일반적으로 비영리 조직으로 인식된다. 우리나라 법인 형태의 병원은 법인세법에 따라 법인세 납세 의무를 지며, 개인 병원은 소득세법에 따라 소득세 납세 의무를 진다. 즉, 병원은 외형적으로 공익성이 강조되는 비영리 조직이면서도 실질적으로는 영리 사업을 하는 이중적 조직이다.

모든 병원에 「주식회사의 외부감사에 관한 법률」에 따른 강제적인 외부 감사 의무가 부과되지는 않는다. 병원이 영리 조직이든 아니든, 외부 감사 대상이든 아니든, 무한 영속성을 가진 독립된 경영체인 회계 실체(accounting entity)라는 점은 변함없다. 다시 말해, 독립된 실체로서 제반 경제 활동을 기록, 측정, 보고하는 경영체라는 사실은 부인할 수 없다.

그럼에도 불구하고 기업 회계와 달리 병원 회계는 상대적으로 관심이 크지 않았다. 그러나 최근 의사, 변호사 등 자유업 종사자에 대한 소득 표준율 인상으로 조세가 강화되고 있다. 조세는 조직체의 합리적인 회계 자료에 근거해야만 성공할 수 있다는 점에서 병원 회계에 대한 관심이 증가하고 있다. 또한, 2004년 1월부터 「의료기관 회계 기준 규칙」이 300병상 이상 종합병원에 적용되기 시작했으며, 2006년 1월부터는 100병상 이상의 모든 종합병원으로 확대 적용되었다. 2022년 1월부터는 300병상 이상의 병원급 의료기관에, 2024년 1월부터는 100병상 이상의 병원급 의료기관으로 강제 확대 적용됨에 따라 병원들의 회계 관리 시스템은 크게 개선될 것으로 기대된다.

병원들이 경영의 어려움을 호소하지만, 정부, 언론, 일반 국민들은 이에 공감하지 못하고 있다. 또한, 병원에서도 비전문 경영인인 의사나 사회사업가 등에 의해 경영 전략이나 계획 없이 운영되어 수지 악화가 지속되고 있다. 이 문제를 극복하려면 경영 전략 개념을 도입하고, 의료 서비스를 적극적으로 개선하며, 생산성을 증대하고 비용을 절감해야 한다. 아울러 병원의 회계 정보가 대내외적으로 공개되고 경영의 투명성이 사회적으로 인정받아야 한다.

병원의 회계 정보가 신뢰성을 가질 때 재무제표를 통해 경영 성과와 재무 상태를 적절히 비교 · 분석하여 대응책을 강구할 수 있을 것이다. 또한, 병원의 재무 회계 정보는 원가 계산에 따른 의료 수가 결정, 부문별 원가 계산 시스템 정립, 예산 편성 및 통제 등 경영 관리의 기본적인 자료를 제공한다는 점에서도 매우 중요하다.

2.2 병원회계의 목적

회계 목적은 회계가 추구하는 목표다. 기업회계에서는 재무회계와 관리회계로 나누어 그 목적도 구분한다. 재무회계의 목적은 기업 외부 정보이용자가 합리적인 의사결정을 하도록 재무 자료를 일반적으로 인정된 회계 원칙에 따라 처리해 유용하고 적절한 정보를 제공하는 것이다. 관리회계의 목적은 경영자의 효율적인 의사결정을 위한 정보를 제공하는 것이다.

병원회계의 목적도 재무회계와 관리회계로 나눌 수 있다. 병원 재무회계의 목적은 행정 당국, 은행 등 외부 이해관계자가 병원의 운영 상태와 재산 상태를 파악하는 데 유용한 정보를 제공하는 것이다. 병원 관리회계의 목적도 기업회계의 경우와 거의 비슷하다. 다만, 기업 경영자가 회계 정보를 이용하는 궁극적인 목적이 이윤 추구라면, 병원 경영자는 경영 성과는 물론 환자의 복지와 국민 건강 증진을 동시에 고려하는 합리적인 관리를 해야 한다는 점에서 차이가 있다.

기업 재무회계의 주요 정보이용자는 투자자와 채권자로 간주하므로, 재무회계가 제공하는 주요 정보도 투자와 신용, 현금 흐름 전망, 경제적 자원의 변동 등이 주가 된다. 반면, 병원의 재무회계는 자금 대출을 결정하는 금융기관의 의사결정 자료, 병원에 재산을 기부하거나 출연한 자가 기금의 운영 상태를 알고자 하는 경우, 행정 당국이 의료 행정을 위한 정책 자료로 주로 이용한다. 따라서 병원회계는 그러한 목적에 적합한 정보를 제공함으로써 정보이용자의 합리적인 의사결정에 도움이 되도록 해야 한다.

2.3 병원회계의 특성

2.3.1 병원회계의 일반적 특성

병원은 하나의 경영 조직으로서 영리 기업과 마찬가지로 서비스를 제공하고 그 대가로 수익을 얻는다. 따라서 병원 회계는 1차적으로 영리 회계와 유사한 회계 처리를 적용한다. 이에 따라 다른 비영리 조직체와는 달리 감가상각 회계를 실시하며, 발생주의 원칙을 적용하는 등 기업 회계와 유사한 회계 처리를 따른다. 그러나 병원은 고유 특성상 공익성이 강조되는 비영리 조직체이므로 영리 추구를 목적으로 하지 않는다. 병원 회계의 특성은 다음과 같다.

첫째, 의료 수익 중 제3자 단체를 통해 지급되는 비중이 크다. 현재 우리나라에서는 국민건강보험공단, 의료급여, 자동차보험, 산업재해보험 등 다양한 제3자 단체가 존재한다.

둘째, 이익잉여금처분계산서(자본변동표의 주석으로 표시됨)를 작성하거나 지분 회계를 적용할 필요가 없다. 개인 병원을 제외한 대부분의 병원은 의료법상 비영리 조직체이므로 배당 등 지분에 관한 회계가 없다. 또한, 병원의 이익 중 법인세 지급액을 제외한 나머지는 전액 병원에 유보되어야 하므로 이익잉여금처분계산서를 별도로 작성할 필요가 없다.

셋째, 병원에서 제공되는 서비스는 대부분 전문 서비스 형태이다. 즉, 의료 수가의 상당 부분은 인적 전문 서비스에 대한 대가이다. 따라서 의료 원가 계산에서 의료 원재료 부분은 비교적 쉽게 계산되지만, 인적 서비스 부분의 계산은 어렵다. 의료 원가 계산의 주 목적은 외부적으로는 의료 수가 책정에 있으며, 내부적으로는 이익 관리에 있다.

넷째, 영리 기업 간에는 다른 기업을 지배할 목적으로 투자할 수 있으며, 이 경우 투자 자산으로 계상한다. 그러나 병원은 비영리로 운영되어 배당이 허용되지 않으므로, 영리 기업의 직접적인 투자는 허용되지 않는다. 따라서 영리 기업이 의료 법인 등에 투자하더라도, 영리 기업에서는 이를 투자 자산으로 계상하지 못하고 영업 외 비용인 기부금으로 처리해야 한다. 병원 입장에서는 이를 의료 외 수익인 기부금 수입으로 계상해야 한다.

2.3.2 영리회계로서의 특성

일반적으로 비영리 기관의 회계는 영리 회계가 아닌 비영리 회계를 적용하는 것이 보통이다. 비영리 기관이 영리 회계를 적용하는 경우는 수익 사업을 할 때에 한하며, 이때는 수익 사업을 비영리 사업과 구분하기 위해 해당 수익 사업에 대해서만 영리 회계, 즉 기업 회계를 적용한다.

의료기관은 상법이나 특별법으로 설립된 비영리 법인이다. 그러나 의료업 자체가 수익 사업이므로, 의료 기관의 주 목적 사업인 의료업은 법인세법상 수익 사업에 해당한다. 따라서 구분 경리를 반드시 필요로 하지 않고 기업 회계만을 적용할 수도 있다. 즉, 의료기관은 비영리 법인으로 설립되었지만 의료업 자체가 수익 사업에 해당하므로, 모든 의료업에 대해 이윤을 측정하고 기간 성과를 계산하는 것이 타당하다. 그러므로 영리 사업과 비영리 사업을 구분 경리하지 않고 영리 회계만을 적용할 수 있다.

병원은 비영리 기관이지만, 다른 비영리 기관과는 달리 영리 회계를 적용하고 있다. 다시 말해, 감가상각이 병원 자산에 적용되며, 감가상각비가 관리운영비에 포함되는 발생주의 원칙이 적용된다. 또한, 다른 비영리 기관과 달리 기금이 분리되거나 독립되어 있지 않고 통합되어 병원의 이윤 계산을 위한 하나의 자금 풀 안에서 운영된다.

2.3.3 비영리회계로서의 특성

병원이 가지는 비영리 회계로서의 특성은 다음과 같다.

첫째, 병원은 사람의 건강을 보호하고 증진하며 환자의 질병을 치료하는 의료를 목적으로 하는 회계 실체이다.

둘째, 병원과 관련된 개인이나 기관의 의사 결정을 위해 유용한 정보를 제공하는 회계이다.

셋째, 타인으로부터 경제적 자원의 사용 및 관리를 위탁받은 병원의 경영자가 그 자원을 위탁한 개인 또는 사회에 대해 책임 이행을 보고하는 회계이다.

2.4 의료업과 수익사업

2.4.1 비영리의료기관

의료법에 따르면 의료기관은 의료인이 일반 대중이나 특정 다수인을 위해 의료업을 행하는 곳으로 규정되어 있다(의료법 제3조 제1항). 의료기관의 대표적인 형태는 법인으로 설립 및 운영되는 병원이다. 법인 형태의 병원은 의료법 외에도 사립학교법에 따라 학교 법인이 설립 및 운영하는 대학 부속 병원, 지방 공기업 및 지방 공사 조례에 따라 설립된 의료기관, 사회복지법인이 운영하는 의료기관, 기타 재단법인 및 사단법인 형태의 의료기관 등 다양한 종류가 있다. 이러한 병원들은 모두 상법이 아닌 특별법에 근거하여 설립 및 운영되는 비영리 기관이다.

세법은 특별법에 의해 설립된 법인으로서 민법 제32조 규정에 따른 유사한 설립 목적을 가진 법인을 비영리 법인으로 보고 법인세법을 적용하고 있다(법인세법 제1조).

2.4.2 비영리 의료기관의 수익사업

의료는 국민의 건강을 보호하고 증진하며 환자에게 양질의 의료 서비스를 제공하는 데 최선을 다해야 한다는 점에서 의료기관은 비영리 기관으로 인식된다. 그러나 의료 봉사를 위한 모든 재정이 국가의 전액 보조 또는 개인 및 단체의 출연으로만 이루어진다면 의료 수요자는 누구나 무상으로 치료받을 수 있을 것이다. 하지만 현재는 매우 특수한 경우를 제외하고는 무료 진료를 기대하기 어렵다.

의료기관의 운영은 국민 건강 보호 및 증진과 환자 치료를 위해 일방적으로 소비 및 지출만 하는 것이 아니다. 의료 서비스에 대한 대가를 받지 않고는 의료업을 수행하기 어렵다. 이 대가는 의료 원가에 이윤을 추가한 금액으로 결정되며, 의료기관의 활동은 대부분 수익 사업에 의해 운영된다. 다만, 국립경찰병원, 국립서울정신병원 등과 같이 일방적인 소비 및 지출에 의한 비영리 활동을 하는 경우도 있다.

비영리 기관의 활동이 수익 사업을 하지 않고 사회적 요구에 따라 일방적인 소비 및 지출을 하는 경우에는 비영리 회계를 적용받는다. 그러나 수익 사업을 수행하는 경우에는 그 활동이 이윤 동기에 있으므로 기업 회계 기준을 준용하여 기간 성과를 측정하는 회계 처리를 한다.

의료 기관의 본질은 비영리를 목적으로 하지만, 그 운영에 있어서 수익 사업을 행하고 있으므로 회계 처리는 기업 회계 기준을 준용한다. 다만, 국립경찰병원, 국립서울정신병원 등을 제외하고는 모든 병원이 수익 사업인 의료업을 행하고 있어 영리 회계를 따르지 않을 수 없는 것이다. 영리 회계는 바로 기업 회계를 의미한다. 따라서 개정된 의료법 제62조의 규정에 따라 의료기관 개설자가 준수해야 하는 의료기관회계기준규칙도 기업 회계 기준에 근거하고 있다. 즉, 이윤을 초점으로 성과 측정을 하는 회계 원칙에 근거하여 회계 처리하고 회계 보고서를 작성하도록 하고 있다.

2.5 병원회계의 발전

2.5.1 병원회계 발전 과정 및 현황

우리나라의 병원회계 처리 기준은 처음 대한병원협회가 서울대학교병원 부설 병원연구소에 의뢰하여 '병원회계준칙'을 제정했고, 1990년 11월 9일 보건사회부 장관의 승인을 받아 본격적으로 시행되었다. '기업회계기준'은 경제 환경 변화에 따라 1990년대에 7차례 이상 크고 작은 개정을 거쳐 현재 우리나라 기업의 회계 행위를 지도하는 기본 원리 역할을 하고 있다.

그러나 '병원회계준칙'은 그동안의 환경 변화를 제대로 반영하지 못하고 적용상의 문제점을 드러냈다. 결국, 이의 근거가 되었던 보건복지부 '병원회계처리 지침'은 1998년 10월 23일 폐지되었다. 이후 자율적으로 회계 처리하도록 조치되다가, 전국대학병원 경리부서장협의회에서 대학병원들이 공통으로 사용할 수 있는 재무제표 작성 기준인 '대학병원회계처리준칙'을 2000년 2월 29일 제정했다. 이는 기존 '병원회계준칙'의 문제점을 개선하고 환경 변화에 따른 새로운 기준 제정의 필요성이 제기되어 개정된 '기업회계기준'을 근간으로 하면서 대학병원의 특수한 상황을 고려하여 제정되었다. 하지만 이 준칙의 내용은 대학 부속 병원에 적용될 뿐 모든 형태의 의료기관에 적용될 수 있는 회계 기준이 되지는 못했다.

2.5.2 법적 근거 마련 및 회계 투명성 강화

2002년 3월 30일 의료법 개정(법률 제6686호)으로 의료기관 회계 기준 제정에 대한 법률적 근거가 마련되었다. 의료법 제49조의2 규정에 근거하여 의료기관 개설자가 준수해야 하는 '의료기관회계기준'이 보건복지부령 제257호로 공시되었다. 이어서 2003년 12월 19일 '의료기관회계기준규칙' 제4조 제2항 규정에 따라 '재무제표 세부 작성방법'이 보건복지부고시 제2003-78호에 의거하여 제정 · 고시되었다.

2015년 12월 31일 의료법이 일부 개정됨에 따라 '의료기관 회계기준 규칙'의 관련 조문도 일부 개정되었다. 개정된 주요 내용은 100병상 이상의 종합병원 개설자가 법인인 경우 병원의 재무상태표와 손익계산서를 공시하도록 하여 의료기관의 회계 투명성을 높이고, 기업회계기준의 변경 사항을 반영하여 '대차대조표'를 '재무상태표'로, '고정자산'을 '비유동자산'으로, '고정부채'를 '비유동부채' 등으로 재무제표 및 계정 과목 명칭을 변경했다.

2.5.3 의무화와 향후 전망

'의료기관 회계기준 규칙'은 의료기관 회계의 투명성을 확보하는 것을 목적으로 제정되었다. 병원장은 매 회계연도 종료일부터 3개월 이내에 재무상태표와 그 부속명세서, 손익계산서와 그 부속명세서, 기본금변동계산서(병원 개설자가 개인인 경우 제외), 현금흐름표 등의 결산서를 보건복지부 장관에게 제출하도록 되어 있다. 그 시행 시기는 병원 규모에 따라 연차적으로 적용하도록 규정하고 있다.

- 300병상 이상 종합병원: 2004년 1월 1일부터
- 200병상 이상 300병상 미만 종합병원: 2005년 1월 1일부터
- 100병상 이상 200병상 미만 종합병원: 2006년 1월 1일부터
- 300병상(종합병원의 경우에는 100병상) 이상의 병원급 의료기관: 2022년 1월 1일부터
- 200병상(종합병원의 경우에는 100병상) 이상의 병원급 의료기관: 2023년 1월 1일부터
- 100병상 이상의 병원급 의료기관: 2024년 1월 1일부터

단, 병상 수는 해당 병원의 직전 회계연도의 종료일을 기준으로 산정한다.

앞으로는 병원들도 강제적으로 동일한 회계 기준에 따라 동일한 회계 처리를 하게 됨으로써 병원회계가 획기적으로 발전하는 계기가 되었다. '의료기관회계기준규칙' 제1조(목적)에서 규정하고 있듯이, 의료기관 개설자가 준수해야 하는 의료기관 회계 기준을 정함으로써 의료기관 회계의 투명성은 상당 부분 확보될 것으로 예상된다.

2.6 의료기관 회계기준 규칙

[시행 2021. 3. 5.] [보건복지부령 제72호, 2021. 2. 1., 일부개정]

제1조(목적) 이 규칙은「의료법」제62조에 따라 의료기관의 개설자가 준수하여야 하는 의료기관 회계기준을 정함으로써 의료기관 회계의 투명성을 확보함을 목적으로 한다. 〈개정 2007. 7. 27.〉

제2조(의료기관 회계기준의 준수대상) ①「의료법」제62조제2항에 따라 의료기관 회계기준을 준수해야 하는 의료기관의 개설자는 다음 각 호의 구분에 따른 병원급 의료기관(이

하 "병원"이라 한다)의 개설자를 말한다. 〈개정 2007. 7. 27., 2011. 2. 10., 2021. 2. 1.〉

1. 2022년 회계연도: 300병상(종합병원의 경우에는 100병상) 이상의 병원급 의료기관
2. 2023년 회계연도: 200병상(종합병원의 경우에는 100병상) 이상의 병원급 의료기관
3. 2024년 회계연도 이후: 100병상 이상의 병원급 의료기관

②제1항에 따른 병상 수는 해당 병원의 직전 회계연도의 종료일을 기준으로 산정한다. 〈신설 2007. 7. 27.〉

[제목개정 2007. 7. 27.]

제3조(회계의 구분) ①병원의 개설자인 법인(이하 "법인"이라 한다)의 회계와 병원의 회계는 이를 구분하여야 한다.

②법인이 2 이상의 병원을 설치 · 운영하는 경우에는 각 병원마다 회계를 구분하여야 한다.

제4조(재무제표) ①병원의 재무상태와 운영성과를 나타내기 위하여 작성하여야 하는 재무제표는 다음 각 호와 같다. 〈개정 2015. 12. 31.〉

1. 재무상태표
2. 손익계산서
3. 기본금변동계산서(병원의 개설자가 개인인 경우를 제외한다)
4. 현금흐름표

②제1항의 규정에 의한 재무제표의 세부작성방법은 보건복지부장관이 정하여 고시한다. 〈개정 2008. 3. 3., 2010. 3. 19.〉

제5조(회계연도) 병원의 회계연도는 정부의 회계연도에 따른다. 다만, 「사립학교법」에 따라 설립된 학교법인이 개설자인 병원의 회계연도는 동법 제30조의 규정에 의한 사립학교의 학년도에 따른다. 〈개정 2007. 7. 27.〉

제6조(계정과목의 표시) 제4조의 규정에 의한 재무제표는 이 규칙에서 정한 계정과목을 사용하여야 한다. 다만, 계정과목을 정하지 아니한 것은 그 성질이나 금액이 유사한 계정과목으로 통합하여 사용하거나 그 내용을 나타낼 수 있는 적절한 계정과목을 신설하여 사용할 수 있다.

제7조(재무상태표) ①재무상태표는 재무상태표 작성일 현재의 자산 · 부채 및 자본에 관한 항목을 객관적인 자료에 따라 작성하여야 한다. 〈개정 2015. 12. 31.〉

② 제1항에 따른 재무상태표는 별지 제1호서식에 따른다. 〈개정 2015. 12. 31.〉

[제목개정 2015. 12. 31.]

제8조(손익계산서) ①손익계산서는 회계기간에 속하는 모든 수익과 이에 대응하는 모든 비용을 객관적인 자료에 따라 작성하여야 한다.

②제1항의 규정에 의한 손익계산서는 별지 제2호서식에 의한다.

제9조(기본금변동계산서) ①기본금변동계산서는 기본금과 이익잉여금의 변동 및 수정에 관한 사항을 객관적인 자료에 따라 작성하여야 한다.

②제1항의 규정에 의한 기본금변동계산서는 별지 제3호서식에 의한다.

제10조(현금흐름표) ①현금흐름표는 당해 회계기간에 속하는 현금의 유입과 유출내용을 객관적인 자료에 따라 작성하여야 한다. 다만, 병원의 개설자가 「사립학교법」에 따라 설립된 학교법인 또는 「지방공기업법」에 따라 설립된 지방공사인 경우에는 자금수지계산서로 이를 갈음할 수 있다. 〈개정 2007. 7. 27.〉

②제1항의 규정에 의한 현금흐름표는 별지 제4호서식에 의한다.

제11조(결산서의 제출 및 공시) ① 병원의 장은 매 회계연도 종료일부터 3월 이내에 다음 각 호의 서류를 첨부한 결산서를 보건복지부장관에게 제출하여야 한다. 〈개정 2008. 3. 3., 2010. 3. 19., 2015. 12. 31.〉

1. 재무상태표와 그 부속명세서
2. 손익계산서와 그 부속명세서
3. 기본금변동계산서(병원의 개설자가 개인인 경우를 제외한다)
4. 현금흐름표

② 법인은 제1항제1호 및 제2호에 따른 병원의 재무상태표와 손익계산서를 보건복지부장관이 정하는 인터넷 사이트에 공시하여야 한다. 〈신설 2015. 12. 31.〉

[제목개정 2015. 12. 31.]

제12조 삭제 〈2018. 12. 28.〉

부 칙 〈보건복지부령 제72호, 2021. 2. 1.〉

이 규칙은 2021년 3월 5일부터 시행한다.

※ [별지 제1호 서식] 재무상태표, [별지 제2호 서식] 손익계산서, [별지 제3호 서식] 기본금변동계산서, [별지 제4호 서식] 현금흐름표 및 “재무제표 세부 작성방법”, “재무제표의 주요 부속 명세서” 등은 이 책의 부록을 참조하기 바란다.

2.7 미국의 영리병원회계[5)]

2.7.1 미국 영리병원과 비영리병원의 개념 차이

미국에서 의료산업을 제외한 대부분의 다른 산업분야는 영리 조직(for-profit 또는 investor-owned organizations) 형태다. 영리 조직의 일차적인 목표는 이윤 극대화다. 따라서 영리병원도 영리 조직이므로 원칙적으로 법을 위반하지 않는 범위 내에서 최대한 부를 창출하려고 한다. 또한 영리병원은 공익적인 병원 서비스를 제공할 의무가 없다.

미국의 많은 의료 조직(병원, 의원 등)은 비영리 조직(non-profit organizations)이다. 이는 병원 역사에서 살펴볼 수 있는데, 병원의 시초를 종교 단체(교회, 성당 등)에서 노숙자들에게 임시 숙소와 음식을 제공하며 간단한 진료 혜택을 베풀었던 것으로 본다. 이렇게 종교 단체에서 베풀었던 자선 활동의 범위가 시간이 흐르고 의료의 발전으로 인해 병원 조직도 상당히 거대해졌다.

미국 국세청법(Internal Revenue Code) 501(c)(3)에 따르면 자선, 종교, 교육, 과학을 목적으로 조직되고 운영되는 단체는 연방 정부로부터 면세 혜택을 받을 수 있다. 비영리병원이 면세 혜택을 받는 이유는 비영리병원에서 제공하는 의료 서비스를 일종의 자선 활동이라고 보기 때문이다.

2.7.2 미국의 병원 현황

〈표 2-1〉에서 볼 수 있듯이, 2023년 기준 전체 6,093개 병원 중 약 49%(2,978개)가 비영리병원, 20%(1,214개)가 영리병원, 15%(920개)가 공공병원이다. 그 외 국립병원이 3%(207개), 비영리 정신병원이 11%(654개), 교도소 병원 또는 장기 요양 병원을 포함한 기타 병원이 약 2%(120개)를 차지한다.

5) 우리나라도 최근 의료산업화를 통한 의료서비스 질 향상, 의료상품화를 통한 외국인 환자 유치, 의료소비자의 다양한 의료 욕구 충족 등 여러 이유로 영리법인병원 도입 논쟁이 활발해지고 있다. 이 장에서는 영리법인병원이 가장 활발하게 운영되고 있는 미국의 사례를 회계처리를 중심으로 간략히 소개한다.

표 2-1 2023년 미국 병원의 소유 형태별 개수

종류	개수	백분율(%)
지역 병원(비연방 일반/전문)	5,112	84.90%
비연방 비영리 병원	2,978	48.88%
영리병원(민간–investor)	1,214	19.92%
주 및 지방 정부 병원	920	15.10%
연방 정부 병원	207	3.40%
정신병원(비연방)	654	10.73%
기타 병원	120	1.97%
전체	6,093	100%

(출처: American Hospital Association 'Fast Facts on U.S. Hospitals, 2025 edition')

표 2–2는 병상 수, 총입원환자 수, 총비용을 나타낸 자료다. 미국에 등록된 병원의 병상 수는 2022년 920,531개에서 2023년 913,136개로 총병상 수가 줄어든 것을 알 수 있다. 반면, 총입원 환자 수는 33,356,853명에서 34,426,650명으로 증가했고, 총비용 역시 $1.214조에서 $1.500조로 증가할 것으로 추정했다.

표 2-2 2022년, 2023년도 미국병원의 병상수, 총 입원환자수, 총 비용

분류	2022년	2023년
병상수(개)	920,531	913,136
총 입원환자수(명)	33,356,853	34,426,650
총 비용($)	$1.214 조	$1.2500조 (추정)

(출처: American Hospital Association 'Fast Facts on U.S. Hospitals, 2025 edition')

2.7.3 영리병원과 비영리병원의 회계 비교

1) 영리병원의 재원조달 방법

영리병원은 재원 조달을 위해 주식을 발행하며, 주식을 구매하면 병원의 주주가 된다. 주주는 일반 영리기업의 주주와 동일한 권리, 즉 주주총회 참여 및 수익금에 대한 배당금을 받을 권리를 행사한다. 영리병원이 부도났을 경우, 모든 부채를 청산한 후 남은 자산에 대한 권리를 행사할 수 있다.

2) 영리병원의 세금

앞서 언급했듯이, 영리병원은 비영리병원이 받는 세금 면제 혜택이 없다. 비영리병원에 대한 세금 면제는 병원의 재산과 소득 모두에 해당한다. 따라서 영리병원은 연방정부와 주정부에 소득세를, 주정부와 지방정부에 판매세를, 지방정부에 재산세를 납부해야 한다(단, 병원이 이익을 창출했을 경우에만 해당).

이처럼 다양한 종류의 세금을 내야 하므로 영리병원이 납부해야 할 총세금액은 병원의 위치에 따라 결정된다. 예를 들어 플로리다주 올랜도시에 위치한 영리병원은 병원 수입의 34%를 연방 법인세로, 5.5%를 주정부 법인세로 납부해야 한다. 여기에 더해 병원의 위치에 따라 지방정부(county government)에서 책정한 재산세율(millage rate 적용)에 따라 결정되는 재산세(올랜도시에 있는 병원이라도 위치에 따라 millage rate에 차이가 있음)와 인건비, 자본비용(capital expenses)을 충당하고 남은 수익의 약 6%를 판매세로 납부해야 한다.

3) 병원의 소유권 전환

1983년 메디케어(Medicare) 프로그램이 DRG(diagnosis-related group)에 바탕을 둔 선지불방식(prospective payment system)으로 변경되면서 많은 병원이 입원 수익 감소로 인한 재정 압박에 시달렸다. 그 결과 1980년대에 약 90여 개의 비영리병원이 영리병원으로 소유형태를 전환했으며, 공공병원 17개도 영리병원으로 전환되었다. 1990년대에는 미국의 의료제도가 관리 의료(managed care) 제도의 확산과 주정부 및 지방정부의 재원 조달 문제로 인해 거의 모든 병원의 경영 여건이 더욱 악화되었고, 이로 인해 1980년대보다 더 많은 비영리병원과 공공병원이 영리병원으로 전환되었다.

여러 연구에 따르면, 다행히도 비영리병원이 영리병원으로 전환된 후에도 기존과 비슷한 수준의 무료 서비스를 제공했다고 한다. 하지만 영리병원들이 비영리병원들에 비해 규모가 작고(병상 수), 제공되는 의료 서비스의 종류도 적다. 또한, 공익적인 서비스를 제공할 의무가 없기 때문에 영리병원으로 전환하기 이전 비영리병원으로서 지역사회에 제공했던 자선적 의료 서비스의 범위를 축소시키거나 아예 제공하지 않을 가능성은 얼마든지 있다.

4) 비영리병원에 대한 면세혜택의 타당성

원칙적으로 영리 의료기관은 법을 위반하지 않는 범위 내에서 부를 극대화할 수 있다. 그리고 공익적인 서비스를 제공할 의무는 없다. 그렇다면 과연 비영리병원은 부를 극대화하지 않는다고 말할 수 있을까? 그렇지 않다. 비영리병원도 나름대로 부의 극대화를 위해 부단히 노력하고 있으며, 단지 병원의 수입이 주주들에게 흘러가지 않을 뿐이다(주주가 없기 때문에)

비영리병원의 면세 혜택은 상당히 크다. 그렇다면 과연 비영리병원은 면세 혜택을 받는 만큼 혹은 그 이상의 자선 의료 서비스를 제공하는가? 미국의 의료비 지불 방식이 행위별 수가제(fee-for-service)에 바탕을 둔 1980년대 이전에는 대다수의 비영리병원이 무료 서비스 제공에 크게 신경 쓰지 않았다. 무료 서비스를 제공하더라도 병원이 환자들의 입원율(admission rate)과 재원일수(length of stay)를 어느 정도 조절할 수 있었기 때문에 병원의 이익률은 상당히 건전했다. 그러나 1980년대 이후 새로운 정책(DRG, 관리 의료의 확산)들이 입안되면서 병원의 경영 환경은 상당히 악화되었고, 그 결과 비영리병원들조차도 무료 의료 서비스 제공을 축소하기 시작했다.

영리병원이든 비영리병원이든 대손상각비(uncompensated care, uncollectible expenses, 혹은 bad debt expenses)는 손익계산서(Income Statement) 또는 영업보고서(Statement of Operations)에서 의료 비용(operating expenses)의 한 항목이다. 2005년 미국 감사원의 자료에 따르면, 영리병원과 비영리병원의 의료 비용 중 대손상각비가 차지하는 비율을 비교한 결과 큰 차이가 없다고 보고하고 있다. 특히 병원 간의 경쟁이 치열한 캘리포니아주에서는 의료 비용 중 대손상각비가 차지하는 비율이 영리병원은 3.4%, 비영리병원은 3.2%로 영리병원이 더 높게 나타났다. 이러한 현상들이 발생하자 과연 비영리병원에 면세 혜택을 부여하는 것이 합당한가 하는 질문에 회의적인 시각이 제기되었다.

5) 의료비 발생 및 청구절차

미국은 공공 보험과 민간 보험이 공존한다. 공공 보험은 65세 이상의 은퇴자를 위해 연방정부가 제공하는 메디케어(Medicare)와 연방정부 및 주정부가 공동으로 저소득층에게 제공하는 메디케이드(Medicaid)가 있다. 민간 보험은 대개 개인의 직장을 통해 보험 혜택을 받는다. 보험 환자가 병원에서 진료를 받으면 병원은 각 환자의 해당 보험회사에 의료비를 청구한다. 이때 병원은 자체적으로 책정한 금액(charge)을 청구하는데, 이 청구액과 보험회사에서 지불하기로 계약한 액수(allowable amount) 사이에는 상당한 차이가 있을 수 있다.

아래의 예를 살펴보자. 제왕절개 수술을 받기 위해 한 병원에 입원한 보험 환자(본인 부담금: 계약 금액의 20%)는 다음의 경우 $3,500의 20%에 해당하는 $700을 병원에 지불해야 한다. 보험회사는 계약 금액과의 나머지 차액인 $2,800을 병원에 지불한다. 이 경우 병원은 $1,500을 할인 금액(discounted amount)이라고 부른다. (원래 병원이 청구하려던 금액이 $3,500 + $1,500 = $5,000이라고 가정했을 때, 보험사가 $3,500만 지불하고 나머지를 할인하는 것으로 해석됨.)

병원책정금액	$5,000
보험회사와의 계약금액	$3,500

그러나 위와 동일한 병원에 무보험 환자가 제왕절개 수술을 받기 위해 입원했을 경우, 병원은 $5,000 혹은 그 이상의 금액을 청구한다. 이 경우 환자는 병원이 청구한 모든 금액을 변제해야 하는데, 환자가 변제할 능력이 없는 경우 병원은 이를 의료 미수금으로 처리한다.

6) 경영성과 비교

2009년에 발표된 한 연구에 따르면, 2001년도 캘리포니아주의 영리병원과 비영리병원의 경영 성과를 비교한 결과 비영리병원의 병상당 총수익이 영리병원보다 높은 반면, 병상당 총비용 또한 더 높았다. 이는 비영리병원이 더 높은 수익을 창출하지만, 비용도 더 많이 발생시킴을 의미한다. 병상당 순이익은 영리병원이 비영리병원보다 약 1.5배 높다.

평균 지불일수는 비영리병원이 영리병원보다 상당히 길고, 미수금 회수 기간(days in account receivables)은 비영리병원이 영리병원보다 상당히 짧다. 경영 환경이 점점 악화되어 가는 상황에서 현금 관리는 매우 중요하다. 이런 관점에서 볼 때, 영리병원은 미수금 회수 기간에 더 초점을 맞춰야 한다.

표 2-3 영리병원과 비영리병원의 경영성과항목 비교

경영성과 항목	영리병원	비영리병원
병상당 고용인력	3.7명	4.5명
병상당 총비용	$339.4	$449.0
병상당 총수익	$371.8	$470.0
병상당 순이익(=수익-비용)	$32.4	$21.0
병상 이용율	49.2%	52.5%
평균재원일수	4.2일	4.1일
미수금회수기간	80.4일	68.1일
평균지불일수	50.7일	77.7일
외래환자수익비율	27%	32.6%
병상당 외래환자수	378.4명	824.1명
전체환자중 메디케이드 환자비율	15%	14%
전체환자중 메디케어 환자비율	30%	33.10%
환자중증도 (case mix index)	1.4	1.4

7) 영리병원과 비영리병원의 회계 비교

〈표 2-4〉에서 영리병원과 비영리병원의 재무제표를 비교해 보면, 그 명칭이 약간씩 다름을 알 수 있다. 영리병원에서는 "손익계산서(Income statement)"라고 부르는데, 비영리병원에서는 "영업보고서(Statement of operations)"라고 부른다. 재무상태표 항목 중 자본을 영리병원은 "주주지분자본(stockholders' equity)"이라고 부르고, 비영리병원은 "순자산(net assets)"이라고 부른다.

표 2-4 영리병원과 비영리병원의 재무제표 비교

영리병원	비영리병원
1. 손익계산서(Income Statement) 2. 재무상태표(Balance Sheet) 3. 현금흐름표(Statement of Cash Flows) 4. 주주지분자본 증감 보고서(Statement of Changes in Stockholders' Equity)	1. 영업보고서(Statement of Operations) 2. 재무상태표(Balance Sheet) 3. 현금흐름표(Statement of Cash Flows) 4. 순자산 증감 보고서(Statement of Changes in Net Assets)

〈표 2-5〉에서 영리병원의 손익계산서와 비영리병원의 영업보고서 주요 항목을 비교해 보면, 수익과 비용 등의 항목은 같다. 그러나 영리병원은 세전 총이익에서 세금을 내고 남는 금액이 순이익이 되는 반면, 비영리병원은 세금을 낼 필요가 없기 때문에 영리병원의 세전 총이익에 해당하는 금액이 비영리병원에서는 순이익이 된다. 하지만 비영리병원에서는 조직의 특성상 이 순이익을 순이익이라고 하지 않고 "비용 초과 수익액(excess of revenues over expenses)" 혹은 "순자산 증가/감소액(increase/decrease in unrestricted net assets)"이라고 표시한다.

표 2-5 영리병원과 비영리병원의 손익보고서/영업보고서 주요항목 비교

영리병원	비영리병원
손익계산서(Income Statement) 수익(revenues) − 비용(expenses) = 영업이익(operating income) + 기타이익(other income) = 세전총이익 (gross income before tax) − 세금(tax) = 순이익(net income)	영업보고서 (Statement of Operations) 수익(revenues) − 비용(expenses) = 영업이익(operating income) + 기타이익(other income) = 비용 초과 수익액 (excess of revenues over expenses) = 순자산 증가/감소액 (increase/decrease in unrestricted net assets)

〈표 2–6〉에서 보듯이, 재무상태표에는 영리병원인 경우 자산, 부채, 주주지분자본(비영리병원일 경우에는 순자산) 등의 항목이 있다. 자산은 부채와 주주지분자본(혹은 순자산)을 합한 것이다. 따라서 영리병원인 경우 "자산 = 부채 + 주주지분자본"이고, 비영리병원은 "자산 = 부채 + 순자산"이 된다.

표 2-6 영리병원과 비영리병원의 재무상태표 주요항목 비교

영리병원	비영리병원
자 산	자 산
유동자산(current assets)	유동자산(current assets)
비유동자산(long–term assets)	비유동자산(long–term assets)
부 채	부 채
유동부채(current liabilities)	유동부채(current liabilities)
비유동부채(long–term liabilities)	비유동부채(long–term liabilities)
주주지분자본(stockholders' equity)	순자산 (net assets)

제2부

회계의 기술적 구조

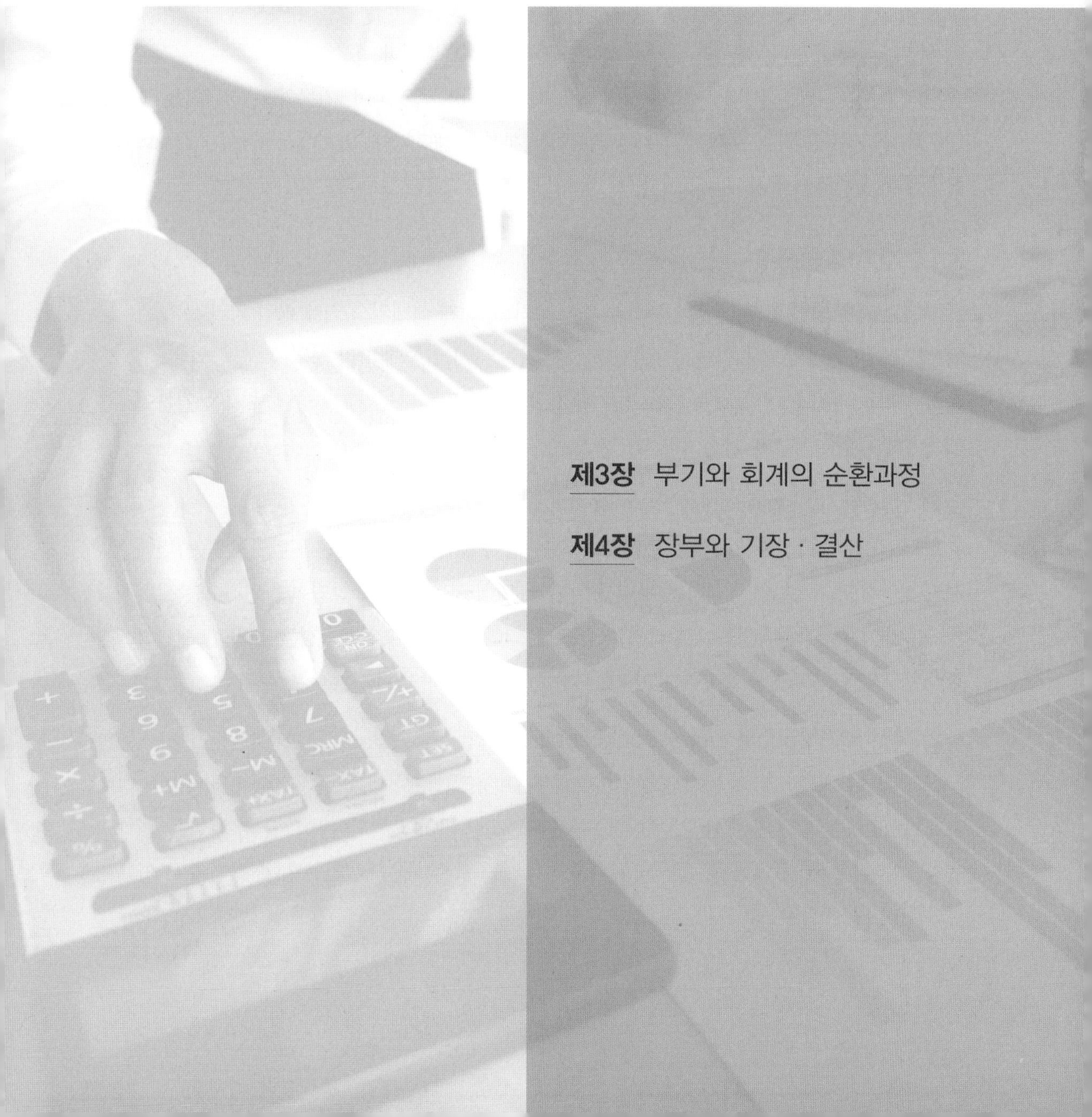

제3장 부기와 회계의 순환과정

3.1 부기의 의의와 종류

3.1.1 부기의 의의

부기(bookkeeping)는 장부 기입의 줄임말로, 특정 경제 주체에서 발생한 경제적 사건을 일정한 원리에 따라 장부에 기록하고 재무제표를 작성하는 기술이다. 이런 점에서 부기는 회계와 비슷한 부분이 많다. 하지만 부기는 회계 과정의 일부일 뿐이다.

회계 과정은 거래(경제적 사건)를 식별하고, 화폐 가치로 측정하며, 기록하고, 전달하는 과정으로 나눌 수 있다. 이 중에서 부기는 기록하는 부분에 해당한다. 회계에서 어려운 점은 회계 정보를 식별하고 측정하는 것이다.

3.1.2 부기의 종류

부기는 기록 방법에 따라 단식 부기와 복식 부기로, 회계 실체의 목적에 따라 영리 부기(기업 부기)와 비영리 부기로 나눌 수 있다. 기업 부기는 다시 업종에 따라 상업 부기, 공업 부기, 은행 부기로 나뉘고, 비영리 부기는 정부 부기, 학교 부기로 나뉜다. 이 중에서 가장 기본이 되는 개념은 단식 부기와 복식 부기다.

1) 단식 부기(Single-entry Bookkeeping)

단식 부기는 자산, 부채, 자본, 수익, 비용의 증감을 일정한 원리나 원칙 없이 한쪽 측면에서만 파악하고 기록하며 계산하는 부기를 말한다. 단식 부기는 기록 방법이 간편하다는 장점이 있지만, 기장의 정확성을 검증하기 어렵고, 손익의 원인을 파악하기 힘들다. 또한 재산의 현재 상태와 변화 과정을 정확하게 파악하기 어렵다는 단점이 있다.

2) 복식 부기(Double-entry Bookkeeping)

복식 부기는 자산, 부채, 자본의 증감이나 수익, 비용의 발생을 일정한 원리와 원칙에 따라 조직적으로 기록하고 계산하는 방법이다. 여기서 일정한 원리와 원칙이란 자산, 부채, 자본의 증감이나 수익과 비용의 발생을 자산 + 비용 = 부채 + 자본 + 수익이라는 회계 등식의 틀 안에서 이중으로 기록하여 등식의 왼쪽(차변)과 오른쪽(대변)이 일치하도록 하는 것이다. 이를 대차 평균의 원리라고 하며, 복식 부기가 스스로 오류를 확인할 수 있는 자기 검증 기능을 가지고 있다는 의미이다. 복식 부기는 일반적으로 인정된 회계 원칙에서 사용하도록 권장하기 때문에 정규 부기라고도 불린다.

3.2 회계의 순환과정

회계의 순환 과정(accounting cycle)은 거래 발생부터 재무제표 작성까지의 일련의 과정이다. 이는 기업(병원 등 회계 실체)이 회계 목적을 달성하기 위해 매년 지속적이고 반복적으로 회계 정보를 만들어내는 기술적인 과정이다.

회계의 순환 과정은 일반적으로 회계 기간을 기초, 기중, 기말로 나눈다. 기초와 기말 사이를 한 회계 기간으로 보는데, 기중에는 거래가 발생하면 이를 인식, 분석, 측정하여 분개장에 분개(journalizing)하고, 원장에 전기(posting)하는 과정을 반복한다. 기말에는 장부(분개장, 원장, 보조부)를 마감하여 재무제표를 작성하는데, 이를 결산(closing)이라고 한다.

회계 실체가 회계 대상(회계의 5요소: 자산, 부채, 자본, 수익, 비용)의 증감 변동이나 발생, 소멸을 야기하는 모든 경제적 사건을 인식, 분석, 측정하고, 기록, 요약, 정리하여 재무제표를 작성한 다음 이를 회계 정보 이용자(이해관계자)에게 보고하기까지의 회계 절차상 전 과정을 회계의 순환 과정이라고 한다.

회계의 순환 과정을 간략하게 요약하면 다음과 같다.

1) 거래 발생
2) 거래 인식, 분석, 측정, 기록: 분개장에 분개
3) 거래 집계, 요약
   ① 원장(ledger)에 전기(posting)
   ② 시산표(trial balance) 작성
   ③ 수정 분개 및 수정 후 시산표 작성 (재고조사표 작성은 수정 분개의 한 과정일 수 있으며, 직접적인 회계 순환 과정의 독립된 단계로 보기 어려움)
   ④ 정산표(working sheet) 작성 – 선택적임

4) 기말 결산: 장부(분개장, 원장, 보조부)의 마감과 재무제표의 작성

5) 회계 정보 보고

위의 과정을 회계 장부 작성을 중심으로 그림으로 나타내면 〈그림 3-1〉과 같다.

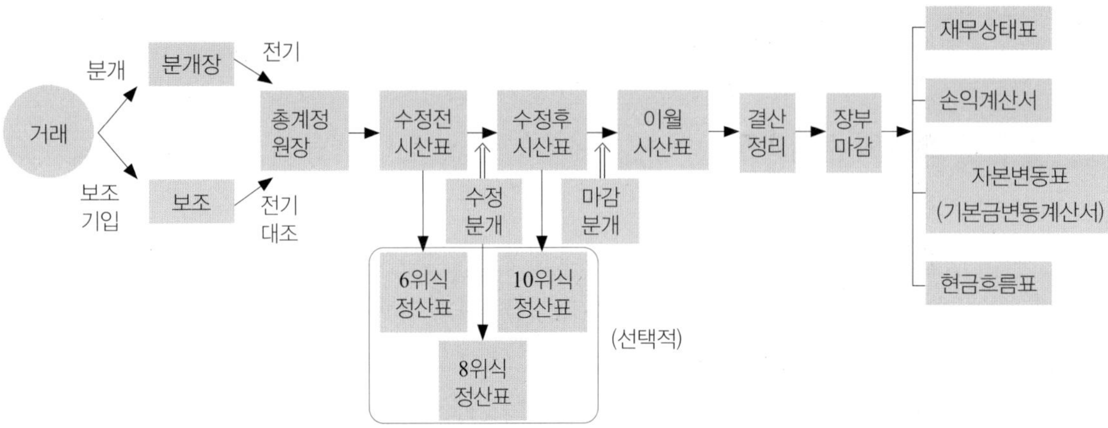

그림 3-1 회계의 순환과정

3.3 거래

3.3.1 거래의 의의

회계상의 거래(transactions)는 기업이 경영 활동을 하면서 재무제표 구성 요소에 변화를 가져오는 경제적 사건(economic events)을 말한다.

재무제표의 구성 요소는 재무상태표를 구성하는 자산, 부채, 자본과 포괄손익계산서를 구성하는 수익, 비용이다. 이 구성 요소의 변화는 ① 자산의 증가 ② 자산의 감소 ③ 부채의 증가 ④ 부채의 감소 ⑤ 자본의 증가 ⑥ 자본의 감소 ⑦ 수익의 발생 ⑧ 비용의 발생의 8가지 유형으로 나타나며, 이를 거래의 8요소라고 한다.

회계상 거래는 반드시 자산, 부채, 자본의 증감이나 수익, 비용의 발생을 일으켜야 한다. 따라서 일상생활에서 거래라고 부르더라도 재무제표 구성 요소에 변화를 주지 않는 것은 회계상 거래로 취급하지 않는다. 예를 들어 상품 주문, 임대차 계약, 고용 계약, 위탁 등은 일상생

활에서는 거래지만 회계상 거래는 아니다. 반대로 화재, 도난, 분실, 파손 등에 의한 자산 감소는 일상생활에서는 거래라고 하지 않지만 회계상 거래가 된다. 거래는 주로 송품장, 증빙서, 전표, 청구서 등으로 식별된다.

3.3.2 거래의 8요소와 결합관계

복식 부기에서는 모든 거래가 이중성을 지닌다고 본다. 따라서 8가지 요소 중 한 항목과 다른 항목이 결합한 형태로 나타나는데, 이는 모든 거래가 양면성을 가진다는 의미다. 자산 증가, 부채 감소, 자본 감소, 비용 발생은 차변(왼쪽)에, 자산 감소, 부채 증가, 자본 증가, 수익 발생은 대변(오른쪽)에 배치한다.

거래 요소의 결합은 항상 차변과 대변 또는 대변과 차변으로만 가능하다. 차변과 차변, 또는 대변과 대변의 결합은 불가능하다. 거래의 8요소 결합 관계를 정리하면 〈그림 3-2〉와 같다.

(부기의 원리, 거래의 8요소)		재무상태표		손익계산서(계정식)	
차변(좌변)	대변(우변)	차변	대변	차변	대변
자산의 증가 부채의 감소 자본의 감소 비용의 발생	자신의 감소 부채의 증가 자본의 증가 수익의 발생	자산	부채 자본	비용 (이익)	수익

그림 3-2 거래의 8요소의 결합관계

□ 거래 요소의 결합 유형

거래 요소의 결합 유형은 논리적으로 16가지가 있을 수 있으며, 예를 들면 다음과 같다.

① 자산 증가 – 자산 감소

약품 70,000원을 현금으로 매입하다.

② 자산 증가 – 부채 증가

약품 700,000원을 외상으로 매입하다.

③ 자산 증가 – 자본 증가

현금 700,000원을 출연하여 병원을 개원하다.

④ 자산 증가 – 수익 발생

대여금 이자 70,000원을 현금으로 받다.

⑤ 부채 감소 – 자산 감소

약품 외상 대금 700,000원을 현금으로 갚다.

⑥ 부채 감소 – 부채 증가

약속어음 70,000원을 발행하여 외상 매입금을 지급하다.

⑦ 부채 감소 – 자본 증가

주식 700,000원을 발행하여 사채를 상환하다.

(현재 우리나라 병원 중에는 주식을 발행해 자본을 조달하는 곳이 없으므로, 이는 병원 회계에서 현실적으로 발생하지 않는 거래 유형이다.)

⑧ 부채 감소 – 수익 발생

차입금 70,000원의 지급을 면제받다.

⑨ 자본 감소 – 자산 감소

출자자가 출자금 중 70,000원을 현금으로 회수해 가다.

⑩ 자본 감소 – 부채 증가

출자자의 차입금 70,000원을 영업상 차입금으로 대체하다.

⑪ 자본 감소 – 자본 증가

A의 출자금 70,000원을 B의 출자금으로 대체하다.

⑫ 자본 감소 – 수익 발생

출자자가 출자금 700,000원을 기업에 기부하다.

⑬ 비용 발생 – 자산 감소

직원 급여 700,000원을 현금으로 지급하다.

⑭ 비용 발생 – 부채 증가

은행 이자 70,000원을 지급 기일에 지급하지 못하다.

⑮ 비용 발생 – 자본 증가

직원들의 급여 중에서 70,000원을 출연금으로 대체하다.

⑯ 비용 발생 – 수익 발생

미지급 이자 70,000원을 대여금 이자와 상계하다.

앞에서 제시한 16가지 결합 유형 중 ⑦, ⑧, ⑨, ⑩, ⑪, ⑫, ⑮, ⑯번 유형은 발생 빈도가 낮거나 거의 발생하지 않는 유형이다.

3.4 계정과 분개

3.4.1 계정

1) 의의와 형식

계정(account, a/c)은 자산, 부채, 자본, 수익, 비용의 증가와 감소를 개별적으로 기록하기 위한 장소, 틀, 또는 양식을 말한다. 이 항목들은 최종적으로 재무상태표나 포괄손익계산서에 정리 목적으로 분류된 항목이다.

계정은 계정과목(title of account), 차변(debit side), 대변(credit side)으로 구성된다. 이때 계정은 중요성에 따라 유사한 종류나 성질을 가진 항목별로 설정된다. 계정 형식은 실무에서 표준식(standard form)과 잔액식(balance form)이 사용되며, 교육 목적으로는 편리하게 표준식 계정의 약식 계정이 사용된다. 약식 계정의 배열은 영문자 T와 비슷하다고 하여 T 계정이라고 부른다. 약식 계정의 기본적인 형식은 다음과 같다.

계정과목

차변(좌변)	대변(우변)

간단한 T계정 형식은 아주 쉽게 그릴 수 있어서 예시와 분석 목적에 매우 유용하다. 실무에서 사용하는 표준식 계정과 잔액식 계정의 형식은 다음과 같다.

표준식 계정
계정과목

일 자		적 요	분면	금 액		일 자		적 요	분면	금 액

잔액식 계정
계정과목

일 자		적 요	분면	차 변	대 변	차 또는 대	잔 액

2) 계정 기입법

부기에서는 계정의 왼쪽을 차변(debit side), 오른쪽을 대변(credit side)이라고 한다. 이는 특별한 의미가 있다기보다 단순히 회계상의 관습이자 규칙이다. 차변과 대변이라는 용어는 기록 과정에서 아주 자주 반복적으로 쓰이므로, 차변은 '차', 대변은 '대'로 줄여 쓰기도 한다. 또한 계정의 왼쪽에 금액을 기록하는 것을 '차기한다'고 하고, 계정의 오른쪽에 기록하는 것을 '대기한다'고 한다.

계정의 양쪽을 비교했을 때 차변의 합계 금액이 대변의 합계 금액을 초과하면 차변 잔액이 있다고 하고, 반대로 대변 금액이 차변 금액을 초과하면 대변 잔액이 있다고 한다. 자산 계정은 차변, 부채 계정은 대변, 자본 계정은 대변, 비용 계정은 차변, 수익 계정은 대변에 정상 잔액을 갖는다.

복식 부기는 거래를 차변과 대변에 동시에 이중으로 기록하므로, 차변과 대변은 항상 일치하게 된다. 이것을 '대차 평균의 원리'라고 하며, 복식 부기에서 거래를 기록하는 하나의 기준이 된다.

계정 기입 시에는 일정한 법칙이 있다. 이는 앞에서 설명한 거래 8요소의 결합 관계와 같다.

차 변	대 변
자산의 증가	자산의 감소
부채의 감소	부채의 증가
자본의 감소	자본의 증가
비용의 발생	수익의 발생

각 계정별 증감 시 계정 기입의 법칙을 예시하면 다음과 같다.

자산계정

증 가	감 소
↓	
정상잔액	

부채계정

감 소	증 가
	↓
	정상잔액

자본계정

감 소	증 가
	↓
	정상잔액

수익계정

감 소	증가(발생)
	↓
	정상잔액

비용계정

증가(발생)	감 소
↓	
정상잔액	

앞에서 제시한 계정 기입법에 따라 기입하면, 기말에 재무상태표는 자산, 부채, 자본 계정의 잔액을 가지고 작성하고, 손익계산서는 수익, 비용의 잔액을 가지고 작성하게 된다. 이를 도식화하면 다음과 같다.

재무상태표

자 산	부 채 자 본

손익계산서

비 용	수 익

3) 계정의 분류

계정은 크게 재무상태표 계정과 손익계산서 계정으로 나뉜다.

(1) 재무상태표 계정(balance sheet account)은 재무상태표를 구성하는 자산, 부채, 자본 계정을 말한다. 이 계정들은 영구 계정(permanent accounts) 또는 실제 계정(real accounts)이라고도 불리는데, 그 이유는 회계연도 말에 이 계정들의 잔액이 다음 회계연도의 기초 잔액으로 이월되기 때문이다.

(2) 손익계산서 계정(income statement account)은 손익계산서를 구성하는 수익, 비용 계정을 말한다. 이 계정들은 임시 계정(temporary accounts) 또는 명목 계정(nominal accounts)이라고 하는데, 그 이유는 회계연도 말에 계정 잔액이 자본 계정으로 대체되기 때문이다. 결국 수익의 발생은 자본의 증가를, 비용의 발생은 자본의 감소를 가져온다. 수익과 비용 계정이 임시 계정인 이유는 기업이 경영 목적을 달성하기 위해 자본과 부채를 통해 조달된 자금으로 자산을 운용하는 과정에서 일시적으로 발생했다가 소멸하기 때문이다.

계정 과목의 수와 유형은 기업의 규모, 복잡성, 그리고 특성에 따라 다르다. 또한 계정 과목의 수는 경영자가 어느 정도 자세한 분류를 원하는지에 따라 달라질 수 있다.

계정 과목표(chart of account)는 원장에서 계정의 위치를 식별하기 위해 계정과 해당 계정의 번호를 나열한 표이다. 일반적으로 번호를 부여하는 방법은 영구 계정인 재무상태표 계정 과목의 유동 자산부터 시작하여 임시 계정인 손익계산서 계정 과목 순으로 부여한다.

4) 회계 등식

재무상태표는 자산, 부채, 자본 계정의 잔액을 이용하여 차변에 자산의 잔액을, 대변에 부채와 자본의 잔액을 기록하여 작성한다. 이때 차변의 자산 합계액은 대변의 부채와 자본 합계액과 반드시 일치해야 하는데, 이것이 바로 대차평균의 원리이다.

(1) 재무상태표 등식

자산 = 부채 + 자본

이 등식을 재무상태표 등식이라고 한다. 이는 기본적인 회계 등식으로, 기업의 경제적 사건을 기록하고 요약하는 데 있어 기본적인 틀이 된다. 기본적인 회계 등식을 이용하여 거래를 분석하는 능력은 회계를 이해하는 데 매우 중요하다.

재무상태표 등식을 이용하여 몇 가지 다른 등식을 만들 수 있다. 즉, 우측의 부채를 좌측으로 이항하면 다음과 같은 등식이 된다.

자산 − 부채 = 자본

이 등식을 자본 등식이라고 하며, 자본은 소유주에 의한 투자와 인출, 그리고 당기순손익에 의해 증감한다.

(2) 손익계산서 등식

당기순손익은 다음의 등식에 의해 산출된다.

수익 – 비용 = 순손익

이 등식을 손익계산서 등식이라고 한다.

(3) 확장된 재무상태표 등식

수익과 비용을 고려할 경우, 재무상태표 등식은 다음과 같이 변형할 수 있다.

자산 = 부채 + 자본 + 수익 – 비용

수익과 비용이 우측에 가감 항목으로 표시되어 있다. 이는 수익과 비용이 임시 계정으로서 자본의 증감에 영향을 주기 때문이다. 즉, 수익의 발생은 자본의 증가를 가져오고, 비용의 발생은 자본의 감소를 가져온다.

위의 등식에서 비용을 좌측으로 이항하면 다음과 같은 등식이 성립된다.

자산 + 비용 = 부채 + 자본 + 수익

이 등식은 시산표 작성에 이용되는 등식으로, 시산표 등식이라고 한다.

(4) 지분의 이해

재무상태표 등식은 자산(assets)을 지분(equity)으로 이해할 경우, 지분은 채권자 지분(creditor's equity)과 소유주 지분(owner's equity)으로 나누어진다.

자산 = 지분
= 채권자지분 + 소유주지분
= 부채 + 자본

지분이란 자산에 대한 청구권이다. 따라서 채권자 지분은 채권자가 자산에 대해 청구할 수 있는 권리이고, 소유주 지분은 채권자가 청구하고 남은 자산에 대해 소유주(또는 주주)가 청구할 수 있는 권리이다.

지분이란 자산에 대한 청구권이다. 따라서 채권자지분은 채권자가 자산에 대해 청구할 수 있는 권리이고, 소유주지분은 채권자가 청구하고 남은 자산에 대해 소유주(또는 주주)가 청구할 수 있는 권리이다.

3.4.2 분개

분개(journalizing)는 회계 등식에 따라 거래를 분석한 후, 차변(좌변)과 대변(우변)으로 구분하여 동시에 이중으로 기록하는 것이다. 회계 등식에 따라 거래를 분석하고 기록하는 방법으로는 주로 복식부기 시스템을 이용한 계정 기입법이 활용된다.

계정 기입법에 따라 분개하는 궁극적인 목적은 해당 내용을 계정(account)에 기입하는 것에 있다.

분개는 일반적으로 분개장에 발생 순서에 따라 기록하는 것이 원칙이다. 다만, 전표나 증빙서류로 대신할 수도 있다. 구체적인 분개방법은 이 책의 4장에서 자세하게 다룰 것이다. 분개가 끝나면 각 계정 원장에 해당 내용이 옮겨진다. 이를 전기라고 한다.

제4장 장부와 기장·결산

4.1 장부의 의의 및 분류

4.1.1 장부의 의의

회계에서 장부(books)란 거래를 조직적이고 계속적으로 기록하여 최종적으로 재무제표를 작성하기 위한 도구다. 회계 장부는 그 종류나 형식에 대해 특별히 규정된 바가 없으며, 어떤 장부를 설정할지는 업종, 규모, 거래의 성질, 거래의 빈도 등에 따라 적절하게 조직되어야 한다. 또한, 회계 업무의 원활한 수행을 위해서는 장부 간에 상호 유기적인 관계를 확인하여 부정과 오류가 발생하지 않도록 조직할 필요가 있다.

4.1.2 장부의 분류

장부는 주요부(main books)와 보조부(subsidiary books)로 나눌 수 있다. 주요부는 계정 기입을 위해 반드시 필요한 장부로, 분개장과 원장이 있다. 보조부는 주요부의 기능을 보조하는 장부로서, 주요부에 기록될 수 없거나 개략적으로 기록된 항목에 대해 보충하거나 상세한 내역을 추가하여 기록한다. 또한, 보조부는 주요부의 각 계정 잔액과 대조적인 관계를 유지함으로써 내부 대조 기능도 갖는다. 보조부에는 보조 기입장, 보조 원장, 기타 보조부가 있다. 보조 기입장은 거래의 발생 순서에 따라 기입하는 장부이고, 보조 원장은 원장 계정의 명세를 기입하는 장부이며, 기타 보조부는 주로 비망(備忘) 목적으로 작성되는 장부다.

주요부와 보조부의 종류는 다음 표와 같다.

표 4-1 주요부와 보조부의 종류

■ **주요부**
- 분개장, 원장

■ **보조부**
- 보조 기입장: 현금출납장, 당좌예금출납장, 소액현금출납장, 매입장, 매출장, 받을어음기입장, 지급어음기입장
- 보조 원장: 재고자산대장, 고정자산대장, 매입처원장, 매출처원장, 의료미수금 보조원장, 의료수익 및 의료외수익 보조원장, 의료비용 및 의료외비용 보조원장
- 기타 보조부: 주문수령장, 외상매출금연령장, 어음기일장

4.2 분개장

4.2.1 분개장의 의의

분개장(journal)은 거래를 원장 계정에 옮겨 기록하기 전, 준비 단계로 발생 순서에 따라 기록하는 최초의 장부다. 따라서 분개장을 원시 기입장이라고도 한다. 분개장의 형식에는 병립식과 분할식이 있지만, 가장 보편적으로 사용되는 것은 병립식의 일반 분개장(general journal)이다. 일반 분개장은 가장 기본적인 형태의 분개장으로, 보통 분개장이라고도 한다. 이 책에서 분개장이라 하면 일반 분개장을 지칭하는 것으로 한다. 일반 분개장은 날짜(date), 적요(account titles and explanation), 원면(reference), 차변(debit side), 대변(credit side)의 다섯 칸으로 구성되어 있다.

4.2.2 분개장의 기입

거래 자료를 분개장에 기입하는 절차를 분개 기입(journalizing)이라고 한다. 기입은 각 거래별로 이루어지며, ① 거래일자, ② 차변과 대변에 기록할 계정과 금액, ③ 적요(거래에 대한 간단한 설명) 세 가지 요소로 구성된다.

다음 거래를 의료기관 회계기준 규칙상의 계정과목(아라비아 숫자 번호가 부여된 과목)을 사용하여 분개하고 분개장에 기입해 보자.

- 2025년 3월 1일: 현금 ₩10,000,000을 출연하여 A법인병원을 설립하다.
- 2025년 3월 2일: 진료 재료 ₩3,000,000을 외상으로 구입하다.

3월 1일	(차) 현 금	10,000,000	(대) 법인기본금	10,000,000
3월 2일	(차) 진료재료	3,000,000	(대) 매입채무	3,000,000

이를 병립식 분개장에 기입하면 다음과 같다. 분개장에서 '현금'은 의료기관 회계기준 규칙에 따르면 '현금 및 현금성 자산'으로 표기해야 하지만, 기입상의 편의를 위해 '현금'으로 줄여서 사용하기로 한다.

분 개 장

(1)

일자		적요	원면	차변	대변
3	1	(현　금)	1	10,000,000	
		(법인기본금)	4		10,000,000
		현금을 출연하여 병원 설립			
	2	(진료재료)	2	3,000,000	
		(매입채무)	3		3,000,000
		진료재료를 외상으로 구입			

■ 분개장 기입 형식과 내용

분개장 기입 시의 형식과 내용은 다음과 같다.

(1) 일자(날짜)란에는 거래가 발생한 연월일을 기입한다.

(2) 적요란(계정과목 및 설명란)에서는 다음과 같이 기입한다.

① 계정과목은 괄호로 묶어서 기입한다.

② 차변 계정과목은 왼쪽 끝 상단에 기입하고, 대변 계정은 다음 줄의 오른쪽 끝 하단에 기입한다.

③ 차변이나 대변에 계정과목이 두 개 이상 있는 경우, 즉 하나의 분개에서 두 개 이상의 계정이 있는 경우에는 두 개 이상의 계정이 있는 쪽의 바로 위에 제좌(諸座, Sundries)라고 기입한다.

④ 또한, 계정과목 하단에는 거래 내용을 간단하고 명료하게 설명한다.

(3) 원면란에는 분개를 원장 계정에 전기했을 때의 원장 계정 번호를 기입한다. 이는 전기의 누락을 방지하기 위함이다.

(4) 차변 · 대변란에는 각각 해당 금액을 기록한다.

■ 분개장 작성 시 주의사항

분개장 작성 시에는 다음과 같은 사항에 주의해야 한다.

(1) 한 거래의 분개 기입이 끝나면 다른 거래와 구분을 명확히 하기 위해 적요란에 붉은 잉크로 줄을 긋고 다음 거래의 분개를 기입한다.

(2) 한 거래의 분개를 두 페이지에 걸쳐서 기입하지 않는다.

(3) 각 페이지 마지막 줄의 적요란에는 '차월 이월'이라고 기입하고, 해당 페이지 안의 차변 합계액과 대변 합계액을 각각 금액란에 기입한다. 다음 페이지의 첫째 줄 적요란에 '전월에서 이월' 또는 '전기 이월'이라고 기입한다. 금액란에는 앞 페이지의 차변 합계액과 대변 합계액을 그대로 옮겨 적는다.

(4) 거래에 대한 분개 기입이 끝나면 차변과 대변 금액란의 합계액을 기입하고, 해당 칸의 위쪽에 한 줄을 긋고 아래쪽에는 두 줄을 그어 마감한다.

4.3 원장

4.3.1 원장의 의의

원장(ledger)은 모든 계정이 모여 있는 장소로, 자산, 부채, 자본, 수익, 비용 등 모든 계정이 포함된다. 원장은 일반적으로 총계정원장(general ledger)이라고 부른다. 이 책에서 원장은 총계정원장을 가리킨다.

원장은 특정 계정 잔액의 변동과 관련된 모든 정보를 한곳에 모으는 과정이다. 분개장과 비교했을 때, 분개장은 전체 거래의 영향을 반영하는 반면 원장은 특정 계정 항목의 거래 영향을 반영한다. 원장은 재무상태표와 손익계산서를 작성하는 데 필요한 기본적인 정보를 제공한다. 원장의 계정 배열 순서는 자산, 부채, 자본, 수익, 비용 순이며, 각 계정을 쉽게 식별하기 위해 계정별로 번호를 매긴다.

4.3.2 원장전기

분개장의 분개를 원장 계정에 옮겨 적는 것을 전기(posting)라고 한다. 원장 전기는 분개된 거래의 영향을 개별 계정별로 집합시키는 과정이며, 필요에 따라 매일, 매주, 매달 실시할 수 있다. 원장의 형식에는 거래를 왼쪽과 오른쪽으로 나누어 동일한 방식으로 기록하는 표준식과 차변, 대변 금액과 잔액을 함께 나타내는 잔액식이 있다.

표준식에 따라 원장에 전기하는 절차는 다음과 같다.

(1) 분개장 차변 계정의 날짜와 분개장 페이지를 해당 계정 원장에 기입하고, 금액을 해당 계정의 차변에 기입한다. 원장의 적요란에는 상대편 과목을 기입한다.

(2) 분개장의 원면란에 계정장 번호를 기입한다. 이는 필요한 경우 상호 조회를 위함이다.

(3) 분개장 대변 계정의 날짜, 분개장 페이지, 금액을 해당 원장 계정의 대변에 기입한다. 원장의 적요란에는 상대편 과목을 기입한다.

앞서 예로 들었던 A병원의 거래 자료를 가지고 원장 기입 방법을 예시해 보자. 원장 기입의 경우에도 분개 및 분개장 기입의 경우와 마찬가지로 의료기관 회계기준 규칙상의 계정과목(아라비아 숫자 번호가 부여된 계정과목)을 사용해야 한다.

원 장

현금 (1)

일자		적요	분면	금액	일자		적요	분면	금액
3	1	법인기본금	1	10,000,000					

진료재료 (2)

일자		적요	분면	금액	일자		적요	분면	금액
3	2	매입채무	1	3,000,000					

매입채무 (3)

일자		적요	분면	금액	일자		적요	분면	금액
					3	2	진료재료	1	3,000,000

법인기본금 (4)

일자		적요	분면	금액	일자		적요	분면	금액
					3	1	현 금	1	10,000,000

4.3.3 보조원장

보조원장(subsidiary ledger)은 일반적으로 다음 두 가지 기능을 갖는다.

첫째, 총계정원장의 특정 계정에 대한 비망작인 내역이나 명세를 기록한다. 예를 들어, 의료 수입과 관련된 의료 미수금의 총괄적인 변동은 총계정원장의 의료 미수금 계정에 기록한다. 반면, 거래처별 상세 내역은 보조원장의 인명 계정을 설정하여 기록한다.

둘째, 총계정원장에 대해 대조적인 기능을 갖는다. 보조원장의 차변과 대변 합계액은 총계정원장 해당 계정의 차변과 대변 합계액과 항상 일치해야 한다. 이처럼 총계정원장의 금액과 그 보조원장의 금액은 항상 일치해야 하므로, 두 금액을 대조함으로써 오류 여부를 검증할 수 있다.

4.3.4 보조기입장

보조 기입장에는 현금출납장, 당좌예금출납장, 매입장, 받을어음 기입장 등이 있다.

참고로, 장부 기입을 간편하게 하기 위해 다음과 같은 부호를 사용한다.

a/c ; account(계정)
Cr ; creditor(대변)
〃 ; ditto(위와 같음)
V ; check mark(대조표, 기장 끝남)
C/D ; carried to down(다음 면에 이월)
C/F ; carried from forward(전면에서 이월)
Dr ; debtor(차변)
No. 또는 # ; number(번호)
@ ; at(단가)
% ; percent(백분비)
₩ ; won(원)
‰ ; per mille(천분비)

4.4 기장실습

4.4.1 거래자료

다음 A병원의 2025년 3월 1일부터 3월 31일까지 한 달간의 거래 자료는 다음과 같다. 이 거래의 내용을 ① 분개장에 기입하고, ② 원장에 전기해 보자.

이 자료는 나중에 결산 과정에서 ① 시산표를 작성하고, ② 정산표를 작성하고, ③ 결산수정분개를 실시하고, ④ 장부를 마감하고, ⑤ 재무제표를 작성할 경우에도 계속 사용될 예정이다.

다음은 A 병원의 3월 주요 거래 내역이다.

3월 1일: 현금 ₩400,000,000 (A은행 차입금 ₩200,000,000 포함)을 출연하여 의료법인 병원을 개원하다.

3월 1일: 병원 건물 일부를 매점으로 임대하고, 1년치 임대료 ₩1,200,000을 현금으로 받다.

3월 2일: 업무용 비품을 ₩5,000,000에 구입하고, 대금은 3개월 만기 어음을 발행해 지급하다.

3월 2일: 1년치 보험료 ₩600,000을 현금으로 납부하다.

3월 3일: A 의료기기회사에서 의료기기를 ₩50,000,000에 외상으로 구입하다. 외상대금 지급 기일은 6개월 후다.

3월 5일: A제약회사에서 약품 ₩2,000,000을 구입하고, 이 중 ₩1,000,000은 현금으로 지급했으며 잔액은 외상으로 처리하다.

3월 20일: 직원 급여 ₩20,000,000을 현금으로 지급하다.

3월 25일: 당월 외래 진료비 ₩50,000,000 중 본인 부담분 ₩20,000,000은 현금으로 수납하고, 나머지는 건강보험심사평가원에 청구하다.

3월 29일: A제약회사의 약품 외상매입금 잔액 ₩1,000,000을 현금으로 지급하다.

3월 30일: 3월분 병원 건물 임차료 ₩1,000,000을 현금으로 지급하다.

3월 31일: 수도료와 전기료 ₩100,000 및 협회비 ₩50,000을 현금으로 납부하다.

4.4.2 분개실습

3	1	(차) 현 금	400,000,000	(대) 법인기본금	200,000,000
				장기차입금	200,000,000

1	(차) 현 금	1,200,000	(대) 선 수 수 익	1,200,000

설명 1년치 임대료를 미리 받았으므로 선수수익으로 처리한다. 기말에 수익(임대료)으로 인식하는 분개가 필요하다.

2	(차) 공기구비품	5,000,000	(대) 미 지 급 금	5,000,000

설명 어음 발행은 일반적으로 미지급금으로 처리하나, 어음의 성격에 따라 지급어음으로 처리할 수도 있다.

2	(차) 선 급 비 용	600,000	(대) 현 금	600,000

설명 1년치 보험료를 납부했으므로 선급이용으로 처리하고, 기말에 비용(보험료)으로 인식하는 분개가 필요하다.

3	(차) 의 료 장 비	50,000,000	(대) 미지급금	50,000,000
5	(차) 약 품	2,000,000	(대) 현 금	1,000,000
			매입채무	1,000,000
20	(차) 급 여	20,000,000	(대) 현 금	20,000,000
25	(차) 현 금	20,000,000	(대) 외래수익	50,000,000
	의료미수금	30,000,000		
29	(차) 매 입 채 무	1,000,000	(대) 현 금	1,000,000
30	(차) 지급임차료	1,000,000	(대) 현 금	1,000,000
31	(차) 전기수도료	100,000	(대) 현 금	150,000
	세금과공과	50,000		

분 개 장(병립식)

(1)

일자		적 요	원면	차 변	대 변
3	1	(현 금) 제 좌	1	400,000,000	
		(장기차입금)	11		200,000,000
		(법인기본금)	12		200,000,000
		현금을 출연하여 개원(₩200,000,000은 차입금)			
	1	(현 금)	1	1,200,000	
		(선수수익)	10		1,200,000
		병원건물 일부 임대			
	2	(공기구비품)	6	5,000,000	
		(미지급금)	9		5,000,000
		비품은 어음을 발행하여 구입			
	2	(선급비용)	3	600,000	
		(현 금)	1		600,000
		보험료 1년분 선급(2025. 3. 1–2026. 2. 28)			
	3	(의료장비)	5	50,000,000	
		(미지급금)	8		50,000,000
		의료기기를 외상으로 구입			
	5	(약 품) 제 좌	4	2,000,000	
		(현 금)	1		1,000,000
		(매입채무)	7		1,000,000
		약품구입(일부는 외상)			
	20	(급 여)	14	20,000,000	
		(현 금)	1		20,000,000
		직원급여지급			
	25	제 좌			
		(현 금)	1	20,000,000	
		(의료미수금)	2	30,000,000	
		(외래수익)	13		50,000,000
		본인부담금 일부 수납 및 의료미수금 청구			
	29	(매입채무)	7	1,000,000	
		(현 금)	1		1,000,000
		A제약회사의 외상매입금 상환			
	30	(지급임차료)	17	1,000,000	
		(현 금)	1		1,000,000
		건물임차료 지급			
	31	제 좌			
		(전기수도료)	15	100,000	
		(세금과공과)	16	50,000	
		(현 금)	1		150,000
		전기수도료와 공과금 납부			
				530,950,000	530,950,000

총계정원장

현 금 a/c (1)

일자		적요	분면	금액	일자		적요	분면	금액
3	1	제 좌	1	400,000,000	3	2	선급비용	1	600,000
	1	선수수익	1	1,200,000		5	약 품	1	1,000,000
	25	외래수익	1	20,000,000		20	급 여	1	20,000,000
						29	매입채무	1	1,000,000
						30	지급임차료	1	1,000,000
						31	제 좌	1	150,000

의료미수금 a/c (2)

일자		적요	분면	금액	일자		적요	분면	금액
3	25	외래수익	1	30,000,000					

선급비용 a/c (3)

일자		적요	분면	금액	일자		적요	분면	금액
3	2	현 금	1	600,000					

약 품 a/c (4)

일자		적요	분면	금액	일자		적요	분면	금액
3	5	제 좌	1	2,000,000					

의료장비 a/c (5)

일자		적요	분면	금액	일자		적요	분면	금액
3	3	미지급금	1	50,000,000					

공기구비품 a/c (6)

일자		적요	분면	금액	일자		적요	분면	금액
3	2	미지급금	1	5,000,000					

매입채무 a/c (7)

일자		적요	분면	금액	일자		적요	분면	금액
3	29	현 금	1	1,000,000	3	5	약 품	1	1,000,000

미지급금 a/c (8)

일자		적요	분면	금액	일자		적요	분면	금액
					3	2	공기구비품	1	5,000,000
						3	의료장비	1	50,000,000

선수수익 a/c (10)

일자		적요	분면	금액	일자		적요	분면	금액
					3	1	현 금	1	1,200,000

장기차입금 a/c (11)

일자		적요	분면	금액	일자		적요	분면	금액
					3	1	현 금	1	200,000,000

법인기본금 a/c (12)

일자		적요	분면	금액	일자		적요	분면	금액
					3	1	현 금	1	200,000,000

외래수익 a/c (13)

일자		적요	분면	금액	일자		적요	분면	금액
					3	25	제 좌	1	50,000,000

급 여 a/c (14)

일자		적요	분면	금액	일자		적요	분면	금액
3	20	현 금	1	20,000,000					

전기수도료 a/c (15)

일자		적요	분면	금액	일자		적요	분면	금액
3	31	현 금	1	100,000					

세금과 공과 a/c (16)

일자		적요	분면	금액	일자		적요	분면	금액
3	31	현 금	1	50,000					

지급임차료 a/c (17)

일자		적요	분면	금액	일자		적요	분면	금액
3	30	현 금	1	1,000,000					

4.5 결산

4.5.1 결산의 의의

결산(closing account)은 회계기간이 끝날 때, 해당 기간 동안 기록된 모든 장부를 마감하여 재무제표를 작성하는 과정이다. 기업은 계속해서 사업을 영위한다는 가정하에, 특정 기간을 설정하여 그 기간의 재무 상태와 경영 성과를 평가할 필요가 있다.

회계기간은 보통 월, 분기, 반기, 연 단위로 나뉜다. 이 중 분기와 반기는 중간기간(interim period)이라고 하며, 1년 단위의 회계기간을 회계연도라고 한다. 상법에 따르면 결산은 최소 1년에 한 번 이상 해야 하며, 중간 기간에 가결산을 할 수도 있다. 대부분의 기업은 1월 1일부터 12월 31일까지의 역년(calendar year)을 회계기간으로 채택하는 경우가 많다. 하지만 3월 말, 6월 말, 9월 말에 끝나는 회계기간을 선택하는 기업도 있다. 특히 우리나라 대학병원들은 학교법인과 마찬가지로 매년 3월 1일부터 다음 해 2월 28일까지를 회계기간으로 정하는 경우가 많다. 결산은 회계기간의 마지막 날에 진행되며, 이 시기를 결산기, 마지막 날을 결산일 또는 재무상태표일(balance sheet date)이라고 부른다.

4.5.2 결산절차

결산 절차(closing procedure)는 장부를 마감하고 재무제표를 작성하기 위해 거쳐야 하는 몇 가지 단계로 구성된다. 기업이나 병원에 따라 다소 차이가 있을 수 있지만, 기본적인 절차는 다음과 같다.

1) 결산 예비 절차

- 1단계: 시산표(trial balance, T/B) 작성. 이 단계에서 6위식 정산표(work sheet, W/S)를 작성할 수도 있다.
- 2단계: 결산 수정을 위한 재고조사표(inventory sheet) 작성.
- 3단계: 재고조사표에 따라 수정 분개를 하여 분개장(journal)에 기입한 후 해당 계정 원장에 전기한다.
- 4단계: 수정후시산표를 작성한다. 이 단계에서 8위식 또는 10위식 정산표를 작성할 수 있다.

2) 결산 본 절차

- 5단계: 집합손익계정(income summary, 흔히 손익계정이라고 함)을 설정하고, 수익과 비용에 속하는 모든 계정의 잔액을 집합손익계정에 대체한다. 이를 위해 대체 분개(마감 분개)를 하여 분개장에 기입한 후 각 수익 · 비용 계정 원장 및 집합손익계정 원장에 전기하고 마감한다. 마감이 끝나면 집합손익계정의 잔액(순이익 또는 순손실)을 개인기업의 경우 자본금 계정에, 법인기업의 경우 처분전이익잉여금 계정(또는 처리전결손금 계정)에 대체한다. 이를 위해 대체 분개를 하여 분개장에 기입하고 자본금 계정 또는 처분전이익잉여금 계정(또는 처리전결손금 계정) 원장에 전기한다.
- 6단계: 원장의 자산 · 부채 · 자본에 속하는 모든 계정을 마감한다. 마지막으로 분개장을 마감한다.
- 7단계: 이월시산표를 작성한다.

3) 결산 보고서 작성

- 8단계: 결산 보고서(재무제표)를 작성한다.

4.5.3 시산표

1) 시산표의 의의

시산표(trial balance, T/B)는 시산표등식(자산 + 비용 = 부채 + 자본 + 수익)에 따라 모든 거래를 전기(post)한 후, 차변과 대변의 합계 금액이 일치하는지 확인하는 표다. 복식부기에서는 대차평균의 원리에 따라 차변 계정의 잔액 합계와 대변 계정의 잔액 합계가 반드시 일치해야 한다. 만약 양변의 합계가 일치하지 않으면, 분개 기입이나 원장 전기 과정에 오류(errors)가 있다는 의미다. 따라서 시산표를 작성하면 이러한 오류를 쉽게 발견할 수 있다는 장점이 있다. 또한, 시산표는 재무제표 작성에도 매우 유용하게 활용된다.

2) 시산표의 종류

시산표는 크게 합계시산표, 잔액시산표, 합계잔액시산표로 나눌 수 있으며, 작성 시점에 따라 수정전시산표, 수정후시산표, 이월시산표로 구분된다. 또한, 작성 주기에 따라 일계표, 주계표, 월계표로 분류하기도 한다.

① 합계시산표, 잔액시산표, 합계잔액시산표

합계시산표는 원장 각 계정의 차변 합계액과 대변 합계액을 집계한 표이고, 잔액시산표는 원장 각 계정의 잔액만을 집계한 표다. 따라서 잔액시산표의 구조는 차변에 자산과 비용, 대변에 부채, 자본, 수익이 위치하여 자산 + 비용 = 부채 + 자본 + 수익이라는 등식이 성립하며, 이를 시산표등식이라고 부른다. 잔액시산표는 자산, 부채, 자본, 수익, 비용 계정의 잔액만을 보여주므로 기업의 재무 상태나 경영 성과를 쉽게 파악할 수 있다. 즉, 잔액시산표를 활용하여 정산표를 작성하면 재무상태표와 손익계산서를 쉽게 작성할 수 있다.

합계잔액시산표는 원장 계정의 합계액과 잔액을 하나의 표에 모두 표시한 것이다.

합계시산표

2025년 3월 31일

차 변	원 면	계정과목	대 변

잔액시산표

2025년 3월 31일

차 변	원 면	계정과목	대 변

합계잔액시산표

2025년 3월 31일

차 변		원 면	계정과목	대 변	
잔 액	합 계			합 계	잔 액

② 수정전시산표, 수정후시산표, 이월시산표

수정전시산표(unadjusted trial balance)는 결산 수정 사항에 대한 수정 분개 이전에 작성되는 시산표다. 수정 분개 이전에 분개장 기입과 원장 전기가 정확하게 이루어졌는지 확인하기 위해 작성된다.

수정후시산표(adjusted trial balance)는 결산 수정 사항에 대한 수정 분개의 분개장 기입과 원장 전기가 완료된 후에 작성되는 시산표다.

이월시산표(post-closing trial balance)는 원장 계정이 모두 마감된 후 작성되는 시산표로, 마감후시산표라고도 한다. 이 시산표에는 영구 계정인 자산, 부채, 자본 계정만 기록된다. 그 이유는 임시 계정인 수익, 비용 계정은 이미 자본 계정으로 대체되어 마감되었기 때문이다. 따라서 잔액시산표 형태로 작성되며, 이 시산표의 자산, 부채, 자본 계정의 금액은 다음 회계 기간으로 이월될 금액을 나타낸다.

③ 일계표, 주계표, 월계표

일계표는 매일, 주계표는 매주말, 월계표는 매월 말에 작성하는 시산표다.

3) 시산표 작성 방법

수정전 시산표는 다음 절차에 따라 작성한다.

첫째, 시산표의 계정과목 란에 계정 원장 순서대로 각 계정의 합계액, 차변 잔액 또는 대변 잔액을 해당 칸에 기입한다.

둘째, 차변 란의 합계액과 대변 란의 합계액을 계산한다.

셋째, 차변과 대변의 합계액이 정확히 일치하는지 확인한다.

위 절차에 따라 앞에서 작성한 A병원의 총계정원장을 바탕으로 합계시산표, 잔액시산표, 합계잔액시산표를 작성하면 다음과 같다.

합계시산표

2025년 3월 31일

차 변	원 면	계정과목	대 변
421,200,000	1	현 금	23,750,000
30,000,000	2	의료미수금	
600,000	3	선 급 비 용	
2,000,000	4	약 품	
50,000,000	5	의 료 장 비	
5,000,000	6	공기구비품	
1,000,000	7	매 입 채 무	1,000,000
	8	미 지 급 금	55,000,000
	10	선수수익	1,200,000
	11	장기차입금	200,000,000
	12	법인기본금	200,000,000
	13	외 래 수 익	50,000,000
20,000,000	14	급 여	
100,000	15	전기수도료	
50,000	16	세금과공과	
1,000,000	17	지급임차료	
530,950,000			530,950,000

잔액시산표

2025년 3월 31일

차 변	원 면	계정과목	대 변
397,450,000	1	현 금	
30,000,000	2	의료미수금	
600,000	3	선 급 비 용	
2,000,000	4	약 품	
50,000,000	5	의 료 장 비	
5,000,000	6	공기구비품	
	8	미 지 급 금	55,000,000
	10	선 수 수 익	1,200,000
	11	장기차입금	200,000,000
	12	법인기본금	200,000,000
	13	외 래 수 익	50,000,000
20,000,000	14	급 여	
100,000	15	전기수도료	
50,000	16	세금과공과	
1,000,000	17	지급임차료	
506,200,000			506,200,000

합계잔액시산표

2025년 3월 31일

차 변		원 면	계정과목	대 변	
잔 액	합 계			합 계	잔 액
397,450,000	421,200,000	1	현　　금	23,750,000	
30,000,000	30,000,000	2	의료미수금		
600,000	600,000	3	선 급 비 용		
2,000,000	2,000,000	4	약　　품		
50,000,000	50,000,000	5	의 료 장 비		
5,000,000	5,000,000	6	공기구비품		
	1,000,000	7	매 입 채 무	1,000,000	
		8	미 지 급 금	55,000,000	55,000,000
		10	선 수 수 익	1,200,000	1,200,000
		11	장기차입금	200,000,000	200,000,000
		12	법인기본금	200,000,000	200,000,000
		13	외 래 수 익	50,000,000	50,000,000
20,000,000	20,000,000	14	급　　여		
100,000	100,000	15	전기수도료		
50,000	50,000	16	세금과공과		
1,000,000	1,000,000	17	지급임차료		
506,200,000	530,950,000			530,950,000	506,200,000

4) 오류의 정정

시산표의 차변 합계액과 대변 합계액이 일치하지 않는다면, 이는 기록 또는 계산 과정에서 오류가 발생했다는 의미다. 따라서 그 원인을 찾아내어 정정해야 한다.

(1) 오류의 종류

오류는 다음과 같은 유형으로 나눌 수 있다.

① 분개장 오류: 분개 시 기입 오류, 분개장 금액 집계 오류 등이 있다.

② 원장 오류: 전기의 누락, 전기 금액의 잘못된 기입, 차변과 대변이 뒤바뀐 전기, 이중 전기, 계정 집계 오류 등이 있다.

③ 시산표 오류: 원장에서 시산표로 옮기는 과정에서 발생한 오류, 계정을 옮길 때 차변과 대변을 반대로 기입한 경우, 시산표 자체의 계산 오류 등이 있다.

(2) 오류의 발견 순서

오류의 원인을 조사할 때는 회계 장부 작성 순서의 역순으로, 즉 시산표, 원장, 분개장 순서로 검토한다.

① 시산표의 차변과 대변 합계액을 재확인한다.

② 원장 각 계정의 합계액 또는 잔액이 시산표에 정확히 옮겨졌는지 다시 검토한다.

③ 원장 각 계정의 합계액 또는 잔액을 다시 계산한다.

④ 분개장에서 원장으로의 전기가 정확히 이루어졌는지 재확인한다.

⑤ 분개장에서의 분개 및 기입이 정확히 이루어졌는지 다시 검토한다.

(3) 발견할 수 없는 오류

시산표의 차변과 대변 합계액이 일치하더라도 여러 가지 오류가 있을 수 있다. 시산표만으로는 발견하기 어려운 오류는 다음과 같다.

① 거래 전체가 누락된 경우

② 분개는 정확하지만 원장에 전기가 되지 않은 경우

③ 분개가 이중으로 전기된 경우

④ 분개나 전기가 잘못된 계정으로 이루어진 경우

⑤ 거래 금액을 기록하는 과정에서 상계적 오류(offsetting)가 발생한 경우. 즉, 잘못된 계정이나 금액이 기록되었더라도 차변과 대변에 함께 기록되었다면 차변과 대변의 금액은 일치할 것이기 때문이다.

따라서 시산표는 모든 거래가 빠짐없이 기록되고 원장 기입이 정확하다는 것을 완전히 증명하지 못한다는 한계가 있다.

(4) 오류의 정정 분개

거래를 기록하는 과정에서 발생한 오류는 즉시 정정 분개(correcting entries)하고 전기해야 한다. 정정 분개와 수정 분개는 의미상 중요한 차이가 있다. 수정 분개는 회계 순환 과정에서 필수적인 부분이지만, 정정 분개는 기록에 오류가 없다면 필요 없는 부분이다. 수정 분개는 회계 기말에만 분개되고 전기되기 때문에 재무상태표 계정과 손익계산서 계정에만 영향을 미친다. 반면, 정정 분개는 오류가 발생할 때마다 이루어지므로 필요에 따라 언제든지 가능하다.

오류가 발견되었을 경우 이를 정정하는 절차는 다음과 같다.

첫째, 분개장 기록에 있어서의 오류는 다시 정정분개하여야 한다.

의료미수금 ₩100,000이 당좌예금 계정에 입금되다.

(오 류)	(차) 현 금	100,000	(대) 의료미수금	10,000
(정정분개)	(차) 의료미수금	10,000	(대) 현 금	100,000
	(차) 현 금	100,000	(대) 의료미수금	100,000

둘째, 원장 전기의 누락, 이중전기, 기타의 오류가 있을 때에는 추가하거나 차감 기입을 한다.

① 약품 ₩20,000을 구입하고 대금은 현금으로 지급하다.

(오 류)	(차) 약 품	30,000	(대) 현 금	30,000
(정정분개)	(차) 현 금	30,000	(대) 약 품	30,000
	(차) 약 품	20,000	(대) 현 금	20,000

위와 같이 정정분개를 하거나, 다음과 같이 그 차액만큼만 추가 분개하여 전기한다.

	(차) 현 금	10,000	(대) 약 품	10,000

② 외래진료비 ₩100,000을 보험자 단체에 청구하다.

(오 류)	(차) 외래수익	100,000	(대) 매입채무	100,000
(정정분개)	(차) 매입채무	100,000	(대) 외래수익	100,000
	(차) 의료미수금	100,000	(대) 외래수익	100,000

예 3월 18일에 진료재료 ₩500,000을 외상으로 구입하였다. 4월 18일에 3월의 월별보고서를 검토하는 과정에서 계정과목의 분류와 금액에 오류가 발견되었다. 이 경우 3월 18일의 분개는 다음과 같이 정정되어야 한다.

(오 류)	(차) 공기구비품	50,000	(대) 매입채무	50,000
(옳은분개)	(차) 진료재료	500,000	(대) 매입채무	500,000

부정확한 분개와 정확한 분개를 비교해 보면 비품은 ₩50,000만큼 과대평가되고, 진료재료는 ₩500,000만큼 과소평가 되었다. 그리고 외상매입금은 ₩450,000만큼 과소평가되었다. 따라서 오류를 확인한 4월 18일에는 다음과 같은 정정분개를 하면 오류가 정정된다.

(정정분개)	(차) 진료재료	500,000	(대) 공기구비품	50,000
			매입채무	450,000

4.5.4 수정전 정산표

1) 의의

정산표(work sheet, W/S)는 잔액 시산표를 기초로 재무제표를 작성하는 과정을 한눈에 볼 수 있도록 나타낸 표이다. 정산표는 영구적인 회계 장부가 아니며, 보조적으로 운용되는 도구이므로 작성이 선택 사항이다.

2) 종류

정산표는 작성되는 시점, 즉 수정 기입의 전후에 따라 6위식, 8위식, 10위식으로 나눌 수 있다.

6위식 정산표는 수정 시산표 또는 이월시산표를 근거로 재무제표를 작성할 때 사용된다. 6위식 정산표의 구조는 왼쪽부터 계정과목란, 잔액시산표란, 손익계산서란, 재무상태표란으로 구성된다. 6위식이라고 부르는 이유는 잔액시산표, 손익계산서, 재무상태표란의 차변과 대변란을 합하여 6개 란이 되기 때문이다. 그러나 6위식 정산표는 결산 수정 사항이 포함되어 있지 않아 실무에서는 거의 사용되지 않는다.

8위식 정산표는 계정과목란, 잔액시산표란, 수정기입란, 손익계산서란, 재무상태표란으로 구성되며, 수정 기입란이 추가된다.

10위식 정산표는 계정과목란, 잔액시산표란, 수정기입란, 수정후시산표란, 손익계산서란, 재무상태표란으로 구성되며, 8위식에 수정후시산표란이 추가된다. 각 정산표의 양식은 다음과 같다.

6위식 정산표

계정과목	잔액시산표		손익계산서		재무상태표	
	차 변	대 변	차 변	대 변	차 변	대 변

8위식 정산표

계정과목	잔액시산표		수정기입		손익계산서		재무상태표	
	차 변	대 변	차 변	대 변	차 변	대 변	차 변	대 변

10위식 정산표

계정과목	잔액시산표		수정기입		수정후시산표		손익계산서		재무상태표	
	차 변	대 변	차 변	대 변	차 변	대 변	차 변	대 변	차 변	대 변

3) 작성 방법

10위식 정산표를 기준으로 작성 방법을 설명하면 다음과 같다.

(1) 계정과목란에 잔액 시산표의 계정과목을 옮겨 적는다.

(2) 잔액 시산표란에 잔액시산표의 차변과 대변 잔액을 옮겨 적는다.

(3) 수정 기입란에 결산 수정 사항에 대한 수정 분개와 오류 수정 사항에 대한 정정 분개를 기입한다.

(4) 잔액 시산표란과 수정 기입란의 금액을 합하거나 차감 수정 후 시산표를 작성한다.

(5) 수정 후 시산표에서 손익계산서 항목에 속하는 금액은 손익 계산서란으로, 재무상태표 항목에 속하는 금액은 재무 상태표란으로 옮겨 적는다.

(6) 손익 계산서란과 재무 상태표란의 차변과 대변 차액이 각각 반대로 일치하는 것을 확인한 다음, 해당 금액을 당기순이익 또는 당기순손실로 하여 각각 합계가 적은 쪽에 기입한다.

(7) 각 란의 합계액을 적고 두 줄을 그어 정산표를 마감한다.

정산표에서 손익 계산서란을 먼저 작성하고 다음에 재무 상태표란을 작성하는 이유는 손익계산서의 당기순이익이 재무상태표의 이익 잉여금으로 대체되어 재무상태표가 작성되기 때문이다.

8위식 정산표와 6위식 정산표는 위 절차 중 관련 없는 부분을 생략하면 된다.

예시를 위해 A병원의 잔액시산표를 이용하여 6위식 정산표를 작성하면 다음과 같다.

6위식 정산표

계정과목	잔액시산표		손익계산서		재무상태표	
	차 변	대 변	차 변	대 변	차 변	대 변
현 금	397,450,000				397,450,000	
의료미수금	30,000,000				30,000,000	
선급비용	600,000				600,000	
약 품	2,000,000				2,000,000	
의료장비	50,000,000				50,000,000	
공기구비품	5,000,000				5,000,000	
미지급금		55,000,000				55,000,000
선수수익		1,200,000				1,200,000
장기차입금		200,000,000				200,000,000
법인기본금		200,000,000				200,000,000
외래수익		50,000,000		50,000,000		
급 여	20,000,000		20,000,000			
전기수도료	100,000		100,000			
세금과공과	50,000		50,000			
지급임차료	1,000,000		1,000,000			
당기순이익			28,850,000			28,850,000
합 계	506,200,000	506,200,000	50,000,000	50,000,000	485,050,000	485,050,000

4.5.5 결산수정

1) 의의

결산 수정(adjustment)이란 결산일에 일부 계정에 나타난 자산, 부채, 자본, 수익, 비용의 금액이 발생주의에 의한 결산일 현재의 화폐액을 나타내지 않을 경우, 이를 발생주의 기준으로 원장의 각 계정을 수정하는 절차를 말한다.

결산의 첫 번째 단계는 시산표를 작성하는 것이다. 작성된 시산표의 차변과 대변 합계가 일치하면, 기중에 시행된 분개 기입이나 원장 전기가 일단은 정확하게 이루어졌다고 가정할 수 있다. 그러나 분개 기입이나 원장 전기가 정확하게 이루어졌다고 가정하더라도 즉시 장부를 마감하면 안 된다. 그 이유는 기말 현재 원장 각 계정에 나타난 자산, 부채, 자본 계정과 수익,

비용 계정의 모든 금액이 기말 결산 시점의 금액을 발생주의에 의해 적절하게 반영하는 것이 아니기 때문이다.

그 이유는 일반적으로 인정되는 회계의 인식 기준은 발생주의 원칙이기 때문이다. 그러나 기업이나 병원은 회계 기간 중 다음과 같은 이유로 발생주의에 따라 기록하지 못하고 있다.

(1) 소모품 사용 등은 매일 분개되지 않는다. 그 이유는 매일 분개하는 것이 번거롭고 불편하기 때문이다.

(2) 건물과 설비의 부식으로 인한 가치 감소, 임차료나 보험료의 기간 경과 등은 기중에 기록되지 않는다. 그 이유는 거래가 실제로 발생한 것이 아니고 시간 경과에 의해 소멸되기 때문이다.

일반적으로 거래는 노출되는 거래(explicit transactions)와 노출되지 않는 거래(implicit transactions)로 구분된다. 노출되는 거래란 매일 일상적인 기록을 하게 되는 현금의 수입과 지출, 외상 매입, 외상 판매와 같은 직접적인 거래이다. 노출되지 않는 거래란 시간 경과나 사용에 의해 건물이나 각종 의료기기, 차량 운반구 등의 가치가 감소하는 경우와 화폐 가치의 변동으로 자산이나 부채의 가치에 변화가 생긴 경우이다.

회계 기간 중 기업의 기록은 대체로 현금의 수지와 같은 노출되는 거래, 즉 현금주의(cash basis)에 따르고 있다. 따라서 노출되지 않는 거래는 기록에서 제외되어 있기 때문에 이 상태에서 기말에 장부를 마감하면 발생주의(accrual basis)에 의한 정확한 재무제표를 작성할 수 없게 된다. 따라서 결산 시에는 발생주의 원칙에 따라 계정을 수정해 주어야 한다. 결산 수정(adjustment)이란 발생주의에 따라 노출되지 않는 거래의 재무적 효과를 적절한 기간에 배분하는 과정으로 정의할 수 있다.

결산 수정을 위해서는 재고 조사표 등을 근거로 수정 분개(adjusting entry)를 해주어야 한다. 수정 분개는 정리 분개라고도 한다. 결산 분개와 원장 전기가 정확하게 이루어졌는지 검토하기 위해서는 시산표를 작성해야 하는데, 이를 수정 후 시산표라고 한다. 또한 추가적으로 재무제표 작성의 편의상 정산표를 작성할 수도 있다.

2) 유형

결산 수정 유형은 일반적으로 다음과 같다.

- 선급비용(prepaid expenses)은 비용이 발생하기 전에 현금을 지급한 경우이며, 자산으로

기록한다.

- 선수수익(unearned revenues)은 수익이 실현되기 전에 현금을 미리 받은 경우이며, 부채로 기록한다.
- 미수수익(accrued revenues)은 수익이 이미 실현되었으나 현금을 받지 못한 경우이며, 자산으로 기록한다.
- 미지급비용(accrued expenses)은 비용이 이미 발생했으나 현금을 지급하지 못한 경우이며, 부채로 기록한다.

각 유형의 수정 사항에 대한 수정 분개의 예는 앞에서 실습한 A병원의 2025년 3월 31일자 잔액 시산표를 근거로 제시할 예정이다.

(1) 선급비용

선급비용(prepaid expenses)은 정해진 회계 기간 이상에 걸쳐 효익을 미치는 비용에 대한 지급으로, 비용 발생 이전에 현금을 미리 지급한 경우에 발생한다. 원가가 발생했을 때 장래에 받게 될 효익을 보여주기 위해 자산 계정의 차변에 기록된다. 선급비용은 흔히 보험료, 소모품비, 임차료에서 발생하며, 건물과 설비를 구입했을 때도 발생한다.

선급비용은 시간 경과에 따른 가치 감소 또는 실제 사용에 의해 소멸된다. 그런데 이러한 원가의 소멸은 편의상 매일 분개하지 않기 때문에 재무제표 작성 시까지 원가 소멸이 인식되지 않는다. 따라서 결산 시에 당기에 적용되어야 할 비용을 기록하고 자산 계정에 남아 있는 미소멸 원가를 보여주기 위해 수정 분개가 필요하다. 수정 분개 이전에는 자산은 과대평가되고 비용은 과소평가된다. 따라서 선급비용에 대한 수정 분개는 비용 계정의 차변(증가)과 자산 계정의 대변(감소)에 기록된다.

① 재고자산

병원에서는 환자 진료를 위해 약품, 진료재료, 각종 소모품 등을 구입할 때 자산으로 기록되었다가 사용 및 소모된다. 그러나 사용된 재고자산의 인식은 재고자산에 대한 실제 재고 조사가 이루어져 수정이 있을 때까지 이연된다.

A병원은 3월 5일에 A제약회사로부터 약품 ₩2,000,000을 구입하고, 대금 중 ₩1,000,000은 현금으로 지급하고 잔액은 외상으로 처리했다. 그런데 3월 31일 재고를 조사해보니 현재 창고에 보유 중인 약품은 ₩1,500,000이다. 결국 사용된 약품 원가(약품비)는 ₩500,000

(₩2,000,000 − ₩1,500,000)이다. 따라서 다음과 같은 수정 분개가 필요하다.

〈결산수정분개〉

(차) 약품비 500,000 (대) 약 품 500,000

수정분개가 전기된 후의 T계정은 다음과 같다.

약 품	
3/5	3/31
제 좌 2,000,000	약품비 500,000

약품비	
3/31	
약 품 500,000	

자산 계정인 약품 계정의 잔액은 현재 ₩1,500,000인데, 이는 결산일에 보유 중인 약품의 원가와 같다. 만일 수정 분개를 하지 않았다면 3월 중 ₩500,000만큼 비용이 과소평가되고, 순이익은 과대평가되었을 것이다. 또한 자산과 자본은 결산일인 3월 31일에 ₩500,000만큼 과대평가되었을 것이다.

② 선급비용(선급보험료 등)

병원은 여러 가지 목적으로 보험에 가입하게 되는데, 일반적으로 보험료는 미리 선급하는 경우가 많다. 따라서 결산일에는 그 기간 중에 소멸된 원가를 수정해 주어야 한다.

A병원은 3월 2일에 1년분 보험료 ₩600,000을 현금으로 납부했다. 지급 시에는 차변에 선급보험료로 기록된다. 이 계정 잔액은 3월 31일 시산표상에 ₩600,000으로 나타나 있다. 그러나 매월 소멸되는 보험료는 ₩50,000(=₩600,000 ÷ 12)이다. 따라서 다음과 같은 수정 분개가 필요하다.

〈결산수정분개〉

(차) 보험료 50,000 (대) 선급비용 50,000

수정분개가 전기된 후의 T계정은 다음과 같다.

선급비용	
3/2	3/31
현 금 600,000	보험료 50,000

보험료	
3/31	
선급비용 50,000	

자산 계정인 선급보험료의 잔액은 ₩550,000인데, 이는 남아 있는 11개월 동안에 걸쳐 적용될 미소멸 원가이다. 만일 수정 분개를 하지 않았다면 3월 중 비용은 ₩50,000만큼 과소평가되고 순이익은 과대평가되었을 것이다. 또한 자산과 자본은 3월 31일 재무 상태표상에 ₩50,000만큼 과대평가되었을 것이다.

③ 감가상각

병원은 건물, 의료기기, 차량 운반구, 비품 등 여러 가지 유형 비유동자산을 보유하고 있으며, 이 자산들은 다년간의 사용 가능 기간, 즉 내용연수를 가지고 있다. 유형 비유동자산은 취득한 해의 비용이 아닌 자산으로 기록된다. 따라서 자산의 원가를 내용연수 동안 합리적이고 체계적인 방법으로 배분하는 과정을 감가상각(depreciation)이라고 한다.

감가상각비를 계산하기 위해서는 취득원가(original cost), 내용연수(useful life), 잔존가치(salvage value)를 알아야 하는데, 내용연수와 잔존가치는 확실하게 알 수 없으므로 추정이 필요하다. 따라서 감가상각은 소멸된 원가를 사실적으로 측정하는 것이 아니라 하나의 추정치이다.

감가상각비를 계산하는 방법에는 여러 가지가 있지만, 여기에서는 예시를 위해 단순한 정액법을 사용한다.

감가상각비 = (취득원가 − 잔존가치) / 내용연수

A병원은 3월 2일 비품 ₩5,000,000을 구입하고 대금은 어음을 발행하여 지급하였다. 이 비품의 내용연수는 10년, 잔존가액은 ₩200,000으로 추정되었다. 따라서 감가상각대상 금액은 ₩4,800,000(=₩5,000,000−₩200,000)이다. 그러면 3월 중의 감가상각비는 ₩40,000(=₩4,800,000÷120개월)이 된다. 따라서 다음과 같은 수정분개가 필요하다.

〈결산수정분개〉

(차) 감가상각비	40,000	(대) 공기구비품감가상각누계액	40,000

수정분개가 전기된 후의 계정은 다음과 같다.

공기구비품

차변	대변
3/2 미지급금 5,000,000	

공기구비품감가상각누계액

차변	대변
	3/31 감가상각비 40,000

감가상각비

차변	대변
3/31 공기구비품감가상각누계액 40,000	

비품감가상각누계액은 재무상태표상 공기구비품에서 차감되는 계정으로 평가계정이라고 한다. 이 계정은 비품의 취득원가와 그 때까지 소멸된 원가총액 모두를 공시하기 위하여 비품을 대변에 기록하는 대신 사용된다. 재무상태표상에서 비품감가상각누계액은 비품에서 직접 차감된다.

감가성 자산의 취득원가와 감가상각누계잔액간의 차이를 장부가액(book value)이라고 하며, 위에서 결산(재무상태표)일에 비품의 장부가액은 ₩4,960,000(₩5,000,000−₩40,000)이다.

A병원은 3월 3일 의료기기를 ₩50,000,000에 외상으로 구입하였다. 이 의료기기의 내용연수는 15년이고 잔존가치는 없다. 이 경우 감가상각 대상 금액은 ₩50,000,000(=₩50,000,000−0)이다. 그러면 3월 중의 감가상각비는 ₩280,000(=₩50,000,000÷180개월)이 된다. 따라서 다음과 같은 수정분개가 필요하다.

〈결산수정분개〉

(차) 감가상각비 280,000 (대) 의료장비감가상각누계액 280,000

수정분개가 전기된 후의 계정은 다음과 같다.

의료장비

차변	대변
3/3 미지급금 50,000,000	

의료장비감가상각누계액		감가상각비	
	3/31 감가상각비 280,000	3/31 의료장비감가상각누계액 280,000	

의료기기 감가상각누계액은 재무상태표상 의료기기에서 차감되는 계정으로 평가계정이라고 한다. 이 계정은 의료기기의 취득원가와 그때까지 소멸된 원가총액 모두를 공시하기 위하여 의료기기를 대변에 기록하는 대신 사용된다. 재무상태표상에서 의료기기 감가상각 누계액은 의료기기에서 직접 차감된다.

감가성 자산의 취득원가와 감가상각 누계액간의 차이를 장부가액이라고 하며, 위에서 결산(재무상태표)일에 의료기기의 장부가액은 ₩49,720,000(₩50,000,000−₩280,000)이다.

감가상각비는 3월중에 소멸된 원가이다. 다른 선급비용의 수정에 있어서와 마찬가지로 감가상각비의 수정분개가 누락된다면 총자산, 총자본, 순이익은 과대평가되고, 비용은 과소평가될 것이다.

(2) 선수수익

선수수익(unearned revenues or revenues collected in advance)은 수익이 실현되기 전에 현금을 받은 것으로 부채이다. 미래에 제공하게 될 서비스에 대해 미리 현금을 받은 경우에 발생하며, 미실현수익이라고도 한다. 이러한 미실현수익의 예로는 임차료, 보증금 등이 있다. 선수수익은 앞에서 살펴본 선급비용과 대비되는 개념이므로, 어떤 병원의 장부에 기록된 선수수익은 선급한 상대방 측의 장부에는 선급비용으로 기록된다. 예를 들어, 임대인에게 선수임차료는 임차인에게는 선급임차료가 된다.

결산 수정 전 선수수익은 아직 미실현된 수익이므로 부채는 과대평가되고 수익은 과소평가된다. 따라서 선수수익에 대한 수정 분개는 차변에는 부채의 감소를, 대변에는 수익의 발생(증가)을 기록한다.

3월 1일에 병원건물의 일부를 매점으로 임대하고, 1년분 임대료 ₩1,200,000을 현금으로 받았다. 이를 분석해 보면 3월 중에 실현된 수익은 ₩100,000(=₩1,200,000÷12)이다. 따라서 다음과 같은 수정분개가 필요하다.

〈결산수정분개〉

(차) 선수수익 100,000 (대) 임대료수익 100,000

수정분개가 전기된 후의 계정은 다음과 같다.

선수수익

3/31 임대료수익 100,000	3/1 현 금 1,200,000

임대료수익

	3/31 선수수익 100,000

수정분개를 하지 않았다면 손익계산서에 수익과 순이익은 ₩100,000만큼 과소평가되어 나타날 것이다. 또한 3월 31일의 재무상태표에는 ₩100,000만큼 부채는 과대평가되고, 자본은 과소평가될 것이다.

(3) 미수수익

미수수익(accrued revenues or accrued receivables)은 결산일(당기)에 수익이 실현되었으나 아직 수입되지 않아 기록되지 않은 수익을 말한다. 예를 들면 미수이자, 미수임대료, 미수수수료 등이 있다. 이자나 임대료는 시간이 경과하면서 수익이 발생하지만 실제 거래가 이루어지는 것은 아니기 때문에 기록되지 않는다. 또한 수수료 등 용역은 제공되었으나 대금 청구 또는 현금 수취가 되지 않은 경우에 발생한다.

수정 분개 이전에는 자산과 수익이 과소평가된다. 따라서 미수수익의 수정 분개에서는 차변에 자산의 증가, 대변에는 수익의 증가를 기록한다.

앞에서 제시한 A병원의 거래내역 중에서는 적절한 사례가 없어 다음의 두 가지 거래내역 사례를 가지고 수정분개를 해보면 다음과 같다.

예 3/1에 임대료 ₩100,000을 매월 받기로 하고 1년간 병원건물의 일부를 매점으로 임대하여 주었다. 그런데 월말 결산시점에 임대료는 입금되지 않았다.

〈결산수정분개〉

(차) 미수수익 100,000 (대) 임대료수익 100,000

〈4/2에 임대료가 입금되었을 때의 분개〉

(차) 현 금 100,000 (대) 미수수익 100,000

수정분개가 전기된 후의 계정은 다음과 같다.

미수수익 (차)	미수수익 (대)	임대료수익 (차)	임대료수익 (대)	현금 (차)	현금 (대)
3/31 임대료수익 100,000	4/2 현 금 100,000		3/31 미수수익 100,000	4/2 미수수익 100,000	

예 은행예금의 3월 한 달분 이자 ₩100,000원이 이미 발생하였으나 결산일 현재 아직 입금되지 않았다.

〈결산수정분개〉

(차) 미수수익 100,000 (대) 이자수익 100,000

〈이자가 입금되었을 때의 분개〉

(차) 현 금 100,000 (대) 미수수익 100,000

(4) 미지급비용

미지급비용(accrued expenses or accrued liabilities)은 결산일에 비용은 이미 발생했지만 현금을 지급하지 않아 기록되지 않은 비용을 말한다. 즉, 이미 제공받은 재화나 용역에 대한 대가를 지급하지 않은 경우 그 비용의 미지급액을 의미한다. 예를 들어, 결산기말에 이미 사용은 종료되어 채무는 확정되었으나 아직 지급하지 않은 인건비, 지급이자, 전력비, 상하수도료 등이다. 미지급비용은 미수수익과 같은 원인에 의해 발생하기 때문에, 한 병원에서 장부상 미지급비용은 거래 상대방에게 미수수익이 된다.

미지급비용에 대한 수정은 결산 시 존재하는 부채를 기록하고 당기 회계 기간에 적용할 수 있는 비용을 인식하기 위해 필요하다. 수정 분개 이전에는 부채와 비용이 과소평가된다. 따라서 미지급비용에 대한 수정 분개는 차변에는 비용의 발생(증가)을, 대변에는 부채의 증가를 기록한다.

① 미지급이자(장기차입)

A병원은 3월 1일에 병원개원 자금으로 A은행으로부터 ₩200,000,000을 장기 차입하였다. 년간 이자율이 6%라고 가정한다면 ₩200,000,000에 대한 연 이자는 ₩12,000,000 (200,000,000×6%)이다. 따라서 매월 지급해야하는 이자는 ₩1,000,000 (12,000,000/12개월)이다. 3월 31일에 미지급이자에 대한 수정분개는 다음과 같다.

〈결산수정분개〉

(차) 이자비용 1,000,000 (대) 미지급비용 1,000,000

수정분개가 전기된 후의 계정은 다음과 같다.

이자비용	
3/31 미지급비용 1,000,000	

미지급비용	
	3/31 이자비용 1,000,000

결산시에 지급하지 않은 이자액은 미지급이자비용으로 표시된다. 수정분개를 하지 않았다면 부채와 이자비용은 과소평가되고, 순이익과 자본은 과대평가된다.

② 미지급이자(어음지급)

A병원은 3월 2일에 업무용비품 구입 대금으로 지급어음 ₩5,000,000을 발행하였다. 어음의 만기는 3개월이고 이자율은 연12%이다. 이자의 누적액은 ① 어음의 액면가액, ② 이자율(연율로 표시), ③ 어음기간의 세 가지 요소에 의하여 결정된다. 따라서 3개월 만기 어음 ₩5,000,000에 대한 이자는 ₩150,000(5,000,000×12%×3/12)이며, 월 ₩50,000(150,000/3개월)이다. 3월 31일에 미지급이자에 대한 수정분개는 다음과 같다.

〈결산수정분개〉

(차) 이자비용 50,000 (대) 미지급비용 50,000

수정분개가 전기된 후의 계정은 다음과 같다.

이자비용	
3/31 미지급비용 50,000	

미지급비용	
	3/31 이자비용 50,000

결산시에 지급하지 않은 이자액은 미지급이자비용으로 표시되며, 미지급이자비용 계정은 지급어음을 대기하는 대신 사용된다. 그 이유는 계정과 보고서에서 원금과 이자를 구분하여 공시하기 위해서이다. 수정분개를 하지 않았다면 부채와 이자비용은 과소평가되고, 순이익과

자본은 과대평가된다.

③ **미지급급여**

A병원의 경우 직원들의 급여를 결산시점인 3월말 이전인 3월 20일에 ₩20,000,000을 지급하였다. 그러나 직원들은 3월 21일부터 3월 말일까지 용역을 수행하였다. 따라서 직원들로부터 용역은 제공받았지만 아직 그 기간에 대한 급여는 지급하지 않은 상태이다. 3월 21일부터 3월 말일까지 발생된 급여가 ₩10,000,000이라고 가정하면 이 급여는 3월 31일에 A병원의 부채인 미지급비용이 된다.

〈결산수정분개〉

(차) 급 여	10,000,000	(대) 미지급비용	10,000,000

수정분개가 전기된 후의 계정은 다음과 같다.

급 여 (차변)	급 여 (대변)	미지급비용 (차변)	미지급비용 (대변)
3/20 현 금 20,000,000			3/31 급 여 10,000,000
3/31 미지급비용 10,000,000			

수정 후에 급여계정 잔액 ₩30,000,000이 3월 중에 발생한 실제급여 비용이다. 미지급급여계정 잔액 ₩10,000,000은 3월 31일에 가지고 있는 급여에 대한 부채이다. 따라서 급여 ₩10,000,000에 대한 수정분개를 하지 않았다면, 비용과 부채는 ₩10,000,000만큼 과소평가될 것이다.

(5) 결산수정분개의 유형 정리

앞에서 살펴본 결산수정분개의 유형별 계정관계, 수정전계정잔액, 수정분개와의 관계를 정리하면 다음과 같다.

표 4-2 결산수정분개의 유형

수정유형	계정관계	수정전계정잔액	수정분개
1. 선급비용	자산과 비용	자산: 과대평가 비용: 과소평가	(차) 비용 (대) 자산
2. 선수수익	부채와 수익	부채: 과대평가 수익: 과소평가	(차) 부채 (대) 수익
3. 미수수익	자산과 수익	자산: 과소평가 수익: 과소평가	(차) 자산 (대) 수익
4. 미지급비용	비용과 부채	비용: 과소평가 부채: 과소평가	(차) 비용 (대) 부채

〈표 4-2〉에서 보듯이 각각의 수정분개가 재무상태표계정과 손익계산서계정에 영향을 주고 있다.

3) 수정 분개의 기장

수정 분개는 분개장에 기입하고 원장에 전기해야 한다. 분개장에 기입할 때는 실제 발생한 거래 분개와 수정 분개를 구분하기 위해 '수정 분개'라고 표시하여 구분하기 쉽도록 한다.

분개장

(2)

일자		적 요	원면	차 변	대 변
3	31	수정분개 (약 품 비) (약 품) 사용된 약품	 23 4	 500,000	 500,000
	〃	(보 험 료) (선 급 비 용) 소멸된 보험료	24 3	50,000	 50,000
	〃	(감가상각비) (공기구비품감가상각누계액) 비품감가상각비	25 19	40,000	 40,000
	〃	(감가상각비) (의료장비감가상각누계액) 의료기기감가상각비	25 18	280,000	 280,000
	〃	(선수수익) (임 대 료 수 익) 실현된 수익	10 22	100,000	 100,000
	〃	(이자비용) (미 지 급 비 용) 장기차입금 이자발생	26 20	1,000,000	 1,000,000
	〃	(이자비용) (미 지 급 비 용) 지급어음 이자발생	26 20	50,000	 50,000
	〃	(급 여) (미 지 급 비 용) 급여발생	14 21	10,000,000	 10,000,000

(수정후) 총계정원장

현금 a/c(1)

일자		적요	분면	금액	일자		적요	분면	금액
3	1	제 좌	1	400,000,000	3	2	선급비용	1	600,000
	1	선수수익	1	1,200,000		5	약 품	1	1,000,000
	25	외래수익	1	20,000,000		20	급 여	1	20,000,000
						29	매입채무	1	1,000,000
						30	지급임차료	1	1,000,000
						31	제 좌	1	150,000

의료미수금 a/c (2)

일자		적요	분면	금액	일자		적요	분면	금액
3	25	외래수익	1	30,000,000					

선급비용 a/c (3)

일자		적요	분면	금액	일자		적요	분면	금액
3	4	현 금	1	600,000	3	31	보험료	2	50,000

약 품 a/c (4)

일자		적요	분면	금액	일자		적요	분면	금액
3	5	제 좌	1	2,000,000	3	31	약품비	2	500,000

의료장비 a/c (5)

일자		적요	분면	금액	일자		적요	분면	금액
3	3	미지급금	1	50,000,000					

의료장비감가상각누계액 a/c (18)

일자		적요	분면	금액	일자		적요	분면	금액
					3	31	감가상각비	2	280,000

공기구비품 a/c (6)

일자		적요	분면	금액	일자		적요	분면	금액
3	2	미지급금	1	5,000,000					

공기구비품감가상각누계액 a/c (19)

일자		적요	분면	금액	일자		적요	분면	금액
					3	31	감가상각비	2	40,000

매입채무 a/c (7)

일자		적요	분면	금액	일자		적요	분면	금액
3	29	현 금	1	1,000,000		5	약 품	1	1,000,000

미지급금 a/c (8)

일자		적요	분면	금액	일자		적요	분면	금액
					3	2	공기구비품	1	5,000,000
						3	의 료 장 비	1	50,000,000

선수수익 a/c (10)

일자		적요	분면	금액	일자		적요	분면	금액
3	31	임대료수익	2	100,000	3	1	현 금	1	1,200,000

미지급비용 a/c (20)

일자		적요	분면	금액	일자		적요	분면	금액
					3	31	제 좌	2	11,050,000

장기차입금 a/c (11)

일자		적요	분면	금액	일자		적요	분면	금액
					3	1	현 금	1	200,000,000

법인기본금 a/c (12)

일자		적요	분면	금액	일자		적요	분면	금액
					3	1	현 금	1	200,000,000

외래수익 a/c (13)

일자		적요	분면	금액	일자		적요	분면	금액
					3	25	제 좌	1	50,000,000

임대료수익 a/c (22)

일자		적요	분면	금액	일자		적요	분면	금액
					3	31	선수수익	2	100,000

급 여 a/c (14)

일자		적요	분면	금액	일자		적요	분면	금액
3	20	현 금	1	20,000,000					
	31	미지급비용	2	10,000,000					

약품비 a/c (23)

일자		적요	분면	금액	일자		적요	분면	금액
3	31	약 품	2	500,000					

전기수도료 a/c (15)

일자		적요	분면	금액	일자		적요	분면	금액
3	31	현 금	1	100,000					

세금과 공과 a/c (16)

일자		적요	분면	금액	일자		적요	분면	금액
3	31	현 금	1	50,000					

보험료 a/c (24)

일자		적요	분면	금액	일자		적요	분면	금액
3	31	선급비용	2	50,000					

지급임차료 a/c (17)

일자		적요	분면	금액	일자		적요	분면	금액
3	30	현 금	1	1,000,000					

감가상각비 a/c (25)

일자		적요	분면	금액	일자		적요	분면	금액
3	31	공기구비품감가상각누계액	2	40,000					
		의료장비감가상각누계액	2	280,000					

이자비용 a/c (26)

일자		적요	분면	금액	일자		적요	분면	금액
3	31	미지급비용	2	1,050,000					

4) 수정 후 시산표 작성

수정 분개를 장부에 기입한 것을 토대로 수정 후 시산표(adjusted trial balance)를 작성한다. 수정 후 시산표를 작성하는 목적은 회계 기간 중에 발생한 모든 재무적 사건의 영향을 나타내기 위함이며, 이는 재무제표 작성의 근거가 된다. 수정 후 시산표를 작성하는 절차는 수정 전 시산표를 작성하는 절차와 동일하다.

수정후잔액시산표

2025년 3월 31일

차 변	원면	계정과목	대 변
397,450,000	1	현 금	
30,000,000	2	의료미수금	
550,000	3	선 급 비 용	
1,500,000	4	약 품	
50,000,000	5	의 료 장 비	
	18	의료장비감가상각누계액	280,000
5,000,000	6	공기구비품	
	19	공기구비품감가상각누계액	40,000
	8	미 지 급 금	55,000,000
	10	선 수 수 익	1,100,000
	20	미지급비용	11,050,000
	11	장기차입금	200,000,000
	12	법인기본금	200,000,000
	13	외 래 수 익	50,000,000
	22	임대료수익	100,000
30,000,000	14	급 여	
500,000	23	약 품 비	
100,000	15	전기수도료	
50,000	16	세금과공과	
50,000	24	보 험 료	
1,000,000	17	지급임차료	
320,000	25	감가상각비	
1,050,000	26	이 자 비 용	
517,570,000			517,570,000

5) 수정 후 정산표 작성

수정 분개가 원장에 전기되고 수정 후 시산표가 작성되면, 이를 근거로 정산표를 작성한 다음 손익계산서와 재무상태표를 작성할 수 있다. 여기서는 A병원의 수정 후 잔액 시산표를 근거로 6위식 정산표를 작성하면 다음과 같다. 작성 절차는 앞에서 예시한 6위식 정산표 작성법과 동일하다.

6위식 정산표

2025.3.1-2025.3.31

계정과목	잔액시산표		손익계산서		재무상태표	
	차 변	대 변	차 변	대 변	차 변	대 변
현 금	397,450,000				397,450,000	
의료미수금	30,000,000				30,000,000	
선 급 비 용	550,000				550,000	
약 품	1,500,000				1,500,000	
의 료 장 비	50,000,000				50,000,000	
의료장비감가상각누계액		280,000				280,000
공기구비품	5,000,000				5,000,000	
공기구비품감가상각누계액		40,000				40,000
미 지 급 금		55,000,000				55,000,000
선 수 수 익		1,100,000				1,100,000
미지급비용		11,050,000				11,050,000
장기차입금		200,000,000				200,000,000
법인기본금		200,000,000				200,000,000
외 래 수 익		50,000,000		50,000,000		
임대료수익		100,000		100,000		
급 여	30,000,000		30,000,000			
약 품 비	500,000		500,000			
전기수도료	100,000		100,000			
세금과 공과	50,000		50,000			
보 험 료	50,000		50,000			
지급임차료	1,000,000		1,000,000			
감가상각비	320,000		320,000			
이 자 비 용	1,050,000		1,050,000			
당기순이익			17,030,000			17,030,000
합 계	517,570,000	517,570,000	50,100,000	50,100,000	484,500,000	484,500,000

4.5.6 장부의 마감

수정 기입이 끝나고 모든 기입이 정확한지 확인하면 장부를 마감한다. 장부 마감은 손익계산서 계정인 수익 · 비용 계정을 먼저 마감하고, 다음으로 재무상태표 계정인 자산 · 부채 · 자본 계정을 마감한다. 손익계산서 계정을 먼저 마감하는 이유는 수익 · 비용 계정이 임시 계정으로 기말에 자본 계정으로 대체되기 때문이다.

1) 수익 · 비용 계정의 마감

수익 · 비용 계정은 임시 계정이므로 영구 계정인 자본금 계정으로 대체해야 한다. 그 이유는 수익은 자본을 증가시키고, 비용은 자본을 감소시키기 때문이다. 따라서 기말에 이익과 손실에 속하는 계정을 집합하여 잔액을 산출하려면 임시적으로 손익 계정을 설정해야 하는데, 이를 집합손익계정(income summary account)이라고도 한다. 즉, 집합손익계정은 결산 시 수익과 비용을 자본금으로 대체하는 과정이다. 수익과 비용을 손익 계정에 대체시키기 위해서는 수익의 경우 차변에 해당 수익 계정을, 대변에 손익 계정을 기록한다. 비용의 경우 차변에 손익 계정을, 대변에 해당 비용 계정을 기록한다. 대체 분개는 마감 분개(closing entries)라고도 한다.

앞에서 작성한 A병원의 결산 수정 후 총계정원장을 이용하여 수익과 비용 계정에 대한 대체 분개를 실시하면 다음과 같다.

※ 집합손익계정에의 대체는 손익에 관계되는 계정만을 대체하나 실무상으로는 이 분개를 하지 않고 장부를 마감한다.

(가) 외래수익계정
(차) 외래수익 50,000,000 (대) 집합손익 50,000,000

(나) 임대료수익계정
(차) 임대료수익 100,000 (대) 집합손익 100,000

(다) 급여계정
(차) 집합손익 30,000,000 (대) 급 여 30,000,000

(라) 약품비계정
(차) 집합손익 500,000 (대) 약 품 비 500,000

(마) 전기수도료계정
(차) 집합손익 100,000 (대) 전기수도료 100,000

(바) 세금과공과계정
(차) 집합손익 50,000 (대) 세금과공과금 50,000

(사) 보험료계정
(차) 집합손익 50,000 (대) 보 험 료 50,000

(아) 지급임차료계정
(차) 집합손익 1,000,000 (대) 지급임차료 1,000,000

(자) 감가상각비계정
(차) 집합손익 320,000 (대) 감가상각비 320,000

(차) 이자비용계정
(차) 집합손익 1,050,000 (대) 이자비용 1,050,000

집합손익계정은 마감하였을 때 차변에 잔액이 있으면 순손실이 발생한 것이고, 대변에 잔액이 있으면 순이익이 발생한 것이다. 순이익이나 순손실은 자본의 증감항목이므로 자본계정에 대체되어야 한다.

A병원의 경우는 당기순이익 ₩17,030,000이 발생하였다. 기본금계정에 대체하기 위한 대체분개는 다음과 같다.

(차) 집합손익 17,030,000 (대) 기본금(이익잉여금) 17,030,000

A병원의 대체분개를 분개장 기입 및 원장전기를 하면 다음과 같다.

분 개 장

(3)

일자		적 요	원면	차 변	대 변
		대체분개			
3	31	(외래수익)	13	50,000,000	
		(집합손익)	27		50,000,000
		외래수익계정잔액 집합손익계정 대체			
	〃	(임대료수익)	22	100,000	
		(집합손익)	27		100,000
		임대료수익계정잔액 집합손익계정 대체			
	〃	(집합손익)	27	30,000,000	
		(급 여)	14		30,000,000
		급여계정잔액 집합손익계정 대체			
	〃	(집합손익)	27	500,000	
		(약 품 비)	22		500,000
		약품비계정잔액 집합손익계정 대체			
	〃	(집합손익)	27	100,000	
		(전기수도료)	15		100,000
		전기수도료계정잔액 집합손익계정 대체			
	〃	(집합손익)	27	50,000	
		(세금과공과금)	16		50,000
		세금과공과계정잔액 집합손익계정 대체			
	〃	(집합손익)	27	50,000	
		(보 험 료)	24		50,000
		보험료계정잔액 집합손익계정 대체			
	〃	(집합손익)	27	1,000,000	
		(임 차 료)	17		1,000,000
		지급임차료계정잔액 집합손익계정 대체			
		(집합손익)	27	320,000	
		(감가상각비)	25		320,000
		감가상각비계정잔액 집합손익계정 대체			
	〃	(집합손익)	27	1,050,000	
		(이자비용)	26		1,050,000
		이자비용계정잔액 집합손익계정 대체			
	〃	(집합손익)	27	17,030,000	
		(기 본 금)	28		17,030,000
		당기순이익 기본금계정 대체			

총계정원장

외래수익 a/c (13)

일자		적요	분면	금액	일자		적요	분면	금액
3	31	집합손익	3	50,000,000	3	25	제 좌	1	50,000,000
				50,000,000					50,000,000

임대료수익 a/c (22)

일자		적요	분면	금액	일자		적요	분면	금액
3	31	집합손익	3	100,000	3	31	선수수익	2	100,000
				100,000					100,000

급여 a/c (14)

일자		적요	분면	금액	일자		적요	분면	금액
3	20	현 금	1	20,000,000	3	31	집합손익	3	30,000,000
	31	미지급비용	2	10,000,000					
				30,000,000					30,000,000

약품비 a/c (23)

일자		적요	분면	금액	일자		적요	분면	금액
3	31	약품	2	500,000	3	31	집합손익	3	500,000
				500,000					500,000

전기수도료 a/c (15)

일자		적요	분면	금액	일자		적요	분면	금액
3	31	현 금	1	100,000	3	31	집합손익	3	100,000
				100,000					100,000

세금과 공과 a/c (16)

일자		적요	분면	금액	일자		적요	분면	금액
3	31	현 금	1	50,000	3	31	집합손익	3	50,000
				50,000					50,000

보험료 a/c (24)

일자		적요	분면	금액	일자		적요	분면	금액
3	31	선급비용	2	50,000	3	31	집합손익	3	50,000
				50,000					50,000

임차료 a/c (17)

일자		적요	분면	금액	일자		적요	분면	금액
3	30	현 금	1	1,000,000	3	31	집합손익	3	1,000,000
				1,000,000					1,000,000

감가상각비 a/c (25)

일자		적요	분면	금액	일자		적요	분면	금액
3	31	공기구비품감가상각누계액	2	40,000	3	31	집합손익	3	320,000
	〃	의료장비감가상각누계액	2	280,000					
				320,000					320,000

이자비용 a/c (26)

일자		적요	분면	금액	일자		적요	분면	금액
3	31	미지급비용	2	1,050,000	3	31	집합손익	3	1,050,000
				1,050,000					1,050,000

집합손익 a/c (27)

일자		적요	분면	금액	일자		적요	분면	금액
3	31	급 여	3	30,000,000	3	31	의료수익	3	50,000,000
	〃	약 품 비	〃	500,000		〃	임대료수익	〃	100,000
	〃	전 기 수 도 료	〃	100,000					
	〃	세 금 과 공 과	〃	50,000					
	〃	보 험 료	〃	50,000					
	〃	지 급 임 차 료	〃	1,000,000					
	〃	감 가 상 각 비	〃	320,000					
	〃	이 자 비 용	〃	1,050,000					
	〃	기본금(이익잉여금)	〃	17,030,000					
	〃			50,100,000					50,100,000

기본금(기본재산) a/c (28)

일자		적요	분면	금액	일자		적요	분면	금액
					3	1	현 금	1	200,000,000
						31	집합손익	3	17,030,000

2) 자산 · 부채 · 자본 계정의 마감

임시 계정인 수익 · 비용 계정과 손익 계정을 마감하고 나면 영구 계정인 자산 · 부채 · 자본 계정을 마감해야 한다. 자산 · 부채 · 자본 계정 원장을 마감하는 방법에는 영미식과 대륙식 결산법이 있는데, 현행 회계 실무에서는 영미식 결산법이 주로 사용된다.

영미식 결산은 자산 · 부채 · 자본에 속하는 각 계정의 차변 합계와 대변 합계를 비교하여 대차 차액을 계산한 후, 잔액이 발생한 반대편에 '차기이월'이라고 적고 잔액을 기입하여 대차를 일치시킨다. 그리고 결산일 다음 날짜로 잔액이 발생한 편에 '전기이월'이라고 기록하고 원장을 마감한다. 이렇게 하면 자산은 차변에, 부채와 자본은 대변에 전기이월이 기록된다.

대륙식 결산은 수익 · 비용 계정의 잔액을 손익 계정이라는 집합 계정을 설정하여 대체한 것과 같이 새로 잔액 계정이라는 집합 계정을 설정한다. 그런 다음 자산 · 부채 · 자본에 속하는 각 계정의 잔액을 잔액 계정에 대체한다.

여기서는 현행 회계 실무에서 주로 사용되는 영미식 결산법에 따라 장부를 마감해 보자. 결산 수정 후 작성한 총계정원장과 수익 · 비용 계정 마감 후의 자본금(기본재산) 계정을 기초로 A병원의 자산 · 부채 · 자본 계정을 마감하면 다음과 같다.

총계정원장

현금 a/c (1)

일자		적요	분면	금액	일자		적요	분면	금액
3	1	제 좌	1	400,000,000	3	2	선급비용	1	600,000
	1	선수수익	1	1,200,000		5	약 품	1	1,000,000
	25	외래수익	1	20,000,000		20	급 여	1	20,000,000
						29	매입채무	1	1,000,000
						30	지급임차료	1	1,000,000
						31	제 좌	1	150,000
						31	차기이월		397,450,000
				421,200,000					421,200,000
4	1	전기이월		397,450,000					

의료미수금 a/c (2)

일자		적요	분면	금액	일자		적요	분면	금액
3	25	외래수익	1	30,000,000	3	31	차기이월		30,000,000
				30,000,000					30,000,000
4	1	전기이월		30,000,000					

선급비용 a/c (3)

일자		적요	분면	금액	일자		적요	분면	금액
3	4	현 금	1	600,000	3	31	보험료	2	50,000
						31	차기이월		550,000
				600,000					600,000
4	1	전기이월		550,000					

약품 a/c (4)

일자		적요	분면	금액	일자		적요	분면	금액
3	5	제 좌	1	2,000,000	3	31	약품비	2	500,000
						31	차기이월		1,500,000
				2,000,000					2,000,000
4	1	전기이월		1,500,000					

의료장비 a/c (5)

일자		적요	분면	금액	일자		적요	분면	금액
3	3	미지급금	1	50,000,000	3	31	차기이월		50,000,000
				50,000,000					50,000,000
4	1	전기이월		50,000,000					

의료장비감가상각누계액 a/c (18)

일자		적요	분면	금액	일자		적요	분면	금액
3	31	차기이월		280,000	3	31	감가상각비	2	280,000
				280,000					280,000
					4	1	전기이월		280,000

공기구비품 a/c (6)

일자		적요	분면	금액	일자		적요	분면	금액
3	2	미지급금	1	5,000,000	3	31	차기이월		5,000,000
				5,000,000					5,000,000
4	1	전기이월		5,000,000					

공기구비품감가상각누계액 a/c (19)

일자		적요	분면	금액	일자		적요	분면	금액
3	31	차기이월		40,000	3	31	감가상각비	2	40,000
				40,000					40,000
					4	1	전기이월		40,000

미지급금 a/c (8)

일자		적요	분면	금액	일자		적요	분면	금액
3	31	차기이월		55,000,000	3	2	공기구비품	1	5,000,000
				55,000,000		3	의료장비	1	50,000,000
					4	1	전기이월		55,000,000

선수수익 a/c (10)

일	자	적요	분면	금액	일	자	적요	분면	금액
3	31	임대료수익	2	100,000	3	1	현 금	1	1,200,000
3	31	차기이월		1,100,000					
				1,200,000					1,200,000
					4	1	전기이월		1,100,000

미지급비용 a/c (20)

일	자	적요	분면	금액	일	자	적요	분면	금액
3	31	차기이월		11,050,000	3	31	제좌	2	11,050,000
				11,050,000					11,050,000
					4	1	전기이월		11,050,000

장기차입금 a/c (11)

일	자	적요	분면	금액	일	자	적요	분면	금액
3	31	차기이월		200,000,000	3	1	현 금	1	200,000,000
				200,000,000					200,000,000
					4	1	전기이월		200,000,000

기본금(기본재산) a/c (28)

일	자	적요	분면	금액	일	자	적요	분면	금액
3	31	차기이월	1	217,030,000	3	1	현 금	1	200,000,000
					3	31	집합손익	3	17,030,000
				217,030,000					217,030,000
					4	1	전기이월		217,030,000

3) 이월시산표 작성

총계정원장의 각 계정과 분개장을 마감한 다음 재무제표를 작성하기에 앞서 모든 기록이 정확한지 확인하기 위해 이월시산표를 작성한다. 이월시산표는 다음 회계 기간으로 이월되는 영구 계정인 자산 · 부채 · 자본에 속하는 모든 계정의 잔액을 집합하여 작성한다. 임시 계정인 수익 · 비용에 속하는 각 계정은 이미 영구 계정인 자산 · 부채 · 자본 계정의 자본금(기본재산)으로 대체되었기 때문에 이월시산표에는 기록하지 않는다.

A병원의 자료를 이용하여 이월잔액시산표를 작성하면 다음과 같다.

이월잔액시산표

2025년 3월 31일

차 변	원 면	계정과목	대 변
397,450,000	1	현 금	
30,000,000	2	의료미수금	
550,000	3	선급보험료	
1,500,000	4	약 품	
50,000,000	5	의료기기	
	18	의료기기감가상각누계액	280,000
5,000,000	6	비 품	
	19	비품감가상각누계액	40,000
	8	미지급금	50,000,000
	9	미지급어음	5,000,000
	10	선수수익	1,100,000
	20	미지급이자비용	1,050,000
	21	미지급급여	10,000,000
	11	차 입 금	200,000,000
	28	자본금(기본재산)	217,030,000
484,500,000			484,500,000

주) 기본금(기본재산)은 출연금 ₩200,000,000과 당기순이익 ₩17,030,000의 합계액이다.

4.5.7 재무제표의 작성

결산 절차가 완료되면 최종적으로 결산보고서를 작성한다. 결산보고서를 재무제표라고 하며, 재무제표에는 재무상태표, 손익계산서, 자본변동표(또는 기본금변동계산서), 현금흐름표, 주석 등이 있다.

비영리법인 형태로 운영되는 병원들은 이익잉여금을 처분할 수 없기 때문에 자본변동표 대신 기본금변동계산서가 사용된다. 여기서는 재무제표 중에서 특히 중요한 재무상태표와 포괄손익계산서를 중심으로 작성한다.

A병원의 자료를 이용하여 손익계산서를 작성하면 다음과 같다.

손익계산서

2025년 3월 1일~2025년 3월 31일

A병원 (단위: 원)

과 목	금 액	
수 익		50,100,000
외 래 수 익	50,000,000	
임 대 료 수 익	100,000	
비 용		33,070,000
급 여	30,000,000	
약 품 비	500,000	
전 기 수 도 료	100,000	
세금과 공과금	50,000	
보 험 료	50,000	
임 차 료	1,000,000	
감 가 상 각 비	320,000	
이 자 비 용	1,050,000	
당 기 순 이 익		17,030,000

A병원의 자료를 이용하여 재무상태표를 작성하면 다음과 같다.

재무상태표

2025년 3월 31일

A병원 (단위: 원)

자 산	금 액	부채 · 자본	금 액
현 금	397,450,000	미 지 급 금	55,000,000
의료미수금	30,000,000		
선 급 비 용	550,000	선 수 수 익	1,100,000
약 품	1,500,000	미지급비용	11,050,000
의 료 장 비	50,000,000		
공기구비품	5,000,000	장기차입금	200,000,000
감가상각누계액	(320,000)	법인기본금	200,000,000
		당기순이익	17,030,000
자 산 총 계	484,180,000	부채및자본총계	484,180,000

연습문제 Exercise

01_ 다음 중 회계기록의 대상이 되는 거래와 거래가 아닌 것을 구분하시오.

1) 정부로부터 의료법인 허가를 받다.
2) 건물에 대한 임대차 계약을 하고 계약금 ₩500,000을 지급하다.
3) 당좌예금 ₩100,000을 인출하여 정기예금하다.
4) 진료재료 ₩50,000을 구입하다.
5) 약품 ₩50,000을 외상으로 구입하다.
6) 건물 임차료 ₩300,000을 지급하다.
7) 창고에 보관중인 진료재료 중 일부가 도난당하다.
8) 병원이사회에서 새로운 병동을 증축하기로 결정하다.
9) 의료장비를 주문하고 계약금 ₩500,000을 지급하다.
10) 관리 실수로 ₩100,000 약품이 유실되다.

02_ 다음 중 차변에 기입하는 계정과 대변에 기입하는 계정을 구분하고, 그 이유를 설명하시오.

1) 법인기본금	2) 매입채무	3) 현금	4) 입원수익
5) 의료미수금	6) 급 여	7) 진료재료	8) 이자비용
9) 전기수도료	10) 단기차입금	11) 보험료	12) 이자수익

03_ 다음 거래를 분석하여 자산, 부채, 자본, 수익, 비용의 증감을 표시하시오.

1) 현금 ₩100,000을 당좌예금하다.
2) A은행으로부터 ₩500,000을 단기차입하다.
3) 환자로부터 입원진료비 미수금 ₩1,000,000을 현금으로 받다.
4) 부채에 대한 이자비용 ₩100,000을 현금으로 지급하다.
5) 은행예금에 대한 이자 ₩100,000을 현금으로 받다.
6) 약품 ₩100,000을 외상으로 구입하다.
7) 진료재료 ₩500,000을 구입하고 대금은 수표를 발행하여 지급하다.
8) 건강보험환자의 외래진료비 ₩500,000 중 본인부담금 ₩200,000 만 현금으로 받다.

04_ 다음과 같은 결합 관계를 갖는 거래의 예를 들어 보시오.

1) 자산의 증가 – 부채의 증가
2) 부채의 감소 – 부채의 증가
3) 자산의 증가 – 수익의 발생
4) 비용의 발생 – 자산의 감소
5) 부채의 감소 – 자산의 감소

05_ 다음 계정 과목 중 차변에 잔액이 생기는 것에는 "차", 대변에 잔액이 생기는 것에는 "대"라고 기입하시오.

1) 약 품 ( )
2) 현 금 ( )
3) 단기차입금 ( )
4) 공기구비품 ( )
5) 의료미수금 ( )
6) 이자비용 ( )
7) 매입채무 ( )
8) 장기대여금 ( )
9) 기타기본금 ( )

06_ 다음의 거래를 분개하시오(자산, 부채, 자본, 수익, 비용의 증감내역도 표시할 것).

1) 현금 ₩500,000,000을 출연하여 개인병원을 개업하다.
2) 입원환자가 퇴원함에 따라 진료비 ₩100,000을 자기앞수표로 받다.
3) 현금 ₩900,000을 갑 은행으로부터 단기차입하다.
4) 자동차 보험에 가입하고 보험료 ₩250,000을 현금으로 선지급하다.
5) 자동차 운행 중 과속으로 인하여 교통범칙금 ₩60,000을 현금으로 납부하다.
6) 진료재료 ₩150,000을 현금으로 매입하다.
7) 단기차입금 이자 ₩80,000을 현금으로 지급하다.
8) 약품 ₩60,000을 매입하고 대금은 보유 중이던 자기앞수표로 지급하다.
9) 사무장의 시외출장비 ₩30,000을 현금으로 지급하다.
10) 직원 자녀 학자금 ₩250,000을 현금으로 지급하다.
11) 원무용 컴퓨터 ₩1,000,000을 현금으로 구입하다.
12) 의료장비 ₩300,000을 외상으로 구입하다
13) 약품 ₩200,000을 현금으로 매입하다.
14) 6월분 직원급여 ₩140,000을 현금으로 지급하다.
15) 은행에 현금 ₩2,000,000을 당좌예입하다.

16) 의료기기 외상 대금 ₩3,000,000을 수표 발행 지급하다.
17) 입원환자에 대한 입원보증금 ₩300,000을 현금으로 받다.
18) 앞의 입원환자가 퇴원함에 따라 입원보증금 ₩300,000을 차감한 ₩200,000을 현금으로 받다.
19) 병원협회비 ₩500,000을 현금으로 지급하다.
20) 약품 ₩30,000은 외상으로 구입하고, 진료재료 ₩20,000은 현금으로 매입하다.
21) 앞에서 외상으로 구입한 약품대금 30,000을 현금으로 지급하다.
22) 건물을 ₩1,000,000,000에 구입하고 대금은 2년 후에 지급하기로 한다.
23) 건물을 ₩1,000,000,000에 구입하고 현금으로 지급하다.
24) 시립병원의 관할 지방자치단체가 출연금 ₩2,000,000,000원을 추가 출연하다. 출연대금은 은행에 당좌예금하다.
25) 교통비 ₩30,000을 현금으로 지급하다.
26) 은행으로부터 이자 ₩150,000을 현금으로 받다.
27) 외래진료비 ₩30,000을 현금으로 받다.
28) 단기차입금 ₩700,000을 현금으로 상환하다.
29) 진료재료 ₩500,000을 외상으로 구입하다.
30) 직원 급여 ₩3,000,000을 현금으로 지급하다.

07_ 다음 거래를 분개하고 각 계정과목별로 정리하시오(T계정양식).

(1) 은행으로부터 현금 ₩500,000을 단기차입하다.
(2) 현금 ₩500,000을 당좌예금하다.
(3) 의료장비를 ₩500,000에 구입하고 현금으로 지급하다.
(4) 의료미수금 ₩100,000을 현금으로 받다.
(5) 직원급여 ₩100,000을 현금으로 지급하다.
(6) 은행예금에 대한 이자 ₩100,000을 현금으로 받다.
(7) 건물 임차료 ₩100,000을 현금으로 지급하다.
(8) 전화세 ₩100,000을 현금으로 지급하다.

08_ 다음의 각 계정중 재무상태표에 속하는 계정과목에는 B/S, 손익계산서에 속하는 계정과목에는 I/S를 표시하시오.

현 금( )　　건 물( )　　재료비( )　　장기차입금( )

법인기본금( )	미지급비용( )	입원수익( )	급 여( )
선급비용( )	의료미수금( )	의료장비( )	예수보증금( )
이자비용( )	매입채무( )	미지급금( )	약 품( )

09_ 다음은 2025년 12월 한달 간의 총계정 원장 각 계정의 잔액합계이다. 자료를 근거로 잔액시산표를 작성하고 재무제표(재무상태표와 손익계산서)를 작성하시오.

현 금 5,000	의료장비 8,000	의료미수금 700	건물 32,000
진료재료 500	매입채무 4,200	미지급비용 3,000	기타기본금 39,000
외래수익 27,000	급여 20,000	재료비 6,000	잡비 500
이자비용 500			

10_ 다음은 B병원(법인병원)의 2025년 4월 한 달 동안의 거래 내역이다. 결산은 4월말에 실시한다고 가정하자. 다음 거래를 1) 분개하고(자산, 부채, 자본, 수익, 비용의 증감내역도 표시할 것), 2) 각 계정(T계정양식)에 전기한 후, 3) 잔액시산표를 작성하고, 4) 손익계산서(계정식), 5) 재무상태표(계정식)를 작성하시오(주, 결산수정사항은 반영하지 않는 것으로 가정한다).

1) 4월 1일, 현금 ₩20,000을 출연하여 B병원 설립하다.
2) 4월 4일, 의료장비를 ₩5,000에 구입하고 대금은 현금으로 지급하다.
3) 4월 7일, 진료재료 ₩300을 외상으로 구입하다.
4) 4월 15일, A환자의 입원진료비 ₩800 중 ₩400은 현금으로 수납하고, 나머지는 건강보험심사평가원에 청구하다.
5) 4월 20일, A은행으로부터 ₩5,000을 장기차입하다.
6) 4월 25일, 직원급여 ₩2,000을 현금으로 지급하다.
7) 4월 30일, 4월분 병원건물 임차료 ₩500을 현금으로 지급하다.

11_ 다음의 거래 자료에 대해 결산수정 분개를 실시하시오(자산, 부채, 자본, 수익, 비용의 증감내역도 표시할 것).

1) 건물의 취득원가는 ₩10,000,000이고 수명(내용연수:service life)은 20년이며 잔존가치(scrap value)는 없다고 가정한다면 이 건물의 1년 간의 감가상각비는 ₩500,000이

다.(10,000,000÷20년)

2) 2025년 1월1일에 약품 ₩1,000,000을 현금으로 구입하였는데 2025년 12월31일(결산일)에 창고를 조사하여 보니 미사용분이 700,000원이었다. 그런데 약품 ₩1,000,000을 구입당시에 전액을 비용으로 처리하였다.
3) 2025년 5월1일 병원건물의 일부를 식당으로 임대하여 주고 1년간의 임대료 ₩1,200,000을 현금으로 받다. 결산일은 12월31일이다.
4) 은행예금에 대한 이자 ₩500,000이 이미 발생하였으나 결산일 현재 아직 받지 않았다.
5) 매월 임대료 ₩200,000을 조건으로 2025년 9월 1일에 병원건물의 일부를 매점에 임대하여 주었는데 결산일(12월 31일)까지 임대료는 수입되지 않았다.
6) 은행차입금에 대한 이자발생액이 2,000,000원인데 결산일까지 지급하지 않았다.
7) 직원에 대한 당월분 급여가 5,000,000원인데 결산일 현재 아직 지급하지 않았다.
8) 9월1일에 보험계약을 체결하고 1년간의 보험료 1,200,000원을 지급하였는데 지급시에 전액을 비용으로 처리하였다.

정답 및 해설

01_

1) (×) 거래 아님 (재산 변동 없음)
2) (○) 거래 (현금 지출, 보증금 또는 선급비용 증가)
3) (○) 거래 (현금 형태만 변경, 자산 총액 변화 없음)
4) (○) 거래 (현금 지출 또는 외상 증가, 재료 자산 증가)
5) (○) 거래 (부채 증가, 약품 자산 증가)
6) (○) 거래 (현금 지출, 비용 발생)
7) (○) 거래 간주(재료 자산 감소, 손실 발생)
8) (×) 거래 아님 (결정만으로 재산 변동 없음)
9) (○) 거래 (현금 지출, 선급금 자산 증가)
10) (○) 거래 (약품 자산 감소, 손실 발생)

02_

1) 법인기본금: 자본 계정으로, 자본의 증가는 대변에 기록한다.
2) 매입채무: 부채 계정으로, 갚아야 할 의무(채무)의 증가는 대변에 기록한다.
3) 현금: 자산 계정으로, 현금의 증가는 차변에 기록한다.
4) 입원수익: 수익 계정으로, 수익의 발생은 대변에 기록한다.
5) 의료미수금: 자산 계정으로, 받을 권리(채권)의 증가는 차변에 기록한다.
6) 급여: 비용 계정으로, 비용의 발생은 차변에 기록한다.
7) 진료재료: 자산 계정으로 차변에 기록한다.
8) 이자비용: 비용 계정으로, 비용의 발생은 차변에 기록한다.
9) 전기수도료: 비용 계정으로, 비용의 발생은 차변에 기록한다.
10) 단기차입금: 부채 계정으로, 갚아야 할 의무(채무)의 증가는 대변에 기록한다.
11) 보험료: 비용 계정으로, 비용의 발생은 차변에 기록한다.
12) 이자수익: 수익 계정으로, 수익의 발생은 대변에 기록한다.

03_

1) 차)자산증가(당좌예금) 대)자산감소(현금)
2) 차)자산증가(현금) 대)부채증가(단기차입금)
3) 차)자산증가(현금) 대)자산감소(의료미수금)
4) 차)비용발생(이자비용) 대)자산감소(현금)
5) 차)자산증가(현금) 대)수익발생(이자수익)
6) 차)자산증가(약품) 대)부채증가(매입채무)
7) 차)자산증가(진료재료) 대)자산감소(현금)
8) 차)자산증가(현금, 의료미수금) 대)수익발생(외래수익)

04_

1) 진료재료 ₩100,000을 외상으로 구입하다.
2) 외상구입대금 ₩100,000을 몇개월 후의 약속어음을 발행하여 지급하다.
3) 대여금 ₩100,000에 대한 이자 ₩10,000을 자기앞수표로 받다.
4) 직원급료 ₩100,000을 현금으로 지급하다.
5) 외상매입대금 ₩100,000을 수표를 발행하여 지급하다.

05_

1) 약 품	(차)	2) 현 금	(차)	3) 단기차입금	(대)
4) 공기구비품	(차)	5) 의료미수금	(차)	6) 이자비용	(차)
7) 매입채무	(대)	8) 장기대여금	(차)	9) 기타기본금	(대)

06_

차변	금액	대변	금액
1) 차) 현금 (자산증가)	500,000,000	대) 기타기본금 (자본증가)	500,000,000
2) 차) 현금 (자산증가)	100,000	대) 입원수익 (수익발생)	100,000
3) 차) 현금 (자산증가)	900,000	대) 단기차입금 (부채증가)	900,000
4) 차) 선급비용 (자산증가)	250,000	대) 현금 (자산감소)	250,000
5) 차) 차량유지비 (비용발생)	60,000	대) 현금 (자산감소)	60,000
6) 차) 진료재료 (자산증가)	150,000	대) 현금 (자산감소)	150,000
7) 차) 이자비용 (비용발생)	80,000	대) 현금 (자산감소)	80,000
8) 차) 약품 (자산증가)	60,000	대) 현금 (자산감소)	60,000
9) 차) 여비교통비 (비용발생)	30,000	대) 현금 (자산감소)	30,000
10) 차) 복리후생비 (비용발생)	250,000	대) 현금 (자산감소)	250,000
11) 차) 공기구비품 (자산증가)	1,000,000	대) 현금 (자산감소)	1,000,000
12) 차) 의료장비 (자산증가)	300,000	대) 미지급금 (부채증가)	300,000
13) 차) 약품 (자산증가)	200,000	대) 현금 (자산감소)	200,000
14) 차) 급여 (비용발생)	140,000	대) 현금 (자산감소)	140,000

	차변		대변	
15)	차) 현금(당좌예금) (자산증가)	2,000,000	대) 현금(통화) (자산감소)	2,000,000
16)	차) 미지급금 (부채감소)	3,000,000	대) 현금 (자산감소)	3,000,000
17)	차) 현 금 (자산증가)	300,000	대) 예수보증금 (부채증가)	300,000
18)	차) 예수보증금 (부채감소)	300,000	대) 입원수익 (수익발생)	500,000
	현 금 (자산증가)	200,000		
19)	차) 세금과 공과 (비용발생)	500,000	대) 현 금 (자산감소)	500,000
20)	차) 약 품 (자산증가)	30,000	대) 매입채무 (부채증가)	30,000
	진료재료 (자산증가)	20,000	현 금 (자산감소)	20,000
21)	차) 매입채무 (부채감소)	30,000	대) 현 금 (자산감소)	30,000
22)	차) 건 물 (자산증가)	1,000,000,000	대) 장기성매입채무 (부채증가)	1,000,000,000
23)	차) 건 물 (자산증가)	1,000,000,000	대) 현 금 (자산감소)	1,000,000,000
24)	차) 현 금 (자산증가)	2,000,000,000	대) 기타기본금 (자본증가)	2,000,000,000
25)	차) 여비교통비 (비용발생)	30,000	대) 현 금 (자산감소)	30,000
26)	차) 현 금 (자산증가)	150,000	대) 이자수익 (수익발생)	150,000
27)	차) 현 금 (자산증가)	30,000	대) 외래수익 (수익발생)	30,000
28)	차) 단기차입금 (부채감소)	700,000	대) 현 금 (자산감소)	700,000
29)	차) 진료재료 (자산증가)	500,000	대) 매입채무 (부채증가)	500,000

30) 차) 급 여 3,000,000 대) 현 금3,000,000
(비용발생) (자산감소)

07_

(1) 차) 현금 500,000 대) 단기차입금 500,000
(2) 차) 현금(당좌예금) 500,000 대) 현금(통화) 500,000
(3) 차) 의료장비 500,000 대) 현금 500,000
(4) 차) 현금 100,000 대) 의료미수금 100,000
(5) 차) 급여 100,000 대) 현금 100,000
(6) 차) 현금 100,000 대) 이자수익 100,000
(7) 차) 지급임차료 100,000 대) 현금 100,000
(8) 차) 통신비 100,000 대) 현금 100,000

〈계정과목별 정리–T계정에 기입〉

현금계정

①단기차입금 500,000	②당좌예금 500,000
④의료미수금 100,000	③의료장비 500,000
⑥이자수익 100,000	⑤급여 100,000
	⑦지급임차료 100,000
	⑧통신비 100,000
계 700,000	계 800,000

단기차입금계정

	①현금 500,000

당좌예금 계정

②현금 500,000	

의료장비계정

③현금 500,000	

의료미수금계정

	④현금 100,000

급여계정

⑤현금 100,000	

이자수익계정

	⑥현금 100,000

지급임차료계정

⑦현금 100,000	

통신비계정

⑧현금 100,000	

08_

현 금(B/S)	건 물(B/S)	재료비(I/S)
장기차입금(B/S)	법인기본금(B/S)	미지급비용(B/S)
입원수익(I/S)	급여(I/S)	선급비용(B/S)
의료미수금(B/S)	의료장비(B/S)	예수보증금(B/S)
이자비용(I/S)	매입채무(B/S)	미지급금(B/S)
약 품(B/S)		

09_

1) 잔액시산표

잔액시산표

2025년 12월 31일

A병원

차 변	계정과목	대 변
5,000	현금	
700	의료미수금	
500	진료재료	
32,000	건물	
8,000	의료장비	
	매입채무	4,200
	미지급비용	3,000
	기타기본금	39,000
	외래수익	27,000
20,000	급여	
6,000	재료비	
500	잡비	
500	이자비용	
73,200	계	73,200

2) 재무상태표

재무상태표

2025년 12월 31일

A병원

자산	부채 · 자본
현금 5,000	매입채무 4,200
의료미수금 700	미지급비용 3,000
진료재료 500	기타기본금 39,000
건물 32,000	
의료장비 8,000	
계 46,200	계 46,200

3) 손익계산서

손익계산서

2025년 12월 1일~2025년 12월 31일

A병원

비용	수익
급여 20,000 재료비 6,000 잡비 500 이자비용 500	외래수익 27,000
계 27,000	계 27,000

10_

1) 분개

4	1	(차) 현 금 (자산증가)	20,000	(대) 법인기본금 (자본증가)	20,000
	4	(차) 의 료 장 비 (자산증가)	5,000	(대) 현 금 (자산감소)	5,000
	7	(차) 진 료 재 료 (자산증가)	300	(대) 매입채무 (부채증가)	300
	15	(차) 현 금 (자산증가) 의료미수금 (자산증가)	400 400	(대) 입 원 수익 (수익발생)	800
	20	(차) 현 금 (자산증가)	5,000	(대) 장기차입금 (부채증가)	5,000
	25	(차) 급 여 (비용발생)	2,000	(대) 현 금 (자산감소)	2,000
	30	(차) 지급임차료 (비용발생)	500	(대) 현 금 (자산감소)	500

2) 각 계정에 전기(T계정형식)

현 금

4/1 법인기본금	20,000	4/4 의료장비	5,000
4/15 입원수익	400	4/25 급 여	2,000
4/20 장기차입금	5,000	4/30 지급임차료	500
차변합계	25,400	대변합계	7,500
*차변잔액	17,900		

의료미수금

4/15 입원수익	400		

진료재료

4/7 매입채무	300		

의료장비

4/4 현 금	5,000		

매입채무

		4/7 진료재료	300

장기차입금

		4/20 현 금	5,000

법인기본금

		4/1 현 금	20,000

입원수익

		4/15 제 좌	800

급여

4/25 현 금	2,000		

지급임차료

4/30 현 금	500		

3) 잔액시산표

잔액시산표

2025년 4월 30일

차 변	계정과목	대 변
17,900	현금	
400	의료미수금	
300	진료재료	
5,000	의료장비	
	매입채무	300
	장기차입금	5,000
	법인기본금	20,000
	입원수익	800
2,000	급 여	
500	지급임차료	
26,100		26,100

4) 손익계산서

손익계산서

2025년 4월 1일부터 30일까지

비 용	금 액	수 익	금 액
급 여	2,000	입원수익	800
지급임차료	500		
당기순손이익	Δ1,700		
비용합계	800	수익합계	800

5) 재무상태표

재무상태표

2025년 4월 30일

자 산	금 액	부채 · 자본	금 액
현 금	17,900	매입채무	300
의료미수금	400	장기차입금	5,000
진료재료	300	법인기본금	20,000
의료장비	5,000	당기순이익	Δ1,700
자 산 합 계	23,600	부채및자본합계	23,600

11_

1) (결산수정분개)

(차) 감가상각비	500,000	(대) 건물감가상각누계액	500,000

2) (구입당시의 분개)

(차) 약품	1,000,000	(대) 현금	1,000,000

(약품의 구입 당시 전액을 비용화 했을 때 분개)

(차) 약품비	1,000,000	(대) 약품	1,000,000

(결산일의 결산수정분개)

(차) 약품	700,000	(대) 약품비	700,000

3) (임대차계약의 분개)

(차) 현금	1,200,000	(대) 선수수익	1,200,000

(결산일의 결산수정분개)

(차) 선수수익	800,000	(대) 임대료수익	800,000

4) (결산일의 결산수정분개)

(차) 미수수익	500,000	(대) 이자수익	500,000

(이자가 실제로 입금되었을 때의 분개)

(차) 현금	500,000	(대) 미수수익	500,000

5) (결산일의 결산수정분개)

(차) 미수수익	800,000	(대) 임대료수익	800,000

(실제로 임대료가 입금되었을 때의 분개)

(차) 현금	800,000	(대) 미수수익	800,000

6) (결산일의 결산수정분개)

(차) 이자비용	2,000,000	(대) 미지급비용	2,000,000

(실제로 이자를 지급하였을 때의 분개)

(차) 미지급비용	2,000,000	(대) 현금	2,000,000

7) (결산일의 결산수정분개)

(차) 급여	5,000,000	(대) 미지급비용	5,000,000

8) (보험료지급시의 분개)

(차) 보험료	1,200,000	(대) 현금	1,200,000

(결산일의 결산수정분개)

(차) 선급비용	800,000	(대) 보험료	800,000

만일 보험료지급시에 비용으로 하지 않고 선급보험료(자산계정)로 처리하였으면 다음과 같은 결산수정이 필요하게 된다.

(보험료지급시의 분개)

(차) 선급비용	1,200,000	(대) 현금	1,200,000

(결산일의 결산수정분개)

(차) 보험료	400,000	(대) 선급비용	400,000

병/원/회/계/학

Hospital Accounting

제3부

계정과목별 회계처리

제5장 현금·예금·유가증권·어음

5.1 현금

5.1.1 현금의 의의와 종류

현금(cash)은 모든 재무제표 계정의 측정과 보고의 기준이 된다. 따라서 모든 계정은 현금으로 환산된 금액으로 표시된다. 회계상 현금은 지폐, 동전 등의 통화(currency)뿐만 아니라 통화대용증권인 자기앞수표, 타인발행 당좌수표, 가계수표, 송금수표, 여행자수표, 우편환증서, 만기가 된 공사채의 이자표, 기한이 도래한 어음, 관청의 지급통지서, 이익배당이 결정된 주식의 배당금 등도 현금으로 취급된다.

현금성자산(cash equivalents)[1]이란 큰 거래비용 없이 현금으로 전환이 용이하고 이자율 변동에 따른 가치 변동 위험이 크지 않은 유가증권 및 단기금융상품으로서, 취득 당시 만기(또는 상환일)가 3개월 이내에 도래하는 것을 말한다.

단기금융상품이란 금융기관이 취급하는 정기예금, 정기적금, 사용이 제한된 예금 및 기타 정형화된 상품 등으로, 단기적 자금 운용 목적으로 소유하거나 만기가 1년 이내에 도래하는 것이다. 단기매매증권은 시장성 있는 회사채, 국공채 등과 같은 유가증권으로 단기 자금 운용 목적으로 소유한 것이다.

구 분	분류항목	계정분류
현금 및 현금성자산	통화, 자기앞수표, 타인발행의 당좌수표, 가계수표, 송금수표, 여행자수표, 우편환증서, 만기가 된 공사채의 이자표, 기한이 도래한 약속어음, 환어음, 관청의 지급통지서, 이익배당이 결정된 주식의 배당권	

1) 현금성 자산은 보고기간 말로부터 3개월 이내에 만기가 도래하는 것이 아니라 취득일을 기준으로 3개월 이내에 만기가 도래하는 자산이다. 예를 들어 보고기간 말이 12월 31일이고, 9월 초에 취득한 6개월 만기의 금융상품이 있다고 할 때, 이것은 만기가 보고기간 말에서 3개월이 지난 3월 31일 이라고 할지라도 취득일로부터는 6개월 만기이기 때문에 현금성자산으로 분류하지 않는다.

<table>
<tr><td rowspan="3">금융상품</td><td rowspan="3">정기예금, 정기적금, 사용이 제한된 예금, 환매채, 양도성예금증서 등의 금융상품</td><td>취득일로부터 3개월 이내 만기도래</td><td>현금성자산[5)]</td></tr>
<tr><td>결산일로부터 1년 이내 만기도래</td><td>단기금융상품</td></tr>
<tr><td>결산일로부터 1년 이후 만기도래</td><td>장기금융상품</td></tr>
</table>

현금은 재무상태표의 유동자산 항목 중 가장 먼저 표시되는 항목이며, 회계처리 시 현금이 입금되면 현금 계정의 차변에, 출금되면 대변에 기입한다. 따라서 현금 계정의 정상적인 잔액은 항상 차변잔액이 된다.

예 다음의 거래를 분개하시오.

① A병원은 A환자의 입원진료비 ₩500,000을 현금 ₩300,000과 A은행 발행 자기앞수표 ₩200,000으로 받다.

(차) 현 금 500,000 (대) 입원수익 500,000

② A병원은 A제약회사로부터 약품 ₩2,000,000을 현금으로 구입하다.

(차) 약 품 2,000,000 (대) 현 금 2,000,000

5.1.2 현금계정과 현금출납장

현금계정은 아래와 같이 나타낼 수 있다.

현 금

전기이월	×××	지 출 액	×××
수 입 액	×××	차기이월	×××
	×××		×××
전기이월	×××		

현금의 증가는 수입액으로 차변에 기입하고, 감소는 지급액으로 대변에 기입한다. 전기이월은 기초 현금이고, 차기이월은 기말 현금이다. 전기이월과 당기 수입액을 합친 금액이 당기에 이용 가능한 현금이 된다.

현금의 수입과 지출을 기록하는 장부로는 현금출납장, 현금수입장, 현금지급장, 소액현금출납장 등이 있다. 현금출납장(cash receipt and disbursement journal)은 현금의 수입과 지출을 기록하는 장부이며, 현금수입장(cash receipt journal)은 현금의 수입을, 현금지급장(cash disbursement journal)은 현금의 지출을 기록하는 장부이다.

예 다음의 거래를 현금출납장에 기입하라.

3월 1일 전월이월현금이 ₩5,000,000 있다.

2일 A입원환자에게 의료서비스를 제공하고 본인부담금 ₩100,000을 현금으로 받다.

5일 A제약회사로부터 약품 ₩2,000,000을 구입하고 대금은 현금으로 지급하다.

10일 A거래은행에 ₩1,500,000을 당좌예입하다.

17일 A거래은행에서 ₩1,000,000을 인출하다.

25일 직원급료 ₩2,000,000을 지급하다.

31일 월말현금을 계산하고 차월이월하다.

현금출납장

월	일	적 요	수 입	지 출	잔 액
3	1	전월이월	5,000,000		5,000,000
	2	A환자본인부담금	100,000		5,100,000
	5	A제약회사로부터 약품구입		2,000,000	3,100,000
	10	A거래은행에 당좌예입		1,000,000	4,600,000
	17	A거래은행에서 예금인출	1,500,000		3,600,000
	25	직원급료지급		2,000,000	1,600,000
			6,600,000	5,000,000	
	31	차기이월		1,600,000	
			6,600,000	6,600,000	
4	1	전기이월	1,600,000		1,600,000

5.1.3 현금과부족

현금과부족 계정(cash over and short account)은 실제 보유 현금과 장부상 현금 사이에 차이가 있을 때 나타난다. 실제 현금이 장부상 현금보다 부족할 때는 차변에, 남을 때는 대변에 각각 기입한다. 이 계정은 임시 계정이므로 현금과부족의 원인을 조사하여 그 원인이 밝혀지면 해당 계정에 대체해야 한다. 만약 결산일까지 현금과부족의 원인을 알 수 없다면, 소액일 경우 현금 부족액은 잡손실 계정에, 초과액은 잡이익 계정에 대체하여 처리한다.

기업회계기준에서는 잡손실을 영업외비용으로, 잡이익을 영업외수익으로 처리하도록 규정하고 있다. 의료기관회계기준에서도 어떤 계정에도 속하지 않는 잡손실은 의료외비용으로, 잡이익은 의료외수익으로 분류하여 처리하도록 되어 있다. 그러나 과부족 금액이 많을 경우에는 반드시 원인을 추적하여 적절한 계정으로 대체해야 한다.

현금과부족

현금부족액	×××	현금초과액	×××

현금과부족의 원인으로는 주로 장부 기장상의 오류, 도난 및 분실, 현금 수입과 지출의 착오 등이다.

현금 흐름은 병원이나 기업의 경영에 매우 중요하다. 현금이 부족하여 유동성이 악화되면 흑자 도산에 빠질 위험이 있기 때문이다. 따라서 경영자는 현금 흐름에 특별한 관심과 주의를 기울여 관리할 필요가 있다.

예 다음의 거래를 분개하시오.

① 장부상의 현금잔액은 ₩300,000인데 실제 보유하고 있는 현금은 ₩250,000임이 발견되었다.

② 위의 불일치의 원인을 조사한 결과 사내행사비 지출이 누락된 것으로 판명되었다.

③ 그러나 위의 ②와는 달리 결산일까지 현금과부족의 원인이 판명되지 않았다고 가정하자.

① (차)	현금과부족	50,000	(대)	현 금	50,000
② (차)	행 사 비	50,000	(대)	현금과부족	50,000
③ (차)	잡 손 실	50,000	(대)	현금과부족	50,000

5.1.4 소액현금제도

현금은 보관이나 관리의 어려움이 있어, 현금을 받으면 즉시 예금하고 지출은 수표를 발행하는 것이 바람직하다. 하지만 택시 요금, 우표, 간단한 문방구 등 빈번하게 발생하는 소액 지출을 위해 일일이 수표(check)를 발행하고 장부에 기입하는 것은 번거롭고 불편하다. 따라서 매일 수시로 발생하는 소액 지출을 위해 일정액을 담당 직원에게 전도해주어 소액을 지출하게 하고, 일정 기간마다 소액현금(petty cash) 지출에 대해 보고하도록 하는 것이 합리적이다.

이처럼 소액 지급을 위해 일시에 일정액을 담당 부서나 담당 직원에게 미리 지급하는 금액을 소액현금전도액이라 한다. 소액현금 담당자는 소액현금의 지출 내역을 소액현금출납장에 기입했다가 한꺼번에 정산한다. 이때 소액현금 지출 내역을 종합하여 현금출납부와 의료비용 보조부에 기입한 다음 소액현금을 보충해 준다.

1) 정액자금전도제도

정액자금전도제도는 용도계(총무과, 서무과 등 소액현금이 필요한 부서)에 필요한 일정액의 현금을 전도하고, 일정 기간(통상적으로 1개월) 후에 실제 사용액(지급액)을 보고받으면 그 사용액과 동일한 금액의 자금을 보충해 주는 방법이다. 이 방법은 현금 관리가 편리하고, 전도액이 이미 정해지므로 용도계의 책임이 명확해지며, 정기적으로 사용액을 보고함으로써 미결된 지출 보고가 없다는 장점 때문에 가장 많이 사용된다. 또한 현금의 관리와 통제가 용이하다.

이 제도는 다음과 같이 운영된다. 회사에서 용도계에 전도액을 공급하면 일단 차변에 소액현금을 계상한다. 일정 기간 후(대개 월말) 용도계로부터 소액현금에 대한 지출 보고가 있으면 차변에 해당 비용을 계상하고 대변의 당좌예금을 감소시킨다. 그 다음 지출된 소액현금만큼 소액현금 자금을 다시 용도계에 보충한다. 이렇게 함으로써 소액현금 자금은 언제나 일정액 수준으로 유지된다.

예 정액자금전도제도를 채택하고 있다고 가정하고 다음 거래를 분개하시오.

① 3월 1일 경리과는 소액의 제경비를 지출하도록 ₩100,000의 수표를 발행하여 용도계에 전도하다.

② 3월 31일 경리과는 용도계로부터 당월분 지출액으로 다음과 같이 보고를 받다.

소모품비 ₩8,000, 통신비 ₩16,000, 접대비 ₩40,000, 교통비 ₩20,000

3월 31일 위의 보고를 받고 경리과는 곧 동액의 수표를 발행하여 소액현금자금을 보충해 주다.

①	(차)	소액현금	100,000	(대)	현　　금	100,000
②	(차)	소모품비	8,000	(대)	소액현금	84,000
		통 신 비	16,000			
		접 대 비	40,000			
		교 통 비	20,000			
③	(차)	소액현금	84,000	(대)	현　　금	84,000

2) 부정액자금전도제도(단순자금선급법)

부정액자금전도제도는 전도액을 확정하지 않고 필요에 따라 소액현금 자금을 수시로 보충해 주는 방법이다. 소액현금 계정을 사용하고 정기적으로 지출 보고를 하는 것 등은 정액자금전도제도와 같지만, 기초에 소액현금을 일정한 금액 수준으로 유지할 수 없다는 점이 다르다.

예 부정액자금전도제도를 채택하고 있다고 가정하고 다음 거래를 분개하시오.

예제 ①과 ②는 앞에서 제시한 정액자금전도제도의 예와 동일하다.

③ 3월 31일의 앞의 보고를 받고 소액현금자금을 이전보다 넉넉하게 보유하도록 ₩150,000의 수표를 발행하여 보급하다.

①	(차)	소액현금	100,000	(대)	현 금	100,000
②	(차)	소모품비	8,000	(대)	소액현금	84,000
		통 신 비	16,000			
		접 대 비	40,000			
		교 통 비	20,000			
③	(차)	소액현금	150,000	(대)	현 금	150,000

5.1.5 현금의 관리와 통제

현금을 적절하게 관리하고 통제하려면 다음 사항들을 고려해야 한다.

첫째, 현금 관리 및 통제를 위한 내부통제제도(internal control system)를 확립해야 한다. 내부통제제도의 예시로는 다음과 같다. 현금 수납과 지출을 담당하는 직원 간 권한과 책임을 분리하는 것, 정기적으로 은행 계정 조정표를 작성하는 것, 일정 금액 이상에 대해서는 반드시 책임자의 승인하에 수표를 발행하여 현금을 지급하도록 하는 것, 모든 현금은 발생 즉시 가능한 한 빨리 은행에 예입하는 것 등이다.

둘째, 현금 잔액(cash balances)은 항상 일정한 수준으로 유지해야 한다. 현금을 보유만 하고 있으면 최소한 은행 이자 수입만큼 손실을 보고, 인플레이션 시에는 현금의 실질 가치가 하락하여 구매력을 상실하게 된다. 따라서 여유 현금은 합리적으로 투자하여 수익을 추구해야 한다. 반면 현금이 부족하면 운영 자금이나 만기가 도래한 부채 상환 자금이 부족하여 유동성이 악화된다.

현금 관리를 효과적으로 하려면 주별 또는 월별로 현금수지명세서(cash receipts and disbursement statement)를 작성해야 한다. 이를 통해 초과 현금이 있을 경우 언제, 어디에, 어느 정도 투자할지 계획을 세우고, 현금이 부족할 경우에는 차입 등의 계획을 세우는 데 도움을 받을 수 있다.

5.2 예금

5.2.1 의의와 종류

예금에는 당좌예금, 보통예금, 저축예금, 정기예금, 정기적금 등 여러 가지가 있다. 은행예금 계정은 현금 계정과 마찬가지로 현금을 예입하면 차변에, 현금을 인출하면 대변에 기입한다. 일반적으로 총계정원장에는 현금 계정 하나만 두고 은행별, 예금 종류별로는 보조원장(subsidiary ledger)에 구분하여 기입한다.

은행 예금 중 1년 이내에 만기가 도래하지 않는 특정 목적의 예금은 유동자산의 예금 계정으로 분류하지 않고, 비유동자산의 투자와 기타 자산에 계상해야 한다.

5.2.2 당좌예금과 당좌차월

기업이나 병원 측면에서 가장 대표적인 예금은 당좌예금이다. 당좌예금(checking account)은 기업이나 병원이 은행과 당좌 계약을 맺어 은행에 현금을 예입하고 필요에 따라 수표를 발행하여 현금을 인출할 수 있는 예금이다. 현금이나 타인 발행 수표 등으로 예입하고 은행으로부터 수표장을 받아 수표를 발행한다.

각종 자산 구입 등의 대금 지급에 수표를 사용함으로써 은행이 대금 지급을 대행해 주는 셈이 되어 경영상 편리한 예금이다. 따라서 일정 규모 이상의 병원들은 대부분 특정 은행과 당좌 거래를 개설하고 있다. 당좌예금 계정의 차변에는 현금의 예입이 기록되고 대변에는 인출이 기입된다. 따라서 잔액은 차변에 남아 당좌예금의 현재액을 나타낸다.

예 다음의 거래를 분개하시오.

① A병원은 B은행과 당좌거래를 개설하고 ₩5,000,000을 예입하다.

(차) 당좌예금	5,000,000	(대) 현 금	5,000,000

② A제약회사에 대한 외상매입금 잔액 ₩1,000,000을 상환하기 위해 거래은행의 수표를 발행하여 주다.

(차) 매입채무	1,000,000	(대) 당좌예금	1,000,000

수표 발행은 일반적으로 당좌예금 잔액이 있을 경우에만 가능하다. 당좌예금 잔액을 초과하여 수표를 발행하면 부도수표(dishonoured check)가 되어 은행으로부터 지급이 거절되고 도산 위험에 빠질 뿐만 아니라 형사상의 책임까지 지게 된다. 그러나 은행과 당좌차월(bank overdraft) 계약을 체결하여 일정한 한도와 기간을 정하면 한도 내에서는 예금 잔액을 초과하여 수표를 발행할 수 있다. 당좌차월은 일종의 은행 차입금(단기차입금)이 된다.

이처럼 당좌예금 계정 잔액을 초과하여 수표를 발행한 경우, 이 금액은 당좌차월 계정이라는 부채 계정의 대변에 기입한다. 이후 당좌예금이 입금되면 당좌차월 금액을 먼저 상계해야 한다.

예 다음의 거래를 분개하시오.

① 거래은행과 당좌차월한도를 ₩30,000,000으로 하는 당좌차월계약을 체결하다.
(분개 없음)

② A의료기기 회사로부터 구입한 의료장비의 미지급금 ₩10,000,000을 수표를 발행하여 지급하다. 수표 발행 전의 당좌예금 잔액은 ₩1,000,000이다.

(차)	미지급금	10,000,000	(대)	당좌예금	1,000,000
				당좌차월	9,000,000

③ 보험자단체에 청구했던 의료미수금 ₩10,000,000을 수표로 받아 당좌예입하다.

(차)	당좌예금	10,000,000	(대)	의료미수금	10,000,000

당좌예금을 적절히 관리하려면 월말에 은행으로부터 예금 잔액 증명서를 교부받아 이것과 당좌예금출납장의 잔액을 대조하여 양자의 일치 여부를 확인해야 한다. 그러나 실제로 양자는 시간적 격차(time lag)로 인해 일치하지 않는 경우가 보통이다. 이때는 은행계정조정표(bank reconciliation statement)를 작성함과 동시에 불일치의 원인을 조사해야 한다.

5.2.3 은행계정조정표

당좌예금은 수표, 현금, 우편환, 어음 등으로 입금할 수 있다. 반대로 당좌예금의 인출은 대개 당좌수표를 발행한다. 따라서 은행의 당좌예금 계좌 잔액과 병원의 당좌예금 계좌 잔액이 일치하지 않을 수 있다. 이러한 차이를 조정하기 위해 사용하는 표가 은행계정조정표이다.

은행계정조정표를 작성하는 절차는 다음과 같다. 은행으로부터 병원의 예금별 잔액증명서를 발급받아 병원의 총계정원장 및 출납장의 해당 잔액을 항목별로 비교하여 내용을 정리한다. 은행의 잔액증명은 은행 예금 계좌의 월말 기준 잔액을 기준으로 한다. 은행 측은 가산하거나 차감할 사유를 병원의 요구대로 조정하거나 수정하지 않는다. 단, 오류가 발견되었을 경우에만 수정한다.

예금 계좌의 조정은 크게 가산 사유와 차감 사유로 나눌 수 있으며, 비교 자료로는 병원 보유 원장 계정뿐만 아니라 현금출납장, 당좌예금출납장, 수표발행철 등을 활용하여 조정한다.

은행 조정표의 작성 예시는 다음과 같다.

■ 예금의 가산 사유 (은행 측 잔액에 가산)

① 업무 마감 차이

은행 업무 종료 이후 경리부서로 현금이 입금될 경우, 미예입된 현금 정리가 발생한다. 병원 업무가 은행 업무 마감 시간 이전에 이루어지지 못하는 경우가 많으므로, 익일 또는 연휴 기간이 겹칠 경우 2~3일 미예입될 수 있다.

② 은행의 입금 처리 지연

거래처인 선박회사의 보험 가입자 진료비를 송금 수표로 수령하여 예입하였으나 은행에서 예입 처리를 하지 않은 경우.

■ 예금의 차감 사유 (은행 측 잔액에서 차감)

① 이미 발행한 미지급 수표의 미인출

외상 매입금 대금으로 수표를 발행하였으나 수표 소지인이 은행에서 인출하지 않은 경우.

■ 병원 출납장의 가산 (병원 측 잔액에 가산)

① 무통장 송금 처리

병원은 제3자 진료비 부담액이 많이 발생한다. 이에 따라 은행에서는 병원의 예금으로 입금 처리되었으나 병원에 통보가 늦어져 병원에서는 수입으로 기록하지 못하는 경우가 발생한다.

② 이자 발생

은행에서 발생한 병원 예금의 이자를 은행이 병원에 지급하였으나 병원이 이 이자를 뒤늦게 알게 되는 경우가 있다.

■ 병원 출납장의 차감 (병원 측 잔액에서 차감)

① 지급 이자 발생 시 자동 공제

당좌차월의 경우, 특정 월말에 병원이 지급해야 할 이자가 병원의 예금에서 은행으로 자동 이체되었는데 병원은 그 금액의 발생을 익월에 알게 되는 것이 보통이다. 따라서 병원이 지급 이자를 늦게 지급 처리하여 발생하는 경우이다.

② 부도 수표 발생

진료비로 수납한 수표들이 간혹 부도 수표로 발견되는 경우가 발생한다. 이때 회계 처리를 미처 하지 못한 상태로 있게 되면 일단 부도 수표 처리와 동시에 병원의 출납장을 조정해야 한다.

이 외에도 숫자 기입 오류, 계정 과목 착오로 인한 오류 등도 은행계정조정표 작성 시 나타나기도 한다. 그러나 은행 계정 조정의 근원적인 목적은 은행 잔액과 병원 잔액의 불일치를 조정하기 위함이다.

다음 표는 어느 병원의 은행계정조정표이다. 간략히 설명하면 은행계정 예입 잔액이 9,500,000원이지만 병원의 당좌예금 계정 잔액은 11,500,000원이다. 이 표에서 나타난 은행계정의 예입 잔액이 대변에 기입되는 이유는 은행은 병원에 대해 부채(채무) 입장이기 때문이다. 상기 가산과 차감의 이유를 찾아내어 조정표를 만들어 보자.

① 4월말 진료수입 100만원을 미입금한 상태에서 당좌예금계정으로 회계처리를 하였다. (은행계정의 증가)

② 선박회사로부터 20만원의 송금수표(#3004)를 받아 예금하였으나 은행에서 예입처리하지 않았다. (은행계정의 증가)

③ 의약품 대금으로 수표를 발행하였으나 아직 인출되지 않았다. 그 수표의 내역은 2매로서 3월31발행 (#1004) 100만원이고, 4월26발행 (#1050) 200만원이다. (은행계정 감소)

④ 의료미수금 10만원이 당좌예금계좌에 4월 30일에 입금되었으나 병원이 통보를 받지 못하여 병원계정에 입금처리를 하지 못하였다. (병원계정 증가)

⑤ 당좌차월로 인한 지급이자 75만원이 발생되어 은행에서는 당좌예금에서 자동 공제되었으나 병원은 통보를 받지 못하여 회계처리를 하지 못하였다. (병원계정 감소)

⑥ 4월 20일 환자로부터 받은 수표 315만원이 부도처리 되었으나 병원은 통보를 받지 못하여 회계처리를 하지 못하였다. (병원계정 감소)

주어진 정보와 조정 사유를 바탕으로 은행계정조정표를 작성하면 다음과 같다.

은행계정조정표

20xx년 x월 x일

은행 잔액증명서(은행측 기초잔액)		9,500,000
■ 가 산		
① 진료수입 미입금	1,000,000	
② 송금수표 입금	200,000	1,200,000
■ 차 감		
③ 매입채무 지급	(1,000,000)	
③ 매입채무 지급	(2,000,000)	(3,000,000)
수정후 은행측 잔액		7,700,000
병원출납장(병원측 기초잔액)		11,500,000
■ 가 산		
④ 의료미수금	100,000	100,000
■ 차 감		
⑤ 당좌차월이자	(750,000)	
⑥ 부도수표	(3,150,000)	(3,900,000)
수정후 병원측 잔액		7,700,000

상기 조정표에서 나타난 병원과 은행계정의 조정에 따라 수정분개를 하면 다음과 같다.

①	(차변)	당좌예금	1,000,000	(대변)	진료수익	1,000,000
②	(차변)	당좌예금	200,000	(대변)	진료수익	200,000
③	(차변)	매입채무	1,000,000	(대변)	당좌예금	1,000,000
③	(차변)	매입채무	2,000,000	(대변)	당좌예금	2,000,000
④	(차변)	당좌예금	100,000	(대변)	의료미수금	100,000
⑤	(차변)	이자비용	750,000	(대변)	당좌예금	750,000
⑥	(차변)	부도수표	3,150,000	(대변)	당좌예금	3,150,000

(해설) 수정 분개

은행계정조정표 작성 후, 병원 장부의 잔액을 실제 잔액과 일치시키기 위해 다음과 같이 수정 분개를 해야 함. (은행 측 조정 사항은 은행에서 자체적으로 처리하므로, 병원에서는 분개할 필요 없음.)

① 의료미수금 입금 (병원 미처리)

- 사유: 은행에 입금되었으나 병원이 통보를 받지 못해 장부에 기록하지 못한 경우(병원 장부 증가)

  차변) 당좌예금 100,000원　　　　　　대변) 의료미수금 100,000원

② 당좌차월 지급이자(이자비용) (병원 미처리)

- 사유: 은행에서 자동 공제되었으나 병원이 통보를 받지 못해 장부에 기록하지 못한 경우 (병원 장부 감소)

  차변) 지급이자 750,000원　　　　　　대변) 당좌예금 750,000원

③ 부도수표 발생 (병원 미처리)

- 사유: 진료비로 받은 수표가 부도 처리되었으나 병원이 통보를 받지 못해 장부에 반영하지 못한 경우 (병원 장부 감소)

  차변) 부도수표 3,150,000원　　　　　대변) 당좌예금 3,150,000원

  단, 부도수표는 부도수표의 성격에 따라 현금과부족 또는 외상매출금 등 계정과목 상이)

구 분	항 목	내 용	
		병원측 처리	은행측 처리
은행측 원인	미기입예금(마감후입금)	입금	없음
	미결제수표(미인출수표)	출금	없음
병원측 원인	미통지입금(미착예금)	없음	입금
	이자수익	없음	입금
	부도수표(어음)	없음	출금
	이자비용	없음	출금
	은행수수료	없음	출금

5.3 유가증권

5.3.1 의의와 종류

유가증권(securities)은 재산권을 나타내는 증서다. 시장성 있는 일시 소유 증권으로 주식, 사채, 국공채 등이 있다. 유가증권은 화폐증권(지폐, 어음, 수표 등), 상품증권(상품인환증, 선하증권 등), 자본증권(주식, 사채, 국채, 공채, 수익증권 등)으로 분류된다. 하지만 회계에서 유가증권이라 함은 일반적으로 자본증권만을 의미한다.

자금의 여유가 있을 때 기업이나 병원은 일시적 또는 장기적인 투자 목적으로 주식, 사채, 국공채, 수익증권 등 자본증권을 매입하기도 한다. 이때 자금의 일시적 투자 목적으로 시장성 있는 유가증권을 취득하면 유동자산의 유가증권 계정에 속한다. 반면, 장기간의 투자 목적으로 유가증권을 매입하면 비유동자산의 투자자산 항목으로 분류된다.

시장성 있는 유가증권이란 자본시장에서의 거래 가격이 유가증권에 기재된 금액과 거의 비슷한 금액에 거래되는 경우를 말한다. 따라서 증권회사 등에서 ₩500,000에 거래되는 채권이 장부상에 ₩1,000,000으로 계상되어 있다면 이는 시장성이 있다고 보기 어렵다. 이때는 시가인 ₩500,000을 재무상태표 가액으로 하고, 차액인 ₩500,000은 평가손실로 처리해야 한다.

구 분	내 용
지분증권(주식)	회사, 조합 또는 기금 등의 순자산에 대한 소유지분을 나타내는 유가증권과 일정금액으로 소유지분을 취득할 수 있는 권리 또는 소유지분을 처분할 수 있는 권리를 나타내는 유가증권 및 이와 유사한 유가증권
채무증권(채권)	발행자에 대하여 금전을 청구할 수 있는 권리를 표시하는 유가증권 및 이와 유사한 유가증권, 국채, 공채, 사채 등

5.3.2 매입과 처분

유가증권 매입은 유가증권 계정의 차변에, 매각은 대변에 기입한다. 매입으로 차변에 기입할 때는 증권의 액면가액과 상관없이 취득원가로 기입해야 하며, 취득 시 지급한 수수료는 비용(지급수수료)으로 처리한다. 유가증권 처분(매각) 시 처분 가액이 취득원가와 다르면 그 차액은 유가증권처분이익 또는 처분손실 계정에 기입한다. 유가증권처분이익은 손익계산서상의 의료외수익에 포함시키고, 유가증권처분손실은 의료외비용에 포함시킨다.

예 다음의 거래를 분개하시오.

① A주식회사의 주식 200주(1주 액면 ₩5,000)를 주당 ₩7,000에 매입하고 대금은 수표를 발행하여 지급하다. 증권회사 수수료 ₩50,000은 현금으로 지급하다.

② 위의 주식 중 100주를 주당 ₩8,000에 처분하고, 대금은 현금으로 받아 즉시 거래은행에 당좌예입하다. 단, 증권회사 수수료 ₩20,000은 주식처분 대금에서 공제하다.

	차변	금액	대변	금액
①	(차) 단기매매증권	1,400,000	(대) 당좌예금	1,400,000
	지급수수료	50,000	현　금	50,000
②	(차) 당좌예금	780,000	(대) 단기매매증권	700,000
			단기매매증권처분이익	80,000

해석)

- (차) 당좌예금: 주식 처분 대금 800,000원(100주×8,000원)에서 수수료 20,000원을 공제한 금액 780,000원
- (대) 단기매매증권: 처분한 주식의 취득원가 700,000원(100주×7,000원)만큼 단기매매증권 계정에서 감소
- (대) 단기매매증권처분이익: 주식 처분 가액 800,000원에서 취득원가 700,000원을 차감한 금액 100,000원이 처분이익임. 여기에 처분 수수료 20,000원은 처분이익에서 차감해야 하므로, 최종적으로 80,000원의 단기매매증권처분이익 발생

5.3.3 평 가

유가증권은 가격 변동이 심한 자산이므로 취득 당시의 취득원가(acquisition cost)는 그 후 시가가 수시로 변하여 결산일에는 취득원가와 다른 시가가 형성된다. 이때 취득원가는 장부상의 금액이므로 장부가액(book value)이라고 한다.

유가증권 평가는 주식과 채권으로 구분되며, 원칙적으로 취득원가로 평가한다. 그러나 취득원가와 공정가액이 다른 경우가 많다. 이럴 때는 반드시 공정가액으로 평가해야 한다. 취득원가는 매입가액에 부대비용을 가산하고, 여기에 총평균법이나 이동평균법을 적용하여 유가증권의 단가를 산정한 것이다. 총평균법과 이동평균법은 유가증권의 종목별로 다르게 적용한다. 시가를 공정가액으로 보는 경우에는 재무상태표일 현재의 종가를 기준으로 하며, 주식과 채권의 장부가액은 주석으로 기재해야 한다.

유가증권을 시가로 평가할 때 시가가 취득원가보다 높으면 유가증권평가이익이 발생하고,

낮으면 유가증권평가손실이 발생한다. 유가증권평가이익이 발생하면 유가증권을 증가시키고, 유가증권평가손실이 발생하면 유가증권을 감소시켜야 한다. 유가증권평가이익은 의료외수익으로, 유가증권평가손실은 의료외비용으로 처리한다.

유가증권평가이익이 발생한 경우의 회계처리 방법은 다음과 같다.

(차) 유 가 증 권　×××　(대) 유가증권평가이익　×××

유가증권평가손실이 발생한 경우의 회계처리 방법은 다음과 같다.

(차) 유가증권평가손실　×××　(대) 유 가 증 권　×××

예 A기업은 2025년 3월 1일에 단기투자목적으로 A, B, C, D사 주식을 구입하였다. 각 주식의 취득원가와 2025년 12월 31일의 시가(공정가액)는 다음과 같다. 다음의 자료를 이용하여 분개하시오.

종 목	취득원가(2025. 3. 1)	시가(2025. 12. 31)
A주식	4,000,000	3,000,000
B주식	6,000,000	4,000,000
C주식	4,000,000	3,000,000
D주식	3,000,000	5,000,000

A, B, C주식은 평가손실(₩1,000,000+₩2,000,000+₩1,000,000=₩4,000,000)이 발생하였고, D주식은 평가이익(₩2,000,000)이 발생하였다. 분개는 다음과 같다.

(차) 단기매매금융자산평가손실 2,000,000 (대) 단기매매금융자산 2,000,000

연 습 문 제 Exercise

01_ 다음은 K대 병원이 보유하고 있는 현금 및 금융상품의 내역이다. 현금 및 현금성자산과 금융상품(단기금융상품, 장기금융상품)으로 보고할 금액을 계산하시오.

현금보유액 250,000	당좌차월 30,000
양도성예금증서(150일만기) 250,000	환매채(90일 환매조건) 200,000
타인발행수표 40,000	1년이내만기도래 정기예금 200,000
기일도래 공사채이자표 10,000	1년이후만기도래 정기적금 250,000
당좌개설보증금 20,000	만기도래 국채이자표 350,000

02_ 각 날짜에 해당하는 거래의 분개를 하시오.

(1) S대 병원은 소액현금자금으로 20,000원을 설정하고 있으나, 2025년 11월 27일 현재 현금잔액과 소액지출증빙의 합계액은 15,000원이다.

(2) 2025년 12월 5일, 현금부족액 중 3,000원이 업무상 교통비로 사용했는데 그 증빙이 누락된 것으로 나타났다.

(3) 2025년 12월 31일, 결산시 현금부족액 2,000원의 원인을 확인할 수 없다.

03_ 다음의 거래를 분개하시오.

(1) Y대 병원은 소액현금제도를 운영하고 있다(부정액자금전도제). 2023년 1월 1일 소액현금자금에 사용할 목적으로 당좌수표 50,000원을 발행하여 총무과에 지급하고, 소액현금을 설정하였다.

(2) 2023년 1월 중에 발생한 소액지출의 내역은 다음과 같다(총무과의 보고내역).
도서인쇄비 20,000 / 여비교통비 20,000 / 소모품비 2,000

(3) 2023년 1월 31일, Y대 병원 재무팀은 당좌수표를 발행하여 이전보다 자금을 넉넉하게 보유하도록 소액현금을 60,000원 보충하였다.

04_ 다음의 거래를 분개하시오.

(1) 2025년 1월 1일, K병원은 주거래은행인 H은행과 한도가 70,000원인 당좌차월계약을 체결하고 현금 10,000원을 예금하였다.

(2) 2025년 1월 15일, K병원은 약품 50,000원을 매입하면서 수표를 발행하여 지급하였다.

(3) 2025년 1월 25일, K병원은 입원환자 진료 시에 약품을 사용하고, 60,000원의 진료비를 수표로 수령한 즉시 당좌예금계정에 입금하였다.

05_ K병원의 2025년 12월 31일 현재 장부상 당좌예금계정 잔액이 246,000원이고 H은행 측의 예금잔액증명서 상에는 180,000원이다. 다음 제시된 자료를 보고 은행계정조정표를 작성하시오.

(1) 12월 중에 은행수수료로 발생한 금액은 3,000원이지만 회사는 이를 모르고 있다.

(2) 12월 30일, K병원이 입금한 수표 50,000원이 부도처리 되어, 소구비용 2,000원을 합한 금액만큼 은행계좌에서 차감되었다.

(3) 12월 31일, 현재 미기입예금은 70,000원이며, 미결제수표는 40,000원이다.

(4) 12월 23일, 보유중인 현금 12,000원을 입금하였으나, 21,000원으로 잘못 기록하였다.

(5) 환자로부터 외상 의료 미수금으로 입금한 금액이 28,000원 있는데 회사는 이를 모르고 있다.

정답 및 해설

01_

구 분	현금 및 현금성자산	단기금융상품	장기금융상품
현금보유액	250,000	–	–
당좌차월	–	–₩30,000	–
양도성예금증서	–	250,000	–
환매체	200,000	–	–
타인발행수표	40,000	–	–
1년이내 만기도래 정기예금	–	200,000	–
1년이후 만기도래 정기적금	–	–	250,000
기일도래 공사채이자표	10,000	–	–
당좌개설보증금	–	–	20,000
만기도래국채이자표	350,000		
계	850,000	420,000	270,000

※ 당좌차월: −30,000원 (마이너스 부채로 현금성자산에서 차감되거나 단기차입금으로 분류될 수 있으나, 일반적으로 단기금융상품 항목에서 함께 고려되기도 한다. 여기서는 단기금융상품의 순액에 영향을 미치는 부채로 간주하여 차감)

02_

(1) 2025년 11월 27일

(해설) 소액현금 설정액은 20,000원이나, 현재 현금잔액과 소액지출증빙 합계액은 15,000원임. 이는 5,000원의 현금 부족액이 발생했음을 의미함

(차변) 잡손실 5,000 (대변) 현금 5,000

(2) 2025년 12월 5일

(해설) 11월 27일 발생한 현금 부족액 중 3,000원이 업무상 교통비로 사용되었으나 증빙이 누락된 것으로 확인됨. 이전에 잡손실로 처리했던 금액 중 일부가 실제 비용임이 밝혀짐

(차변) 여비교통비 3,000 (대변) 잡손실 3,000

(3) 2025년 12월 31일

(해설) 결산 시점에도 현금 부족액 2,000원의 원인을 확인할 수 없음. 이는 11월 27일 발생한 현금 부족액 5,000원 중 3,000원은 교통비로 확인되었지만, 나머지 2,000원은 여전히 원인 미상으로 남아 있음. 원인 미상의 현금 부족액은 최종적으로 잡손실로 처리

(차변) 잡손실 2,000　　(대변) 현금 2,000

03_

Y대 병원은 부정액자금전도제를 운영하고 있으므로, 소액현금을 지급할 때에는 소액현금 계정을 사용하지 않고, 실제 지출이 발생했을 때 비용으로 처리

(1) 2023년 1월 1일: 소액현금 설정

(해설) 소액현금으로 사용할 당좌수표 50,000원을 발행하여 총무과에 지급. 부정액자금전도제에서는 소액현금 설정 시 별도의 분개를 하지 않음. 현금을 수취하는 총무과 입장에서는 현금의 증가가 있지만, 병원 전체 회계 처리에서는 자산 간의 이동으로 보아 소액현금 계정을 설정하지 않고, 나중에 실제 지출이 발생했을 때 비용 인식

분개: 없음

(2) 2023년 1월 중(소액지출 내역 보고)

(해설) 총무과에서 도서인쇄비, 여비교통비, 소모품비를 지출했다고 보고함. 부정액자금전도제에서는 실제 지출이 발생했을 때 해당 비용으로 처리하고, 소액현금 지급 계정을 대변에 기록

(차변) 도서인쇄비 20,000　　(대변) 현금 42,000
(차변) 여비교통비 20,000
(차변) 소모품비 2,000

(3) 2016년 1월 31일(소액현금 보충)

(해설) 당좌수표를 발행하여 소액현금 60,000원을 보충. 이는 총무과에 현금을 다시 지급하는 행위이며, 이 경우에도 부정액자금전도제이므로 현금의 유출을 기록.

(차변) 현금 60,000　　(대변) 당좌예금 60,000

(총무과로 지급된 현금을 '현금' 계정으로 처리)

04_

(1) 2025년 1월 1일(당좌차월계약 체결 및 현금 예금)
(해설) 당좌차월 계약 자체는 부채가 발생하는 시점이 아니므로 분개하지 않음. 현금을 당좌예금으로 입금한 거래만 분개

(차변) 당좌예금 10,000　　(대변) 현　금 10,000

(2) 2025년 1월 15일(약품 매입 대금 수표 발행)
(해설) 약품을 매입하면서 수표를 발행하여 지급했으므로 당좌예금 잔액 감소. 당좌예금 잔액이 부족하더라도 당좌차월 계약에 따라 당좌예금이 차변에 마이너스(–) 잔액으로 기록

(차변) 약품　　50,000　　(대변) 당좌예금 50,000

(3) 2025년 1월 25일(진료비 수령 및 당좌예금 입금)
(해설) 진료비를 수표로 수령하여 당좌예금 계정에 입금했으므로 당좌예금 잔액이 증가하고, 진료수익이 발생

(차변) 당좌예금 60,000　　(대변) 의료수익 60,000

05_

은행계정조정표 (2025년 12월 31일 현재)		
구분	병원 장부상 잔액	은행 잔액증명서상 잔액
기초 잔액	246,000	180,000
• 가산		
미기입예금		70,000
의료 미수금 입금 (환자)	28,000	
• 차감		
미결제수표		(40,000)
은행수수료	(3,000)	
부도수표 및 소구비용	(52,000)	
현금 입금 과대기록	(9,000)	
조정 후 잔액	210,000	210,000

5.4 어음거래

5.4.1 어음의 의의와 종류

어음은 발행인이 일정한 금액을, 정해진 날짜에, 특정 장소에서 지급하겠다고 약속하거나, 또는 제3자에게 일정한 금액을 특정 날짜에 지급할 것을 위탁하는 문서화된 약정(written commitment)이다. 어음은 화폐, 수표 등과 함께 대금 결제 수단으로 널리 사용된다.

어음의 종류에는 약속어음(promissory note)과 환어음(bill of exchange)이 있다. 약속어음은 어음 발행인이 수취인에게 정해진 기일에 일정한 금액을 특정 장소에서 지급하겠다고 약속하는 증서다. 환어음은 발행인이 지명인, 즉 지급인(drawee)에게 일정한 금액을 정해진 기일에 수취인(payee)에게 지급하도록 위탁하는 증서다. 따라서 환어음의 발행인은 어음상의 채무와 직접적인 관련이 없다. 환어음의 수취인은 발행인으로부터 어음을 받으면 곧 지급인(지명인)에게 제시하여 지급 승낙(acceptance)을 받아야 한다. 지급인이 승낙하여 환어음의 인수란에 서명함으로써 지급인은 어음상의 채무를 지는 지급인이 된다. 이와 같이 어음의 인수란에 서명하는 것을 어음의 인수(acceptance)라고 한다. 일반적인 상거래에서는 약속어음이 주로 사용되며, 환어음은 국제 거래의 결제 외에는 거의 사용되지 않는다.

표 5-1 약속어음과 환어음의 관계당사자

구분	관계당사자
약속어음	발행인–어음금액의 지급인(채무자) 수취인–어음금액의 수취인(채권자)
환어음	발행인–어음의 작성자(어음상의 채권과 채무가 없음) 지급인(지명인)–어음금액의 지급인(채무자) 수취인–어음금액의 수취인(채권자)

5.4.2 어음의 구분

일반적인 거래와의 관련 여부에 따라 상업어음과 금융어음(융통어음)으로 구분하기도 한다. 상업어음은 일반적인 거래 당사자 간에 수수되는 대금 결제 수단으로, 약속어음이나 환어음이 상업어음에 속한다. 반면에 금융어음(융통어음)은 금융 목적으로 발행되는 어음으로, 일반적인 거래 외에 자금을 융통(조달)하기 위해 발행된다.

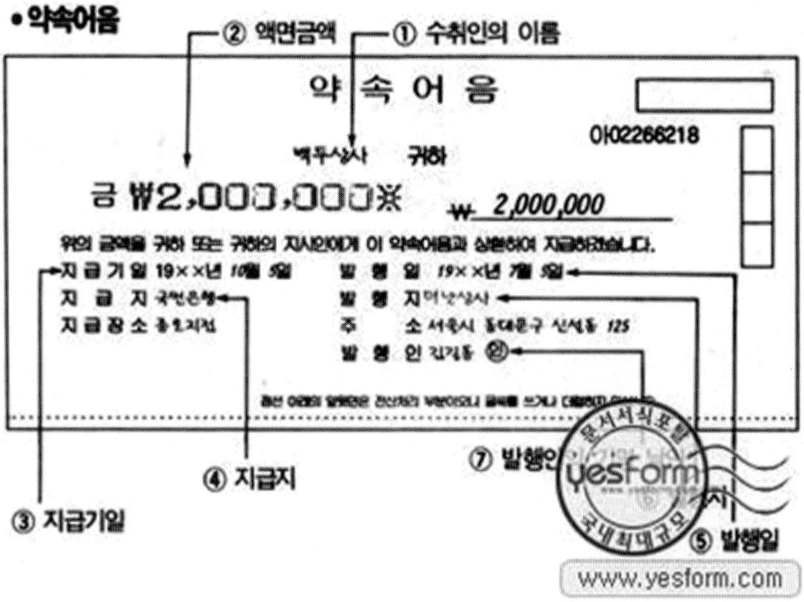

그림 5-1 약속어음의 예

5.4.3 받을어음 계정과 지급어음 계정

받을어음(Notes Receivable)은 어음상의 채권이 발생한 거래를 의미하고, 지급어음(Notes Payable)은 어음상의 채무가 발생한 거래를 의미한다. 회계에서 어음상의 채권은 받을어음 계정(Notes Receivable Account)에 기입하고, 어음상의 채무는 지급어음 계정(Notes Payable Account)에 기입한다.

약속어음이나 환어음을 받았을 때는 채권으로서 받을어음 계정 차변에 기입하며, 배서양도하거나 어음 대금을 받았을 때는 그 대변에 기입한다. 약속어음을 발행하거나 환어음을 인수할 때는 어음상의 채무가 발생한 것이므로, 지급어음 계정 대변에 기입하고 어음 금액을 지급할 때는 그 차변에 기입한다. 〈표 5-2〉는 채권의 발생 및 소멸에 따른 받을어음 계정 기입과 채무의 발생 및 소멸에 따른 지급어음 계정 기입을 표로 나타낸 것이다.

어음은 그 기간에 따라 받을어음 또는 장기성받을어음과 지급어음 또는 장기성지급어음으로 나뉜다. 기업회계기준에서는 받을어음은 유동자산으로, 장기성받을어음은 투자자산으로 분류한다. 지급어음은 유동부채로, 장기성지급어음은 비유동부채로 분류된다. 받을어음과 지급어음은 유동자산 및 유동부채로서 단기 채권과 채무이므로 보통 이자가 발생하지 않는다. 장기성받을어음과 장기성지급어음은 장기 채권과 채무이므로 이자가 발생하는 경우가 많다.

일반적인 상거래로 거래된 어음은 받을어음이나 지급어음으로 처리한다. 그러나 어음을 받고 현금을 단기간 빌려주거나 유형자산을 처분했을 경우에는 받을어음으로 처리할 것이 아니라 단기대여금이나 미수금으로 처리해야 한다.

표 5-2 받을어음계정과 지급어음계정의 구조

받을어음계정	
(채권의 발생) 약속어음의 수취 환어음의 수취	(채권의 소멸) 어음금액의 회수 어음의 배서양도 어음의 할인 어음의 부도

지급어음계정	
(채무의 소멸) 어음금액의 지급 당점발행 약속어음 회수	(채무의 발생) 약속어음의 발행 환어음의 인수

5.4.4 어음의 회계처리

1) 어음의 발행, 수취, 인수, 지급

일반적으로 발생하는 어음 거래로는 어음의 발행, 수취, 인수, 지급 등이 있다.

(1) 어음의 발행

① 약속어음의 발행

약속어음을 발행할 경우, 발행인에게는 일정한 기일에 일정한 금액을 지급할 의무가 발생한다. 따라서 대변에 지급어음을 기입하여 채무의 발생을 나타낸다. 약속어음의 발행인은 어음 금액의 지급인인 채무자가 되고, 수취인은 어음 금액의 채권자가 된다.

② 환어음의 발행

일반적인 환어음을 발행할 경우, 발행인에게 어음상의 채무는 발생하지 않는다. 만약 발행인이 외상 채권이 있는 타인에게 자신의 채무 변제를 위탁하여 환어음을 발행했다면, 차변에 외상매입금을 기입하고 대변에 외상매출금을 기입하여 채권과 채무를 상계 처리한다. 환어음의 발행인은 어음상의 채권 및 채무와 직접적인 관련이 없고, 발행인의 지급인(drawee)이 어음 금액의 지급자인 채무자가 된다. 그리고 환어음의 수취인이 어음 금액의 채권자가 된다.

자기수취환어음을 발행한 경우, 발행인과 수취인이 동일인이므로 지급인의 인수를 받으면 어음 채권이 발생한다. 발행인은 차변에 받을어음을 기입하여 채권의 발생을 나타낸다.

자기앞환어음을 발행한 경우, 발행인이 지급인이 된다. 따라서 발행인이 인수를 하면 약속어음을 발행한 것과 동일하게 되므로, 발행인은 대변에 지급어음을 기입하여 채무의 발생을 나타낸다.

(2) 어음의 수취

일반적인 약속어음인 타인 발행 약속어음을 수취한 경우, 수취인에게는 장래 어음 금액에 대한 채권이 발생한다. 따라서 받을어음 계정 차변에 기입한다. 환어음을 수취할 경우에도 받을어음 계정 차변에 기입한다. 그러나 환어음은 인수가 이루어졌을 때 비로소 어음의 효력이 발생하므로, 인수를 받은 다음에 받을어음의 증가를 기입해야 한다.

(3) 어음의 인수

어음의 인수는 환어음의 경우에만 발생한다. 환어음을 인수하게 되면 어음상의 채무가 발생한다. 따라서 인수인은 지급어음 계정 대변에 지급어음을 기입하여 어음상의 지급 의무를 나타낸다.

(4) 어음 금액의 지급

약속어음의 발행인과 환어음의 인수인(지급인)은 만기일에 어음 금액을 지급할 의무가 있다. 어음 금액이 지급되면 지급어음 계정 차변에 지급한 어음 금액을 기입하여 어음상의 채무를 소멸시킨다.

앞서 살펴본 어음 거래를 유형별로 발행 및 지급 절차의 예를 그림으로 제시하면 다음과 같다.

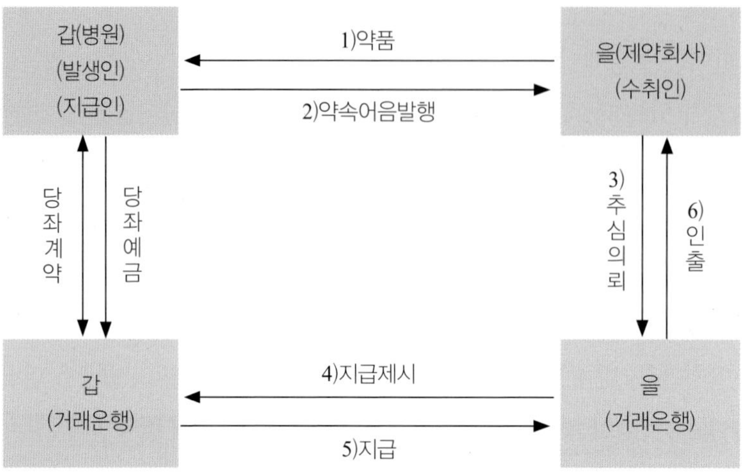

그림 5-2 약속어음의 발행 및 지급 절차

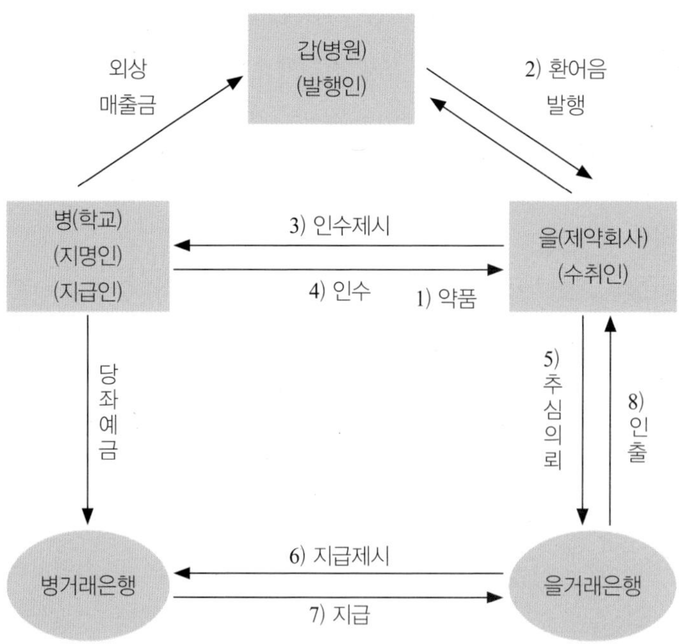

그림 5-3 환어음의 발행 및 지급 절차

예 다음의 거래를 분개하시오(어음의 수취).

① 3월 1일 A회사직원들에 대한 집단건강진단료 ₩1,000,000을 약속어음으로 받다(발행일 3월1일, 만기일 3월 31일, 지급장소 A은행).

(차) 받을어음	1,000,000	(대) 기타의료수익(건강진단수익)	1,000,000

② A병원은 A회사로부터 직원들에게 제공한 집단건강진단료를 수령함에 있어 A회사에서 발행한 B회사앞 환어음을 받았다. 그리고 이를 B회사에 제시하였고, B회사는 이를 인수하였다.

(A병원의 회계)

(차) 받을어음	1,000,000	(대) 기타의료수익(건강진단수익)	1,000,000

(B회사의 회계)

(차) 외상매입금	1,000,000	(대) 지급어음	1,000,000

(A회사의 회계)

(차) 미 지 급 금	1,000,000	(대) 외상매출금	1,000,000

※ A회사는 B회사에 대해 상품 판매에 따른 외상매출금 ₩1,000,000이 있다고 가정한다.

③ 위의 환어음이 만기일에 무사히 결제되다.

(B회사의 회계)

(차) 지급어음	1,000,000	(대) 현금 또는 당좌예금	1,000,000

(A병원의 회계)

(차) 현금 또는 당좌예금	1,000,000	(대) 받을어음	1,000,000

예 다음의 거래를 분개하시오(어음의 발행 및 지급).

① 3월 1일 A회사로부터 진료재료 ₩500,000을 매입하고 대금은 약속어음을 발행하여 주다(발행일 3월 1일, 만기일 3월 31일, 지급장소 A은행).

(차) 진료재료	500,000	(대) 지급어음	500,000

② 앞에서 발행한 어음이 만기가 되어 A거래은행으로부터 당좌예금에서 지급되었음을 통지받다.

(차) 지급어음	500,000	(대) 현금 또는 당좌예금	500,000

2) 어음의 배서양도

어음 거래에는 어음의 배서, 할인, 부도, 개서 등 특수한 상황이 발생할 수 있다.

(1) 어음의 배서양도(endorsement)는 어음 소지인이 만기일 이전에 어음상의 채권을 타인에게 양도하는 행위다. 이때 어음을 양도하는 사람을 배서인, 양수받는 사람을 피배서인이라고 한다. 배서인이 어음 뒷면에 양도 의사를 표시하고 서명 날인하여 피배서인에게 어음을 교부하면 배서양도가 완료된다. 이는 유가증권인 어음의 유통을 활성화하기 위해 인정된다. 어음 배서에는 추심위임배서와 대금지급을 위한 배서양도가 있다.

① 추심위임배서

추심위임배서는 소유하고 있는 어음의 대금 추심을 거래 은행에 의뢰하기 위해 어음 뒷면에 배서하여 은행에 넘기는 것을 말한다. 추심(collection)은 은행이 어음 소지인의 의뢰를 받아 수표 또는 어음을 지급인에게 제시하여 지급받는 행위다. 추심위임배서의 경우, 어음 소지인이 거래 은행에 추심을 의뢰했을 뿐 어음상의 권리는 여전히 어음 소지자가 가지고 있으므로 매출채권 계정에는 변동이 없다. 은행으로부터 추심이 완료되었다는 통지를 받으면 어음을 계정에서 소멸시키고 예금 계정에 입금 처리한다.

예 1) 1월 1일, A제약회사로부터 A회사 직원의 진료비로 받은 약속어음 200,000원을 하나은행에 추심의뢰하고 수수료로 1,000원을 지급하였다.
2) 1월 31일, 위의 어음이 추심되어 예금구좌로 입금이 되었다.
(회계처리)

1월 1일	(차) 지급수수료	1,000	(대) 현　금	1,000
1월 31일	(차) 현금(당좌예금)	200,000	(대) 받을어음	200,000

② 배서양도

어음 소지인이 어음 만기일 전에 상품 매입 대금이나 외상 매입금 등을 지급하기 위해 어음 채권을 타인에게 양도하는 것을 배서양도라고 한다. 어음을 타인에게 배서양도하면 채권이 소멸하므로 매출채권 계정 대변에 기입한다. 반대로 어음을 타인으로부터 배서양수하면 매출채권이 증가하므로 차변에 기입한다.

하지만 어음을 타인에게 배서양도했더라도 만기일에 지급인이 어음 금액을 지급하지 않으면 부도가 발생한다. 이때 배서인은 어음 소지인인 피배서인에게 어음 금액을 상환할 의무가 있다. 한편, 배서인은 자기앞의 배서인이나 수취인에 대해 그 금액만큼 청구할 권리를 갖는데, 이를 상환청구권(구상권 또는 소급청구권)이라고 한다.

어음을 다른 사람에게 배서양도할 때 발생하는 상환 의무는 어음이 부도나면 채무가 되고, 부도나지 않으면 채무가 되지 않는 특수한 채무다. 이처럼 현재는 채무가 아니지만 장래에 채무가 될 수도 있는 채무를 우발채무(contingent liabilities)라고 한다. 우발채무의 예로는 배서양도, 어음 할인, 타인에 대한 채무 보증, 미결 소송 사건 등이 있다.

예 1) 1월 1일 A제약회사에 지급하지 못했던 외상금액 100,000원을 지급하기 위하여 소유하고 있는 동액의 약속어음을 배서양도하다.

2) 1월 31일, 배서양도한 약속어음이 정상적으로 결제되다.

(회계처리)

1월 1일	(차) 매입채무	100,000	(대) 받을어음	100,000
1월 31일	회계처리 없음			

3) 어음의 할인

어음의 할인(discounting notes)은 병원이 보유한 어음을 만기일 이전에 은행 등 금융기관에 배서양도하고, 소정의 이자나 수수료를 할인료로 공제한 후 잔액을 현금으로 받는 것이다. 이때 공제되는 이자와 수수료를 할인료(discounts)라고 하며, 어음금액에서 할인료를 뺀 금액을 실수금(proceeds)이라고 한다. 할인을 받은 받을어음은 할인어음(discounted notes receivable)이라고 부른다.

할인료는 의료기관회계기준상 의료외비용(이자비용)으로 처리한다. 할인료의 계산식은 다음과 같다.

> 할인료 = 어음금액 × 연이자율 × (할인일수/365)

어음할인의 회계처리는 어음의 배서양도와 유사하다. 할인어음 역시 받을어음을 할인함으로써 어음상의 채권은 소멸한다. 하지만 만기일에 어음금액이 지급되지 않을 경우 상환 의무가 발생하므로, 어음을 할인할 때도 우발채무가 발생한다. 회계처리는 배서양도의 경우를 준용한다.

예 다음의 거래를 어음의 할인을 분개하시오.

① 진료비 대금으로 받아 소지하고 있던 약속어음 ₩800,000을 B은행에서 할인하고 할인료를 차감한 실수금은 당좌예금하다. 단, 할인일수는 60일, 할인율은 연 15%이다. 원단위 이하는 사사오입한다.

② 위의 할인어음이 만기일에 무사히 지급되었다는 사실을 은행으로부터 통지를 받다.

할인료 계산 : 800,000 × 0.15 × (60/365) = 19,726

① (차)	당좌예금	780,274	(대) 받을어음	800,000
	이자비용	19,726		

② 분개없음

4) 어음의 부도

어음의 소지인은 어음법에 따라 만기일 또는 그 다음 제2거래일 이내에 어음대금의 지급을 위한 제시를 해야 한다. 그러나 제시를 했음에도 지급이 거절되면(환어음의 경우는 인수가 거절되는 경우도 포함) 부도가 발생한다. 이때의 어음을 부도어음(dishonored notes receivable)이라고 한다. 어음이 부도되면 어음소지인은 어음법에 따라 배서인, 발행인, 기타 어음채무자에 대하여 상환청구권(소구권)을 행사할 수 있다.

이 상환청구권은 어음법에 따라 지급거절증서(또는 인수거절증서)를 지급할 날의 다음 제2거래일 내에 공증인이 작성하는 공정증서에 의해 증명되어야 한다. 청구금액은 어음법에 따라 어음금액, 만기일부터 상환일까지의 법정이자, 거절증서 작성 비용, 통지 비용, 기타 비용을 합계한 총액이 된다.

어음의 부도가 발생한 경우, 회수가 가능하다면 별도의 분개를 하지 않는다. 그러나 금액이 중요하다면 재무상태표에 별도로 표시한다. 부도어음 계정을 사용하여 다음과 같이 회계처리할 수도 있다. 이 경우 차변의 부도어음은 잠재 비용(추정 비용)이 된다.

(차) 부도어음 ××× (대) 받을어음 ×××

회수가 불가능하다면 대손상각비로 처리한다. 그러나 받을어음에 대한 대손충당금이 설정되어 있다면 대손충당금을 감소시킨다.

(차) 대손상각비 ××× (대) 받을어음 ×××

또는

(차) 대손충당금 ××× (대) 부도어음 ×××

받을어음은 거래에 맞는 해당 계정을 사용한다.

기업회계기준이나 의료기관회계기준에서는 부도어음에 대한 별도의 규정을 두고 있지 않다. 따라서 해당 기업이나 병원에서는 적절한 방법으로 회계처리를 할 수 있다. 부도어음에 대한 회계처리 방법은 크게 다음 세 가지 경우로 나눌 수 있다.

첫째, 소지하고 있던 어음이 부도된 경우

둘째, 양도했던 어음이 부도된 경우

셋째, 할인했던 어음이 부도된 경우

예 다음의 거래를 분개하시오(소지하고 있는 어음이 부도된 경우).

① A회사가 배서양도한 진료비대금의 약속어음 ₩500,000이 부도가 되어 상환청구하다. 지급거절증서 작성비용 등 제비용 ₩5,000은 현금으로 지급하다.

② 상기 어음과 관련하여 A회사로부터 어음금액, 제비용, 만기일 이후의 이자비용 ₩3,000을 현금으로 수령하다.

③ ① 번의 경우 상기 어음이 추심불능이므로 채권을 포기하다.

① (차) 부도어음	505,000	(대) 의료미수금	500,000
		현　　금	5,000
② (차) 현　　금	508,000	(대) 부도어음	505,000
		이자수익	3,000
③ (차) 대손상각비	505,000	(대) 부도어음	505,000

예 다음거래를 분개하시오(배서양도한 어음이 부도된 경우).

① B회사에 진료재료비 대금으로 배서양도한 A회사 발행 약속어음 ₩500,000이 부도가 되어 B회사로부터 상환청구를 받다. 이에 따라 어음금액과 기타 제비용 ₩5,000을 수표를 발행하여 지급하다.

② 위 어음의 발행인 A회사에 상환청구를 하다. 그리고 청구에 소요되는 제비용 ₩10,000을 현금으로 지급하다.

① (차) 부도어음	505,000	(대) 당좌예금	505,000
② (차) 부도어음	10,000	(대) 현　　금	10,000

5) 어음의 개서

어음의 개서(renewal of notes)란 만기가 된 구어음을 새로 발행한 신어음으로 교환하는 것을 말한다. 어음채무자가 자금 부족 등의 이유로 만기일에 어음금액을 지급할 수 없을 때, 어음채권자인 어음소지인에게 지급 연기를 요청하고 어음소지인이 이를 승낙하면 어음채무자는 어음채권자가 소유한 어음을 바꿔주는 것이다.

어음의 개서가 이루어지면 구어음의 채권 · 채무는 소멸하고, 신어음의 채권 · 채무가 새로이 발생한다. 어음의 개서 시 보통 어음금액 또는 이자율은 바뀌지 않으나, 일부 조건은 약정에 의해 바뀔 수 있다.

예 다음의 거래를 분개하시오.

① A회사 발행 진료비 대금 약속어음 ₩500,000이 만기가 되다. 그런데 A회사의 요청에 따라 지급연기를 승낙하고 신어음을 구어음과 교환하여 받다. 이자 ₩5,000은 현금으로 받다.

② A병원이 약품대금으로 발행한 약속어음 ₩400,000이 금일 만기가 되다. 그런데 자금 사정으로 인하여 지급연기를 요청하고 이자 ₩5,000을 지급한 다음 신어음으로 개서하여 교부하다.

① (차) 받을어음(신)	500,000	(대) 받을어음(구)	500,000
현금	5,000	이자수익	5,000
② (차) 지급어음(구)	400,000	(대) 지급어음(신)	400,000
이자비용	5,000	현금	5,000

연습 문제 Exercise

01_ 아래 그림의 어음을 해석하시오.

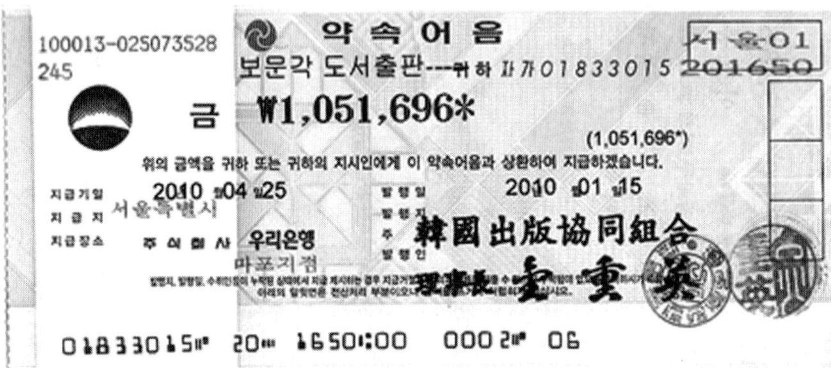
100013-025073528
245
약 속 어 음
서울01
보문각 도서출판---귀하 자가01833015 201650
금 ₩1,051,696*
(1,051,696*)
위의 금액을 귀하 또는 귀하의 지시인에게 이 약속어음과 상환하여 지급하겠습니다.
지급기일 2010 년 04 월 25
지급지 서울특별시
지급장소 주식회사 우리은행 마포지점
발행일 2010 년 01 월 15
발행지 주소 韓國出版協同組合
발행인 理事長 金重英
01833015 20 1650:00 0002 06

02_ 어음의 배서와 부도, 개서에 대해서 설명해보시오.

03_ 다음의 거래를 회계처리 하시오.

(1) A회사로부터 의료미수금 ₩30,000에 대하여 A 회사 발행 약속어음을 받다.

(2) D 회사에 외상매입금 ₩70,000을 갚기 위하여 약속어음을 발행하여 교부하다.

(3) A제약회사로부터 받은 진료비 대금의 약속어음 ₩50,000이 지급기일이 되어 현금으로 받다.

(4) K 의료기기회사에 발행한 약속어음 ₩100,000이 지급기일이 되어 현금으로 지급하다.

(5) 소지하고 있던 부실제약회사 발행의 약속어음 ₩200,000이 부도처리되다.

(6) 부실제약회사 발행의 부도어음을 상환 청구하여 어음금액을 회수하다.

(7) A 제약회사 발행의 진료비 대금 약속어음 ₩30,000이 만기가 되었으나, 동사의 요구에 의하여 액면 ₩10,000의 약속어음을 개서하고 이자 ₩200을 포함하여 현금 ₩20,200을 받다.

(8) 약품대금으로 지급한 약속어음 ₩50,000이 금일 만기가 되었으나 수취인의 양해를 얻어 1개월 연장하기로 하고 이자 ₩500을 포함한 금액으로 새로운 약속어음을 발행하고 교부하다.

정답 및 해설

01_

발행일은 2010년 1월 15일이고 지급기일은 2010년 4월 25일이다. 발행자는 한국출판협동조합이므로, 한국출판협동조합은 수취인인 도서출판 보문각에 어음을 발행하여 지급하는 것이다. 즉, 한국출판협동조합은 도서출판 보문각에 채무를 진 것이다. 따라서 한국출판협동조합은 우리은행을 통해 1,051,696원을 지급기일인 2010년 4월 25일에 지급해야 한다.

02_

1) 어음의 배서: 어음 소지인은 어음의 만기일 이전에 어음 뒷면의 배서란에 기명날인하여 타인에게 양도할 수 있는데, 이를 어음의 배서라고 한다.
2) 어음의 부도: 소지인이 지급 기일에 발행인에게 지급 제시를 했음에도 불구하고 지급이 거절되는 어음을 말한다. 부도 사유로는 예금 부족 또는 지급 자금 부족, 무거래 등이 있다.
3) 어음의 개서: 어음 지급인이 어음 대금의 만기일까지 어음 대금을 준비하지 못한 경우, 어음 수취인의 합의를 얻어 지급 기일을 연기하면서 새로운 어음을 발행하여 기존 어음과 교환하는 것을 의미한다.

03_

	차변	금액	대변	금액
(1)	(차) 받을어음	30,000	(대) 의료미수금	30,000
(2)	(차) 외상매입금	70,000	(대) 지급어음	70,000
(3)	(차) 현금	50,000	(대) 받을어음	50,000
(4)	(차) 지급어음	100,000	(대) 현금	100,000
(5)	(차) 부도어음과수표	200,000	(대) 받을어음	200,000
(6)	(차) 현금	200,000	(대) 부도어음과수표	200,000
(7)	(차) 현금	20,200	(대) 받을어음	30,000
	받을어음	10,000	이자수익	200
(8)	(차) 지급어음	50,000	(대) 지급어음	50,500
	이자비용	500		

제6장 의료미수금

6.1 의의와 종류

6.1.1 의 의

의료미수금은 의료 서비스 제공으로 발생한 의료 수익 중 아직 회수되지 않은 채권을 말한다. 건강보험제도가 도입되면서 의료미수금의 대부분은 진료비 중 본인 부담금을 제외한 보험자 부담분에서 발생한다. 이러한 미수금은 의료 서비스 제공 시점과 현금 회수 시점이 일치하지 않기 때문에 필연적으로 발생한다. 이는 의료 서비스 제공 후 청구, 심사, 지불 등의 과정을 거쳐 진료비가 회수되기 때문이다.

그러나 문제는 보험자 단체로부터 지불 보증이 되지 않는 일반 환자로부터 발생하는 불량 미수금이다. 의료기관은 의료법에 따라 진료 거부를 할 수 없으므로 환자의 진료비 지불 능력에 따라 의료 서비스 제공 여부를 결정할 수 없다. 따라서 일단 환자가 내원하면 진료비 지불 능력과 상관없이 의료 서비스를 제공해야 하므로 불량 미수금 발생 가능성이 매우 높다.

6.1.2 종 류

의료기관회계기준에 따르면 의료미수금은 다음과 같이 구분된다.

1) 재원 미수금: 입원 환자의 재원 기간 중 발생한 미수금
2) 퇴원 미수금: 퇴원 환자로부터 발생한 미수금
3) 외래 미수금: 외래 환자로부터 발생한 미수금
4) 기타의료수익 미수금: 기타의료수익에서 발생한 미수금

이 외에도 재원 미수금, 퇴원 미수금, 외래 미수금 등은 환자 종류에 따라 건강보험 미수금, 의료급여 미수금, 자동차보험 미수금, 산재보험 미수금, 일반 환자 미수금, 건강검진 미수금 등으로 세분화된다. 그 구체적인 내용은 다음과 같다.

표 6-1 의료미수금의 종류

재원미수금	퇴원미수금	외래미수금
재원보험미수금	퇴원보험미수금	외래보험미수금
재원급여미수금	퇴원급여미수금	외래급여미수금
재원산재미수금	퇴원산재미수금	외래산재미수금
재원자보미수금	퇴원자보미수금	외래자보미수금
재원일반미수금	퇴원일반미수금	외래일반미수금
재원기타미수금	퇴원기타미수금	외래기타미수금

6.2 의료미수금의 특성

의료미수금은 일반 영리 기업의 외상 매출금과 같이 매출 채권이라는 점에서는 유사하다. 그러나 다음과 같은 특성에서 기본적인 차이점이 있다.

첫째, 의료 서비스는 공익성이 강하기 때문에 사회보장제도가 점차 확대될수록 진료비가 보험자 단체로부터 지불 보증되는 비중이 증가할 것이다. 이로 인해 의료미수금은 더욱 늘어날 것이며, 결과적으로 의료기관은 미수금 관리의 중요성을 더욱 강조하게 될 것이다.

둘째, 의료기관은 의료법에 따라 환자의 진료를 거부할 수 없다. 따라서 일반 기업처럼 거래 상대방의 지불 능력이나 신용도 등을 판단하여 의료 서비스의 신용 판매 여부를 결정할 수 없다. 일단 환자가 내원하면 진료비 지불 능력과 상관없이 의료 서비스를 제공해야 한다. 그 결과 보험자 단체로부터 지불 보증이 되지 않는 일반 환자의 경우 불량 미수금이 발생할 가능성이 높다.

셋째, 일반 영리 기업의 매출 채권인 외상 매출금은 판매 촉진 측면에서 신용이 있다고 판단되는 특정 기업 또는 개인에게 선별적으로 발생시킬 수 있다. 그러나 의료기관의 의료미수금은 계획되거나 예상될 수 없다. 불특정 다수로부터 예상치 못한 금액이 의료미수금으로 발생하기 때문에 그 관리가 용이하지 않다. 그러므로 이를 잘 관리하기 위해서는 카드나 보조부와 같은 특별한 장부가 필요하다.

병원의 미수금 관리는 실질적으로 병원 경영을 좌우하는 중요한 문제이다. 의료미수금은 기업회계와 같은 대손 회계를 그대로 적용하기 어렵다. 그 이유는 다음과 같다.

첫째, 의료미수금에 대해 가결산 계정을 도입해야 한다. 보험 급여의 청구액 중 실제로 수납될 금액이 보험자 단체에 의해 결정될 때까지의 회계 처리를 위해서는 가결산 계정이 필요하기 때문이다.

둘째, 재원 미수금과 퇴원 미수금의 경우 대손율이 매우 높기 때문에 대손충당금을 설정하는 기업 회계식 처리는 무의미하다. 즉, 대손에 대해서는 과감하게 미수금을 비용 처리하는 방법이 도입될 필요가 있다.

셋째, 보험자 단체가 보험 급여 청구액에 대해 삭감을 결정한 경우에도 이의 신청 등의 또 다른 절차가 나타나므로 삭감액에 대한 회계 처리에 주의해야 한다.

6.3 의료미수금의 회계처리

의료 미수금은 의료 수익 중 아직 회수되지 않은 채권을 말한다. 의료 수익 실현 시점과 의료 비용 발생 시점을 결정하는 데 중요한 기준으로는 현금주의, 발생주의, 실현주의가 있다. 이 기준들은 기간 손익 결정에 영향을 미치며, 실현 손익과 미실현 손익을 구분하는 기준이 된다. 의료 미수금은 자산이므로 증가하면 차변에, 회수되면 대변에 기록된다. 따라서 잔액은 항상 차변에 남는다.

6.3.1 현금주의(cash basis)

현금주의는 수익을 현금을 받을 때만 인식하고, 비용은 현금을 지급할 때만 인식하는 기준이다. 따라서 '현금의 수입 = 수익', '현금의 지급 = 비용'의 등식이 성립한다.

현금주의는 회계 업무 처리가 단순하다는 장점이 있지만, 다음과 같은 단점들 때문에 실무에 적용하기 어렵다. 첫째, 수익 · 비용 대응의 원칙이라는 일반적으로 인정된 회계 원칙에 위배된다. 일정 기간 발생한 수익과 이에 관련된 비용을 대응시켜 당기순이익을 산출해야 하지만, 현금주의에 따르면 수익과 비용 간의 인과관계 원칙이 위배되어 정확한 기간 손익을 산출할 수 없다.

예를 들어, A병원이 2025년 3월 한 달 동안 5천만 원의 의료 수익을 발생시키기 위해 인건비, 재료비, 관리비 등 의료 비용이 투입되었다고 가정해 보자. 현금주의에 따르면 의료 수익은 환자 퇴원 시 본인 부담금이 입금된 시점과 보험자 단체에 청구한 미수금이 회수된 시점에 인식되므로, 기간 손익이 왜곡된다.

둘째, 현금 입금 시점이 의료 수익 인식 시점이 되므로 매일 총 의료 수익이 얼마나 발생했는지 알 수 없고, 의료 미수금 입금 시에도 삭감되거나 할인된 금액이 나타나지 않는다. 따라서 의료 수익 관리는 물론 의료 미수금이나 현금 관리 측면에서도 착오나 부정이 발생할 가능성이 매우 높다.

6.3.2 퇴원주의

병원의 경우 입원 환자에 대한 의료 서비스 제공이 완료되는 시점이 수익 인식 기준이 된다. 입원 환자의 경우 의료 서비스 제공이 완료된 시점에 수익을 인식하는데, 이를 퇴원 시점을 기준으로 수익을 인식한다고 하여 퇴원주의라고 한다. 입원 환자가 퇴원하는 시점에 수익이 인식되므로, 입원 환자의 재원 미수금은 계산되지 않는다. 따라서 입원 중에는 의료 수익과 의료 미수금이 얼마나 발생했는지 알 수 없다. 퇴원 당일에 진료비를 정산하기 때문에 퇴원이 지연되어 퇴원 환자나 입원 대기 환자의 불편을 초래하게 된다. 또한 현금주의와 마찬가지로 기간 손익이 왜곡되는 문제가 발생한다.

6.3.3 발생주의(accrual basis)

발생주의는 수익은 실현된 시점에서 인식하고, 비용은 발생된 시점에서 인식하는 것이다. 따라서 발생주의에서는 환자에게 의료 서비스를 제공하는 시점을 기준으로 수익 획득 과정이 완료되면 수익으로 인식한다. 현금이 지출되었더라도 수익과의 대응 개념에서 비용이 발생되지 않으면 비용으로 계상되지 않는다.

발생주의는 수익과 비용의 대응 원칙에 따라 회계 처리가 이루어진다는 점에서 이익 측정의 기본 원칙이 되고 있다. 그러나 수익에 직접 관련시킬 수 없는 비용의 경우 당기순손익을 계산하기 위해 임의적으로 배분해야 하는 경우가 많이 발생한다. 또한 어떤 비용이 얼마나 특정 기간에 해당하는지 불분명한 경우에는 비용의 기간 배분이 문제가 될 수 있다.

그러나 발생주의는 다음의 장점 때문에 반드시 추구되어야 할 회계 처리 방법이다. 첫째, 수익과 비용의 대응 원칙에 따라 기간 손익을 정확히 파악할 수 있다. 둘째, 의료 수익 · 의료 미수금 · 현금과 비용을 연결시켜 상호 검증하는 효과가 있기 때문에 착오와 부정이 발생할 가능성이 낮다. 셋째, 입원 환자의 진료비가 매일 집계되므로 진료비 누계와 본인 부담액, 보험자 청구분 등을 쉽게 파악할 수 있다. 넷째, 매일매일의 진료비가 집계되어 있으므로 퇴원 환자의 진료비 정산이 신속하게 이루어질 수 있다.

예 A병원에서 B라는 건강보험환자가 3월 27일 입원하여 10일간 재원하였다가 4월 5일 퇴원하였다. 3월 1일에서 3월 31일까지를 회계기간으로 하여 월별환자진료실적을 결산하여 회계처리 한다고 가정하자.

3월 27일부터 3월 31일까지 ₩250,000
4월 1일부터 4월 5일까지 ₩250,000
3월 27일부터 4월 5일까지 총 ₩500,000
– 퇴원시의 본인부담금 ₩200,000
– 건강보험심사평가원에 청구하여야 할 금액 ₩300,000

(1) 현금주의에 의할 경우

퇴원시 본인부담금을 받을 때

(차) 현 금 200,000 (대) 의료수익 200,000

건강보험심사평가원에 청구한 금액 ₩300,000 중 ₩10,000이 삭감되고, ₩290,000이 입금될 때

(차) 현 금 290,000 (대) 의료수익 290,000

이 경우에는 삭감된 ₩10,000에 대한 회계처리는 되지 않는다.

(2) 퇴원주의에 의할 경우

입원환자가 퇴원하는 시점인 4월 5일에 다음과 같이 회계처리 한다.

(차) 현 금 200,000 (대) 의료수익 500,000
의료(퇴원)미수금 300,000

앞의 예에서 살펴본 바와 같이 현금주의나 퇴원주의에 따라 회계처리를 하면 의료수익을 창출하기 위해 비용은 투입되었으나 의료수익은 실제로 발생한 날짜에 산정되지 않기 때문에 기간이익이 왜곡된다. 그리고 재원미수금이 발생하였다가 얼마나 가감되어 퇴원미수금이 산정되었는지 파악할 수 없다. 따라서 의료미수금의 관리가 어렵다는 단점이 있다.

(3) 발생주의에 의할 경우

3월 27일부터 4월 5일까지 환자가 입원하여 있는 기간 동안 매일 매일 발생한 진료비에 근거하여 의료수익을 산정한다. 그 결과 3월 31일까지 이루어진 회계처리 결과는 다음과 같다.

(차) 의료(재원)미수금 250,000 (대) 입원수익 250,000

4월 1일에서 4월 5일까지 매일매일 발생한 진료비를 재원미수금으로 계상한다.

(차) 의료(재원)미수금 250,000 (대) 입원수익 250,000

4월 5일 퇴원할 때는 4월 1일부터 4월 5일까지 재원미수금을 계상함은 물론 최종적으로 회계처리는 다음과 같이 한다.

(차) 현 금 200,000 (대) 의료(재원)미수금 500,000
의료(퇴원)미수금 300,000

6.4 회수불능 의료미수금

6.4.1 대손의 의의

병원은 환자에게 의료 서비스를 제공하는 것을 명시적 목적으로 하므로 공익적 성격이 매우 강하다. 의료법에서도 의료기관은 정당한 사유 없이는 진료를 거부할 수 없다고 규정한다. 따라서 진료 거부를 할 수 없고, 입원보증금을 요구할 수 없으며, 환자나 그 보호자에 대해 사전에 진료비 지불 능력을 파악하기 위한 신용 조사 등을 할 수도 없다. 이로 인해 보험자 단체로부터 진료비 지불이 보증되지 않는 일반 환자의 경우 진료비 회수가 어려운 경우가 많다. 환자 측 요인으로는 재정 궁핍, 파산, 재해, 행방불명, 사망 등의 원인으로 인해 채권, 즉 의료미수금의 회수가 불가능해질 수 있다.

채권(의료 미수금)의 회수가 불가능하여 발생한 손실을 대손(bad debts)이라고 한다. 대손회계란 실제로 발생한 대손의 처리와 회수 불능 채권을 예상하여 대손 추정 문제를 다루는 회계이다. 대손 회계와 관련하여 대손상각비, 대손충당금, 대손충당금환입 등의 계정이 있다.

대손상각비(bad debt expense)는 회수가 불가능한 의료 미수금에 대한 손실을 계상하는 비용 계정이다. 대손상각비는 다음의 경우에 발생한다.

① 당기에 발생한 의료 미수금이 회수 불능일 때

② 전기에 발생한 의료 미수금의 회수가 불가능한 경우, 해당 금액을 우선 대손충당금과 상계하며, 이때 대손충당금이 부족하면 추가로 발생

③ 결산 시 대손 추정을 할 때

대손충당금(allowance for doubtful accounts)은 충당금 설정법에 근거하여 받을 채권(의료 미수금) 잔액 중 회수가 불가능한 채권의 추정 금액을 나타낸다. 이는 자산인 받을 채권에서 차감되어 받을 채권의 장부가액을 나타내기 위한 것으로, 받을 채권의 평가 계정이다.

대손충당금환입은 충당금 설정법에 따라 대손충당금을 설정했으나, 전기말에 설정한 대손충당금 잔액이 당기에 설정해야 할 대손충당금보다 많아서 그 차액을 환입하는 경우를 말한다. 즉, 초과 설정된 대손충당금의 환입에 따른 이익이며, 이는 의료 외 수익에 계상한다.

6.4.2 대손의 회계처리

1) 직접상각법의 이해와 적용 (Direct Write-Off Method)

직접상각법은 받을 채권(예: 의료미수금) 중 회수가 불가능해진 금액을 해당 회계연도의 비용으로 인식하고, 동시에 받을 채권에서 직접 차감하는 회계 처리 방식이다.

예 A병원의 2024년 의료미수금 총액이 20,000,000원이었고, 2025년에 이 중 18,000,000원이 현금으로 회수되었다. 나머지 2,000,000원은 회수 불가능한 것으로 확정되었다고 가정해 보자.

① 2024년에 의료미수금이 발생했을 때의 회계 처리

(차) 의료미수금	20,000,000	(대) 의료수익	20,000,000

② 2025년 중 의료미수금을 회수했을 때의 회계 처리

(차) 현금	18,000,000	(대) 의료미수금	18,000,000

③ 2025년 결산 시 회수 불가능 금액에 대한 회계 처리

(차) 대손상각비	2,000,000	(대) 의료미수금	2,000,000

■ 직접상각법의 장단점 및 기업회계기준에서의 위치

직접상각법은 대손액이 추정치가 아닌 실제 발생액이므로 회계 자료의 객관성이 높고, 실무에서 적용하기 편리하다는 장점이 있다. 하지만, 직접상각법은 다음과 같은 단점 때문에 일반적으로 기업회계기준에서 인정되지 않는다.

① 수익 · 비용 대응의 원칙 위배

채권이 발생한 시점과 대손이 확정되는 시점이 달라 수익과 비용이 적절하게 대응되지 않을 수 있다.

② **재무상태표의 정보 왜곡**

재무상태표에 표시되는 받을 채권(예: 의료미수금)이 순실현가능액으로 표시되지 않아 재무 정보의 유용성이 떨어진다. 순실현가능액은 받을 수 있을 것으로 예상되는 실제 금액을 의미한다.

2) 대손충당금설정법 (Allowance Method)

대손충당금설정법은 받을 채권(예: 의료미수금) 잔액 중 회수가 불가능할 것으로 예상되는 금액(즉, 악성 의료미수금)을 추정하여 미리 대손추정액을 설정하는 방법이다. 이 방법에서는 차변에 대손상각비를, 대변에 대손충당금을 기입한다. 회수 불가능 채권의 추정액과 현재 대손충당금 잔액을 비교하여 그 차액만큼 대손충당금 계정에 추가로 설정하거나 환입한다.

예 다음 거래들을 대손충당금설정법에 따라 분개해 보자.

① A병원은 2023년 12월 31일(결산일) 의료미수금 잔액 500,000,000원에 대해 1%의 대손충당금을 설정하다. (단, 기존 대손충당금 잔액은 3,000,000원)

② 2024년 회계기간 동안 위의 의료미수금 중 1,500,000원이 환자 행방불명으로 회수 불가능한 것으로 확정되다.

③ 2024년 12월 31일 기말의 의료미수금 잔액 360,000,000원에 대해 1%의 대손충당금을 설정하다.

④ 2025년 회계기간 동안 2024년에 대손 처리했던 의료미수금 1,500,000원을 현금으로 회수하게 되다.

① (차) 대손상각비 2,000,000 (대) 대손충당금 2,000,000

(풀이)
- 필요한 대손충당금: 500,000,000원 × 1% = 5,000,000원
- 현재 대손충당금 잔액: 3,000,000원
- 추가 설정할 금액: 5,000,000원 − 3,000,000원 = 2,000,000원

■ 만약 대손충당금 잔액이 5,500,000이었다면 다음과 같이 분개한다.

(차) 대손충당금 500,000 (대) 대손충당금환입 500,000

(풀이)
- 필요액 5,000,000원보다 많으므로
- 환입할 금액: 5,500,000원 − 5,000,000원 = 500,000원

② (차) 대손충당금 1,500,000 (대) 의료미수금 1,500,000

(풀이) 대손충당금을 사용하여 처리

■ 만약 회수 불능 의료미수금이 5,400,000원이었고, 대손충당금 잔액이 5,000,000원 (①번 분개 후 3,000,000원 + 2,000,000원)이었다면 다음과 같이 분개한다.

(차) 대손충당금	5,000,000	(대) 의료미수금	5,400,000
대손상각비	400,000		

(풀이)
- 대손충당금으로 충당 가능한 금액: 5,000,000원
- 나머지 부족분: 5,400,000원 − 5,000,000원 = 400,000원 (이 금액은 당기 대손상각비로 처리)

③

(차) 대손상각비	100,000	(대) 대손충당금	100,000

(풀이)
- 필요한 대손충당금: 360,000,000원 × 1% = 3,600,000원
- ②번 거래 후 대손충당금 잔액: 5,000,000원 (①번 이후) − 1,500,000원 (②번 사용) = 3,500,000원
- 추가 설정할 금액: 3,600,000원 − 3,500,000원 = 100,000원

④

(차) 의료미수금	1,500,000	(대) 대손충당금	1,500,000
현 금	1,500,000	의료미수금	1,500,000

(풀이)
- 과거 대손 처리했던 채권을 회수할 때는 대손충당금으로 다시 설정한 후 현금 회수 분개한다.

■ 대손충당금설정법의 장점과 기업회계기준에서의 중요성

대손충당금설정법은 대손액이 추정금액이라는 점과 실무적으로 회계 처리가 다소 복잡할 수 있다는 단점이 있다. 하지만 이 방법은 다음과 같은 중요한 장점 때문에 기업회계기준에서 널리 인정되고 사용된다.

① 수익 · 비용 대응의 원칙 준수

채권 발생 시점에 예상되는 대손을 비용으로 인식함으로써, 수익이 인식된 기간에 그 수익과 관련된 비용(대손)을 적절히 대응시킨다. 이는 기간별 순이익을 더 정확하게 보고하는 데 기여한다. 만약 수익이 인식된 기간에 대손액을 비용 처리하지 않으면 그 기간의 순이익이 과대 계상될 수 있다.

② 재무상태표의 정보 유용성 증대

재무상태표상 받을 채권이 회수 불능 채권을 제외한 순실현가능가액으로 표시된다. 이는 투자자와 채권자에게 채권의 실제 가치에 대한 더 유용한 정보를 제공한다. 결산 시 받을 채권 잔액이 모두 회수 가능하다고 인식하는 것은 타당하지 않으며, 받을 채권 중 회수 불가능한 부분을 제외하고 순실현가능액만을 재무상태표에 표시하는 것이 자산 평가 측면에서도 합리적이다.

6.4.3 대손추정방법

결산일에 대손충당금을 설정하기 위해 대손액을 추정하는 방법으로는 의료수익비율법, 의료미수금잔액비율법, 경과기간분석법 등이 있다.

1) 의료수익비율법

의료수익비율법(percentage of revenue)은 의료수익의 일정 비율을 대손액으로 추정하는 방법이다. 이 일정 비율은 과거의 경험이나 통계 자료를 바탕으로 산출한 대손율이다. 이 방법은 발생한 의료수익에 대해 당기 대손을 비용화함으로써 수익과 비용의 대응이라는 일반적으로 인정된 회계 원칙에 적절한 방법으로 평가된다.

의료수익비율법에서는 대손상각비가 명목 계정인 의료수익에 따라 결정되므로, 결산 시에는 남아 있는 대손충당금 잔액과 상관없이 대손상각비와 대손충당금이 결정된다. 따라서 대손충당금 기말 잔액은 해당 기에 설정할 대손충당금과 전기에서 이월된 대손충당금을 합한 금액이 된다.

예 A병원은 과거 경험에 따라 의료수익의 2%가 회수 불가능하다고 추정한다. A병원의 2024년 회계연도 의료수익이 800,000원이라고 가정할 때, 의료수익비율법에 의해 대손 처리 분개를 하라. 단, 대손충당금 잔액은 ₩5,000이다.

(차) 대손상각비 16,000 (대) 대손충당금 16,000

(기말의 대손충당금잔액은 ₩21,000이 된다.)

2) 의료미수금잔액비율법

의료미수금잔액비율법(percentage of outstanding receivables)은 과거 경험이나 통계 등에 근거해 의료미수금 중 대손 예상 비율을 추정한 다음, 의료미수금 잔액에 곱하여 대손 예상액을 산출하는 방법이다. 우리나라 법인세법은 의료미수금 잔액의 1%까지 대손상각을 인정하고 있으며, 이는 현재 회계 실무에서 주로 사용되는 방법이다.

병원은 의료미수금 중 보험자 단체에서 지불이 보증되는 진료비에서는 대손이 발생하지 않는다. 따라서 환자 본인 부담분에 대해서만 대손이 발생한다. 병원은 일반 기업과는 달리 환자의 진료비 지불 능력 부재 등의 이유로 진료 거부를 할 수 없으므로, 본인 부담분에서는 대손이 많이 발생한다. 그러나 현재 세법은 일반 영리 기업과 마찬가지로 의료미수금 전체 잔액의 1%만을 대손상각비로 인정하고 있다. 이로 인해 각 병원에서 설정된 대손충당금은 실제로 발생하는 악성 미수금에 미치지 못하고 있는 실정이다.

예 2024년 12월 31일 총 의료미수금은 5,000,000원이다. 그중 3,000,000원은 보험자 단체에 청구할 금액이고, 2,000,000원은 환자 본인 부담금이다. 대손 예상액은 잔액의 1%이다.

(차) 대손상각비 20,000 (대) 대손충당금 20,000

3) 경과기간분석법

경과기간분석법(aging of accounts receivable)은 경과기간표(aging schedule)를 사용하는 방법이다. 이 방법은 각각의 의료미수금을 경과일수에 따라 몇 개의 집단으로 분류하고, 각 집단에 대해 서로 다른 대손율을 적용하여 대손액을 추정한다. 이 방법은 기간이 경과할수록 의료미수금의 회수 가능성이 낮아지므로 대손율이 높고, 최근의 의료미수금은 대손율이 상대적으로 낮다는 것을 가정한다. 즉, 의료미수금 잔액을 회수 기일 경과일수에 따라 적절히 분류하여 대손을 추정하는 방법이다. 따라서 신용 관리와 경영자의 의사 결정 지원을 위한 유용한 근거 자료로 활용될 수 있다.

2024년 3월 30일 일반 환자의 퇴원 미수금 잔액이 10,000,000원이라고 가정하고, 이를 회수 기일 경과일수에 따라 대손 예상액을 추정하면 다음과 같다.

표 6-2 의료미수금의 회수기일 경과 분석을 통한 대손추정액

구 분	금 액	대손예상율	대손추정액
1개월 이내	2,000,000	1%	20,000
3개월 이내	1,000,000	5%	50,000
6개월 이내	2,000,000	10%	200,000
12개월 이내	2,000,000	20%	400,000
1년 이상	3,000,000	30%	900,000
계	10,000,000		1,570,000

이 방법은 대손율을 추정하는 데 있어 기간에 따라 개별률을 사용하는 방법이지만, 결국 총 대손 예상액이 산출된다. 예를 들어, A병원의 경과기간표가 위 표와 같다면, 이 표에 따르면 당기 대손충당금 설정액은 1,570,000원이다. 결산 시 대손충당금 잔액이 500,000원 있었다면, 다음 연도의 대손충당금 설정과 관련하여 다음과 같이 분개한다.

(차) 대손상각비 1,070,000 (대) 대손충당금 1,070,000

6.5 진료비 감면

병원에서는 진료비 감면을 진료비 에누리와 진료비 할인으로 구분할 수 있다.

6.5.1 진료비에누리

진료비 에누리는 일정한 요건에 적합한 환자에 대하여 사전에 약정한 할인율에 따라 진료비의 일부 또는 전부를 감액하여 주는 경우다. 우리나라 상당수 병원은 노사 간 단체 협약에 따라 병원 직원이나 직계 가족, 사립대학 부속병원의 경우 재단과 관련된 교직원이나 직계 가족 등에 대해 진료비 일정 비율을 감면해 주는 제도를 채택하고 있다.

회계 처리 방법은 의료수익(입원수익과 외래수익 등)에서 해당 진료비 감면액만큼 차감하여 계상한다.

예 A병원은 병원 직원이나 직계 가족에게 본인 부담금의 50%를 감면해 주는 규정이 있다고 가정하자. A병원에 근무하는 한 직원의 총 입원 진료비가 5,000,000원이고, 이 중 본인 부담분이 2,000,000원이며, 이 중 1,000,000원을 현금으로 받았을 경우의 회계 처리는 다음과 같다.

(차)	의료미수금	3,000,000	(대) 입원수익	5,000,000
	현　　금	1,000,000		
	입원수익(진료비에누리)	1,000,000		

6.5.2 진료비할인

진료비 할인은 진료비가 청구되어 의료미수금으로 계상되었으나 환자의 지불 능력 부족 등의 이유로 진료비의 일부 또는 전부를 감액하여 주는 경우다. 이로 인한 의료수익은 입원수익과 외래수익 등 해당 진료수익에서 직접 차감하여 계상한다.

(차) 입원수익(진료비 할인)　×××　　　(대) 의료미수금　×××

의료기관의 진료비 할인과 관련하여, 일부 의료기관이 실직자, 노인, 장애인 등 생활이 어려운 사람들에게 진료비 본인 부담금을 감면해 주는 행위가 환자 유인을 금지한 의료법에 위반된다는 의료계 일부의 논란에 대해 보건복지부(의료정책과)는 "의료기관의 진료비 할인 행위 자체는 의료법 위반이 아니다"라는 해석을 내렸다. 의료법에서 진료비 할인을 명시적으로 금지하고 있지 않으므로, 의료기관이 순수한 취지에서 진료비를 감면해 주는 것이 곧 의료법 위반은 아니라고 했다. 다만, 불순한 의도의 진료비 할인, 즉 ① 진료비 할인을 매개로 환자를 유인한 뒤 환자로부터 추가 부담을 하게 하여 영리를 취하는 경우, ② 진료비 할인을 통해 부당하게 경쟁자의 고객을 자기와 거래하도록 유인하거나 강제하는 경우는 의료법 등에 위반된다고 했다.

6.5.3 연구용환자감면 및 자선환자감면

연구용환자나 자선환자에 대해 진료비를 일부 또는 전부를 감면해주는 경우, 환자로부터 수납한 진료비만을 수익으로 계상한다.

6.6 기타채권과 채무

6.6.1 미수금과 미지급금

미수금(accounts receivable)은 정상적인 영업 활동, 즉 의료 행위 이외에서 발생한 아직 받지 못한 채권이다. 이는 유가증권 처분이나 비유동자산 임대 등으로 발생하는 채권이다. 예금, 유가증권에 대한 이자 수익이나 임대 수익 등이 당기에 발생했으나 아직 받지 못한 상태의 금액이 미수금에 해당한다.

미지급금(accounts payable)은 의료 행위 이외에서 발생한 아직 갚지 않은 채무이다. 유가증권이나 비유동자산의 취득 등으로 인해 발생하는 채무를 말한다. 미수금은 유동자산에 속하고, 미지급금은 유동부채에 속한다.

예 다음의 거래를 분개하시오.

① 의료기기 1대를 5,000,000원에 구입하다. 대금 중 2,000,000원은 수표를 발행하여 지급했고, 잔액은 외상으로 하다.

② 위의 외상대금 3,000,000원을 수표를 발행하여 지급하다.

③ 중고 의료기기를 1,000,000원에 처분하다. 대금은 3월 말에 받기로 하다.(취득원가 5,000,000원, 감가상각누계액 3,000,000원)

④ 위의 대금을 현금으로 받다.

〈분개〉

① (차) 의료장비	5,000,000	(대) 현금(당좌예금)	2,000,000
		미지급금	3,000,000
② (차) 미지급금	3,000,000	(대) 현금(당좌예금)	3,000,000
③ (차) 미수금	1,000,000	(대) 의료장비	5,000,000
감가상각누계액	3,000,000		
유형자산처분손실	1,000,000		

(해석) • 취득원가 5,000,000원 대변에 기입
• 장부가액은 5,000,000원(취득원가)–3,000,000원(감가상각누계액)=2,000,000원(실제가치, 즉 장부가액)
• 이것을 1,000,000원에 처분했으므로 2,000,000원–1,000,000원=1,000,000원의 손실 발생

④ (차) 현금	1,000,000	(대) 미수금	1,000,000

6.6.2 대여금과 차입금

대여금은 다른 사람에게 현금을 빌려준 경우 생기는 채권이고, 차입금은 다른 사람으로부터 현금을 빌린 시점에 생기는 채무이다. 현금을 빌려주거나 빌릴 때는 주로 차용증서를 사용한다.

대여금과 차입금은 1년을 기준으로 단기와 장기로 나눈다. 즉, 빌려주거나 빌린 기간이 결산일로부터 1년 이내인 것은 단기대여금 또는 단기차입금이라고 하고, 1년 이상인 것은 장기대여금 또는 장기차입금이라고 한다. 분개할 때는 계정 과목을 단순히 대여금이나 차입금으로만 하지 않고 단기 또는 장기 기간을 명시하는 것이 좋다. 대여금과 차입금에는 이자가 발생할 수 있으며, 이는 이자수익 또는 이자비용으로 처리한다.

예 다음의 거래를 분개하시오
① A은행으로부터 운영자금 20,000,000원을 차입하다(기간 6개월, 이율 10%).
② A은행으로부터 시설자금 200,000,000원을 차입하다(기간 5년, 이율 5%).
③ 상기 단기차입금과 이자 1,000,000원에 대해 수표를 발행하여 지급하다.
④ A의료기기회사에 현금 10,000,000원을 빌려주다(기간 8개월, 이율 10%).

〈분개〉

① (차) 현금	20,000,000	(대) 단기차입금	20,000,000
② (차) 현금	200,000,000	(대) 장기차입금	200,000,000
③ (차) 단기차입금	20,000,000	(대) 현금(당좌예금)	21,000,000
이자비용	1,000,000		
④ (차) 단기대여금	10,000,000	(대) 현금	10,000,000

6.6.3 선급금과 선수금

선급금과 선수금은 일반적인 상거래에서 거래의 이행을 확실히 하기 위해 대금의 일부를 계약금 또는 착수금 명목으로 미리 주고받는 금액을 말한다. 이는 의약품, 진료 재료, 급식 재료, 각종 저장품과 같은 재고자산 및 비유동자산의 매매 거래 시 발생할 수 있다.

선급금(advance payments)은 의약품이나 진료 재료 매입, 의료 장비 발주 등을 위해 미리 지급한 금액이다. 이는 당좌자산으로 분류된다. 반면, 선수금(advance receipts)은 일반적인 상거래에서 발생하는 것으로, 유동부채로 분류된다.

예 다음의 거래를 분개하시오.

① 의료장비 구입계약을 체결하고 계약금으로 2,000,000원을 수표를 발행하여 지급하다.
② 위의 장비를 인도받고 잔액 8,000,000원을 외상으로 하다. 단, 인수운임 10,000원은 현금으로 지급하다.
③ A회사 직원들에 대해 집단건강진단을 실시하기로 계약하고 계약금 500,000원을 받다.
④ 위에서 실시한 건강진단이 완료되어 잔액 1,500,000원을 현금으로 받다.

〈분개〉

① (차) 선급금	2,000,000	(대) 현금(당좌예금)	2,000,000
② (차) 의료장비	10,010,000	(대) 선급금	2,000,000
		미지급금	8,000,000
		현금	10,000

(해설) 의료장비는 취득 시 발생하는 부대비용(인수운임)을 포함하여 원가로 계상

③ (차) 현금	500,000	(대) 선수금	500,000
④ (차) 선수금	500,000	(대) 기타의료수익	2,000,000
현금	1,500,000	(건강진단수익)	

6.6.4 예수금과 예수보증금

예수금(withholding account)은 병원이나 기업이 일시적으로 보관하고 있다가 나중에 지급하는 유동부채이다. 대표적인 예는 병원이 종업원의 급여에서 공제하여 세무서에 납부하는 근로소득세 예수금이 있다. 이 외에도 조합비, 국민연금, 건강보험료, 고용보험료 등이 예수금으로 분류될 수 있다.

예수금은 선수금과 혼동될 수 있지만, 본질적으로 다르다. 예수금은 일시적으로 타인에게 맡아두었다가 다시 타인에게 지급해야 하는 채무다. 반면 선수금은 특정 서비스나 재화 제공의 대가로 미리 받은 금액이며, 궁극적으로는 해당 서비스를 제공함으로써 병원이나 기업이 수익으로 흡수하게 되는 채무다.

예수보증금은 업무상 일시적으로 보관하는 보증금으로, 입원보증금이나 계약 이행 보증금(하자보증금) 등이 있다.

예 다음의 거래를 분개하시오.

① 3월분 급료 3,000,000원을 지급함에 있어 근로소득세 100,000원, 국민연금 30,000원, 주차비 10,000원을 차감하고 잔액을 현금으로 지급하다.

② 근로소득세, 국민연금, 주차비를 현금으로 납부하다.

〈분개〉

① (차) 급여	3,000,000	(대) 예수금	140,000
현금	2,860,000		
② (차) 예수금	140,000	(대) 현금	140,000

6.6.5 선급비용과 선수수익

선급비용(prepaid expenses)은 재화나 서비스 제공을 위해 대금을 선납했지만, 아직 제공받지 않은 부분 중 결산일로부터 1년 이내에 비용으로 전환되는 것을 말한다. 예를 들어, 병원이 보유한 차량의 종합보험과 책임보험은 대부분 계약 시점에 1년치를 선납한다. 만약 3월에 12개월분 보험료를 지급했고 12월말 법인이라면, 9개월분은 해당 기의 비용이 되고 나머지 3개월분은 다음 기의 비용이 된다. 따라서 나머지 3개월분의 금액이 바로 선급비용으로 처리된다. 선급비용 항목으로는 지급이자와 할인료, 사채이자, 차량유지비, 보험료, 지급임차료, 지급수수료, 리스료 등이 해당된다.

선수수익(unearned revenues)은 계약에 따라 계속적으로 용역을 제공하는 경우, 아직 제공하지 않은 용역에 대해 대금을 사전에 받은 것을 말한다. 즉, 현금은 수령했지만 다음 기 이후에 속하는 것으로 선수임차료, 선수이자, 선수수수료 등이 있다. 예를 들어 병원 주차장을 임대해 주면서 1년치 임대료를 미리 받았으나, 결산기말에 아직 기간이 경과되지 않은 부분이 있다면 이를 선수수익으로 처리한다.

선급비용은 기간이 경과되지 않은 비용을 다음 기로 이월시킨 것으로, 기간이 경과하면 비로소 비용으로 처리된다. 이에 비해 선급금은 상대 계정이 자산으로 처리된다는 점에서 차이가 있다. 선수수익은 기간이 경과되지 않은 수익을 이월시킨 것으로, 기간이 경과하면 수익으로 인식된다. 이에 대해 선수금은 상대 계정이 수익(예: 의료수익)으로 처리된다는 점에서 차이가 있지만, 병원의 경우 선수금이 발생하는 경우는 많지 않다.

이와 같은 계정들은 결산 시 정확한 기간 손익을 산출하기 위한 결산수정분개를 할 때 주로 나타난다.

예 다음의 거래를 분개하시오.

① 3월 1일에 A보험회사와 화재보험 계약을 체결하고 1년간의 보험료 2,400,000원을 지급하다.

(차) 선급보험료 2,400,000 (대) 현금 2,400,000

(해설) '선급비용'도 틀린 표현은 아니지만, 어떤 비용인지 명확히 하기 위해 '선급보험료'로 쓰는 게 더 정확

② 12월 31일 결산을 위한 결산 수정 기입을 하다.

(차) 보험료 2,000,000 (대) 선급보험료 2,000,000

(해설) 3/1～12/31일은 10개월이고, 1년(12개월) 보험료가 2,400,000원이므로, 10개월 치 보험료는 2,400,000×(10/12)=2,000,000이 됨. 이 2,000,000이 당기 비용으로 인식되어야 할 보험료

③ 3월 1일에 병원 주차장을 임대하여 1년간의 임대료 1,200,000원을 받다.

(차) 현금 1,200,000 (대) 선수수익 1,200,000

④ 12월 31일 결산을 위한 결산수정기입을 하다.

(차) 선수수익 1,000,000 (대) 임대료수익 1,000,000

6.6.6 선급제세와 미지급제세

선급제세는 회계연도 중에 의료수익이나 이자수입에서 원천징수되거나, 중간 예납 또는 수시 부과된 법인세 등의 세금을 말한다. 미지급제세는 결산 결과 당기 소득에 대해 납부해야 할 법인세 등 기타 세금의 미지급액을 포함한다.

예 다음의 거래를 분개하시오.

① A병원은 법인세 3,000,000원을 중간 예납하다.

(차) 선급법인세 3,000,000 (대) 현금 3,000,000

(해설) '선급제세'라는 계정 대신 '선급법인세' 계정을 사용하는 것이 더 명확하고 일반적

② A병원은 회계연도 말에 결산한 결과 법인세 비용 등이 10,000,000원으로 산정되었다. 이에 따라 회기 중에 중간 예납한 금액을 차감한 잔액을 미지급제세로 계상하다.

(차) 법인세비용 10,000,000 (대) 선급법인세 3,000,000

미지급법인세 7,000,000

(해설) '미지급제세' 대신 '미지급법인세' 계정 사용

③ 법인세 잔액을 납부한다

(차) 미지급법인세 7,000,000 (대) 현금 7,000,000

연습문제 Exercise

01_ 다음의 거래를 분개하시오.

(1) 1월 1일, 프린터 1대를 ₩300,000에 구입하고, 대금은 월말에 지급하기로 하였다.

(2) 1월 31일, 위의 프린터 대금을 지급하다.

(3) 2월 1일, 취득원가 ₩1,000,000인 토지를 ₩1,200,000에 매각하였는데 매각대금 중 ₩500,000을 현금으로 받고 나머지는 다음 달 15일에 받기로 하다.

(4) 2월 28일, 위의 미수금 ₩700,000을 현금으로 받다.

02_ 다음의 거래를 분개하시오.

K병원은 어음을 발행하여 A제약회사로부터 3개월 만기로 ₩1,000,000을 차입하였다. 이자율은 연 12%이며, 3개월 후에 K병원은 원금과 이자를 계산하여 A제약회사에 현금으로 상환하였다. K병원과 A제약회사의 입장에서의 회계처리를 나타내시오.

03_ 다음은 D병원의 2025년 6월 한달 동안의 거래내역이다. 결산은 6월말에 실시한다고 가정하자. 다음 거래를 1)분개하고, 2)결산수정사항을 반영하시오.

6월 2일 의료법인 병원을 설립하기 위하여 현금 ₩100,000을 출연하다.

6일 진료재료를 ₩5,000에 현금으로 구입하다.

7일 의료기기를 ₩80,000에 구입하고, ₩50,000은 현금으로 지급하고, 나머지는 외상으로 하다.

8일 거래은행으로부터 ₩30,000을 1년 내에 갚기로 하고 차입하다.

10일 환자 입원진료비 ₩8,000을 현금으로 받다.

20일 종업원 급료 ₩5,000을 현금으로 지급하다.

30일 6월분 임차료 ₩500을 현금으로 지급하다.

〈결산수정사항〉

6월분 전화요금 ₩50의 고지서를 받았으나 아직 지급하지 않다.

6월분 은행 차입금에 대한 이자는 ₩300이다.

6월분 감가상각비는 ₩1,200이다.

04_ 다음은 E병원의 2025년 7월말 총계정 원장의 계정잔액(수정전)과 월말결산수정사항이다. 결산은 7월말에 실시한다고 가정하고 7월말 자료를 근거로 결산수정분개를 하라.

1) 총계정 원장의 각 계정잔액

계정	금액	계정	금액
현 금	375	예 금	10,700
의료미수금	18,100	출연금	100,000
비 품	6,000	감가상각누계액	2,500
의료기기	80,000	입원수익	40,000
차입금	20,000	진료재료비	17,500
급 여	25,000	통신비	325
지급임차료	2,500	이자비용	1,500
여비교통비	500		

2) 결산수정내역

① 7월분 통신비 50　　② 7월분 감가상각비 300

③ 7월분 지급이자 300　　④ 미사용 진료재료 5,800

정답 및 해설

01_

(1) (차) 공기구비품	300,000	(대) 미 지 급 금	300,000
(2) (차) 미지급금	300,000	(대) 현 금	300,000
(3) (차) 현 금	500,000	(대) 토 지	1,000,000
미수금	700,000	유형자산처분이익	200,000
(4) (차) 현 금	700,000	(대) 미수금	700,000

02_

	K병원		A제약회사	
차입시	(차) 현 금	1,000,000	(차) 받을어음	1,000,000
	(대) 지급어음	1,000,000	(대) 현금	1,000,000
상환시	(차) 지급어음	1,000,000	(차) 현금	1,030,000
	이자비용	30,000	(대) 받을어음	1,000,000
	(대) 현금	1,030,000	이자수익	30,000

[이자 계산 풀이] 연 이자: 1,000,000원×12%=120,000원

3개월 이자: 120,000원×(3/12개월)=30,000원

03_

〈분개〉

6월 2일	(차) 현 금	100,000	(대) 법인기본금	100,000
6일	(차) 진료재료	5,000	(대) 현금	5,000
7일	(차) 의료장비	80,000	(대) 현금	50,000
			미지급금	30,000
8일	(차) 현금	30,000	(대) 단기차입금	30,000
10일	(차) 현금	8,000	(대) 입원수익	8,000
20일	(차) 급여	5,000	(대) 현금	5,000
30일	(차) 임차료	500	(대) 현금	500

〈결산 수정〉

6월 30일	(차) 통신비	50	(대) 미지급비용	50
30일	(차) 이자비용	300	(대) 미지급비용	300
30일	(차) 감가상각비	1,200	(대) 감가상각누계액	1,200

04_

① (차) 통신비	50	(대) 미지급비용	50
② (차) 감가상각비	300	(대) 감가상각누계액	300
③ (차) 이자비용	300	(대) 미지급비용	300
④ (차) 진료재료	5,800	(대) 진료재료비	5,800

제7장 재고자산

7.1 의의 및 종류

경영의 3대 요소는 사람(man), 물자(material), 돈(money)이며, 최근에는 기술과 정보를 포함해 5대 요소라고 부른다. 병원도 진료 활동을 원활히 수행하기 위해 이 다섯 가지 요소의 투입이 필수적이다. 이 중 물자는 병원 내에서 소비되는 모든 유형 자산을 의미한다.

재고자산(inventories)은 병원의 정상적인 경영 활동 과정에서 의료 서비스 생산을 위해 사용되거나 소비될 자산을 말한다. 재고자산은 유동자산으로, 1년 이내에 현금화가 가능하다. 즉, 서비스 생산을 위해 곧 소비될 유형 동산에 속하는 항목을 의미한다.

병원의 재고자산은 다음의 이유로 중요하다:

1) 환자 진료에 필수 불가결한 기본적인 자원이다.
2) 병원 수익 창출의 중요한 원천이다.
3) 적정 재고 규모 결정에 따라 자금 계획이 수립된다.
4) 재고자산 평가 방법에 따라 재고자산 평가액과 기간 순이익이 달라질 수 있다.

환자 진료에 필요한 약품, 진료 재료, 급식 재료, 일반 저장품, 의료 소모품 등은 매입 시에는 재고자산으로 분류되지만, 환자 진료를 위해 사용되면 손익계산서에 의료 원가(재료비)로 기록된다. 당기에 사용되고 남은 재료는 재무상태표에 재고자산으로 기재된다. 이처럼 재고자산과 의료 원가(재료비)는 상호 밀접하게 관련되어 있다. 따라서 재고자산의 회계 처리는 기말 재고자산과 당기의 의료 원가를 정확히 산출해야 한다. 이를 도식화하면 다음과 같다.

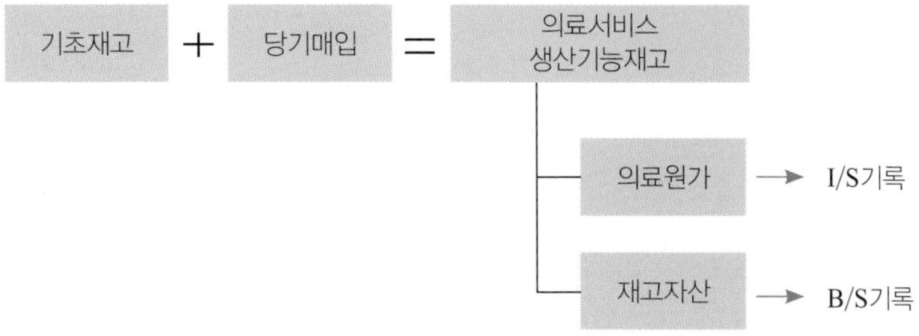

병원에서의 재고자산은 환자 진료나 병원 운영을 위해 보유하는 자산으로, 약품, 진료재료, 급식재료, 저장품 등이 이에 해당한다. 병원에서 사용되는 재고자산과 이로 인해 발생하는 의료비용(원가) 간의 관계는 〈표 7-1〉에 나타나 있다.

재고자산의 대부분을 차지하는 약품, 진료재료, 급식재료 등은 소모되어 의료비용 중 재료비 항목으로 계상된다. 반면, 저장품과 관련된 사무용품비, 수선유지비, 연료비 등은 관리운영비에 포함된다.

미착재료는 운송 중인 자산으로, 국내외에서 매입하여 아직 도착하지 않은 재고자산을 의미한다. 이들은 재무상태표에 '미착재료'로 일시[1] 계상되며, 도착이 완료되면 해당 재고자산으로 재분류된다.

2023년 기준 국내 병원 결산서를 보면, 총자산 중 재고자산이 차지하는 비율은 약 23% 수준에 불과하다. 이는 총자산의 약 40~50%를 차지하는 의료기기 등 유형 비유동자산과 비교하면 매우 낮은 비율이다. 그러나 의료비용 중 재고자산과 관련된 재료비(약품비, 소모품비 등)는 약 25~30%를 차지한다. 이는 감가상각비와 수선유지비 등 유형 비유동자산과 관련된 비용(약 57%)과 비교할 때 훨씬 높은 수준이다.

따라서 병원은 재고자산 관리의 중요성을 인식하고, 합리적이고 효율적인 재고자산 관리 시스템을 구축할 필요가 있다.

1) 결산일 현재 운송 중에 있는 상품을 말한다. 법적 소유권 여부에 따라서 기말재고수량의 포함여부를 결정한다. 대부분 운송은 단시간 내에 이루어지나 해외에서 수입하거나 수출하는 경우 오랜 시간이 소요되기 때문이다. 선적지 인도조건과 도착지 인도조건이 있는데, 선적지 인도조건의 경우 판매자의 입장에서 선적을 할 때 구매자에게 소유권이 넘어가는 것이므로 구매자의 기말재고자산에 포함되며, 도착지 인도조건의 경우 도착을 하고 난 후에야 구매자에게 소유권이 넘어가는 것이므로 판매자의 기말재고자산에 기록되게 된다.

표 7-1 병원의 재고자산과 의료비용과의 관련성

재고자산		의료비용		비 고
목	세목(예시)	목	세목(예시)	
약 품	일반약품 주사약품 마취약품 마 약 소독약품 약국재료	약 품 비	일반약품비 주사약품비 마취약품비 마 약 비 소독약품비 약국재료비	재료비에 해당
진료재료	방사선재료 검사재료 수술재료 치과재료 의료소모품 혈 액 동위원소재료 기타진료재료	진료재료비	방사선재료비 검사재료비 수술재료비 치과재료비 의료소모품비 혈 액 비 동위원소재료비 기타진료재료비	재료비에 해당
급식재료	환자급식재료 급 식 용 구 직원급식재료	급식재료비	환자급식재료비 급식용구비 직원급식재료비	재료비에 해당
저장품	사 무 용 품 수 선 용 품 유 류 기타저장품	소모품비 수선유지비 연 료 비	사무용품비 수선유지비 연 료 비 저장소모품비	관리비에 해당
의료부대물품	장 의 용 품 매 점 용 품	의료부대비용	장의용품비 매점용품비	의료외비용에 해당

7.2 재고자산의 평가

재고자산 평가는 기초 재고액과 당기 매입액의 합계를 회계 기간 동안 사용된 금액과 회계 기간 말에 남은 재고로 나누는 절차다. 재고자산을 평가하는 목적은 결산 시점에 병원의 재무 상태와 손익 계산을 정확하게 파악하기 위함이다.

재고자산을 평가하려면 먼저 수량을 파악한 뒤 취득 단가를 산정해야 한다. 수량을 파악하는 방법에는 계속기록법과 실사법이 있으며, 취득 단가를 산정하는 방법에는 개별법, 선입선출법, 후입선출법, 평균법이 있다.

재고자산 평가는 기말 재고자산에 영향을 미치고, 이는 결국 의료 손익에 영향을 주기 때문에 중요하다. 또한, 두 개 이상의 회계연도 손익에도 영향을 미친다.

7.3 재고자산의 수량결정 방법

재고자산 평가는 결산 시점에 보유한 자산의 가액과 수량을 결정하는 과정이다. 재고자산 수량을 결정하는 방법에는 계속기록법과 실지재고조사법이 있다.

7.3.1 실지재고조사법

실지재고조사법(Periodic Inventory System)은 정기적으로(연말 또는 매월 말) 재고 조사를 실시하여 보유한 재고량을 실제로 계산하는 방법이다.

실지재고조사법에 따른 재고자산 등식은 다음과 같다.

기초재고액(전기이월재고액) + 당기매입액–기말재고액 = 당기소모액(재료비)

이 식에서 기초 재고액과 당기 매입액은 이미 아는 금액이고, 기말 재고액은 실지 재고 조사를 통해 알 수 있는 금액이다. 그러면 당기 소모액(재료비)은 자동으로 산출된다. 기말 재고액은 실지재고조사법에 따라 수량만 알 수 있다. 하지만 선입선출법 등 재고자산의 단가 결정 방법에 따라 단가를 결정하고, 이를 수량과 곱함으로써 금액으로 환산할 수 있다.

실지재고조사법의 회계처리는 물품을 구입할 때 차변에 '매입'을 계상한다. 그리고 환자에게 사용하기 위해 출고될 때 대변에 '매출원가' 또는 '재료비'를 계상하는 것이 일반적이다. 기초 재고액(전기 이월액)은 회계 기간 중에는 변동시키지 않다가 기말 결산 시 제거한다. 기말 재고액은 기말에 실지 재고 조사를 하여 산출된 금액을 계상한다. 기말에 행하는 수정 분개로 물품 계정의 수정이 필요한데, 기초 재고액은 제거하고 기말 재고액을 계상한다. 이러한 수정 분개로 재무상태표에는 기말 재고액이 표시된다.

실지재고조사법의 장점은 병원처럼 다양한 종류의 물품을 다량으로 사용하는 경우에 적절한 방법이라는 것이다. 이 방법은 장부상 물품 수량을 계속 기록해야 하는 번거로움이 없기 때문에 실무상 편리하다. 재고자산의 종류와 수량이 많고 거래가 아주 빈번한 경우에는 입출고 시마다 일일이 장부에 기록하기 곤란하므로 이 방법을 택하기도 한다. 또한, 기말에 장부상 재고 수량과 실제 재고 수량과의 차이를 확인하기 위해 이 방법을 사용한다. 그러나 회계 기간 중 도난 · 파손 · 유실 · 오기로 인한 재고 감모 손실을 파악할 수 없다는 단점이 있다. 실지 재고 조사로 확인되지 않는 제품은 사용되거나 출고된 것으로 간주하기 때문에 재고 감모 손실이 재료비(원가) 속에 포함되는 결과가 될 수 있다.

7.3.2 계속기록법

계속기록법(Perpetual Inventory System)은 재고자산을 장부에 계속 기록하여 기말 재고자산 수량을 결정하는 방법이다. 따라서 장부재고조사법이라고도 한다.

계속기록법에 따른 재고자산 등식은 다음과 같다.

기초재고액(전기이월재고액) + 당기매입액 − 당기소모액 = 기말재고액

앞서 살펴본 실지재고조사법에 따르면 당기 소모액은 기말에 실지 재고 조사를 통해 기말 재고액이 확정된 후에 산출될 수 있었다. 그러나 계속기록법에 따르면 당기 소모액은 회계 기간 중에 산출되고 기록된다. 즉, 재고자산을 사용하거나 출고할 때마다 소모액을 수시로 계산하고 기록하는 것이다. 따라서 계속기록법은 재고자산의 사용 및 매입에 있어 재고자산의 원가를 계속 추적하여 기록하는 방법이다.

계속기록법의 회계처리는 물품을 구입할 때 차변에 '재고자산' 또는 '물품' 계정을 계상한다.

그리고 사용하거나 출고할 때 차변에 '매출원가' 또는 '재료비'를 계상하고, 대변에 '재고자산' 또는 '물품'을 기입한다. 이로써 기초 재고액은 회계 기간 중에 변동되어 기말에 남은 재고액이 기말 재고액이 된다. 따라서 기말에 기초 재고액과 기말 재고액에 대한 수정 분개를 할 필요가 없다.

계속기록법의 장점으로는 고가의 의약품처럼 고가이면서 거래가 빈번하지 않고 특별한 관리가 필요한 품목에 적합하다는 것이다. 또한, 장부 금액은 실제 재고 조사에 의한 재고액과 비교될 수 있어 재고 감모 손실을 산출하는 데 도움이 된다.

그러나 사용 또는 출고 시마다 재료의 원가를 계산하여 기입하는 것은 실무적으로 복잡하다는 단점이 있다. 또한, 장부상 계속 기록을 하더라도 재고액을 정확히 파악하기 어려운 문제점이 있다. 예를 들어 도난, 파손 등으로 실제 재고가 장부와 다를 수 있기 때문이다. 따라서 실지재고조사법을 병행함으로써 장부 금액의 정확성을 검토하고, 재고 감모 손실도 파악할 수 있다.

7.3.3 수량파악의 중요성

지금까지 실지재고조사법과 계속기록법을 살펴보았다. 이 두 가지를 종합해 보면 재고자산 등식은 재고자산의 흐름을 등식 관계로 나타낸 식으로 다음과 같이 표현할 수 있다.

기초 재고량 + 당기 매입량 − 당기 소모량 = 기말 재고량

예를 들어, A약품 3,000개의 기초 재고량이 있는 상태에서 당기에 5,000개를 추가로 구입했다면, 당기 사용 가능 재고량은 8,000개가 된다. 이 중 당기에 6,000개를 사용했다면 기말 재고량은 2,000개가 된다.

위의 식을 금액(화폐 단위)으로 표시할 경우 각 금액은 원가로 표시되며, 당기 매입액은 순매입액으로 총매입액에서 매입 에누리와 매입 환출을 차감한 잔액이다. 또한, 기말 재고액과 사용액은 재고자산 평가 방법을 어떤 방식으로 적용하는지에 따라 달라질 수 있다.

재고자산의 재료비와 관련된 공식은 다음과 같다.

> 기초 재고자산 + 당기 매입 재고자산 − 당기 소모 재고자산 = 기말 재고자산
> (이때, 당기 소모 재고자산은 손익계산서의 재료비로,
> 기말 재고자산은 재무상태표의 자산으로 보고된다.)

위의 각 요소 중 기초 재고자산은 전기 기말 재고자산이 이월되어 나타난다. 위 공식에서 볼 수 있듯이 당기 매입 재고자산이나 당기 소모 재고자산이 과다 또는 과소하게 계상되면 이는 기말 재고자산에 영향을 미치고 결국 의료 손익에 영향을 미치게 된다. 기말 재고자산 평가의 영향을 정리하면 아래와 같다.

- 당기 매입의 과대 계상 → 기말 재고자산의 과대 → 의료 이익의 과대
- 당기 매입의 과소 계상 → 기말 재고자산의 과소 → 의료 이익의 과소
- 당기 소모의 과대 계상 → 기말 재고자산의 과소 → 의료 이익의 과소
  (당기 소모가 많아지면 그만큼 비용이 커지고, 남아있는 재고는 줄어들어 이익이 감소한다.)
- 당기 소모의 과소 계상 → 기말 재고자산의 과대 → 의료 이익의 과대
  (당기 소모가 적어지면 그만큼 비용이 작아지고, 남아있는 재고는 늘어나 이익이 증가한다.)

7.4 재고자산의 원가배분 방법

재고자산의 단가, 즉 단위원가를 결정하는 방법이 바로 재고자산의 원가배분 방법이다. 재고자산의 단위원가는 개별적으로 식별하여 매입 가격별로 사용되거나 출고된 것과 재고로 남은 것을 구별하여 결정하는 것이 가장 바람직하다. 하지만 병원처럼 다양한 종류의 재고자산을 취급하고, 구입 원가가 구입 시마다 다른 경우에는 특정 재고자산의 매입 원가를 확인하기 쉽지 않다. 이런 경우 일정한 원가 흐름을 가정하여 구입 원가를 재고자산과 소모 원가에 배분할 필요가 있다. 재고자산의 주요 원가 흐름 가정에는 개별법, 선입선출법, 후입선출법, 이동평균법, 총평균법 등이 있다.

7.4.1 개별법(Specific Identification Method)

개별법(specific identification method)은 재고자산을 각각 개별적으로 식별하여 매입 가격별로 사용된 것과 재고로 남은 것을 구별하여 재고자산 가격을 결정하는 방법이다. 각각의 재

고자산별로 물품의 원가를 개별적으로 적용하여 기말 재고액을 계산한다. 따라서 회계 기간 중에 출고되는 물품에 대해서는 출고 시마다 해당 물품의 원가를 적용하여 재료비를 산정한다. 이 방법은 이론적으로는 이상적이지만, 실무상 매우 번거롭다는 단점 때문에 특수한 경우에만 사용된다. 예를 들어 귀금속 제품 판매상에서 사용할 수 있다. 병원에서도 사용 빈도가 많지 않은 고가의 약품이나 진료 재료의 경우에만 적용이 가능하다.

개별법의 장점으로는 실제 물량 흐름과 일치하고, 수익과 비용의 대응이 이상적으로 이루어진다는 점이다. 단점으로는 거래가 빈번하고 종류가 많은 경우 번거롭고, 이익 조작에 오용될 위험이 있다는 것이다.

7.4.2 선입선출법(First in, First out Method, FIFO)

선입선출법(first in, first out method, FIFO)은 먼저 입고된 것이 먼저 출고된다고 가정하여 계산하는 방법이다. 실제 물량 흐름에 따라 재고자산의 가격을 결정하므로 개별법과 비슷하지만, 물품을 개별적으로 식별하지는 않는다. 이 방법은 기말 재고액은 최근의 매입 원가를 나타내지만, 소모 원가(매출원가)는 이전의 매입 원가가 된다. 따라서 인플레이션 시에는 재고자산이 과대평가되고, 이익이 과대 계상된다.

예 다음과 같이 약품 재고자산의 입출고가 있을 경우 선입선출법에 의하여 기말재고액을 산정하면 다음과 같다.

① 일자

일자	입고 (매입액)	출고(불출)	재고
3월 2일	200개 40원		200개
15일	600개 50원		800개
19일		400개	400개
30일	200개 60원		600개

② 기초재고액은 없다.

재고기입장

약 품 선입선출법

일 자		적 요	입 고			출 고			재고잔액		
			수량	단가	금액	수량	단가	금액	수량	단가	금액
3	2	매 입	200	40	8,000				200	40	8,000
	15	매 입	600	50	30,000				200	40	8,000
									600	50	30,000
	19	불 출				200	40	8,000			
						200	50	10,000	400	50	20,000
	30	매 입							400	50	20,000
			200	60	12,000				200	60	12,000
	31	차기이월				400	50	20,000			
						200	60	12,000			
			1,000		50,000	1,000		50,000			
4	1	전월이월	400	50	20,000						
			200	60	12,000						

7.4.3 후입선출법(Last in, First out Method, LIFO)

후입선출법(last in, first out method, LIFO)은 선입선출법과 반대로 가장 최근에 구입된 것부터 먼저 출고된다고 가정하여 재료비(매출원가)와 기말 재고액을 산출하는 방법이다. 이 방법에 따르면 기말 재고액은 이전의 매입 원가를 반영하지만, 출고 원가(매출원가)는 최근의 매입 원가를 반영하기 때문에 수익과 비용의 대응이 적절하게 이루어진다. 따라서 인플레이션 시에는 재고자산이 과소평가되고 이익이 과소 계상된다.

후입선출법은 실제 물량 흐름의 방향에 역행한다는 단점이 있어 한국채택국제회계기준(K-IFRS)에서는 이 방법을 인정하지 않고 있다. 하지만 인플레이션으로 인한 영향을 배제할 수 있다는 장점이 있다. 그러므로 이 방법은 인플레이션 상황에서 바람직하지만, 재고자산의 종류가 많고 변동이 심한 경우에는 적용하기 어렵다. 그 이유는 월중에 출고된 해당 재고자산의 단가를 기재하기 위해서는 월말에 가장 마지막에 입고된 재료가 얼마에 들어오는지를 알아야만 하기 때문이다. 또한 월말에 모든 재료의 출고 단가를 매겨서 기말 재고액을 결정하려면 많은 시간이 걸릴 수 있다. 하지만 재고자산 시스템이 전산화되어 있다면 적용하는 데 큰 무리가 없을 것이다.

예 선입선출법에서 사용한 자료를 가지고 후입선출법에 의하여 재고기입장을 작성하면 다음과 같다.

재고기입장

약 품 후입선출법

일자		적요	입고			출고			재고잔액		
			수량	단가	금액	수량	단가	금액	수량	단가	금액
3	2	매 입	200	40	8,000				200	40	8,000
	15	매 입							200	40	8,000
			600	50	30,000				600	50	30,000
	19	불 출							200	40	8,000
						400	50	20,000	200	50	10,000
	30	매 입							200	40	8,000
									200	50	10,000
			200	60	12,000				200	60	12,000
	31	차기이월				200	40	8,000			
						200	50	10,000			
						200	60	12,000			
			1,000		50,000	1,000		50,000			
4	1	전월이월	200	40	8,000						
			200	50	10,000						
			200	60	12,000						

7.4.4 평균법(Average Cost Method)

평균법은 기초 재고량과 당기 매입량이 기중 사용량과 기말 재고에 평균적으로 분산되어 있다는 가정하에 재고 자산의 단위원가를 확정하는 방법이다. 평균법에는 단순평균법, 총평균법, 이동평균법이 있다.

1) 단순평균법(Simple Average Cost Method)

단순평균법은 매입 단가를 단순히 산술 평균한 가격을 기말 재고 단가로 적용하는 방법이다. 이 방법은 계산이 간편하다는 장점이 있지만, 매입량을 무시하고 계산되므로 실제 적용에는 한계가 있다.

앞에서 제시한 약품 재고 자산의 자료를 가지고 기말 재고액을 계산하면 다음과 같다.

단순 평균 단가 = (40원 + 50원 + 60원)÷3=50원
기말 재고 수량은 600개이므로,
기말 재고액 = 기말 재고 수량 × 단순 평균 단가 = 600개 × 50원 = 30,000원
따라서 단순평균법에 의한 기말 재고액은 30,000원이다.

2) 총평균법(Weighted Average Method)

총평균법은 가중평균법의 일종으로, 일정 기간 재고 자산의 원가를 평균하여 단가를 결정하는 방법이다. 일정 기간의 매입 합계액을 매입량으로 나누어 평균 단가를 구하고, 이 평균 단가를 적용하여 기말 재고액과 매출원가를 계산한다.

총평균법은 일정 기간에 대해 가중평균을 적용하므로 실무적으로 편리하게 기간을 구분하여 기간 말(보통 월말)에 계산한다. 이 방법에 따르면 출고와 재고 단가는 입고된 재료의 총평균을 가지고 계산되므로 월중(또는 기중)에는 출고나 재고 단가를 일일이 기록할 필요 없이 단지 수량만 적어 놓으면 된다. 그러나 입고의 경우에는 단가를 그때마다 기록하여 월간 총입고액을 파악해야만 월평균 단가를 산출할 수 있다.

이 방법에서는 총평균 단가는 기말에 가서야 확정될 수 있기 때문에 실지 재고조사법에 의거하여 수량을 파악하는 경우에 적절한 방법이다.

예 앞에서의 자료를 가지고 총평균법에 의하여 재고기입장을 작성하면 다음과 같다.

재고기입장

약 품　　총평균법

일 자		적 요	입 고			출 고			재고잔액		
			수량	단가	금액	수량	단가	금액	수량	단가	금액
3	2	매 입	200	40	8,000				200		
	15	매 입	600	50	30,000				800		
	19	출 고				400	50	20,000	400		
	30	매 입	200	60	12,000				600	50	30,000
	31	차기이월				600	50	30,000			
			1,000		50,000	1,000		50,000			
4	1	전월이월	600	50	30,000						

(해설) (8,000원 + 30,000원 + 12,000원) ÷ (200개 + 600개 + 200개) = 50원

3) 이동평균법(Moving Average Method)

이동평균법은 재고자산의 매입이 있을 때마다 평균 단가를 다시 계산하는 방법이다. 따라서 평균 단가는 재고자산의 매입이 있을 때마다 달라지게 된다. 이동평균법은 장부를 계속해서 기록해 나가는 방법이므로 계속기록법에만 적용될 수 있고 실지 재고조사법에는 적용될 수 없다.

이동평균법 역시 앞에서 살펴본 총평균법과 비슷하게 가중평균 방식으로 계산한다는 점은 동일하다. 그러나 특정 기간 전체에 대한 것이 아니고 매입 시마다 이동하면서 가중평균을 한다는 점에서 차이가 있다. 이동평균법은 이동하면서 평균 단가를 산출하는 것이므로 실무적으로 계산이 번거롭다는 단점이 있다. 총평균법과 다른 점은 기말에 총괄적으로 평균 단가를 산정하지 않고 매입 시마다 가중평균 단가를 산정하는 점이다.

예 앞에서의 자료를 가지고 이동평균법에 의하여 재고기입장을 작성하면 다음과 같다.

<u>재고기입장</u>

약 품 이동평균법

일 자		적 요	입 고			출 고			재고잔액		
			수량	단가	금액	수량	단가	금액	수량	단가	금액
3	2	매 입	200	40	8,000				200	40	8,000
	15	매 입	600	50	30,000				800	47	37,600
	19	출 고				400	47	18,800	400	47	18,800
	30	매 입	200	60	12,000				600	51	30,600
	31	차기이월				600	51	30,600			
			1,000		50,000	1,000		49,400			
4	1	전월이월	600	51	30,600						

(해설)
- (8,000원 + 30,000원) ÷ (200개 + 600개) = 47원
- (18,800원 + 12,000원) ÷ (400개 + 200개) = 51원
- 음영 처리된 금액은 계산 과정에서 사사오입(백 원 단위 미만 절사)으로 인해 입고 총액 50,000원과 정확히 일치하지 않아 표시한 것이다.

7.4.5 평가방법에 따른 비교

인플레이션 상황 하에서 기말 재고 수량이 기초 재고 수량보다 많은 경우, 재고 자산 평가 방법에 따라 당기순이익의 크기는 일정한 관계를 갖는다.

- 선입선출법의 경우 매출원가가 가장 작고 기말 재고 자산이 가장 크게 계상된다. 따라서 선입선출법의 당기순이익이 가장 커진다.
- 후입선출법은 이와 반대로 매출원가가 가장 크고 기말 재고 자산이 가장 작게 계상된다. 따라서 후입선출법의 당기순이익이 가장 작아진다.

어떤 평가 방법을 사용하느냐에 따라 당기순이익이나 세금에 영향을 미치기 때문에 각 병원마다 유리한 방법을 선택하여 사용하게 된다. 평가 방법에 따른 기말 재고 자산, 매출원가, 당기순이익은 다음과 같이 표현할 수 있다.

구 분	크기 비교
기말재고자산	선입선출법 〉 이동평균법 〉 총평균법 〉 후입선출법
매출원가	선입선출법 〈 이동평균법 〈 총평균법 〈 후입선출법
당기순이익	선입선출법 〉 이동평균법 〉 총평균법 〉 후입선출법

7.5 재고자산감모손실

재고 자산 감모 손실(inventory short loss)은 재고 자산 수량 부족으로 인해 발생한 손실이다. 이는 장부상 재고액에 비해 실제 재고액이 부족할 때 발생하는 손실로, 재고 자산의 분실, 파손, 도난, 또는 기록 오류 등으로 나타난다.

재고 감모 손실은 계속기록법을 사용하는 기업이 실지 재고 조사를 했을 때 장부 재고액과 실제 재고액이 다를 경우 발생한다. 따라서 계속기록법이나 실지 재고조사법을 단독으로 적용하는 상황에서는 이러한 손실이 계상되지 않는다.

재고 자산 감모 손실의 회계 처리 방법에는 다음의 두 가지가 있다.

1) 매출원가에 산입하는 방법

재고 자산 감모 손실이 정상적으로 발생하여 그 원가성이 인정되는 경우이다. 이때에는 매출원가에 산입시켜 손익 계산에 반영한다.

2) 영업외비용으로 처리하는 방법

재고 자산 감모 손실이 비정상적으로 발생하여 그 원가성을 인정할 수 없는 경우이다. 이때에는 영업외비용으로 처리하며, '재고 감모 손실'이라는 계정 과목을 별도로 설정한다.

7.6 저가주의 적용과 재고자산평가손실

우리나라 기업회계기준에 따르면 재고 자산은 원칙적으로 제조원가 또는 매입원가에 부대비용을 가산한 금액으로 평가해야 한다고 명시함으로써 취득원가주의(historical cost basis)를 적용하고 있다. 앞에서 살펴본 재고 자산 평가 방법 또한 재고 자산의 취득원가를 기준으로 기말 재고 자산 평가 시 어떤 원가를 적용할지에 대한 것이었다.

하지만 재고 자산 보관 도중 품질 저하나 새로운 진료 재료 또는 약품 개발 등으로 인해 현재 보유 중인 재고 자산 가치가 하락하는 경우가 발생할 수 있다. 또한 시장 상황 변동으로 재고 자산의 시가가 취득원가보다 크게 떨어지는 경우, 계속 취득원가로 평가하는 것이 바람직한지에 대한 의문이 제기될 수 있다. 이처럼 시가가 취득원가보다 하락했을 때는 취득원가를 버리고 시가를 적용하여 평가하고, 시가가 취득원가보다 높은 경우에는 취득원가로 평가하는 것을 저가주의(lower of cost or market rule)라고 한다.

우리나라 기업회계기준은 재고 자산을 기본적으로 취득원가에 의해 평가해야 하지만, 재고 자산의 시가가 취득원가보다 현저하게 하락하여 회복될 가능성이 없다고 인정될 경우 시가를 적용하여 평가할 수 있다고 규정하고 있다. 재고 자산 평가에 저가주의를 적용하는 이유는 유가증권 평가와 마찬가지로, 소유하고 있는 재고 자산의 수익 창출 능력이 취득원가와 현저히 차이 나기 때문이다.

재고 자산 평가 손실은 재고 자산의 가치 하락으로 발생한 손실이다. 즉, 재고 자산을 저가 기준에 따라 평가할 때 발생하는 순실현가능가액과 취득원가와의 차액을 재고 자산 평가 손실이라고 한다.

재고 자산 평가 손실의 회계 처리 방법에는 다음 두 가지가 있다.

1) 매출원가에 산입하는 방법

재고 자산 평가 손실이 정상적으로 발생하여 그 원가성이 인정되는 경우이다. 이때에는 매출원가에 산입하여 손익 계산에 반영한다.

2) 영업외비용으로 처리하는 방법

재고 자산 평가 손실이 비정상적으로 발생하여 그 원가성을 인정할 수 없는 경우이다. 이 경우 영업외비용으로 처리하며, '재고 자산 평가 손실'이라는 계정 과목을 별도로 설정한다.

두 번째 방법에 의해 재고 자산 평가 손실이 발생한 경우, 재무상태표상의 기말 재고액과 손익계산서상의 기말 재고액은 일치하지 않는다. 이를 해결하기 위해 재고 자산 평가 충당금을 설정할 수 있지만, 일반적으로 기업회계기준은 재고 자산 평가 충당금 계정을 직접적으로 인정하고 있지 않다. 따라서 재고 자산 평가 손실이 발생한 연도에는 재무상태표와 손익계산서상의 기말 재고액에 차이가 발생한다. 그러나 이러한 차이는 저가법 적용의 결과로, 예외적인 경우로 용인될 수 있다.

7.7 재고자산의 회계처리

7.7.1 구입과 사용에 대한 회계처리

재고자산의 구입부터 사용시까지의 회계처리를 예로 들면 다음과 같다.

① 진료재료 500,000원과 약품 100,000원을 구입하고, 300,000원을 현금으로 지불하고 나머지는 외상으로 하다.

(차) 진료재료	500,000	(대) 현금	300,000
약품	100,000	매입채무	300,000

② 3월 말에 재고 조사를 실시한 결과 3월 동안 사용된 진료재료비와 약품비는 각각 200,000원과 50,000원이다.

(차) 진료재료비	200,000	(대) 진료재료	200,000
약품비	50,000	약품	50,000

경리부서에서는 진료재료, 약품 등에 대해 재고 자산별로 보조부를 만들어 기록해야 한다. 재고 자산은 '진료 재료', '약품'과 같이 계정 과목의 '목'까지만 분류하는 방법도 있지만, '세목'인 예시 항목까지 분류하면 더 유용하다. 특히 진료 재료에는 다양한 종류가 있으므로 세분하여 보조부를 작성하는 것이 바람직하다.

방사선 재료 보조부의 예는 다음과 같다.

표 7-2 방사선재료 보조부

기간		적요	차변	대변	잔액
월	일				
3	1	전기이월액	1,000,000		1,000,000
	5	필림매입	500,000		1,500,000
	6	현상액매입	100,000		1,600,000
	20	필림매입	1,000,000		2,600,000
	31	당월소모실적		1,300,000	1,300,000
		월계	2,600,000	1,300,000	1,300,000
		누계	2,600,000	1,300,000	1,300,000

7.7.2 매입에누리와 할인에 대한 회계처리

매입품의 경우 매입 환출, 매입 에누리, 매입 할인(현금 할인) 등이 발생한다. 매입 환출(purchase returns)은 매입품의 품질 불량이나 파손 등의 이유로 상품을 반환하는 것이다. 매입 에누리(purchase allowances)는 상품을 반환하는 대신 판매 회사와 협의하여 매입 가격을 할인받는 것이다. 매입 환출과 에누리는 총매입액에서 직접 차감하는 방법으로 회계 처리한다.

매입 할인(purchase discounts)은 외상매입금을 약정 기일 전에 지급함으로써, 지급일로부터 약정 기일까지의 일수에 따라 일정액을 할인받는 것이다. 회계 처리는 총매입액에서 차감하여 회계 처리하는 방법과 수익(영업외수익)으로 회계 처리하는 방법이 있다.

수익으로 회계 처리하는 방법의 이론적 근거는 매입 할인을 구매자가 미리 지급한 대금에 대해 판매자가 그에 대한 이자를 지급해 준 것이므로 수익으로 처리해야 한다는 것이다. 그러나 이 방법은 수익이 상품의 판매나 용역의 제공 없이 구입 과정에서 나타날 수 없다는 실현주의 원칙에 위배되고, 매입 할인은 재화나 용역을 제공한 것으로부터 감액된 것이므로 수익으로 볼 수 없다는 비판이 제기된다.

우리나라 기업회계기준은 매입 할인을 총매입액에서 차감하는 방법으로 회계 처리하도록 하고 있다.

매입 에누리와 매입 할인에 대한 회계 처리 예는 다음과 같다.

① 3월 5일에 외상으로 구입한 진료 재료 중 일부 불량품이 있어 매입 환출하려 했으나, 1,000,000원에 대해 회사 측으로부터 10%의 에누리를 받다.

(차) 매입채무 100,000 (대) 진료재료 100,000

(해설)

매입 에누리는 매입한 재고 자산의 가액을 직접 줄이는 효과가 있지만, 그에 따라 감소하는 것은 매입한 재료의 장부 금액이 아니라, 아직 지급하지 않은 외상 대금(매입채무)이다.

- 에누리 금액 계산

  1,000,000원의 10% 에누리이므로, 1,000,000원 × 0.10 = 100,000원
- 에누리를 받으면 매입채무(부채)가 감소하므로 차변에 매입채무 100,000원을 기록하고, 매입 가격이 줄어들었으므로, 매입한 진료재료의 원가가 감소하는 것으로 보아 대변에 진료 재료 100,000원을 기록한다.

② 3월 5일 외상 매입했던 진료 재료 900,000원을 1개월 후에 갚기로 했다가 1주일 이내에 현금 지불하다. 이때 회사 측으로부터 50,000원을 할인받다.

(차) 매입채무	900,000	(대) 현금	850,000
		진료재료(매입할인)	50,000

(해설)

① 차변 (부채 감소)

매입채무(부채)가 900,000원 감소하여 차변에 기록

② 대변 (자산 감소 및 매입 할인)

- 실제로 지급한 현금은 할인받은 금액을 제외한 850,000원이므로, 현금(자산)이 850,000원 감소하여 대변에 기록
- 매입 할인은 재고 자산의 취득 원가를 감소시키므로, 진료 재료(자산)의 감소로 보아 대변에 50,000원을 기록. 우리나라 기업회계기준은 매입 할인을 총매입액에서 차감하는 방법으로 처리

연습 문제 Exercise

01_ 다음 거래에 맞는 회계처리를 하시오. (단, 약품을 재고자산으로 가정)

1) 계속 기록법으로 회계처리를 하시오.
2) 실사법으로 회계처리를 하시오. 2025년 5월 중 재고자산 거래 내역으로 기말재고 금액은 장부상 수량에 대한 금액이다. 실제수량에 해당하는 금액은 1,700원이다.

일 자	구 분	구입가액	불출금액
5월 1일	기초재고	1,000	
5월 3일	매 입	5,000	
5월 10일	불 출		4,000
5월 31일	기말재고	2,000	

02_ 다음은 재고자산과 관련된 자료이다. 실사법을 가정했을 때 선입선출법, 후입선출법, 단순평균법, 총평균법에 의한 기말재고자산을 계산하시오.

일 자	구 분	수 량	단 가
3월 1일	기초재고	300개	70원
3월 2일	불 출	250개	
3월 10일	매 입	550개	85원
3월 13일	매 입	400개	90원
3월 28일	불 출	500개	
3월 31일	기말재고	500개	

03_ K병원의 2025년말 장부상 재고자산은 100개이며 단가는 200원이다. 하지만 실제재고자산을 조사해보니 재고자산이 90개이며 단가는 180원이다. 2025년도에 인식할 재고자산 감모손을 계산하시오.

정답 및 해설

01_

1) 계속기록법

계속기록법은 재고자산의 매입 및 매출이 발생할 때마다 재고자산 계정에서 직접 증감시키는 방법

- 5월 1일

기초 재고는 별도 회계처리하지 않음

- 5월 3일

(차) 약품	5,000원	(대) 현금/매입채무	5,000원

- 5월 10일

(차) 매출원가(약품비)	4,000원	(대) 약품	4,000원

(해설) 약품이 재고에서 감소하고, 이는 매출원가로 인식

- 5월 31일

(차) 재고자산감모손실 300원 (대) 약품 300원

(해설) 장부상 금액: 기초 재고 1,000원 + 매입 5,000원 – 불출 4,000원 = 2,000원(기말 재고), 이 금액이 실제 수량 금액 1,700원과의 차이가 있으므로 재고감모손실로 회계처리

2) 실사법

실사법은 재고자산의 매입 시에는 매입 계정으로 처리하고, 매출 시에는 매출원가를 별도로 기록하지 않으며, 기말에 실제 재고 조사를 통해 기말 재고와 매출원가를 확정하는 방법

- 5월 1일

기초 재고는 별도 회계처리하지 않음

- 5월 3일

(차) 약품	5,000원	(대) 현금/매입채무	5,000원

- 5월 10일

실사법에서는 불출(매출) 시점에 매출원가를 기록하지 않음

- 5월 31일

실사법에서는 기말에 실사를 통해 재고를 확정하고, 매출원가를 계산

기초재고 1,000원 + 당기순매입 5,000원 – 기말재고(실제 1,700원) = 매출원가 4,300원

(차) 약품비	4,300원	(대) 약품	4,300원

① 기초 재고와 매입 계정을 마감하고 손익 계정(또는 매출원가 계정)으로 대체

(차) 약품비 1,000원 (기초 재고) (대) 약품 1,000원

(차) 약품비 5,000원 (당기 매입) (대) 약품 5,000원

② 기말 재고를 재고자산으로 계상하고 손익 계정(또는 매출원가 계정)에서 차감

(차) 약품 1,700원 (실제 기말 재고액) (대) 손익 (또는 매출원가) 1,700원

02_

1) 선입선출법

일자	적요	입고	출고	재고잔액
3/1	기초재고	300×70 = 21,000		300×70 = 21,000
3/2	불출		250×70 = 17,500	50×70 = 3,500
3/10	매입	550×85 = 46,750		50×70 = 3,500 550×85 = 46,750
3/13	매입	400×90 = 36,000		50×70 = 3,500 550×85 = 46,750 400×90 = 36,000
3/28	불출		50×70 = 3,500 450×85 = 38,250	100×85 = 8,500 400×90 = 36,000
3/31	기말재고			44,500

2) 후입선출법

일자	적요	입고	출고	재고잔액
3/1	기초재고	300×70 = 21,000		300×70 = 21,000
3/2	불출		250×70 = 17,500	(50개)
3/10	매입	550×85 = 46,750		(600개)
3/13	매입	400×90 = 36,000		(1000개)
3/28	불출		400×90 = 36,000 100×85 = 8,500	(500개)
3/31	기말재고			41,750

기말재고액 : (21,000 + 46,750 + 36,000) − (17,500 + 36,000 + 8,500)

= 103,750 − 62,000 = 41,750

3) 단순평균법

단순평균단가 : (70+85+90)/3 = 82원

기말재고액 : 500개 ×82원 = 41,000원

재료비 : 103,750원 − 41,000원 = 62,750원

4) 총평균법

일 자	적 요	입 고	출 고	재고잔액
3/1	기초재고	300×70 = 21,000		(300개)
3/2	불출		250×? =	(50개)
3/10	매입	550×85 = 46,750		(600개)
3/13	매입	400×90 = 36,000		(1000개)
3/28	불출		50×? = 450×? =	(500개)
3/31	기말재고			41,500

총평균단가 : (21,000 + 46,750 + 36,000) / (300개 + 550개 + 400개)
= 103,750 / 1250개 = 83원
기말재고액 : 500개 × 83원 = 41,500원

03_

장부상 재고자산 가액 = 100개 × 200원 = 20,000원
실제 재고자산 가액 = 90개 × 180원 = 16,200원
재고자산감모손 = 20,000원 − 16,200원 = 3,800원
따라서 K병원이 2025년도에 인식할 재고자산감모손은 3,800원

제8장 유형자산과 무형자산

8.1 의의 및 분류

물리적 형체가 있는지에 따라 자산은 유형자산(tangible assets)과 무형자산(intangible assets)으로 분류된다. 유형자산은 물리적 실체가 있는 자산이며, 무형자산은 물리적 실체가 없는 자산이다.

유형자산의 회계 처리는 다음과 같은 주요 문제들을 포함한다.

1) 취득 시 취득원가 결정

자산을 취득할 때 그 원가를 정확하게 결정하는 문제.

2) 취득 후 감가상각비 계상

유형자산은 시간 경과에 따라 가치가 감소하므로, 매 기말 감가상각비를 계산하여 비용으로 반영하는 문제.

3) 취득 후 지출 회계 처리

유형자산 취득 후 발생하는 지출을 자본적 지출로 볼 것인지 수익적 지출로 볼 것인지 구분하여 회계 처리하는 문제.

4) 유형자산 처분 시 회계 처리

유형자산을 매각하거나 폐기할 때 발생하는 손익을 인식하고 관련 계정을 정리하는 문제.

8.2 유형자산

8.2.1 의의와 종류

유형자산(tangible assets)은 토지, 건물, 의료기기처럼 물리적 형태를 가지며, 1년 이상 장기간에 걸쳐 정상적인 경영활동에 사용하기 위해 보유하는 자산이다. 또한, 상당한 가치 이상의 미래 경제적 효익이 기대되는 자산으로, 다음과 같은 특성을 갖는다.

1) 경영 목적 달성을 위한 영업 활동 사용

유형자산은 기업의 주요 영업 활동을 위해 보유하는 자산이다.

2) 1년 이상의 장기 자산

1년 이상의 장기간에 걸쳐 경제적 효익을 제공한다.

3) 물리적 형태를 가진 실물 자산

물리적인 형체를 가진다.

4) 대부분 감가상각 대상

대부분의 유형자산은 시간이 지남에 따라 가치가 감소하므로 감가상각의 대상이 된다.

유형자산의 종류에는 토지, 건물, 구축물, 기계장치, 의료장비, 차량운반구, 공기구비품, 건설 중인 자산 등이 있다. 이 중 공기구비품은 내용연수가 1년 이상이고, 상당한 금액 이상이어야 유형자산으로 분류된다. 건설 중인 자산은 유형자산의 건설을 위해 투입된 재료비, 인건비, 제경비, 도급금 등을 말한다.

이러한 자산들은 시간 경과에 따라 가치가 감소하는지, 특히 감가성 자산인지 여부에 따라 감가성 자산과 비감가성 자산으로 분류된다. 감가성 자산은 감가상각의 대상이므로 상각자산이라고 하며, 비감가성 자산은 감가상각의 대상에서 제외되므로 비상각자산이라고 한다. 토지와 건설 중인 자산을 제외한 대부분의 유형자산은 상각자산이다.

8.2.2 취득과 처분

1) 유형자산의 취득

유형자산의 취득원가는 매입원가에 제반 부대비용을 가산해야 한다. 부대비용이란 관세, 취득세, 운임, 설치비, 각종 수수료 등 유형자산 취득을 위해 지출된 모든 비용을 말한다.

취득원가 결정은 취득 유형에 따라 약간 다르다.

- 구입: 구입가격에 구입수수료, 운임 등 구입과 관련하여 부수적으로 지출되는 부대비용을 가산한 금액이 취득원가가 된다.
- 건설: 건설에 소요된 직접 재료비, 직접 노무비, 제조 간접비로 구성된 제조원가 또는 건설원가에 시운전비 등과 같은 부대비용을 가산한 금액을 취득원가로 한다.

- 교환, 현물출자, 증여, 무상 취득: 이 경우 공정가액을 취득원가로 한다.

예 다음의 거래를 분개하시오.

① A병원은 새로운 병동을 신축하기 위하여 설계비 ₩2,000,000과 건축허가비 ₩500,000을 수표를 발행하여 지급하다.

(차) 건설중인자산 2,500,000 (대) 현금(당좌예금) 2,500,000

② 건설업자와 ₩30,000,000에 도급계약하고, 계약금 ₩10,000,000을 수표를 발행하여 지급하다.

(차) 건설중인자산 10,000,000 (대) 현금(당좌예금) 10,000,000

③ 병원건물이 완공되어 건물을 인수하고 도급대금 잔액 ₩20,000,000을 수표를 발행하여 지급하다.

(차)		(대)	
건 물	32,500,000	건설중인자산	12,500,000
		현금(당좌예금)	20,000,000

④ 신축병동의 취득세 ₩100,000, 등기료 ₩50,000, 기타제비용 ₩100,000을 현금으로 지급하다.

(차) 건 물 250,000 (대) 현 금 250,000

예 다음의 거래를 분개하시오.

① 병원신축 토지 구입대금 ₩20,000,000 (200평×100,000)은 수표를 발행하여 지급하다. 관련 부대비용인 중개수수료 ₩300,000, 등기비 ₩50,000, 취득세 ₩500,000, 정지비 ₩1,000,000 등은 현금으로 지급하다.

(차)		(대)	
토 지	21,850,000	당좌예금	20,000,000
		현 금	1,850,000

예 다음의 거래를 분개하시오.

① 의료기기를 외국에서 구입하는데 소요되는 비용은 다음과 같다. 대금은 수표를 발행하여 미리 지급하다.

구입가격: ₩200,000,000, 보험료: ₩1,000,000, 운반료: ₩10,000,000

L/C개설수수료: ₩200,000

(차) 선 급 금 211,200,000 (대) 현금(당좌예금) 211,200,000

② 앞의 의료기기를 인천항으로부터 이송하여 A병원에 설치 완료하는데 소요된 비용은 다음과 같다. 대금은 수표를 발행하여 지급하다.

병원까지의 운반비: ₩1,000,000, 관세 등: ₩10,000,000, 설치비용: ₩1,000,000

시운전비: ₩500,000

(차)		(대)	
의료장비	223,700,000	현금(당좌예금)	12,500,000
		선 급 금	211,200,000

2) 유형 비유동자산의 처분 및 제각

유형자산을 매각하는 것을 처분(sale)이라 하고, 내용연수 중에 사용을 중지하고 폐기하는 것을 제각(abandonment)이라고 한다.

처분의 경우, 유형자산의 처분 가액이 장부가액(=취득원가−감가상각누계액)보다 많으면 유형자산처분이익으로 처리한다. 반대로 처분 가액이 장부가액보다 적은 경우에는 유형자산처분손실이라고 한다.

제각 시 제각 대상 자산에 처분 가치가 있다면, 유형자산 제각 손익은 이 처분 가치와 장부가액의 차이가 된다. 감가상각이 끝난 자산은 폐기 또는 처분될 때까지 잔존가액 또는 비망가액으로 기재한다.

유형 비유동자산 처분손익은 반복적 · 경상적으로 발생하는 것이 아니라 비경상적 · 임시적으로 발생하는 손익이다. 현행 기업회계기준과 의료기관회계기준에서는 유형자산처분손익을 영업외손익(의료외손익)으로 처리하여 손익계산서에 포함시키도록 규정하고 있다.

예 다음의 거래를 분개하시오.

① 취득원가가 ₩5,000,000인 의료기기를 ₩1,000,000에 처분하고 대금은 현금으로 받다. 처분시까지의 감가상각누계액은 ₩3,000,000이다.

(차)		(대)	
현 금	1,000,000	의료장비	5,000,000
의료장비감가상각누계액	3,000,000		
유형자산처분손실	1,000,000		

② 취득원가가 ₩10,000,000인 차량운반구를 ₩3,000,000에 처분하고, 대금은 현금으로 받다. 처분시까지의 감가상각누계액은 ₩8,000,000이다.

(차)		(대)	
현 금	3,000,000	차량운반구	10,000,000
차량운반구감가상각누계액	8,000,000	유형자산처분이익	1,000,000

8.2.3 유형자산 평가(취득원가와 재평가)

유형자산 평가는 기본적으로 취득원가를 기준으로 한다. 다만, 예외적으로 자산재평가를 통해 평가액이 달라질 수도 있다. 병원의 유형 비유동자산이 원가로 평가되어야 하는 이유는 다음과 같다.

1) 병원 내에 장기 체류하는 자산이다.
2) 판매 목적이 아닌 자산이다.
3) 가격 변동이 심하지 않은 자산이다.
4) 시가 결정이 어려운 자산이다.

이러한 이유들은 유형자산이 재고자산이나 유가증권과 달리 원가로 평가되어야 하는 근거가 되며, 저가주의가 적용될 수 없는 이유도 된다.

8.2.4 자산재평가제도

과거 자산재평가제도는 우리나라에 존재했던 특이한 회계 제도였으나, 현재는 일반기업회계기준 및 한국채택국제회계기준(K-IFRS)에서 허용되는 재평가모형과는 다른 개념이다. 과거 자산재평가법에 따른 회계처리는 다음과 같았다.

1) 재평가 자산의 범위

업무용 자산 중 국내에 소재한 자산이 해당했다. 재평가 대상은 건물, 기계장치 등 감가상각 자산이었고, 토지, 주식 등 비감가자산 및 건설 중인 자산은 제외되었다.

2) 자산재평가 시점

재평가일 현재 취득일(또는 직전 재평가일)을 기준으로 도매물가지수가 23/100 이상 증가한 경우에 가능했다. 따라서 자산의 평가액이 이전보다 23/100 이상 증가하면 몇 번이고 재평가할 수 있었다.

3) 재평가 차액 처리

재평가 차액은 재평가적립금으로 계상되었고, 이 재평가적립금은 자본전입을 통해 자본금이 증가할 수 있었다.

4) 재평가 방법 및 감정기관

재평가는 시가에 의한 평가로 이루어졌으며, 시가 감정기관은 은행법 규정에 따른 금융기관, 한국감정원, 금융단신용조사가 있었다.

5) 재평가 승인 및 세금

자산재평가를 하려면 세무서장의 승인을 얻어야 했다. 재평가세액은 재평가 차액의 3/100이었다.

6) 재평가적립금 사용

재평가 차액에서 이월결손금을 공제한 잔액을 재평가적립금으로 적립했다. 재평가적립금은 재평가세 납부, 자본전입, 이월결손금 보전, 환율조정계정 보전으로만 사용할 수 있었다.

8.2.5 자본적 지출과 수익적 지출

유형자산을 취득하여 사용하는 과정에서 해당 자산과 관련된 다양한 지출이 발생한다. 이러한 지출 중에는 당기 활동과 관련된 정상적인 수선비 또는 유지비의 성격을 띠는 것도 있고, 자산의 근본적인 기능 또는 성질에 중대한 변화를 야기시키는 것도 있다. 따라서 자산 취득 후에 발생한 지출을 당기 비용으로 처리(수익적 지출)할 것인지, 아니면 자본화하여 미래 기간에 배분(자본적 지출)할 것인지의 문제가 생긴다.

1) 자본적 지출

자본적 지출(capital expenditure)은 내용연수를 연장하거나 자산의 가치를 증가시키는 지출을 말한다. 지출의 효익이 장기간에 미치므로 당기의 비용으로 처리하지 않고, 비유동자산의 원가를 구성하는 지출로 이를 자본화하여 해당 유형자산의 취득원가에 산입한다.

2) 수익적 지출

수익적 지출(revenue expenditure)은 경상적인 자산의 유지 · 관리를 위한 지출로서 지출의 효익이 당기에 끝나므로 당기의 비용에 포함되는 지출이다. 주로 수선비 등이 해당된다.

3) 자본적 지출과 수익적 지출이 재무제표에 미치는 영향

동일한 지출을 어느 쪽으로 처리하는가에 따라 자산과 이익의 크기가 달라진다. 자본적 지출로 처리하면 자산이 증가하고, 수익적 지출로 처리하면 비용이 증가하여 순이익이 감소한다. 따라서 자본적 지출로 처리하면 이익이 높게 되고, 반대로 수익적 지출로 처리하면 이익이 낮게 된다.

4) 구분 기준

자본적 지출과 수익적 지출의 기본적인 구분 기준은 미래에 효익의 증가를 가져올 것인지 아니면 당기 효익의 증가만을 가져올 것인지에 따라 구분된다.

(1) 자본적 지출은 일정 금액 이상의 지출로서 다음과 같은 경우이다.

① 자산을 증가 또는 추가하는 지출

② 자산의 생산능력을 높이는 지출

③ 재배치 또는 용도 변경으로 자산의 이용 가치를 증가시키는 지출

④ 내용연수를 연장시키는 지출

(2) 수익적 지출은 일정 금액 미만의 지출로서 다음과 같은 경우이다.

① 경상적으로 발생하는 비용의 지출

② 지출의 효과가 회계 기간 내에 소멸하는 지출

③ 현재 자산의 상태나 기능을 유지하기 위한 지출

④ 본래의 정상적 기능을 발휘시키는데 필요한 지출

예 다음의 거래를 분개하시오.

① 병원건물의 리모델링 공사비용 ₩10,000,000에 대해 수표를 발행하여 지급하다. 이 중 ₩9,900,000은 승강기와 냉난방 시설을 위한 것이고, ₩100,000은 시설의 보수를 위한 것이다.

② 의료기기 부품을 교체하고, 대금 ₩500,000은 현금으로 지급하다.

③ 검사실의 의료장비를 점검 및 수리하고 수리비용 ₩200,000은 현금으로 지급하다.

④ 병원 건물에 간단한 칸막이 시설을 설치하는데, ₩50,000이 소요되었다. 병원방침에 따라 ₩100,000이하의 지출에 대해서는 수익적 지출로 처리하다.

①	(차)	건 물	9,900,000	(대) 현금(당좌예금)	10,000,000
		수 선 비	100,000		
②	(차)	의료장비	500,000	(대) 현 금	500,000
③	(차)	수 선 비	200,000	(대) 현 금	200,000
④	(차)	수 선 비	50,000	(대) 현 금	50,000

8.3 감가상각

8.3.1 의 의

병원이 보유한 유형자산 중 토지를 제외한 건물, 의료기기, 차량운반구, 비품 등과 무형자산 중 영업권, 산업재산권, 개업비 등은 사용이나 시간 경과에 따라 그 가치가 감소한다. 이러한 가치 감소를 감가라고 한다. 자산 가치가 감소하면 미래에 제공할 용역 잠재력 또한 감소하므로, 정확한 기간 손익을 산출하기 위해 비용화된 부분을 파악할 필요가 있다. 이러한 회계 절차(자산의 장부가액을 감소시키는 절차)를 감가상각이라 하고, 이때 비용으로 계상한 것을 감가상각비라고 한다.

감가상각(depreciation)이란 자산의 가치 감소 또는 자산 원가의 소멸을 나타내는 것으로서, 자산의 원가를 그 효익을 받는 기간 내에 합리적으로 배분하는 것이다. 자산 가치 감소는 연중 발생한다고 볼 수 있으나, 실무적 편의에 따라 결산기말에 결산 절차로서 일괄적으로 진행한다.

감가상각은 재무제표에 큰 영향을 미친다. 손익계산서에는 비용으로 계상되어 당기 이익 결정에 영향을 미치고, 재무상태표에는 자산의 차감 계정으로서 자산 평가에 영향을 미친다. 그러므로 감가상각은 각 회계 기간의 손익 계산을 정확하게 하기 위해 체계적이고 합리적인 원가 배분 방법에 따라 유형자산의 취득 원가를 각 기간에 할당하는 것이 중요하다. 이러한 측면에서 비유동자산의 취득 원가는 일종의 선급비용(prepaid expense)으로서의 성격을 지닌다.

8.3.2 감가의 원인

자산 가치가 감소하는 데에는 여러 가지 원인이 있으나 다음의 두 가지로 요약할 수 있다.

1) 물리적 원인 (Physical Factors)

자산의 사용 또는 시간 경과에 따라 가치가 감소하는 경우이다. 자산 사용에 의한 마모 및 시간 경과에 의한 노후화가 그 원인이며, 대개 규칙적이고 계속적으로 발생한다.

2) 기능적 원인 (Functional Factors)

진부화, 부적응 등 자산의 기능에 문제가 발생하거나 또는 자산을 더 이상 보유하는 것이 경제적이지 않다고 판단될 때 발생하는 감가이다. 이를 경제적 감가라고도 한다.

(1) 부적응(Inadequacy)

물리적으로는 문제가 없으나 경제 환경의 변화에 따라 자산을 효율적으로 사용할 수 없는 경우를 말한다. 예를 들어, 컴퓨터의 경우 새로운 소프트웨어가 개발되어 일반화됨에 따라 기존 컴퓨터 용량으로는 새로운 소프트웨어를 사용할 수 없는 경우이다.

(2) 진부화(Obsolescence)

부적응과 같이 물리적으로 문제가 없으나 새로운 유형의 자산이 개발됨으로써 기존 자산이 구식화되는 경우를 말한다. 예를 들어, 자동차의 경우 새로운 모델이 개발되면 종전의 자동차는 구식이 되어 가치가 감소하는 것이다.

감가의 원인은 자산 가치의 내용연수 결정이나 감가상각 방법을 결정할 때 고려해야 할 중요한 요소이다. 기능적 감가가 발생하는 자산에 대해서는 내용연수를 짧게 하고, 초기에 감가상각을 많이 하는 감가상각 방법을 택하는 것이 일반적이다.

8.3.3 감가상각비 산정요소

감가상각비를 계산하려면 자산 취득 시의 취득원가, 내용연수, 잔존가액을 알아야 하며, 어떤 상각 방법을 적용할 것인지도 결정해야 한다.

1) 취득원가 (Acquisition Cost)

구입의 경우, 구입원가(구입가격에 취득 부대비용을 더한 금액)가 된다. 제조 또는 건설의 경우, 제조원가 또는 건설원가에 부대비용을 더한 금액이다.

2) 잔존가액 (Residual Value)

잔존가액은 내용연수 경과 후 유형자산을 처분할 때의 추정 처분가액에서 처분 관련 비용을 뺀 금액이다. 잔존가액을 결정할 때는 자산의 성격과 업종 등을 고려하여 객관적이고 합리적으로 정해야 한다. 감가상각의 대상이 되는 금액은 취득원가에서 잔존가액을 뺀 금액인데, 이를 감가상각대상금액(depreciable cost)이라고 한다.

3) 내용연수 (Service Life or Useful Life)

자산의 경제적 효익이 발생하는 기간으로 추정된 사용 가능 연수이다. 추정하는 이유는 자산의 사용 가능 연수를 정확히 알 수 없기 때문이다. 추정은 물리적 감가와 기능적 감가를 종합적으로 고려하여 결정해야 한다. 그러나 내용연수는 추정하기 곤란하기 때문에 실무에서는 세법에서 정해 놓은 유형자산의 내용연수를 따르는 경우가 많다. 내용연수에 대해 세법에서는 회계 처리의 통일을 위해 내용연수를 자산별로 규정하고 있다. 예를 들면 철근콘크리트 건물은 30~60년, 차량운반구는 3~15년, 비품은 2~15년으로 되어 있다.

8.3.4 감가상각비의 계산방법

감가상각 방법은 유형자산의 원가를 배분하는 방법이다. 즉, 취득가액을 내용연수 동안 합리적이고 체계적으로 각 기간에 배분하는 방법이다. 감가상각 방법은 해당 자산의 특성과 생산 활동 투입 방법 등을 고려하여 합리적으로 채택해야 하며, 회계연도 중에 새로 취득한 유형자산은 동종의 기존 유형자산과 동일한 감가상각 방법을 적용해야 한다. 감가상각 방법으로는 정액법, 정률법, 생산량비례법, 종합상각법 등이 있다. 여기서는 대표적인 감가상각 방법인 정액법과 정률법만 설명한다.

1) 정액법 (Straight-Line Method)

정액법은 감가상각 대상이 되는 각 비유동자산의 감가상각 총액을 내용연수 동안 균등하게 할당하여 상각하는 방법이다. 이 방법에 따르면 감가상각 후 장부가액(book value)은 일정하게 줄어든다. 반면, 감가상각누계액은 일정하게 증가한다. 정액법에 의한 감가상각비는 다음 공식에 의해 계산된다.

감가상각비 = (취득원가 – 잔존가액) / 내용연수

정액법의 장점으로는 계산이 간편하고, 단순히 시간 경과에 의한 감가가 매년 일정하게 발생할 경우에 적합한 방법이며, 매기 이익 결정에 미치는 영향이 동일하다. 단점으로는 감가 정도가 매년 일정하지 않을 경우 적용하기 어렵고, 미상각 잔액이 체감하여 이익률이 기간 경과에 따라 상승하게 된다.

예 다음 자료를 정액법에 따라 감가상각비를 계산하고, 연도별 감가상각표를 작성하시오.
의료기기 취득원가 ₩5,000,000, 잔존가액 ₩500,000(취득원가의 10%) 내용연수 5년

표 8-1 정액법에 의한 감가상각표

연수	연초의 장부가액	감가상각비	감가상각누계액	연도말의 장부가액
1	5,000,000	900,000	900,000	4,100,000
2	4,100,000	900,000	1,800,000	3,200,000
3	3,200,000	900,000	2,700,000	2,300,000
4	2,300,000	900,000	3,600,000	1,400,000
5	1,400,000	900,000	4,500,000	500,000

– 매년 감가상각비= (5,000,000–500,000)/5 = 900,000

위의 감가상각표를 보면 연도초의 장부가액으로부터 당해연도의 감가상각비(또는 감가상각충당금)가 차감되어 연도말의 장부가액이 계산되고 있다. 내용연수에 따라 감가상각이 끝난 5년 후의 장부가액은 잔존가액과 일치한다.

2) 정률법(fixed percentage method)

정률법이란 비유동자산의 미상각 잔액(=취득가액−감가상각누계액)에 일정한 상각률을 곱하여 각 회계연도의 감가상각비를 계산하는 방법이다. 이렇게 하면 초기에는 감가상각비가 많이 계상되다가 후기로 갈수록 점차 적게 계상된다. 정률법은 다음 공식에 의해 계산된다.

$$\text{감가상각비} = \text{미상각잔액} \times \text{정률}$$
$$\text{정률} = 1 - n\sqrt{\text{잔존가액}/\text{취득원가}} \ (\text{n은 내용연수임})$$

정률법의 장점으로는 유형자산의 가치가 초기에 많이 하락하고 점차 적게 하락하는 경향을 반영할 수 있다는 것이다. 또한, 구입 초기에 감가상각비를 많이 계상함으로써 초기에 세금혜택을 많이 볼 수 있다. 단점으로는 정률 계산이 복잡하다는 점이다.

예 앞에서 정액법에 따라 감가상각비를 계산했던 자료를 가지고, 정률법에 따라 감가상각비를 계산하고, 감가상각표를 작성하시오.

표 8-2 정률법에 의한 감가상각표

연도	연도초의 장부가액 ①	상각률(%) ②	감가상각비 ③=①×②	감가상각누계액 ④=③의 누계	연도말의 장부가액 ⑤=①−③
1	5,000,000	36.9	1,845,000	1,845,000	3,155,000
2	3,155,000	36.9	1,164,200	3,009,200	1,990,800
3	1,990,800	36.9	734,610	3,743,810	1,256,190
4	1,256,190	36.9	463,530	4,207,340	792,660
5	792,660	36.9	292,660	4,500,000	500,000

− 상각률 = $1 -_5$ 500,000/5,000,000 = 36.9%

8.3.5 감가상각비의 회계처리

감가상각비 회계처리 방법으로는 직접법(직접차감법)과 간접법(누계액설정법)이 있다. 일반적으로 유형자산은 간접법으로, 무형자산은 직접법으로 회계처리한다.

1) 직접법 (Direct Method)

직접법이란 각 회계연도의 감가상각비를 차변에, 해당 유형자산을 대변에 기입하여 유형자산 가액을 직접 감소시키는 방법이다. 이 방법은 현재의 장부가액(미상각 잔액)을 쉽게 파악할 수 있다는 장점이 있다. 그러나 취득 후 시간이 경과함에 따라 비유동자산 대장을 확인하지 않고는 해당 자산의 취득원가와 현재까지의 감가상각누계액을 정확하게 파악할 수 없다는 단점이 있다.

2) 간접법 (Indirect Method)

간접법이란 각 회계연도의 감가상각비를 차변에, 감가상각누계액을 대변에 기입하는 방법이다. 이 방법에 따르면 유형자산 계정은 항상 취득원가로 표시되고, 감가상각누계액은 각 회계연도 감가상각액의 누적된 금액이 된다.

재무상태표에 표시할 때에는 유형자산의 취득원가에서 감가상각누계액의 누적액을 차감하는 형식으로 장부가액을 표시한다. 이때 감가상각누계액은 자산의 차감 계정이다. 간접법은 유형자산의 취득원가, 감가상각누계액, 장부가액을 모두 파악할 수 있다는 장점이 있기 때문에 유형자산의 감가상각에는 간접법을 사용한다.

예 다음의 자료를 가지고 직접법(직접차감법)과 간접법(누계액설정법)에 따라 분개하시오.
A병원은 취득원가 ₩500,000, 내용연수 10년, 잔존가액 10%인 비품에 대하여 정액법에 따라 감가상각을 하다. 단, 결산은 연 1회로 하다.

① 직접법의 경우

(차) 감가상각비 45,000 (대) 공기구비품 45,000

② 간접법의 경우

(차) 감가상각비 45,000 (대) 공기구비품감가상각누계액 45,000

(해설) 연간 감가상각비 = (취득원가 − 잔존가액) / 내용연수

(500,000원 − 50,000원) / 10년 = 45,000원

8.4 무형자산

무형자산(intangible assets)은 물리적 형체는 없으나 미래에 걸쳐 기업의 수익 창출에 기여할 것으로 예상되는 자산을 말한다.

무형자산은 다음과 같은 특성을 가지고 있다.

첫째, 사업 목적 달성에 사용하기 위해 보유하고 있는 자산이다.

둘째, 1년 이상의 기간에 걸쳐 효익을 제공하는 장기 자산이다.

셋째, 미래에 발생할 경제적 효익의 크기가 불확실한 자산이다.

넷째, 물리적 형체가 없는 자산으로 법률상의 권리 또는 경제적 권리이다.

다섯째, 존속기간이 불확실한 자산이 아니라, 유효기간이나 합리적인 추정에 따라 상각되는 자산이다.

무형자산의 종류에는 영업권, 산업재산권(특허권, 실용신안권, 디자인권, 상표권 등), 저작권, 컴퓨터 소프트웨어, 임차권리금, 광업권, 어업권, 개발비 등이 있다. 창업비(개업비)는 더 이상 무형자산으로 분류되지 않고, 발생 시점에 비용으로 처리된다. 영업권을 제외한 대부분의 무형자산은 법률이나 계약 등에 의해 자산을 일정 기간 독점적이고 배타적으로 사용할 수 있는 권리이다.

표 8-3 무형자산의 분류 및 정의

계정과목	정 의
영 업 권	합병 · 영업양수 및 전세권 취득 등의 경우에 별도로 유상으로 취득한 것으로 한다.
산업재산권	일정기간 독점적 · 배타적으로 이용할 수 있는 권리로서 특허권 · 실용신안권 · 의장권 및 상표권 등으로 한다.
광 업 권	일정한 광구에서 등록을 한 광물과 동 광상 중에 부존하는 다른 광물을 채굴하여 취득할 수 있는 권리로 한다.
어 업 권	일정한 수면에서 독점적 · 배타적으로 어업을 경영할 수 있는 권리로 한다.
차 지 권	임차료 또는 지대를 지급하고 타인이 소유하는 토지를 사용 · 수익할 수 있는 권리로 한다.
창 업 비	발기인의 보수 · 인수수수료 · 설립등기비 · 주식발행비 등 회사설립을 위하여 발생한 비용과 개업 준비기간 중에 사업 인 · 허가를 획득하기 위하여 발생한 비용 등으로 한다(병원의 경우 개원준비 기간에 따라 투입된 인건비, 관리운영비, 기타 비용이 포함된다).
개 발 비	신제품 · 신기술 등의 개발과 관련하여 발생한 비용(소프트웨어 개발과 관련된 비용을 포함한다)으로서 개별적으로 식별가능하고 미래의 경제적 효익을 확실하게 기대 할 수 있는 것으로 한다.
기 타	신기술도입비, 소프트웨어, 수리권, 전용측선이용권, 전기가스공급시설이용권, 저작권, 프랜차이즈

무형자산의 회계처리는 취득원가를 존속기간 또는 유효기간에 걸쳐 합리적이며 체계적으로 비용 배분하는 것이다. 무형자산은 감가상각이라는 용어 대신 상각(amortization)이라는 용어를 사용하며, 유형자산의 감가상각과 구별한다. 무형자산의 상각은 유형자산의 감가상각과 비교할 때 다음과 같은 특징이 있다.

1) 무형자산의 내용연수는 대체로 계약 또는 법률적으로 정해진 유효기간이 된다.
2) 무형자산의 상각액 계산 방법은 정액법이 주로 사용된다.
3) 무형자산은 구체적인 형태가 없으므로 잔존가치는 없는 것으로 한다. (다만, 특정 조건을 충족하는 경우 잔존가치가 있을 수 있으나, 일반적이지 않다.)
4) 상각액의 회계처리는 해당 자산에서 직접 차감하는 직접법으로 한다.

우리나라 법인세법에서 규정하고 있는 무형자산의 내용연수는 다음과 같다.

표 8-4 무형자산의 내용년수

구분	내용년	해당무형자산
1	5년	영업권, 의장권, 실용신안권, 상표권
2	10년	특허권, 어업권, 해저광물개발법에 의한 채취권, 유료도로관리권, 수리권, 전기가스, 공급시설이용권, 공업용수도시설이용권, 수도시설이용권, 열공급시설이용권
3	20년	광업권, 전신전화전용시설이용권, 전용측선이용권, 하수종말처리장시설관리권, 수도시설관리권
4	50년	댐사용권

예 다음의 거래를 분개하시오.

① A원장이 운영하던 A개인병원을 ₩500,000,000에 인수하다. A개인병원의 전세금은 ₩400,000,000이고 나머지는 권리금이다(A개인병원의 다른 자산이나 부채는 없는 것으로 가정함).

(차) 보 증 금	400,000,000	(대) 현 금	500,000,000
(차) 영 업 권	100,000,000		

② A병원은 신약을 개발하기 위하여 ₩5,000,000의 수표를 발행하여 지급하다.

(차) 신약개발비	5,000,000	(대) 현금(당좌예금)	5,000,000

③ 결산시에 ②의 개발비 중에서 ₩1,000,000을 상각하다.

(차) 무형자산상각비	1,000,000	(대) 신약개발비	1,000,000

8.5 내부적으로 창출된 무형자산

병원 내에서 무형자산을 연구하고 개발하는 경우는 드물지만 보건의료기관에서 무형자산에 대한 거래가 없는 것이 아니므로 내부적으로 창출된 무형자산을 어떻게 회계처리 해야 되는지 알아본다.

연구개발 활동은 연구활동과 개발활동으로 나뉜다. 연구는 새로운 지식이나 이해를 얻기 위해서 수행하는 독창적이고 계획적인 활동을 의미하고, 개발은 상업적인 생산이나 사용 전에 연구결과나 관련 지식을 실제로 적용하는 활동을 의미한다.

내부 프로젝트의 연구단계에서는 연구하고 있는 무형자산이 미래에 경제적 효익을 창출할 것이라는 증거를 제시할 수 없으므로 내부 프로젝트의 연구단계에서 발생한 지출은 발생시점에 비용으로 인식을 한다.

하지만 내부 프로젝트의 개발단계에서는 실제로 연구계획이 실행된 것이므로 무형자산을 식별할 수 있기 때문에 그 무형자산이 미래에 경제적 효익을 창출할 것이라는 증거를 제시할 수 있다. 그러므로 개발단계에서 발생한 지출은 그 효익의 증거를 제시할 수 있을 때, 무형자산으로 인식하고, 증거를 제시할 수 없을 경우에만 비용으로 인식한다.

연습 문제 Exercise

01_ 다음의 거래를 분개하시오.

1) 의료기기를 ₩80,000에 구입하고, ₩50,000은 현금으로 지급하고, 나머지는 외상으로 하다.
2) 영업용으로 사용할 목적으로 차량을 ₩1,000,000에 구입하고 당좌수표를 발행하여 지급하다.
3) CT를 ₩600,000에 외상구입하고, CT 운반비와 설치비로 ₩30,000을 현금으로 지급하다.

02_ 2024년 1월 1일, K병원은 내용연수 5년, 잔존가치 ₩10,000의 기계장치를 100,000에 취득하였다. 1) 정액법과 2) 정률법에 따라 2024년도와 2025년도의 감가상각비를 계산하고 회계처리하시오. (정률은 36.9%이다.)

03_ 2025년에 제약회사의 연구부서에서 3가지 프로젝트를 수행하고 있다. 프로젝트 P는 연구단계에 있으며 ₩20,000을 지출하였고, 프로젝트 S는 개발단계에 있으며 ₩30,000을 지출하였으며, 프로젝트 T 또한 개발단계에 있으며 ₩ 50,000이 지출되었다. 개발단계에 있는 프로젝트 중 프로젝트 T는 자산의 인식요건을 충족시킨다. 1) 비용으로 계상될 금액과 2) 자산으로 계상될 금액을 계산하고, 3) 회계처리를 하시오.

정답 및 해설

01_

1)	(차) 의료장비	80,000	(대) 현　금	50,000
			미지급금	30,000
2)	(차) 차량운반구	1,000,000	(대) 현금(당좌예금)	1,000,000
3)	(차) 의료장비	630,000	(대) 미지급금	600,000
			현　금	30,000

02_

1) 정액법

2024년 : $\frac{100,000-10,000}{5}$ = 18,000

(차) 감가상각비 18,000 (대) 기계장치감가상각누계액 18,000

2025년 : $\frac{100,000-10,000}{5}$ = 18,000

(차) 감가상각비 18,000 (대) 기계장치감가상각누계액 18,000

(2) 정률법

2024년 : 100,000×36.9% = 36,900

(차) 감가상각비 36,900 (대) 기계장치감가상각누계액 36,900

2025년 : (100,000−36,900)×36.9% ≒ 23,284

(차) 감가상각비 23,284 (대) 기계장치감가상각누계액 23,284

03_

1) 비용으로 계상될 금액 계산

- 연구단계에서 발생한 지출은 미래 경제적 효익의 창출이 불확실하므로 모두 비용으로 인식
  - 프로젝트 P: 20,000원
- 개발단계에서 발생한 지출이라도 자산 인식 요건을 충족하지 못하면 비용으로 인식
  - 프로젝트 S: 30,000원

따라서 총 비용 계상액은 20,000원 + 30,000원 = 50,000원

2) 자산으로 계상될 금액 계산

- 개발단계에서 발생한 지출 중 자산 인식 요건(미래 경제적 효익이 유입될 가능성이 높고, 원가를 신뢰성 있게 측정할 수 있는 등)을 충족하면 무형자산(개발비)으로 인식
  - 프로젝트 T: 50,000원

  따라서 총 자산 계상액은 50,000원

3) 회계처리

(차) 자체연구비 50,000원 (대) 현금 100,000원

연구개발비 50,000원

8.6 리스회계

8.6.1 리스의 의의

리스(lease)는 현금 지급을 대가로 약정된 일정 기간 동안 특정 자산(리스자산)을 이용할 권리를 임대인(lessor)이 임차인(lessee)에게 부여하는 임대차 계약이다. 임대인은 주로 리스회사가 되며, 리스자산의 이용권을 이전해 주는 측이다. 임차인은 임대인으로부터 리스자산의 이용권을 이전받고 그 대가로 일정한 금액을 정기적으로 지급하는 측이다.

리스는 어떤 자산을 실제로 소유하지 않고 리스회사로부터 임대하여 이용함으로써 자금을 조달하는 것과 유사한 효과를 볼 수 있다. 이렇게 리스를 통해 자금을 조달하는 방식을 금융리스(financing lease)라고 한다. 일반적으로 리스 계약을 통해 임차인은 약정된 기간 동안 임대인의 자산을 이용할 권리를 취득하며, 이용 기간 동안 임차료는 임차인의 장부에 비용으로 기록된다.

리스는 기술의 신속한 변화와 그에 따른 진부화로 인한 원가 감소로부터 기업을 보호할 수 있다는 장점 때문에 1980년대 이후부터 이용률이 크게 증가했다. 최근 의료기술의 급속한 발전에 힘입어 의료장비 개발도 활발해지면서 성능이 우수한 신형 의료장비가 개발되어 기존 의료장비의 수명이 짧아지고 있다.

최근 병원에서도 고가의 의료장비를 리스로 빌려 이용하는 경우가 늘고 있다. 리스 이용이 늘어나는 이유는 다음과 같다.

첫째, 일시적인 자금 부담 없이 최신 장비를 이용할 수 있다.

둘째, 은행에서 융자를 받아 설비투자를 할 경우 지급이자에 대해서만 세법상 손비로 처리되지만, 운용리스의 경우 리스료 전체를, 금융리스의 경우 감가상각비와 리스료에 포함된 지급이자까지 손비 처리할 수 있다.

셋째, 리스회사를 통해 의료장비를 들여올 경우 담보물 제공에 유연성이 있다.

넷째, 신용장 개설부터 의료장비 인수까지 걸리는 시간이 직접 구입할 때보다 짧다.

8.6.2 리스용어 정의

리스 회계처리지침(2014년 12월 23일 제정) 제3조에서 정의되고 있는 리스용어는 다음과 같다.[시행 2025. 1. 1.] [기획재정부예규 제739호, 2024. 12. 10., 일부개정]

(1) "리스"란 리스제공자가 특정 자산의 법적 소유권을 유지한 채 일정 기간동안 해당 자산의 사용권을 리스이용자에게 이전하고, 리스이용자는 해당 자산의 사용대가로 리스제공자에게 사용료를 지급하는 계약을 말한다.

(2) "최소리스료"란 리스기간에 리스이용자가 리스제공자에게 지급해야 하는 금액으로 연간리스료, 보증잔존가치 및 행사가 확실시 되는 염가매수선택권의 행사가격을 합한 금액을 말한다.

(3) "내재이자율"이란 리스약정일 현재 최소리스료와 무보증잔존가치의 현재가치 합계액을 리스자산의 공정가치와 리스제공자의 리스개설직접원가의 합계액과 일치시키는 리스제공자의 할인율을 말한다.

(4) "리스이용자의 증분차입이자율"이란 리스이용자가 유사한 리스에 대해 부담해야 할 이자율을 말한다.

(5) "리스개설직접원가"란 리스의 협상 및 계약에 직접 관련하여 발생하는 리스계약 부대비용 등을 말한다. 다만, 제조자나 판매자인 리스제공자에 의하여 발생하는 원가는 제외한다.

(6) "리스기간"이란 (가) 내지 (나)를 포함하는 기간을 말한다.

  (가) 리스이용자가 자산을 리스하기로 약정을 맺은 해지불능기간

  (나) 추가적인 대가의 지급여부에 관계없이 리스이용자가 그 자산에 대하여 리스를 연장할 수 있는 선택권을 가지고 있으면서, 그 선택권을 행사할 것이 리스약정일 현재 거의 확실한 경우 당해 추가기간

(7) "리스약정일"이란 리스계약일과 리스의 주요사항에 대한 계약당사자들의 합의일 중 이른 날을 말한다.

(8) "리스기간개시일"이란 리스이용자가 리스자산의 사용권을 행사할 수 있게 된 날을 말한다.

(9) "금융리스"란 리스자산의 소유에 따른 위험과 효익이 실질적으로 리스이용자에게 이전되는 리스를 말한다.

(10) "운용리스"란 금융리스 이외의 리스를 말한다.

(11) "염가매수선택권"이란 리스이용자가 선택권을 행사할 수 있는 시점의 공정가치보다 충분하게 낮을 것으로 예상되는 가격으로 리스자산을 매수할 수 있는 선택권을 말한다.

(12) "추정잔존가치"란 리스약정일 현재 추정되는 리스기간 종료시점 혹은 경제적 내용연수 완료시점의 리스자산 잔존가치를 말한다.

(13) "보증잔존가치"란 리스이용자가 보증한 리스자산의 잔존가치 부분(어떤 경우에나 보증금액은 지급될 수 있는 최대금액을 말한다)을 말한다.

(14) "무보증잔존가치"란 리스제공자 입장에서 실현이 불확실한 잔존가치로, 추정잔존가치에서 보증잔존가치를 차감한 금액을 말한다.

(15) "리스자산 내용연수"란 리스기간에 한정되지 않고 리스기간 개시일부터 자산에 내재된 경제적 효익을 리스이용자가 소비할 것으로 예상되는 잔여기간을 말한다.

(16) "리스자산 공정가치"란 합리적인 판단력과 거래의사가 있는 독립된 당사자 사이의 거래에서 리스자산이 교환되거나 부채가 결제될 수 있는 금액을 말한다.

(17) "해지불능 리스"란 다음 각각의 경우를 제외하고는 해지할 수 없는 리스를 말한다.

(가) 발생할 가능성이 희박한 우발상황이 나타나는 경우

(나) 리스제공자가 허락하는 경우

(다) 리스이용자가 동일한 리스제공자와 해당 자산이나 동등한 자산에 대하여 새로운 리스를 체결하는 경우

(라) 리스약정일에 판단하였을 때, 해당 리스가 계속될 것이 거의 확실할 정도의 추가적인 금액을 리스이용자가 지급하는 경우

(18) "조정리스료"란 금액이 확정되지는 않았지만 기간경과 이외의 변동요소(예: 수익의 일정비율, 사용량, 물가지수 및 시장이자율)의 미래발생분을 기초로 결정되는 리스료 부분을 말한다.

(19) "리스보증손실"이란 리스이용자가 리스기간이 종료되어 리스제공자에게 반환하는 리스자산의 공정가치가 보증잔존가치에 미달하여 리스제공자에게 보상한 금액을 말한다.

8.6.3 리스의 분류

일반적인 분류기준에 따라 리스의 종류를 구분하면 〈표 8-5〉와 같다.

표 8-5 리스의 분류기준 및 종류

분류기준	종 류
리스회계처리지침	금융리스(financing lease)와 운용리스(operating lease)
기간의 장단	장기리스(longterm lease)와 단기리스(shortterm lease)
리스의 품목	선박리스, 항공기리스, 자동차리스, 컴퓨터리스, 의료기기리스 등
원금회수 여부	완전회수리스(full payout lease)와 부분회수리스(partial payout lease)
물건설치장소	국내리스(domestic lease)와 국제간리스(crossborder lease)
리스회사의 수	단독리스(single lease)와 공동리스(syndicated lease)
기 타	알선리스(leveraged lease), 세일앤리스백(sale & leaseback) 유지관리부리스(maintenance lease), 전대리스(sublease) 등

리스회계처리지침 제4조에서 리스를 크게 금융리스와 운용리스로 분류하고 있다. 금융리스(financing lease)는 리스자산의 소유에 따른 위험과 효익이 실질적으로 리스이용자에게 이전되는 경우이고, 운용리스(operating lease)는 그 외의 경우에 해당한다. 금융리스로 분류되기 위해서는 리스기간 동안 실질적인 계약해지금지 조건이 부과되어 있어야 하며, 이러한 전제조건 하에 금융리스로 분류되는 예는 다음과 같다.

표 8-6 금융리스로 분류되는 예

구 분	금융리스로 분류되는 예
소유권 이전	리스기간 종료시 또는 그 이전에 리스자산의 소유권을 무상 또는 일정한 가액으로 리스이용자에게 이전하기로 약정한 경우
염가구매 선택권	리스자산의 염가구매선택권이 이용자에게 주어진 경우
리스기간	리스기간이 리스자산의 내용연수의 100분의 75 이상인 경우
기본리스료 현재가치	리스실행일 현재 기본리스료를 내재이자율로 할인한 현재가치가 리스자산의 공정가액의 100분의 90 이상인 경우

리스계약상 리스기간 종료시점에서 해지금지 조건이 부과된 재리스의 약정이 있는 경우에는 그 재리스를 포함하여 상기의 예를 적용하고, 리스분류가 리스회사와 리스이용자에 따라 다르게 나타날 경우 리스회사의 분류에 따라 처리함을 원칙으로 한다.

8.6.4 리스의 이용효과

1) 설비 금융 효과

리스를 통해 설비에 투자하면 리스 회사가 기계 및 시설을 직접 구매하여 장기 대여해 주기 때문에, 일반 금융 기관을 통한 설비 투자와 달리 자기 자금 부담이 없다. 또한, 기계 및 설비 도입에 따르는 관세, 수입 신용장 개설 비용, 창고료, 부두 이용료, 하역 · 출고 · 상하차비, 수송료, 관세 이외의 조세 공과금 및 보험료, 기타 용인될 수 있는 비용 등 모든 부대 비용까지 리스 회사가 지불하므로 100% 설비 금융 효과를 얻을 수 있다.

2) 신용 위주의 설비 금융

리스 회사가 법적으로 대여 시설을 소유하기 때문에 설비 대여 시에는 담보 능력 평가보다는 기업의 과거 영업 실적, 신용 및 성장력을 기준으로 리스 적격성 여부를 판단한다. 기업은 여유 담보력을 다른 곳에 활용할 수 있어 자금의 장기 고정화를 막고 운용 자금 조성을 촉진할 수 있다.

매월 또는 매 3개월마다 정액의 리스료를 지불하면 필요로 하는 기계 설비를 원하는 시간까지 활용할 수 있으므로, 설비 조달에 자금을 투입할 필요가 없으며 그 자금을 운전자금으로 전용할 수 있다. 또한, 일반 금융 기관의 융자와 달리 리스와 관련하여 별도의 예금 또는 상환자원 조성을 위한 예금이나 적금 가입을 필요로 하지 않는다.

3) 절세 효과

리스료는 일반 임대차와 같이 세법상 손금으로 처리되므로 조세 절감 효과가 있다. 실질 자금 유출액은 명목 리스료보다 감소한다. 리스료율은 금융 기관의 일반 금리 수준을 약간 상회하나, 리스료의 손비 처리에 따른 절세를 고려하면 실질적으로는 금융 기관 차입의 경우보다 유리할 수 있다.

4) 기술 혁신에 신속한 적응

기술 혁신이 빠른 현대 산업 사회에서는 기계나 시설이 내용 연수 경과에 따른 노후화보다 기술 혁신으로 인한 새로운 기계 설비 출현으로 인한 상대적인 진부화가 더 크다. 리스 방식에 의한 설비 투자는 이러한 기술 혁신에 신속하게 대처할 수 있는 효과적인 설비 투자 방식이다. 즉, 자기 자금에 의한 시설 투자 시에는 기술 혁신에 따른 설비 출현 시마다 기존 기계

시설을 교체하기 쉽지 않다. 그러나 리스를 이용하면 자기 자금 부담이 거의 없을 뿐만 아니라, 리스 종료 시점에 리스 이용자에게 리스 물건의 반환, 구입 또는 재리스하는 세 가지 선택권이 있기 때문에 기술 혁신에 따른 진부화에 신속하게 대처함으로써 생산성 향상에 이바지할 수 있다.

5) 재무 구조 개선

전통적인 금융 방식에 의한 설비 투자는 기업의 재무 구조를 약화시킨다. 그러나 금융 리스에 의한 설비 확보 시 기업 입장에서는 재무제표상 부채 증감 없이 필요 시설을 확보하게 되므로 기업의 재무 구조가 개선되는 효과를 기대할 수 있다.

6) 절차의 신속성

리스 승인 절차는 일반 금융 기관의 융자 승인 절차보다 훨씬 간단하며 신속하게 결정된다. 병원 입장에서는 환자 진료에 필요한 고가 의료 장비를 많은 투자 자금 없이 가능한 한 빨리 확보함으로써 환자에 대한 의료 서비스 개선은 물론 병원 경영 개선에도 도움이 될 수 있다.

7) 관리 업무의 편리성

리스 물건 취득에 따르는 모든 구매 절차를 리스 회사가 담당하며 법적 소유권이 리스 회사에 있다. 따라서 리스 이용자는 자금 조달, 구매(수입) 절차, 등록, 기장, 감가상각, 세무 신고 및 납부, 폐품 처리 등의 관리 업무에서 벗어나 고유 업무에 집중할 수 있다.

8.6.5 리스이용자(리스임차인)의 회계처리

병원은 리스이용자이므로 여기서는 리스이용자의 회계처리만을 다룬다. 리스회계처리지침 제15조부터 제19조까지의 내용을 중심으로 살펴본다. 리스는 특정 기간에 이용료를 지급하는 대가로 특정 자산을 이용할 수 있는 권리를 인정하는 임차인과 임대인 간의 계약이며, 가장 일반적인 두 가지 유형은 운용리스와 금융리스이다.

1) 운용리스

운용리스(operating leases)는 어떤 병원이 리스회사로부터 의료기기를 일정 기간 임차하는 경우가 그 예가 된다. 운용리스에서는 임대인이 자산의 소유권을 가지고 있고 임차인은 자산을 일시적으로 이용한다. 리스료 지급은 임차인에게는 비용이 되고, 임대인에게는 수익으로 기록된다.

예를 들어 A병원이 리스회사로부터 의료기기를 임차하고 임차료 1,000,000원을 현금으로 지급한 경우 분개는 다음과 같다.

(차) 지급임차료(운용리스료) 1,000,000 (대) 현금 1,000,000

리스회계처리지침 제15조에서는 운용리스료의 비용 인식 방법으로 다음을 규정한다.

첫째, 운용리스료는 기본리스료를 리스기간에 걸쳐 균등하게 배분된 금액으로 인식한다. 다만, 리스와 관련한 비용의 배분 과정을 보다 잘 나타내는 방법이 있는 경우에는 이를 적용할 수 있다.

둘째, 조정리스료는 해당 리스료가 발생한 기간의 손익으로 처리한다. 다만, 조정리스료의 지급 여부가 확정되지 않은 경우에는 지급 기일이 도래한 날에 비용으로 처리한다.

셋째, 리스회사와 리스이용자의 리스수익과 비용은 각각 대응시켜 인식하는 것이 타당하다. 즉, 리스회사가 수익으로 인식하는 금액만큼 리스이용자가 비용으로 계상하는 것이 거래의 본질을 보다 잘 나타낼 수 있다.

2) 금융리스

금융리스(financing leases)는 임차인(리스이용자)에게 자산 사용에 따른 모든 효익을 이전하고 소유권의 위험도 임차인에게 주어져 결과적으로 자산의 구매와 같은 효과를 가져오는 리스 유형이다. 그 이유는 리스에 대한 현금 지급의 현재가치가 자산으로 기록되기 때문이다.

앞에서 살펴본 〈표 8-6〉과 같은 조건 중 하나가 만족된다면 리스이용자는 자산으로 기록한다.

(차) 금융리스자산(유형자산) ××× (대) 금융리스미지급금 ×××

리스회계처리지침 제16조에서는 금융리스자산 및 부채의 평가와 관련하여 다음과 같이 규정한다.

첫째, 기본리스료를 내재이자율로 할인한 금액과 리스자산의 공정가액 중 낮은 금액을 금융리스자산과 금융리스 부채로 각각 계상한다.

둘째, 내재이자율을 알지 못하거나 알기 어려운 경우에는 리스이용자의 가중평균차입이자율을 내재이자율로 본다.

셋째, 리스자산의 감가상각은 리스이용자가 소유하고 있는 동종 또는 유사한 다른 유형자산의 감가상각과 일관성 있게 회계처리해야 한다. 감가상각은 리스기간에 걸쳐서 하되, 감가상각 기준액은 금융리스자산의 취득가액에서 보증잔존가액을 차감한 금액으로 한다.

넷째, 금융리스로 분류되는 경우 리스이용자는 리스자산에 대한 위험과 효익을 실질적으로 소유하고 있으므로, 리스자산의 공정가액과 기본리스료를 내재이자율로 할인하여 계산된 금액 중 낮은 금액을 리스자산으로 계상하고 동일 금액을 부채로 계상해야 한다.

이때 자산 · 부채로 계상해야 할 금액은 리스이용자가 리스회사에 지급할 기본리스료의 현재가치가 되어야 할 것이다. 그러나 현재가치보다 공정가액이 낮을 경우에는 리스이용자가 계상해야 할 리스자산가액은 공정가액으로 하는 것이 타당하다. 왜냐하면 리스이용자가 리스자산으로 계상해야 할 금액은 해당 자산의 효용 가치가 되어야 하기 때문이다. 따라서 현재가치보다 공정가액이 낮은 경우에는 공정가액을 리스자산과 리스부채로 계상함으로써 리스이용자가 높은 이자 비용을 부담하고 있는 것이 리스기간 동안의 손익계산서에 표시될 것이다.

리스회계처리지침 제17조에서는 금융리스료의 비용 인식과 관련하여 다음과 같이 규정한다.

첫째, 기본리스료는 금융리스 부채의 원금 상환 부분과 금융리스 이자 비용으로 구분해야 하며, 매 기간 금융리스 부채액에 대한 금융리스 이자 비용의 비율은 유효이자율법에 의한 일정율로 하고, 그 비율은 내재이자율과 동일해야 한다.

둘째, 조정리스료는 해당 리스료가 발생한 기간의 손익으로 처리한다. 다만, 그 금액이 중요한 경우에는 잔여 리스기간에 걸쳐 원금 및 이자 부분으로 구분하여 처리할 수 있다.

셋째, 리스자산의 부대시설과 관련하여 발생한 비용과 리스 실행일 이후 리스자산과 직접 관련된 수선비(리스이용자의 부담분에 한함) 중 자본적 지출에 해당하는 금액은 이를 리스개량자산 과목으로 계상하여 리스자산과 동일한 방법으로 감가상각한다.

넷째, 리스 실행일 이후 리스자산에 직접 관련된 수선비(리스개량자산으로 분류된 금액은 제외), 세금과공과, 보험료 등으로서 리스료와 별도로 지급하기로 한 금액은 발생 시 비용으로 처리한다.

다섯째, 리스이용자 입장에서 기본리스료의 지급은 리스부채의 원금 상환액과 리스이자 비용으로 구분하고, 리스이자 비용은 매 기간 리스부채 잔액에 대한 비율이 동일하도록 유효이자율법에 의하여 배분해야 한다. 기본리스료를 원금 상환 부분과 리스이자 비용으로 구분하기 위해서는 원칙적으로 리스회사의 내재이자율을 적용해야 하나, 내재이자율을 알기 어려운 경우에는 가중평균차입이자율을 적용한다.

여섯째, 리스개량자산의 범위에는 리스이용자가 리스자산을 이용하기 위하여 추가적으로 지출한 금액 중 자본적 지출에 해당하는 금액과 리스자산을 설치하면서 발생하는 부대시설비를 포함하되, 리스회사의 부담분은 제외한다.

3) 재무제표에 표시 및 주석

리스이용자의 리스자산은 비유동자산 과목 중 해당 항목으로 기재하고, 리스부채는 회수기간에 따라 유동부채 또는 비유동부채 과목 중 해당 항목으로 기재한다. 보다 구체적으로 살펴보면 다음과 같다.

(1) 운용리스의 경우

- 운용리스료: 손익계산서 – 지급임차료
- 조정리스료: 손익계산서 – 이자비용 또는 이자수익
- 선급운용리스료: 재무상태표 – 선급비용
- 미지급운용리스료: 재무상태표 – 미지급비용

(2) 금융리스의 경우

- 금융리스자산: 재무상태표 – 비유동자산 중의 해당 유형자산
- 금융리스미지급금: 재무상태표 – 비유동부채
- 감가상각누계액: 자산에 차감 항목으로 표시
- 금융리스지급이자: 손익계산서 – 이자비용
- 조정리스료: 손익계산서 – 이자비용 또는 이자수익
- 수선비 · 보험료 등: 손익계산서 – 관리운영비 중 관련 계정
- 금융리스자산 감가상각비: 손익계산서 – 감가상각비

리스이용자의 회계처리 제19조에 따르면 리스이용자의 리스 거래와 관련된 사항은 충분하고 적절하게 주석으로 공시되어야 한다고 규정한다.

첫째, 운용리스의 경우는 재무상태표일 현재 리스계약에 따라 지급할 기본리스료 및 조정리스료 총액을 향후 5년간 매년도와 그 이후 기간의 금액으로 구분하여 주석으로 표시해야 한다.

둘째, 금융리스의 경우 다음 내용을 주석으로 기재해야 한다. 첫째, 재무상태표일 현재 금

융리스로 계상한 자산 총액을 자산의 성격이나 기능에 따라 분류한 금액. 둘째, 재무상태표일 현재 리스계약에 따라 지급할 기본리스료 및 조정리스료 총액을 향후 5년간의 매년도와 그 이후 기간의 금액으로 구분 표시하고 그 합계에서 경과되지 않은 이자를 차감한 형식으로 표시한 리스부채 내역. 셋째, 리스자산의 감가상각비 등.

셋째, 운용리스와 금융리스의 경우 다음 내용을 주석으로 기재해야 한다. 첫째, 주요 리스계약 내용 중 배당, 추가 차입, 추가 리스 등에 관한 리스계약상의 재무 제한 내용. 둘째, 판매 후 리스 거래의 경우 리스계약의 내용, 해당 자산의 처분 가액 및 장부 가액, 향후 지급할 리스료. 셋째, 염가구매선택권, 기본리스료 조정 조항이 있는 경우 그 내용. 넷째, 리스기간 종료 시점에 예상되는 비용과 관련된 우발채무의 내용 등.

제9장 자본

9.1 의의와 분류

자본은 기업 자산에 대한 소유주 또는 출자자의 지분을 의미한다. 회계학에서 자본 개념은 재무상태표 등식과 자본 등식으로 설명할 수 있다.

- 재무상태표 등식: 자산 = 부채 + 자본
- 자본 등식: 자산 − 부채 = 자본

자산을 지분으로 보고, 이 지분을 채권자 지분(creditor's equity)과 소유주 지분(owner's equity)으로 나눌 때, 소유주 지분이 바로 자본이 된다. 주식회사의 경우 소유주 지분은 주주지분(stockholder's equity)이라고 부른다. 자본 등식에 따르면, 자본은 자산에서 부채를 차감한 잔액, 즉 순자산(net assets, net worth)이다.

자본은 기업의 법률적 형태에 따라 다르게 분류된다. 개인기업에서는 자본금, 조합기업에서는 출자금으로 불리며, 합명회사, 합자회사, 유한회사에서는 출자금으로 구분된다. 주식회사에서는 납입자본, 이익잉여금, 그리고 기타자본요소로 나뉜다.

- 납입자본은 기업이 발행한 지분 상품의 발행 금액이다.
- 이익잉여금은 손익 거래로 인해 발생한 자본의 증감액 중 당기순이익 계산에 포함되는 항목을 나타낸다.
- 기타자본요소는 당기순이익 계산에는 포함되지 않는 자본의 증감액과 자본 거래로 인한 자본의 증감액을 나타낸다.

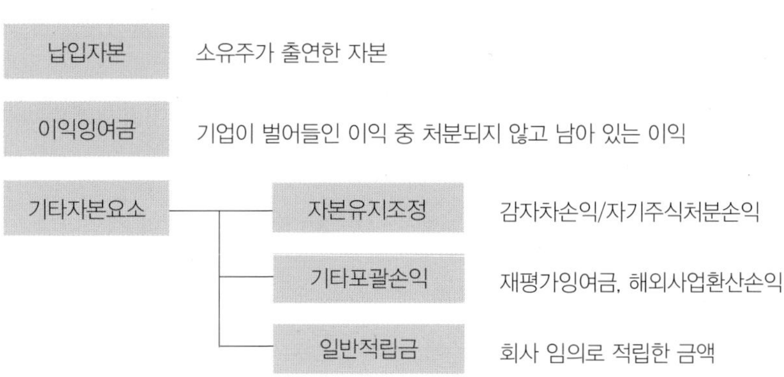

그림 9-1 자본의 분류

우리나라는 대체로 소규모 개인병원을 제외한 대부분의 병원이 비영리병원으로 운영되기에 주식 발행을 통한 자본 조달이 허용되지 않는다. 따라서 현재 주식을 발행하여 자본을 조달하는 주식회사 형태의 병원은 없다. 그러나 의료 산업화를 통한 의료 서비스 질 향상, 외국인 환자 유치, 의료 소비자의 다양한 의료 욕구 수용 등 여러 이유로 영리 법인 병원 도입이 꾸준히 논의되고 있다. 이처럼 영리 법인 병원 도입 가능성이 계속해서 언급되므로, 일반 영리 기업의 자본에 대해서도 알아볼 필요가 있다.

9.2 주식회사의 개념

자본을 이해하기 전에 먼저 주식회사의 개념을 알아야 한다. 영리법인병원이 도입된다면 주주들이 출자하여 설립하는 주식회사와 유사한 방식으로 병원이 세워질 것이기 때문이다. 주식회사는 한 개인이 자금을 투입하여 회사를 설립하고 경영하는 개인기업과는 달리, 여러 사람으로부터 출자를 받아 대규모 자금을 조달한 뒤 설립된 회사다. 주식회사의 형태는 개인이 아닌 다수의 사람으로부터 자금을 조달받을 수 있다는 장점이 있다. 이 외에도 주식회사는 다음과 같은 특징을 갖는다.

1) 주식 발행을 통한 자본 조달

주식회사는 주식(stock)을 발행하여 자본을 조달한다. 예를 들어, A 주식회사가 회사를 설립하기 위해 주식 10,000주를 발행했다고 가정해 보자. 이때 이 주식을 구입하여 보유한 사람들을 주주라고 한다. 주주는 주식을 다른 사람에게 매각할 수도 있고, 회사로부터 추가로 주식을 매입할 수도 있다.

2) 주주의 유한 책임

개인기업의 경우 회사가 부도나면 그 책임은 온전히 개인기업 경영자에게 돌아간다. 하지만 주식회사의 경우 주인이 주식을 보유한 다수의 사람이기 때문에, 만일 회사가 부도나더라도 각 주주는 자신이 보유한 주식만큼의 손해만 보면 된다. 이것이 유한 책임이다.

3) 소유와 경영의 분리

다수의 사람이 주식을 가지고 있기 때문에, 주식을 보유한 모든 사람이 회사를 경영하는 것은 불가능하다. 그러므로 주주인 주인을 대신하여 대리인인 전문경영인이 회사를 경영하게 된다.

4) 주식회사의 기관

주식회사의 기관은 주주총회, 이사회, 감사로 구성되어 있다.

주주총회는 주주들이 의사를 표명하고 회사의 주요 사항이나 배당 등을 결정하는 주식회사의 최고 의사결정 기관이다. 여기에서 경영자로부터 기업의 재무 상태, 경영 성과, 현금 흐름 및 자본 변동에 관한 사항을 보고받는다. 이사회는 주주총회로부터 경영에 관한 일체의 권한을 위임받아 기업 경영을 담당하는 기관이다. 감사는 이사의 업무 집행을 감시하는 기관이다.

9.3 주식의 종류

자본금(capital stock)은 발행 주식 총수에 주당 액면 금액을 곱한 것으로, 보통주 자본과 우선주 자본으로 나뉜다. 자본금은 회사 설립 시 처음 계상되며, 회사 설립 후에 증가하거나 감소할 수 있다. 자본이 증가하는 경우는 증자라고 하며, 감소하는 경우는 감자라고 한다. 증자의 예로는 신주 발행에 의한 유상증자, 주식 배당, 전환사채의 전환이 있고, 감자의 예로는 주식 소각이 있다. 이러한 자본금을 조달하는 주식회사는 자본을 조달하기 위해 여러 종류의 주식을 발행하는데, 어떤 종류의 주식들이 있는지 살펴보겠다.

9.3.1 보통주

보통주(common stock)는 일반적으로 주식이라고 하면 보통주를 의미한다. 주주 평등의 원칙에 따라 지분에 비례하여 평등하게 배당이나 잔여 재산 분배를 받을 수 있는 통상적인 기준이 되는 주식이다. 보통주를 가지고 있는 보통주주는 주주총회에서 임원 선임 및 기타 사항에 대해 주식 소유 비율만큼 의결권을 행사할 수 있으며, 주식 소유 비율대로 배당을 받는다.

보통주는 일반적으로 다음과 같은 특성을 가지고 있다.

1) 잔여이익 배당 참가

우선주가 배당을 받은 다음, 남은 이익에 대해 배당에 참여한다.

2) 잔여재산 분배 참가

회사가 해산했을 때, 우선주에 대해 잔여 재산 분배가 이루어진 다음에 분배에 참여한다. 즉, 회사 손실에 대한 부담 순위는 첫 번째이다.

3) 최대 지배권

회사 경영에 대한 최대 지배권을 갖는다.

예 A기업은 주당 액면 5,000원인 보통주 1,000주를 주당 5,000원에 발행하였다.

(차) 현 금	5,000,000	(대) (보통주)자 본 금	5,000,000

(해설) (차) 현금: 주식을 발행하고 현금 5,000,000원 (1,000주 × 5,000원/주)이 회사로 유입되었으므로 자산의 증가로 차변에 기록

(대) 보통주 자본금: 보통주를 발행하여 자본금이 증가했으므로 자본의 증가로 대변에 기록. 액면가대로 발행되었기 때문에 주식발행초과금이나 주식할인발행차금은 발생하지 않음.

9.3.2 우선주

우선주(preferred stock)는 보통주에 비해 특정 사항에 대해 우선적인 지위를 갖는 주식이다. 어떤 우선권이냐에 따라 이익배당우선주, 전환우선주, 상환우선주로 나눌 수 있다. 우선주주는 배당이나 회사 청산 시에 보통주주보다 우선권이 있는 대신, 일반적으로 주주총회에서 의결권을 가지지 못한다.

- 이익배당 우선주는 보통주주가 배당을 받기 전에 일정률의 배당을 우선적으로 받을 수 있는 권리를 가진 주식이다.
- 전환우선주는 우선주 주주의 의사에 따라, 즉 우선주 주주가 원할 때 보통주로 전환할 수 있는 권리가 있는 주식이다. 일반적으로 주식 시장 가격이 상승할 것으로 예측될 때 전환우선주를 가진 주주가 전환우선주를 보통주로 전환한다.
- 상환우선주는 기업이 미래에 일정한 금액으로 상환해야 하거나, 우선주 보유자가 상환을 청구할 수 있는 권리가 있는 주식이다. 상환우선주는 기업이 일시적으로 자금을 조달하기 어려운 경우에 발행되기도 하지만, 주로 자본 구조를 유연하게 관리하거나 특정 투자자에게 회수 가능성을 제공하기 위해 발행된다.

예 A기업은 주당 액면 5,000원인 우선주 1,000주를 주당 5,000원에 발행하였다.

(차) 현 금	5,000,000	(대) (우선주)자 본 금	5,000,000

9.4 자본의 증가(증자)와 자본의 감소(감자)

앞서 자본은 증가할 수도 있고 감소할 수도 있다고 배웠다. 그렇다면 어떤 경우에 자본이 증가하고 감소하는지 알아보자. 증자는 주식을 발행해 회사의 자본금을 증가시키는 것으로, 회사 주식자본의 증가와 함께 실질적인 재산의 증가를 가져오는 유상증자와 주식자본은 증가하지만 실질 재산은 증가하지 않는 무상증자의 두 가지 형태가 있다.

증자는 자본 조달의 한 방법으로 자주 사용되는 반면, 감자는 특별한 경우가 아니면 하지 않는다. 자본 감소가 주주의 이해관계에 중대한 영향을 미칠 수 있으므로, 정관 변경의 경우와 마찬가지로 주주총회의 특별 의결을 통해서만 가능하도록 상법에 규정되어 있다. 감자도 증자처럼 실질적 감자인 유상감자와 형식적 감자인 무상감자로 나뉜다.

9.4.1 유상증자와 무상증자

유상증자는 회사가 사업을 영위하는 도중 자금이 필요해 신주를 발행하여 주주로부터 자금을 납입 받아 자본을 늘리는 것을 말한다. 유상증자는 실질적인 증자로서 주식 발행으로 인해 회사의 자산이 증가한다. 금융권이나 사채권자로부터 자금을 융통하는 경우에는 이자를 지급하고 만기에 원금을 상환해야 하지만, 주주로부터 자금을 납입받는 경우에는 상환 의무가 없으므로 장기간 안정적으로 자금을 활용할 수 있다. 이 때문에 기업에서는 자금 조달을 위해 유상증자를 하는 경우가 많다. 유상증자를 하려면 우선 이사회의 결의를 거쳐야 한다.

이러한 유상증자는 주식의 발행가액이 주식의 액면가액과 일치하는지 여부에 따라 액면 발행, 할증 발행, 할인 발행으로 나뉜다.

- 액면 발행은 주식의 액면가액과 발행 금액이 같은 것이다.
- 할증 발행은 주식의 액면 금액보다 더 높은 가격으로 주식을 발행하여 주주들로부터 액면 금액 이상의 자본금을 조달받는 것이다.
- 할인 발행은 할증 발행과 반대의 경우로, 주식의 액면 금액보다 더 적은 가격으로 발행되는 것이다.

할인 발행과 할증 발행의 경우, 자본금의 액수는 고정되어 있으므로 할인 또는 할증된 금액만큼을 나타내주는 주식할인발행차금 또는 주식발행초과금 계정이 나타나게 된다.

유상증자는 신주의 모집 방법에 따라 주주 배정, 공모, 제3자 배정으로 나누어진다.

- 주주 배정은 기존 주주에게 신주인수권을 주어 이들로부터 신주를 모집하는 것이다.
- 공모는 신주인수권을 부여하는 행위가 아니라 널리 일반으로부터 주주를 모집하는 것이다.
- 제3자 배정은 회사의 임원, 종업원, 거래선 등 연고 관계에 있는 자에게 신주인수권을 주어 신주를 인수시키는 것이다.

예 1. A기업은 주당 액면 5,000원인 보통주 1,000주를 주당 5,000원에 발행하였다. (액면발행)

(차) 현 금	5,000,000	(대) (보통주)자 본 금	5,000,000

2. A기업은 주당 액면금액 500원의 주식을 600원으로 10,000주를 발행하였다. (할증발행)

(차) 현 금	6,000,000	(대) 자 본 금	5,000,000
		주식발행초과금	1,000,000

3. A기업은 주당 액면금액 500원의 주식을 400원으로 10,000주를 발행하였다. 이 거래를 분개하시오. (할인발행)

(차) 현 금	4,000,000	(대) 자 본 금	5,000,000
주식할인발행차금	1,000,000		

무상증자는 주주의 주금 납입 없이 기업이 준비금의 자본 전입에 의해 주식 자본을 증가시키고 동액만큼의 신주를 발행하여 이를 주주에게 무상으로 할당하는 형태의 증자이다. 무상증자는 자본 준비금을 자본금으로 전입할 때 주주들에게 무상으로 신주를 발행하는 것으로, 무상증자는 자금 조달을 목적으로 하지 않고 자본 구성을 시정하거나 사내 유보의 적정화 또는 기타의 목적을 위해 실시된다. 따라서 회사의 총자산에는 변화를 가져오지 않는다. 단지 재무제표상 항목 간의 변동을 통해 신주식을 발행하는 형식적 증자라고 할 수 있다. 즉, 회사에 실질적인 자본금의 증가가 이루어지지 않는 증자이다. 무상증자는 기존 주주들에게 주식을 무상으로 교부함으로써 주주들에게 혜택을 주고, 기업은 내부에 유보되어 있던 잉여금을 자본금으로 전환하여 필요한 곳에 사용할 수 있는 장점이 있다.

준비금의 자본 전입이란 주식회사는 기업의 영업활동에서 생기는 이익 중에서 일정한 금액을 이익준비금으로 적립하도록 되어 있으며, 이와 함께 자본 거래에서 생기는 잉여금은 자본준비금으로 적립하도록 의무화되어 있다. 이와 같이 법률의 규정에 따라 적립된 법정 준비금 외에 회사가 적립한 임의 준비금은 이사회 결의에 따라 그 전부 또는 일부를 자본에 전입하여 각 주주에게 그가 가진 주식수에 비례하여 무상으로 신주를 배정할 수 있다.

예 1. 이사회의 결의에 의해 자본준비금인 주식발행초과금 5,000,000원을 자본전입하였다. 액면 500원인 신주를 10,000주를 발행하여 현재의 주주들에게 무상으로 배분하였다.

(차) 주식발행초과금 5,000,000 (대) 보통주 자본금 5,000,000

2. 이사회의 결의에 의해 사업확장적립금 5,000,000원을 자본전입하였다. 이를 위해 액면 500원인 신주 10,000주를 발행하여 현재의 주주들에게 배분하였다.

(차) 사업확장적립금 5,000,000 (대) 보통주 자본금 5,000,000

9.4.2 유상감자와 무상감자 및 자기주식

유상감자는 실질적인 감자로, 자본금 감소와 함께 회사 자산이 감소하는 방식이다. 이러한 실질적 감자는 주로 기업 규모를 축소하거나 합병 시 회사의 재산 상태를 조정해야 할 경우 이루어진다.

유상감자를 위해 회사는 일부 주식을 소멸시키는데, 주주의 동의 여부에 따라 강제로 소각하거나 임의로 소각할 수 있다. 유상 소각은 '매입 소각'이라고도 불린다. 주식을 매입 소각할 때, 액면 금액보다 낮은 가격으로 매입하면 감자차익이 발생한다. 반대로 액면 금액보다 높은 가격으로 매입하면 감자차손이 발생한다.

감자차익과 감자차손은 자본조정 항목으로 처리한다. 감자차손은 이익잉여금 처분으로 상각하는 것이 아니라, 자본조정 내의 마이너스 항목으로 처리된다. 만약 감자차손이 발생하여 자본금을 잠식하는 경우, 결손 처리와 유사하게 다음 연도 이후로 이월하여 상각할 수 있다.

예 1. A기업은 주주총회의 특별결의로 자본금을 감소하기로 결정하였다. 20,000주의 주식(1주당 액면금액 5,000원)을 5,000원씩에 매입한 후 소각처리하고, 대금은 수표를 발행하여 지급하다.

(차) 자본금 100,000,000 (대) 당좌예금 100,000,000

2. 위의 1의 경우에서, 4,000원씩에 매입하여 소각하다.

(차) 자본금 100,000,000 (대) 당좌예금 80,000,000
감자차익 20,000,000

3. 위의 1의 경우에서, 7,000원씩에 매입하여 소각하다.

(차) 자본금 100,000,000 (대) 당좌예금 140,000,000
감자차손 40,000,000

무상감자는 회사의 실질 자산 변동 없이 자본금만 명목상 줄이는 방식이다. 이때 주주에게 주식 감소에 대한 대가를 지급하지 않는다. 가장 대표적인 방법은 주식 병합이다. 이는 여러 주식을 합쳐 더 적은 수의 주식으로 바꾸는 것을 의미한다. 주식 병합 시 총 자본금은 변하지 않고, 발행 주식 수만 줄어든다.

예 1. A기업은 이월결손금 25,000,000원을 보전하기 위하여 주당 액면금액 10,000원의 주식 10,000주를 주당 액면금액 7,000원의 주식으로 변경하다.

(차) 자본금	30,000,000	(대) 이월결손금	250,000,000
		감자차익	5,000,000

2. A기업은 이월결손금 30,000,000원을 보전하기 위하여 총자본금 60,000,000원(주당 액면금액 5,000원)을 2:1의 비율로 주식을 병합하다.

(차) 자본금	30,000,000	(대) 이월결손금	30,000,000

자기주식은 기업이 이미 발행한 주식을 다시 사들이는 것이다. 기업이 자기주식을 매입하는 주요 목적은 다양하다. 사업을 축소하거나, 특정 주주의 지분을 인수하거나, 주가를 안정화하기 위해서 자기주식을 매입할 수 있다.

자기주식을 취득할 때는 지불한 금액을 자기주식의 취득원가로 기록한다. 이후 자기주식을 다시 팔 때, 처분 금액이 취득원가를 넘으면 그 차액을 자기주식처분이익(자본잉여금 항목)으로 처리한다. 반대로 처분 금액이 취득원가보다 적으면, 과거에 발생했던 자기주식처분이익을 먼저 상계하고, 그래도 부족하면 그 차액을 자기주식처분손실(자본조정 항목)로 처리한다.

자기주식을 소각하는 경우도 있는데, 이때는 감자차익이나 감자차손을 따지지 않는다. 자기주식 소각은 자본금 감소를 목적으로 하며, 취득원가와 소각 당시 자본금 감소액을 비교하여 자기주식 소각에 따른 이익이나 손실을 자본조정 항목으로 처리한다.

예 다음의 관련된 거래를 분개하시오. 단, 현금을 받거나 지급한 것으로 한다.

1. 보통주식 1,000주(액면금액 주당 5,000원)가 주당 5,500원에 발행되다.

(차) 현 금	5,500,000	(대) 보통주자본금	5,000,000
		주식발행초과금	500,000

2. 위의 1의 보통주식 100주를 주당 5,600원에 재취득하다.

(차) 자기주식	560,000	(대) 현 금	560,000

3. 위의 2에서 재취득한 자기주식 10주를 주당 5,600원에 처분하다.

(차) 현 금	56,000	(대) 자기주식	56,000

4. 위의 자기주식 10주를 주당 6,500원에 처분하다.

(차) 현 금	65,000	(대) 자기주식	56,000
		자기주식처분이익	9,000

5. 위의 자기주식 10주를 주당 4,900원에 처분하다.

(차) 현 금	49,000	(대) 자기주식	56,000
자기주식처분손실	7,000		

- 자기주식은 자본유지조정 항목으로 처리한다.

6. 위의 자기주식 10주를 주당 4,500원에 처분하다.

(차) 현 금	45,000	(대) 자기주식	56,000
자기주식처분손실	11,000		

9.5 이익잉여금(결손금)

이익잉여금은 기업이 영업 활동으로 얻은 이익 중 배당이나 다른 자본 항목으로 사용되지 않고 회사 내에 남아있는 부분을 말한다. 반대로 결손금은 기업이 손실을 보았을 때, 다른 잉여금으로 메워지지 않고 다음 회계연도로 넘어간 손실을 뜻한다.

기업이 벌어들인 이익은 주주에게 배당되거나, 예상치 못한 손실에 대비하거나, 혹은 시설 확장을 위해 적립된다. 또한, 상법이나 다른 법률에 따라 의무적으로 일정 금액을 쌓아두기도 한다. 우리나라에서는 한 회계연도의 재무제표를 승인하고 이익잉여금 처분을 확정하는 정기 주주총회가 다음 회계연도 초에 열린다. 따라서 이익잉여금 처리에 대한 회계 처리는 다음 회계연도 주주총회에서 승인받은 후에 이루어진다.

기업이 누적된 손실을 보게 되면 결손금이 발생할 수 있는데, 이러한 결손금은 자본잉여금(예: 주식발행초과금, 감자차익, 자기주식처분이익 등)이나 이익잉여금 내의 적립금 등으로 보전할 수 있다.

예 전기이월이익잉여금 300,000,000원과 당기순이익 200,000,000원을 합한 처분전이익잉여금에 대해 주주총회에서 다음과 같이 처분하기로 결정하다.

이익준비금	상법 규정 적용	기업합리화적립금	2,000,000
감채적립금	60,000,000	사업확장적립금	100,000,000
퇴직급여적립금	50,000,000	배당금	100,000,000
차기이월이익잉여금	나머지 금액		

(분개)

① 이익잉여금 처분액 계산

처분 전 이익잉여금: 전기이월이익잉여금 300,000,000원 + 당기순이익 200,000,000원 = 500,000,000원

② 이익준비금 계산

상법상 이익준비금은 현금배당액의 10분의 1 이상을 자본금의 2분의 1에 달할 때까지 적립해야 한다.

(이 문제에서 자본금 정보가 주어지지 않았으므로, 배당금 100,000,000원의 10%인 10,000,000원을 이익준비금으로 가정)

③ 각 항목별 분개

(차) 이익잉여금	500,000,000	(대) 이익준비금	10,000,000
		기업합리화적립금	2,000,000
		감채적립금	60,000,000원
		사업확장적립금	100,000,000
		퇴직급여적립금	50,000,000
		미지급배당금	100,000,000
		차기이월이익잉여금	178,000,000

※ 이 분개는 주주총회에서 이익잉여금 처분이 승인된 시점에 이루어진다. 실제 배당금 지급 시점에는 미지급배당금 계정이 감소하고 현금 계정이 감소하게 됨

9.6 기타자본요소

기타자본요소는 자본유지조정, 기타포괄손익누계액, 일반적립금 등으로 나뉜다.

9.6.1 자본유지조정

자본유지조정이란 자본거래 중 납입자본(자본금, 주식발행초과금, 주식할인발행차금, 자기주식)을 제외한 임시적 자본항목으로 자본에 더해지거나 빼져야 하는 항목을 말한다. 대표적으로 감자차익(차손), 자기주식처분이익(손실)이 있다.

감자차익은 자본 감소 시 감소된 주식의 발행가액보다 주주에게 환급한 금액이 더 적은 경우의 차익을 말한다. 감자차손은 반대로 주식의 발행가액보다 주주에게 환급되는 금액이 더 많은 경우에 발생하는데, 감자차손이 발생한 경우 감자차익과 먼저 상계하고 그것으로도 부족한 경우의 차액을 말한다. 이러한 감자차손은 형식적 감자일 경우에는 발생하지 않고, 실질적 감자의 경우에만 발생한다. 감자차손은 자본에서 차감되는 항목이다.

자기주식처분이익은 자기주식 처분 시 처분가액이 취득원가보다 많은 경우의 차액이다. 자기주식처분손실은 자기주식 처분 시 처분가액이 취득원가보다 적은 경우 자기주식처분이익과 상계하고 그것으로 부족한 경우의 차액을 말한다. 자기주식처분손실도 자본에서 차감하는 항목이다.

감자차손과 자기주식처분손실은 결손금처리순서에 준하여 이익잉여금 처분으로 보전하고, 잔액이 있는 경우에는 주식발행초과금 처분으로 보전해야 한다.

9.6.2 기타포괄손익누계액

기타포괄손익누계액이란 포괄손익계산서의 당기순이익에 포함되지 않는 기타포괄손익의 잔액을 말한다. 기타포괄손익누계액에는 매도가능금융자산평가손익, 해외사업환산손익, 재평가잉여금 등이 있다.

매도가능금융자산평가손익이란 매도가능금융자산으로 분류된 금융상품을 시장가치로 평가함에 따라 발생하는 평가손익이다. 해외사업환산손익이란 해외지점, 해외사무소 등 해외사업장에서 원화로 환산하는 경우 발생하는 환산손익이다. 재평가잉여금이란 유형자산과 무형자산을 시가로 평가함에 따라 발생한 재평가이익을 말하는데, 이는 그 이후에 발생하는 재평가손실 등과 상계되거나 해당 자산이 제거될 때 이익잉여금으로 대체된다.

9.6.3 일반적립금

일반적립금이란 기업이 법적 또는 임의적으로 적립한 이익잉여금을 말하는 것으로서 이익준비금 등의 법정적립금과 사업확장적립금 등의 임의적립금으로 분류된다.

법정적립금이란 법률에 의하여 강제적으로 적립한 것을 의미한다. 우리나라의 경우 이익준비금이 법정적립금의 대표적인 예이다. 이익준비금은 상법 규정에 따라 적립한 법정적립금으로서 상법에서는 "회사는 자본금의 2분의 1에 달할 때까지 매 결산기 이익배당액의 10분의 1 이상을 이익준비금으로 적립해야 한다"라고 규정하고 있다. 이익준비금은 결손금을 보전하거나 자본금으로 전입할 수 있다.

임의적립금은 법률이 아닌 회사 임의로 일정한 목적을 위하여 정관의 규정이나 주주총회의 결의에 따라 적립한 것을 말한다.

9.7 개인병원의 자본회계

개인병원은 개인기업과 마찬가지로 자연인 개인이 소유하고 운영하는 병원이다. 개인병원의 출자자는 보통 1인이므로 병원의 모든 자산에 대한 소유권을 가지며, 부채에 대해서도 무한책임을 진다.

개인병원의 자본에 대해서는 법적으로 특별히 규제된 것이 없으므로 주식회사처럼 소유주의 출자금액을 표시하는 자본금과 의료활동 결과 증가된 소유주의 지분을 나타내는 잉여금을 별도로 구분하여 회계처리할 필요가 없다.

개인병원 자본의 회계처리 방법으로는 기본금계정만 설정하는 방법과 기본금계정에 추가하여 인출금계정을 동시에 설정하는 방법이 있다. 기본금계정만 설정하는 방법은 자본의 증감에 대해 하나의 기본금계정(capital account)만을 설정하여 처리하는 것으로, 원시 출자액, 추가 출자액, 당기순이익은 기본금계정의 대변에 기입하고, 소유주 인출금, 감자액, 당기순손실은 이 계정의 차변에 기입한다.

기본금계정에 추가하여 인출금계정(drawing account)을 설정하는 것은 기본금의 인출이 빈번할 때 사용된다. 인출금계정이란 기본금을 감소시키는 계정으로, 소유주를 위한 계정이다. 이 계정에는 기업주와 기업 간의 거래로 나타나는 자금, 상품의 대차, 사용에 의한 현금 인출 등이 기입되는데, 기말에는 보통 기본금계정에 대체하여 소멸시키기 때문에 가계정의 성격을 갖는다. 따라서 인출금계정은 재무상태표에 나타나지 않는다.

위의 처리 외에 인출금계정을 별도로 독립시켜 항구계정으로 함으로써 기본금계정에 대체하지 않고 그대로 차기 이월시키는 방법도 있다. 이 계정을 기본금계정의 평가계정으로 하는 수도 있으나, 이 방법은 일반적으로 사용되지 않는다.

개인병원은 자본이 자연인 중심이므로 자본 계정에 기본금계정 하나만 있다. 기간 중의 추가 출자, 인출금의 발생, 손익의 대체는 모두 기본금계정에 대해 이루어진다. 개인병원의 자본 계정을 기본금, 적립금, 당기순이익 계정으로 나누어 표시하는 것은 잠정적인 것이다. 기본금은 기초자본금을 가리키고, 적립금은 특수 목적을 위해 적립하는 것이며, 당기순이익은 당기 결산의 결과 계산된 것으로 아직 기본금에 대체되지 않은 것이다.

예 다음의 거래를 분개하시오.

① 현금 ₩100,000,000, 투자유가증권 ₩10,000,000, 건물 ₩100,000,000을 출자하여 개원하다.

② 소유주인 원장이 개인용도로 현금 ₩10,000,000을 인출하다.

③ 소유주인 원장이 경영확장을 위하여 현금 ₩100,000,000을 추가로 출자하다.

④ 상기 인출금 중 ₩6,000,000을 환입하다.

⑤ 결산시 당기순이익 ₩500,000을 (집합)손익계정으로부터 기본금계정에 대체하다.

1) 기본금 계정만을 설정하는 방법

	차변	금액	대변	금액
①	(차) 현 금	100,000,000	(대) 기타기본금	210,000,000
	투자유가증권	10,000,000		
	건 물	100,000,000		
②	(차) 기타기본금	10,000,000	(대) 현 금	10,000,000
③	(차) 현 금	100,000,000	(대) 기타기본금	100,000,000
④	(차) 현 금	6,000,000	(대) 기타기본금	6,000,000
⑤	(차) 집합손익	500,000	(대) 기타기본금	500,000

2) 기본금계정과 인출금계정을 설정하는 방법

① 앞과 동일함

② (차) 인 출 금 10,000,000 (대) 현 금 10,000,000

③ 앞과 동일함

④ (차) 현 금 6,000,000 (대) 인 출 금 6,000,000

⑤ 앞과 동일함

⑥ 기말에 인출금계정의 잔액을 자본금계정에 대체하는 것으로 분개하다.

(차) 기 본 금 4,000,000 (대) 인 출 금 4,000,000

(해설)

■ 먼저 인출금계정의 총액을 계산

② 인출: 10,000,000 (차변)

④ 인출금 환입: 6,000,000 (대변)

- 인출금 잔액 = 10,000,000원 (차변) − 6,000,000원 (대변) = 4,000,000 원 (차변)

■ 결산 후 기본금계정 잔액

구분	차변	대변	잔액
① 개원 출자	210,000,000		210,000,000
③ 추가 출자	100,000,000		310,000,000
⑤ 당기순이익		500,000	310,500,000
⑥ 인출금 대체	4,000,000		306,500,000

- 결산 후 기본금계정의 최종 잔액은 306,500,000원

9.8 공동개업병원의 자본회계

두 사람 이상의 의사가 민법상 계약을 맺고 각자 재산, 노동력, 신용 등을 출자하여 공동으로 병원을 경영하는 것을 공동 개업(group practice)이라고 한다. 이러한 형태의 자본 회계는 개인 병원과 근본적으로 큰 차이는 없지만, 출자자가 두 명 이상이므로 손익 분배 및 새로운 출자자의 가입과 탈퇴에 따른 회계상의 문제가 발생할 수 있다.

공동 개업 병원과 개인 병원의 회계 처리상 다른 점은 공동 개업 병원에서는 개별적인 자본금과 인출금 계정을 설정한다는 것이다. 일반적으로 자본금 계정 대신 출자금 계정이라는 계정 명칭을 사용한다.

공동 개업 참여자 수가 많을 때는 출자금 계정이라는 통제 계정을 설정하여 총괄적으로 처리하고, 각 참여자의 출자 내역은 별도로 출자금 원장을 설정하여 정리한다. 또한 참여자가 개인 명의로 공동 개업 병원의 현금을 인출하거나 병원과 채권 · 채무 관계가 발생한 경우에는 직접 출자금 계정에 기입하여 가감하기보다는 각각의 개인 계정을 설정하여 처리하는 것이 편리하다.

예 갑 · 을 · 병 3인은 병원을 공동으로 개업하자는 계약을 체결하고, 갑은 현금₩10,000,000, 을은 비품 ₩10,000,000, 병은 건물 ₩50,000,000을 출자하여 병원을 설립하다. 이에 대한 분개는 다음과 같다.

(차)	현 금	10,000,000	(대) 갑출자금	10,000,000
	공기구비품	10,000,000	을출자금	10,000,000
	건 물	50,000,000	병출자금	50,000,000

9.8.1 출자자의 인출금계정

공동 개업 병원에서 출자자가 현금 또는 예금 등의 자산을 인출하는 경우, 해당 출자자의 이름으로 된 인출금 계정의 차변에 기입한다. 인출금을 다시 납입(환입)하면 대변에 기입한다. 결산 시 인출금 계정 잔액이 있고, 이 잔액이 일시적인 것이 아니라 영구적인 인출일 때는 해당 출자자의 자본 계정에 대체해야 한다.

① 갑이 개인용도로 ₩5,000,000을 인출하다.

(차) 갑의 인출금	5,000,000	(대) 현 금	5,000,000

② 갑은 위의 인출금 중 ₩3,000,000을 환입하다.

(차) 현　　금	3,000,000	(대) 갑의 인출금	3,000,000

③ 갑은 인출금 잔액 ₩2,000,000에 대해 환입하기 어렵고, 출자금에서 차감되기를 원할 경우 해당 금액은 갑의 기본금계정에 대체하다.

(차) 갑의 기본금	2,000,000	(대) 갑의 인출금	2,000,000

9.8.2 공동개업의간 손익분배

공동 개업 사업에서 순손익이 발생하면 계약 조건에 따라 이를 분배하고, 이 과정에서 출자금을 조정하는 회계 처리를 한다. 손익 분배는 일반적으로 출자자의 출자액에 비례하여 이루어진다.

하지만 항상 출자액에 비례하는 것은 아니며, 계약 조건에 따라 다양한 분배 방식이 가능하다. 예를 들어, 일정 금액까지는 출자액에 비례하여 분배하고, 나머지는 균등하게 분배하는 방식도 있다. 또한, 출자가 여러 번에 걸쳐 이루어졌다면 각 출자액과 출자 기간을 고려하여 분배할 수도 있다.

손익 분배에 대한 정해진 기준은 없으며, 공동 개업 시 다양한 조건과 기준을 협의하여 분배 방식을 자유롭게 정할 수 있다.

예 갑 · 을 · 병 병원은 2024년도 결산결과 순이익이 ₩1,000,000이라고 가정하고 출자금에 비례하여 순이익을 분배하는 경우에 다음을 분개하시오.

(차) 집합손익(순이익)	1,000,000	(대) 갑의 기본금	143,000
		을의 기본금	143,000
		병의 기본금	714,000

■ 출자금 비율 계산

총 출자금: 10,000,000 (갑) + 10,000,000 (을) + 50,000,000 (병) = 70,000,000

- 갑의 출자 비율: 10,000,000 / 70,000,000 ≈ 0.142857 (약 14.3%)
- 을의 출자 비율: 10,000,000 / 70,000,000 ≈ 0.142857 (약 14.3%)
- 병의 출자 비율: 50,000,000 / 70,000,000 ≈ 0.714286 (약 71.4%)

9.8.3 공동개업병원의 가입과 탈퇴

1) 가입

공동 개업 병원에 새로운 출자자가 합류할 때는 기존 출자자들의 기득권을 인정하는 것이 합리적이다. 이를 위해 신규 가입자에게 출자금 외에 가입금을 받는 것이 일반적이다. 가입금은 다음 두 가지 방법으로 처리할 수 있다.

(1) 가입금을 기존 출자자의 출자금에 더하는 방법

이 경우 가입금은 분배 비율에 따라 기존 출자자들의 출자금을 증가시킨다.

(2) 가입금을 기존 출자자들의 개인 소득으로 분배하는 방법

이 방법은 가입금이 병원 장부에 기록되지 않고, 외부에서 처리된다는 의미를 담고 있으나, 일반적으로 "부외 처리"라는 용어는 회계 장부에 기록되지 않는 거래를 의미하므로, 이 문맥에서는 회계 처리 방식에 따라 장부에 기재되지 않을 수도 있다는 의미로 이해할 수 있다.

다만, 이 경우에도 세금 신고 등에는 반영될 수 있다.

예 정은 이미 개원하여 운영되고 있는 갑 · 을 · 병 공동개업병원에 다음의 조건으로 신규가입을 하였을 경우 분개는 다음과 같다.

① 정은 출자금 ₩10,000,000 이외에 가입금으로 ₩10,000,000을 현금으로 납부하다. 가입금은 기존출자자의 출자금에 가산하는 방법으로 분배하다.
② 위와 동일하나 가입금을 기존출자자의 개인소득으로 처리하다.

(차) 현 금	20,000,000	(대)	정출자금	10,000,000
			갑출자금	1,430,000
			을출자금	1,430,000
			병출자금	7,140,000
(차) 현 금	10,000,000	(대)	정출자금	10,000,000

2) 탈퇴

공동 개업 병원에서 탈퇴할 때는 원칙적으로 임시 정산을 통해 탈퇴자의 출자액을 전액 환불한다. 만약 적립액이나 탈퇴일까지 발생한 이익이 있다면 이를 분배하고, 손실금이 발생했다면 분담시킨다. 그러나 탈퇴 사유와 그동안 병원에 대한 기여도에 따라 환불액이 달라질 수 있다.

9.9 법인형태 병원의 회계

9.9.1 출연금의 회계

법인 형태 병원의 출연금은 영리 기업의 출자금에 해당하는 투자 금액이다. 그런데 법인 형태의 병원은 설립 목적상 비영리병원으로 운영되어야 한다. 따라서 법인 병원의 경우 출연금은 영리 기업의 투자 자본인 출자금과는 달리 추가 출연에 의해 증가할 수는 있으나, 자본의 감자와 같은 방식으로 감소시킬 수는 없다. 또한, 자산 재평가 적립금이나 미처리 이익 잉여금 등을 출연금에 전입하는 것도 바람직하지 않다. 따라서 법인 병원의 출연금은 법인 설립 시의 출연 금액으로 계속 남아있거나, 추가로 현금 또는 현물의 출연에 의해서만 증가한다.

법인 병원의 출연금과 관련된 회계는 법인 병원을 설립하고자 기본 재산을 출연한 경우와 개인 병원이 의료법인으로 법인격을 전환하고자 개인 병원의 토지 · 건물 등을 기본 재산으로 출연한 경우가 대표적이다. 또한, 국내외 다른 기관으로부터 시설 투자 등의 용도에 사용하도록 보조금이나 전입금을 받는 경우도 있다. 의료법인의 기본 재산으로는 병원이 설립되었거나 설립될 지역의 토지, 건물, 구축물, 현금, 예금, 차량, 비품, 의료기기 등이 해당된다.

예 A씨는 A법인병원의 설립을 승인받고 현금 ₩500,000,000, 토지(평가액) ₩500,000,000, 건물(평가액) ₩200,000,000을 출연하다.

(차)		(대)	
현 금	500,000,000	법인기본금	1,200,000,000
토 지	500,000,000		
건 물	200,000,000		

9.9.2 보조금과 전입금의 회계

국공립병원이 국가나 지방자치단체에서 받은 보조금이나 사립대학병원이 학교법인에서 받은 전입금 등이 병원 시설 투자 목적일 경우 이를 출연금으로 본다.

종교재단 산하병원은 종교단체나 기부자로부터 약품, 의료기기 등을 지원받는 경우가 많다. 이 경우 기부 성격에 따라 의료기기는 출연금으로 처리하는 것이 합리적이다.

하지만 약품과 같은 소모성 자산은 출연금으로 처리할지, 아니면 의료외수익인 기부금으로 처리할지 문제가 된다. 실무에서는 기부금 중 소모성 자산을 출연금이 아닌 의료외수익으로 처리하면 법인세가 늘어난다는 이유로 출연금으로 처리하는 경우가 많다. 그러나 이를 의료외수익 중 기부금수익으로 처리하는 것이 타당하다.

예 다음의 예를 분개하시오.

① A공공병원은 지방자치단체로부터 병원확장에 필요한 신축부지의 토지(평가액) ₩50,000,000을 기부받다.

(차) 토 지	50,000,000	(대) 기타기본금	50,000,000

② 종교재단 산하 B병원은 종교단체로부터 약품 ₩900,000과 의료기기 ₩5,000,000을 기부받다.

(차) 약 품	900,000	(대) 기부금수익(의료외수익)	900,000
의료장비	5,000,000	법인기본금	5,000,000

9.10 적립금과 준비금

1) 자산재평가적립금

자산재평가법 규정에 따라 비유동자산을 재평가했을 때 발생하는 적립금이다. 이 내용은 본 교재의 제15장 '유형자산과 무형자산' 부분에서 자세히 다루었으므로 여기서는 설명을 생략한다.

2) 임의평가적립금

자산재평가법에 따르지 않고 병원이 임의로 자산을 평가했을 때, 장부가액과 평가액의 차액을 의미한다. 그러나 병원의 경우 임의평가가 인정되지 않으므로, 평가 차액을 세무상 적립금으로 처리할 수 없다. 또한, 실무에서는 임의평가를 통해 차액이 발생하더라도 이를 임의평가적립금으로 처리하지 않고 자산재평가적립금으로 처리하는 경우가 많아 거의 사용되지 않는 계정이다.

3) 고유목적사업준비금

영리기업의 경우 임의적립금은 배당이나 상여 재원으로 사용되어 외부로 유출될 수 있지만, 의료법인 등은 잉여금의 외부 유출이 허용되지 않는다. 따라서 의료법인은 일정한 명목 아래 이익잉여금을 고유목적사업준비금으로 설정하여 유보한다. 일반적으로 사용되는 명목으로는 시설 확장 준비금, 의료장비 구입 준비금, 의학 교육 연구 준비금, 대학 지원 준비금 등이 있다.

예 다음의 예를 분개하시오.

① 이익잉여금 중 ₩5,000,000을 시설확장 목적으로 처분하다.

(차) 차기이월잉여금	5,000,000	(대) 고유목적사업준비금(시설확장준비금)	5,000,000

② 병원 이사회의 결의에 따라 이익잉여금 ₩1,000,000을 결손보전금으로 처리하다.

(차) 차기이월잉여금	1,000,000	(대) 차기이월결손금	1,000,000

③ 지방공사 B병원은 시설대체를 위해 국고보조금을 ₩10,000,000을 받다.

(차) 현　　금	10,000,000	(대) 국고보조금수익	10,000,000

※ 국고보조금을 수령할 때, 해당 보조금이 자산 취득에 사용될 목적으로 지급된 경우, 일반적으로 '국고보조금' 계정은 자산의 차감 계정으로 처리된다. 따라서 현금을 수령하는 시점에는 이와 같이 분개하는 것이 더 일반적이다.

9.11 이익잉여금의 구성 및 처분

이익잉여금은 차기이월이익잉여금 (또는 차기이월미처리결손금)과 당기순이익 (또는 당기순손실)으로 구성된다.

1) 영리기업의 이익잉여금 처분

영리기업의 이익잉여금은 이익준비금, 기타 법정적립금 (예: 기업합리화적립금, 재무구조개선적립금, 기술개발준비금, 해외시장개척적립금 등), 배당금, 그리고 임의적립금 등 다양한 형태로 처분된다.

2) 비영리법인 병원과 개인병원의 이익잉여금

비영리법인 형태의 병원은 의료기기 투자세액공제 등을 받은 경우 의료발전회계(병원합리화적립금)를 적립해야 한다. 이 의료발전회계는 병원의 고유 목적 사업에 재투자되는 형태로 운용된다. 개인병원은 법인 형태의 병원과 달리 의료발전회계를 적립할 의무가 없다.

연습 문제 Exercise

01_ 다음의 개인기업의 거래를 회계처리 하시오.

(1) 1월 1일, 현금 ₩2,000,000을 투자하여 A기업을 개원하다.

(2) 5월 20일, 생활비를 충당하기 위하여 ₩300,000을 인출하다.

(3) 12월 31일, 당기순이익 ₩500,000을 보고하다.

02_ 다음의 거래를 회계처리 하시오.

(1) 2025년 3월 1일, A기업은 유상증자를 실시하여 보통주 1,000주를 발행하였다. 보통주식은 액면금액으로 발행되었으며, ₩100,000이 납입되었다.

(2) 2025년 5월 20일, A기업은 유상증자를 실시하여 보통주 1,000주를 발행하였다. 보통주식은 주당 ₩110에 할증발행 되었으며, 주식발행비용 ₩5,000을 제외한 ₩105,000이 납입되었다.

(3) 2025년 1월 1일, A기업은 유상증자를 실시하여 보통주식 1,000주를 발행하였다. 보통주식은 액면금액으로 발행되었으며 주식발행비용 ₩10,000을 제외한 ₩90,000이 납입되었다.

(4) 2025년 3월 1일, A기업은 유상증자를 실시하여 보통주식 1,000주를 발행하였다. 보통주식은 주당 ₩120에 할증발행 되었으며 주식발행비용 ₩10,000을 제외한 ₩110,000이 납입되었다.

03_ 다음의 거래를 회계처리 하시오.

(1) A기업은 2024년 1월 1일 현재 자본금 ₩500,000, 주식발행초과금 ₩100,000이 있으며, 보통주의 발행주식수는 1,000주로 주당 액면금액은 ₩500이며 최초발행금액은 주당 ₩600이다.

(2) 5월 1일, A기업은 유통 중인 자사주식 100주를 주당 ₩550에 취득하고, 즉시 소각하였다.

(3) 7월 1일, A기업은 유통 중인 자사주식 100주를 주당 ₩400에 취득하고, 즉시 소각하였다.

04_ A기업이 발행한 보통주식의 액면금액은 주당 ₩100이며, 최초발행금액은 주당 ₩150이다. 다음의 거래를 회계처리 하시오.

(1) 2025년 3월 1일, 자기주식 100주를 주당 ₩140에 취득하였다.

(2) 4월 12일, 자기주식 10주를 주당 ₩160에 재발행하였다.

(3) 5월 1일, 자기주식 10주를 주당 ₩90에 재발행하였다.

(4) 6월 12일, 자기주식 10주를 주당 ₩180에 재발행하였다.

(5) 7월 21일, 자기주식 10주를 소각하였다.

(6) 12월 3일, 자기주식 10주를 무상으로 수증 받았으며, 주당 공정가치는 ₩130이다.

정답 및 해설

01_

(1) (차) 현금 2,000,000 (대) 자본금 2,000,000

(2) (차) 인출금 300,000 (대) 현금 300,000

(해설) 이 인출금은 기말에 자본금에서 차감

(3) (차) 손익 500,000 (대) 자본금 500,000

(해설) 당기순이익은 사업주의 자본을 증가시키는 요인, 당기순이익을 나타내는 손익 계정(또는 집합손익)에서 자본금 계정으로 대체. 이 거래를 통해 사업주의 자본이 증가

02_

(1) (차) 현금 100,000 (대) 자본금 100,000

(2) (차) 현금 105,000 (대) 자본금 100,000
주식발행초과금 5,000

(해설) 주식발행비용 ₩5,000은 납입금액에서 이미 제외되었으므로 별도의 회계처리 없음.
(원래 ₩110,000 − ₩100,000 = ₩10,000이 주식발행초과금이지만, 발행비용을 차감하고 ₩5,000만 주식발행초과금으로 인식)

(3) (차) 현금 90,000 (대) 자본금 100,000
주식할인발행차금 10,000

(해설) 발행가액이 액면가액에 미달하는 부분은 주식할인발행차금(자본조정)으로 처리. 주식발행비용은 이 주식할인발행차금에 가산

(4) (차) 현금 110,000 (대) 자본금 100,000
주식발행초과금 10,000

(해설) 원래 ₩120,000 − ₩100,000 = ₩20,000이 주식발행초과금이지만, 발행비용을 차감하고 ₩10,000만 주식발행초과금으로 인식

03_

(1) 이 시점은 거래가 아닌 기초 자본 현황에 대한 정보이므로 별도의 분개가 발생하지 않음. 현재 정보를 바탕으로 재무상태표의 자본 계정을 구성
(자본금: ₩500,000, 주식발행초과금: ₩100,000, 보통주 발행주식수: 1,000주, 주당 액면금액: ₩500, 주당 최초 발행금액: ₩600)

(2) (차) 자본금 50,000 (대) 현금 55,000
주식발행초과금 5,000

(해설) • 소각 주식의 액면가액: 100주 × ₩500/주 = ₩50,000
• 자사주 취득 금액: 100주 × ₩550/주 = ₩55,000
소각 시 액면가액(₩50,000)보다 취득 금액(₩55,000)이 더 많으므로, 차액(₩5,000)은 주식발행초과금을 우선 상계하고, 부족하면 감자차손으로 처리. 현재 주식발행초과금 잔액이 ₩100,000 있으므로 모두 상계 가능

(3) (차) 자본금 50,000 (대) 현금 40,000
주식발행초과금 5,000

(해설) • 소각 주식의 액면가액: 100주 × ₩500/주 = ₩50,000
• 자사주 취득 금액: 100주 × ₩400/주 = ₩40,000
소각 시 액면가액(₩50,000)보다 취득 금액(₩40,000)이 더 적으므로, 차액(₩10,000)은 감자차익으로 처리

04_

(1) (차) 자기주식 14,000 (대) 현금 14,000

(2) (차) 현금 1,600 (대) 자기주식 1,400
자기주식처분이익 200

(해설) 취득원가 주당 ₩140인 자기주식 10주를 ₩160에 재발행했으므로 ₩1,600 (10주 × ₩160)의 현금 유입. 자기주식 계정에서는 취득원가 ₩1,400 (10주 × ₩140)이 감소하며, 차액 ₩200 (₩1,600 − ₩1,400)은 자기주식처분이익으로 인식

(3) (차) 현금 900 (대) 자기주식 1,400
자기주식처분이익 200
자기주식처분손실 300

(해설) 취득원가 주당 ₩140인 자기주식 10주를 ₩90에 재발행했으므로 ₩900 (10주 × ₩90)의 현금 유입. 자기주식 계정에서는 취득원가 ₩1,400 (10주 × ₩140)이 감소. 발생한 손실 ₩500 (₩1,400 − ₩900) 중 이전 자기주식처분이익 잔액 ₩200을 먼저 상계하고, 남은 ₩300은 자기주식처분손실로 인식

(4) (차) 현금 1,800 (대) 자기주식 1,400
자기주식처분이익 400

(해설) 취득원가 주당 ₩140인 자기주식 10주를 ₩180에 재발행했으므로 ₩1,800 (10주 × ₩180)의 현금 유입. 자기주식 계정에서는 취득원가 ₩1,400 (10주 × ₩140)이 감소하며, 차액 ₩400 (₩1,800 − ₩1,400)은 자기주식처분이익으로 인식

(5) (차) 자본금 1,000 (대) 자기주식 1,400
주식발행초과금 500 감자차손 100

(해설) 자기주식 10주를 소각하면 해당 자기주식의 취득원가인 ₩1,400 (10주 × ₩140)이 자기주식 계정에서 감소. 동시에 소각된 주식의 액면가에 해당하는 자본금 ₩1,000 (10주 × ₩100)이 감소하고, 최초 발행 시 발생했던 주식발행초과금 중 ₩500 (10주 × (₩150 − ₩100))도 감소. 이로 인해 발생하는 차액 ₩100은 감자차익으로 인식

(6) (차) 자기주식 ₩1,300 (대) 자기주식수증이익 ₩1,300

(해설) 자기주식 10주를 무상으로 수증받았으므로 현금 유출 없음. 주당 공정가치 ₩130을 반영하여 ₩1,300 (10주 × ₩130)을 자기주식 계정에 기록하고, 동일 금액을 자기주식수증이익(자본잉여금)으로 인식

제10장 재무제표분석

10.1 의의 및 종류

재무비율 분석은 흔히 재무상태 분석 또는 경영성과 분석이라고도 한다. 이는 재무제표의 각 항목 간 비율을 계산하여 기업(병원)의 재무 상태나 경영 성과를 파악하는 방법이다. 재무비율 분석의 가장 큰 목적은 재무제표에 포함된 정보를 활용 가능한 형태로 가공하여 재무제표 이용자들의 의사결정에 도움을 주는 것이다. 따라서 병원 재무제표 분석 역시 다양한 병원 이해관계자들에게 정보를 제공하기 위해 이루어진다. 경영자들은 경영 실적 평가, 투자 결정 또는 자금 조달 결정 등에 필요한 정보를 얻기 위해 비율 분석을 실시하며, 정부나 공공기관 등은 병원의 경영 실태를 파악하여 의료수가 결정, 의료 사업 육성 등과 같은 정책 수립에 비율 분석을 활용한다.

10.1.1 재무비율 분석의 장점

재무비율 분석은 다음과 같은 장점들을 가진다.

1) 기업(병원)의 전반적인 정보 획득

경제적 의미가 있는 재무비율을 이용하여 기업(병원)의 전반적인 정보를 얻을 수 있다.

2) 쉬운 계산

재무제표 각 항목을 보고 누구나 그 비율을 쉽게 계산할 수 있다.

3) 비교 가능성

다른 기업(병원)들과 재무 상태와 경영 성과를 비교할 수 있으며, 한 병원 내에서 기간별로 성과가 어떻게 변화했는지도 파악할 수 있다.

10.1.2 재무비율 분석 시 주의할 점

하지만 재무제표의 각 구성 항목 간 비율을 분석하여 활용하기 위해서는 몇 가지 주의해야 할 점이 있다.

1) 재무제표의 신뢰성 전제

재무비율을 분석하려면 재무제표가 충분한 정보를 갖추고 거짓 없는 정보로 먼저 작성되어야 한다.

2) 회계 방법 통일

기간별이나 병원별로 사용하는 회계 방법이 다를 경우 기준을 두어 여러 조건들을 일치시켜야 한다.

3) 양면성 고려

병원이 유동 자금을 많이 보유하고 있다면 유동성은 양호할 수 있지만, 그만큼 투자를 잘하지 않아 수익성이 악화될 수도 있다는 점을 고려해야 한다.

4) 미래 예측의 한계

재무비율 분석은 현재 혹은 과거의 재무 상태를 나타낼 뿐, 미래의 재무 건전성을 평가하는 데에는 한계가 있다.

10.2 분류와 표준비율

10.2.1 분 류

재무제표분석은 분석자료와 정보내용에 따라 분류할 수 있다.

1) 분석자료에 따른 분류

재무상태표는 특정 시점의 재무상태를 나타내며, 손익계산서는 특정 기간의 성과의 변동을 나타낸다. 즉, 손익계산서의 각 항목은 1년 동안 계속적으로 발생한 성과를 나타낸다. 반면, 재무상태표의 각 항목은 결산시점에서의 잔액을 나타낸다. 따라서 재무상태표 항목과 손익계산서 항목을 동시에 이용하여 재무제표분석을 실시해야 하는 수익성비율이나 활동성비율의 경우 재무상태표 항목의 연중 가중평균을 사용하는 것이 바람직하다. 실무에서는 편의상 재무상태표 항목의 기초잔액과 기말잔액의 평균값을 사용하는 것이 일반적이다.

표 10-1 재무제표분석 구분 및 관련비율

구 분	의 미	관련 비율
재무상태표 비율 분석	재무상태표에서 얻어진 항목으로 계산된 비율	유동비율 자기자본비율 고정장기적합률
손익계산서 비율 분석	손익계산서에서 얻어진 항목으로 계산된 비율	의료수익의료이익률 의료수익순이익률
혼합비율 분석	재무상태표와 손익계산서에서 각각 한 항목씩 얻어 계산된 비율	총자본의료이익률 자기자본 의료이익률

2) 정보내용에 따른 분류

재무제표분석의 경제적 의미에 따른 분류는 재무제표 이용자의 분석목적에 부합된다. 예를 들어, 단기채권자는 기업(병원)의 단기채무지급 능력에 관심을 가질 것이며, 장기채권자는 당연히 장기채무지급 능력에 관심을 가질 것이다. 경영자는 수익성, 유동성, 성장성, 활동성 등 모든 재무제표분석 결과에 관심을 가질 것이다.

표 10-2 재무제표분석의 분류 및 경제적 의미

구 분	경제적 의미	관련 비율
유동성비율	단기채무지급능력을 측정	유동비율, 당좌비율, 순운전자본구성비율 등
안정성비율	부채의 사용 정도를 나타내는 것으로 장기채무지급능력을 측정	부채비율, 자기자본비율, 고정비율, 고정장기적합률 등
수익성비율	수익 또는 자산에 대한 이익을 나타내는 것으로 경영성과를 측정	의료수익의료이익률, 자기자본순이익률, 총자산의료이익률 등
성장성비율	외형 및 수익의 성장가능성 측정	총자산증가율, 입원수익증가율, 외래수익증가율, 순이익증가률 등
활동성비율	자산의 이용효율성을 측정	총자산회전율, 재고자산회전률, 의료미수금회전율 등

10.2.2 표준비율

재무제표의 주요 구성 항목들 간 재무비율을 계산해도 그 결과 값의 의미를 제대로 해석하기는 쉽지 않다. 따라서 기업(병원)은 이상적인 비율을 구해 해당 기업(병원)의 재무 상태 및 경영 성과를 판단하는 기준으로 활용할 필요가 있다. 이때 이상적인 비율을 표준비율(standard ratio)이라고 한다. 그러나 현실적으로 이상적인 표준비율을 선택하는 것은 매우 어렵다. 따라서 현재 기업(병원)에서 주로 사용하고 있는 표준비율은 다음과 같다.

1) 동일 직종의 유사한 규모의 기업(병원)들의 평균 재무비율

동일 직종의 유사한 규모 기업(병원)들의 재무제표를 100병상으로 표준화시켜 산출한 평균 재무비율을 표준비율로 사용할 수 있다. 예를 들어 고려대학교 안암병원이 표준비율을 선정할 경우, 대학병원들의 평균 재무비율을 사용할 수 있다.

2) 과거 수년간의 평균 재무비율

개별 기업(병원)의 과거 수년간 평균 재무비율을 표준 재무비율로 사용하는 것이다. 특히 과거 특정 기간의 재무비율이 이상적이었다고 판단된다면 그 기간의 비율을 표준비율로 사용할 수 있다.

3) 우량기업(병원) 또는 경쟁기업의 재무비율

동일 직종의 우량기업(병원) 또는 경쟁 관계에 있는 기업을 선정한 다음 재무제표 분석 결과를 비교해 본다면 해당 기업의 현 상태 파악 및 경영 전략 수립에 매우 유용한 정보로 활용될 수 있을 것이다. 예를 들어 고려대학교 안암병원의 경우, 경쟁 병원인 연세대학교 세브란스병원을 비교 대상 병원으로 선정할 수 있다. 보다 효율적인 비교를 위해 두 병원의 재무제표를 100병상당 재무제표로 변환한 다음 재무비율을 계산하여 상호 비교할 수 있다.

4) 산업평균비율

산업평균비율은 표준산업 분류와 같은 일정한 기준에 따라 산업을 분류한 다음 해당 산업에 속한 기업들의 평균 재무비율을 산출한 것이다. 산업평균비율은 실무에서 가장 일반적으로 사용되는 표준비율로, 해당 기업의 재무비율을 산업평균비율과 비교함으로써 재무 상태나 경영 성과가 어느 정도 양호한지 또는 불량한지를 평가할 수 있다. 한국은행이 매년 발간하는 "기업경영분석"이 우리나라의 산업평균비율로 가장 많이 사용되고 있다. 병원의 경우는 특수한 분야이며 재무제표에 사용된 용어에도 차이가 있기 때문에 산업평균비율과 직접 비교하는 데에는 한계가 있다. 따라서 한국보건산업진흥원에서 매년 발간하고 있는 "병원경영분석"이 병원 산업의 표준비율로 활용되고 있다.

10.3 재무제표분석 방법과 그 의미

10.3.1 유동성비율

유동성 비율(liquidity ratio)은 병원의 단기 부채에 대한 변제 능력(solvency)을 평가하는 비율로, 기업의 단기 지급 능력을 나타낸다. 보통 유동성 비율은 유동 자산과 유동 부채를 가지고 분석하며, 유동 부채가 유동 자산을 초과하는 경우 유동성이 취약하다고 결론 내릴 수 있다.

유동성 비율은 단기간 내에 만기가 도래하는 유동 부채와 단기간 내에 현금으로 전환 가능한 자산들 간의 관계를 보여준다. 여기에는 유동비율(current ratio), 당좌비율(quick ratio), 순운전자본구성비율(net working capital ratio)이 있다.

1) 유동비율(current ratio)

$$\text{유동비율}(\%) = \frac{\text{유동자산}}{\text{유동부채}} \times 100$$

유동비율(current ratio)은 유동 자산을 유동 부채로 나눈 비율로, 비율이 높을수록 유동성이 높다. 보통 유동성이 높을수록 단기 채무 능력이 양호하다고 할 수 있으며, 200% 이상이면 일반적으로 유동성에 문제가 없다고 판단한다.

앞에서 언급했던 것과 마찬가지로 유동성이 높다고 해서 무조건 좋은 것만은 아니다. 유동비율의 산식에서 분자인 유동 자산에는 재고 자산이나 의료 미수금 등이 포함되어 있기 때문에, 현금의 증가가 아니더라도 재고 자산이나 의료 미수금이 증가한다면 유동비율은 증가한다. 현금이 아닌 자산의 증가는 병원이 현금이나 단기 자산을 비효율적으로 운용하고 있다는 증거가 되므로 바람직하지 못하다.

2) 당좌비율(quick ratio)

$$당좌비율(\%)= \frac{당좌자산}{유동부채} \times 100$$

당좌비율(quick ratio)은 당좌 자산을 유동 부채로 나눈 비율로, 비율이 높을수록 유동성이 높다. 당좌자산(quick assets)은 유동 자산에서 재고 자산을 차감한 금액이다. 유동비율에서는 재고 자산을 포함한 전체 자산에 대한 것이었는데, 당좌비율에서 재고 자산을 제외하는 이유는 재고 자산이 현금화되지 못할 가능성이 클 뿐 아니라 전환 속도가 늦기 때문이다.

분자에 재고 자산이 제외되었기 때문에 이 비율은 유동비율의 단점을 일부분 해소할 수 있다. 재고 자산에 의존하지 않고 단기 부채를 상환할 수 있는 능력을 측정할 수 있기 때문이다. 보통 유동 부채와 당좌 자산을 1:1 정도로 보유하는 것이 안전하다고 간주한다.

3) 순운전자본구성비율(net working capital)

$$순운전자본구성비율(\%)= \frac{순운전자본}{총자본} \times 100$$

순운전자본(net working capital)이란 유동 자산에서 유동 부채를 차감한 것으로, 순운전자본구성비율은 순운전자본을 총자본으로 나눈 비율이다. 병원의 원활한 유동성을 확보하기 위해서는 순운전자본구성비율이 양의 값을 가져야 하지만, 이 비율이 지나치게 높으면 투자의 비중이 작아져 수익성이 악화될 수 있다.

10.3.2 안정성 비율

안전성 비율(safety ratio)은 병원의 장기 지급 능력을 평가하는 지표로, 레버리지 비율(leverage ratio)이라고도 한다. 이 비율은 채권자 입장에서 장기 부채에 대한 상환 능력을 나타내며, 조달된 자본이 유동자산과 비유동자산에 적절하게 배분되었는지 보여준다. 경영자 입장에서는 부채 사용에 따른 레버리지 효과를 확인할 수 있다.

부채로 자금을 조달했을 때, 투자로 발생한 수익이 부채 이자보다 높으면 그 차액만큼 병원의 수익성이 증가한다. 반대로 투자수익률이 부채비용을 초과하지 못하면 수익성은 악화된다. 즉, 투자수익률이 부채비용보다 높으면 병원에 이익이지만, 그 반대인 경우 손실을 가져온다. 안전성 비율을 측정하는 지표에는 부채비율, 자기자본비율, 이자보상비율, 고정비율, 고정장기적합률 등이 있다.

1) 부채비율(debt to equity ratio)

$$부채비율(\%)= \frac{부채}{자기자본} \times 100$$

부채비율은 부채를 자기자본으로 나눈 비율이다. 이 비율이 낮을수록 안전성이 높다. 부채비율이 높을수록 채권자의 위험이 증가하므로, 채권자의 위험을 평가하는 데 가장 유용하다. 일반적으로 부채비율이 100% 이하면 부채보다 자기자본이 많다는 뜻이므로 부채 상환 능력이 높다고 볼 수 있다.

하지만 이 비율이 100% 이하라고 해서 무조건 좋다고 단정할 수는 없다. 경기가 호황이고 상환 능력이 충분하다면, 부채를 늘려 레버리지 효과를 얻는 것이 유리할 수 있기 때문이다. 그러나 과도한 부채는 원금 상환과 이자 부담을 증가시켜 불황기에 상환 능력을 급격하게 떨어뜨릴 수 있으므로, 적정한 자본 구조를 유지하는 것이 중요하다.

2) 자기자본비율(net worth to total assets)

$$자기자본비율(\%)= \frac{자기자본}{총자본} \times 100$$

자기자본비율은 자기자본을 총자본으로 나눈 비율이다. 자기자본은 이자 비용이 발생하지 않는 자본이므로, 이 비율이 높을수록 병원의 재무 안정성이 높아진다. 일반적으로 50% 이상일 경우 재무 상태가 양호하다고 평가된다.

3) 고정비율(fixed ratio) 및 고정장기적합률(fixed assets to net worth and long term liabilities wkr ratio)

$$고정비율(\%)= \frac{비유동자산}{자기자본} \times 100$$

고정비율은 비유동자산을 자기자본으로 나눈 비율로, 자기자본이 비유동자산에 얼마나 투입되어 운용되는지 나타내는 지표다. 이 비율이 낮을수록 장기 재무 안전성이 좋다고 평가되며, 보통 100% 이하여야 바람직하다고 본다. 비유동자산은 병원이 1년 이상 장기적으로 보유하는 자산이므로 자기자본으로 충당하는 것이 좋다.

그러나 대부분의 경우 자기자본뿐만 아니라 장기 부채에 의존해 비유동자산을 취득하기 때문에, 고정비율의 보완 지표로 고정장기적합률을 사용한다.

$$고정장기적합률(\%) = \frac{비유동자산}{자기자본+비유동부채} \times 100$$

고정장기적합률은 자기자본과 비유동부채가 비유동자산에 어느 정도 투입되어 운용되는지를 나타내는 지표다. 비유동자산을 비유동부채와 자기자본의 합계 금액으로 나누어 계산하며, 비율이 낮을수록 안정성이 높다. 고정비율이 100%를 초과하더라도 고정장기적합률이 100% 미만이면 자본 배분의 안전성이 바람직하다고 평가할 수 있다. 이는 자기자본 비율이 낮아 고정비율이 높게 나오더라도, 비유동부채와 자기자본으로 비유동자산을 잘 운용하고 있음을 의미한다.

4) 이자보상비율(interest coverage ratio)

$$이자보상비율(\%) = \frac{세전\ 당기순이익 + 이자비용}{이자비용} \times 100$$

이자보상비율은 세전 당기순이익에 이자비용을 더한 값을 이자비용으로 나눈 비율로, 이 비율이 높을수록 안정성이 높다. 채권자에게 지급해야 할 이자는 고정적인 비용이므로, 이자보상비율은 이자 비용을 충당할 수 있는 능력을 보여준다. 적정 수준 이상의 이자보상비율을 유지해야 이자 비용 지급 능력이 양호하다고 평가받는다.

10.3.3 수익성비율

수익성 비율(profitability ratio)은 기업의 경영 성과를 나타내는 재무 비율이다. 이 비율은 특정 기간 동안의 이익과 투입 자본 간의 관계를 보여주며, 비용을 충당하고 이익을 창출할 수 있는 기업의 능력에 대한 정보를 제공한다. 병원이 내부 및 외부에서 조달한 자본을 이용해 어느 정도의 경영 성과를 달성했는지, 또는 병원의 경영 활동이 얼마나 효율적으로 이루어졌는지를 측정하는 데 활용된다. 수익성 비율은 의료수익의료이익률, 총자산의료이익률, 자기자본순이익률로 측정한다.

1) 의료수익의료이익률(medical income to medical ratio)

$$\text{의료수익의료이익률(\%)} = \frac{\text{의료이익}}{\text{의료수익}} \times 100$$

의료수익의료이익률은 병원의 의료 활동 과정에서 발생한 의료 비용을 의료 수익에서 차감한 의료이익을 의료 수익으로 나눈 비율이다.

2) 총자산의료이익률(medical income to total assets)

$$\text{총자산이익률(\%)} = \frac{\text{의료이익}}{\text{총자산}} \times 100$$

총자산의료이익률은 병원의 의료 활동으로부터 발생한 의료이익을 총자산으로 나눈 비율이다. 이는 병원 경영자 입장에서 병원에 투자된 총자본에 대한 투자 효율성을 평가하는 지표이다.

3) 자기자본순이익률(return on equity)

$$\text{자기자본순이익률(\%)} = \frac{\text{순이익}}{\text{자기자본}} \times 100$$

자기자본순이익률은 당기순이익을 병원 출연자(소유주)의 지분으로 나누어 계산하는 비율이다. 자기자본에는 출연금 외에 자본잉여금 및 이익잉여금이 포함된다. 이 비율은 병원 소유주의 입장에서 수익성을 평가하는 중요한 지표이다.

10.3.4 성장성 비율(Growth Ratio)

성장성 비율은 병원이 전기 대비 당기에 얼마나 성장했는지를 보여준다. 이 비율은 주로 총자산, 의료수익, 그리고 환자 수의 증가율로 측정하며, 병원의 성장 잠재력과 수익 실현 가능성에 대한 정보를 제공한다. 다만, 성장성 비율을 분석할 때는 전기과 당기를 비교해야 하므로 물가 변동 요인도 함께 고려해야 한다. 성장성 비율에는 크게 의료수익증가율과 총자산증가율이 있다.

1) 의료수익증가율(medical revenue growth ratio)

$$\text{의료수익증가율(\%)} = \frac{\text{당기의료수익} - \text{전기의료수익}}{\text{전기의료수익}} \times 100$$

의료수익증가율은 일정 기간 동안 의료수익이 얼마나 증가했는지를 나타내는 비율이다. 이러한 의료수익 증가는 주로 의료수가 인상이나 환자 수 증가에서 비롯된다.

2) 총자산증가율(Growth Rate of Total Assets)

$$\text{총자산증가율(\%)} = \frac{\text{당기총자산} - \text{전기총자산}}{\text{전기총자산}} \times 100$$

총자산증가율은 일정 기간 동안 총자산이 얼마나 증가했는지에 대한 정보를 제공한다.

10.3.5 활동성 비율(Turnover Ratio)

활동성 비율은 특정 자산의 운용 효율성을 측정하는 재무 비율이며, 회전율이라고도 부른다. 회전율이 높을수록 투자 자본에 비해 의료수익이 상대적으로 높다는 것을 의미하는데, 이는 적은 자산을 투입하여 많은 수익을 실현하고 있다는 증거이므로 자산을 효율적으로 이용하고 있다는 뜻이다. 이 비율에는 총자산회전율, 유형자산회전율, 의료미수금회전율, 매입채무회전율, 재고자산회전율이 포함된다.

1) 총자산회전율 (Total Assets Turnover)

$$\text{총자산회전율(회)} = \frac{\text{의료수익}}{\text{총자산}}$$

총자산회전율은 의료수익을 총자산으로 나눈 비율로, 1년 동안 의료수익을 창출하는 데 총자산을 몇 번 이용했는지에 대한 정보를 제공한다. 총자산회전율이 높을수록 총자산을 효율적으로 사용하여 의료수익을 창출했다는 것을 의미한다. 하지만 이 비율이 높다고 해서 항상 경영 성과가 좋다고만 할 수는 없다. 일반적으로 회전율이 높은 경우 마진율이 낮은 경향이 있으므로, 회전율과 마진율을 함께 고려해야 한다.

2) 유형자산회전율 (Tangible Assets Turnover)

$$\text{유형자산회전율(회)} = \frac{\text{의료수익}}{\text{유형자산}}$$

유형자산회전율은 유형자산이 1년 동안 몇 번 회전하여 의료수익을 실현하고 있는지를 측정한다. 병원에서 무형자산은 거의 없으므로 유형자산회전율이 주로 이용된다. 이 비율이 높을수록 보유하고 있는 유형자산에 비해 높은 의료수익을 실현하고 있음을 나타내기 때문에, 유형자산이 효율적으로 이용되고 있다고 해석할 수 있다.

3) 재고자산회전율 (Inventory Turnover)

$$\text{재고자산회전율(회)} = \frac{\text{의료수익}}{\text{평균 재고자산}}$$

$$\text{재고자산회전기간(일)} = \frac{\text{365일}}{\text{재고자산회전율}}$$

재고자산회전율은 매출원가(의료수익)를 평균 재고자산으로 나눈 비율로, 재고자산이 당좌자산으로 변환되는 속도를 나타내는 지표다. 의료수익을 실현하는 데 재고자산을 연간 몇 번 회전했는지 측정하는 것이다. 재고자산은 재무상태표 항목이고, 매출원가(의료수익)는 손익계산서 항목이므로, 재무상태표 항목인 재고자산을 유량(flow)으로 바꿔주기 위해 기초 재고자산과 기말 재고자산을 평균 내야 한다. 재고자산을 과도하게 보유하고 있으면 다른 곳에 투자할 수 있는 자산이 재고자산에 과도하게 치우쳐 있음을 의미하며, 재고자산을 관리하고 유지하는 비용이 많이 든다는 것을 뜻한다. 그러므로 재고자산회전율을 고려하여 재고자산을 효율적으로 관리해야 한다.

4) 의료미수금회전율 (Receivables Turnover)

$$\text{의료미수금회전율(회)} = \frac{\text{의료수익}}{\text{평균 의료미수금}}$$

$$\text{의료미수금회전기간(일)} = \frac{\text{365일}}{\text{의료미수금회전율}}$$

$$\text{1일 평균 의료수익} = \frac{\text{의료수익}}{\text{365일}}$$

의료미수금회전율은 의료미수금이 현금화된 횟수를 나타내며, 의료미수금이 현금화되는 데 소요되는 기간을 계산한다. 의료미수금 회전율이 높다는 것은 의료미수금으로 묶여 있는 기간이 짧다는 것이며, 현금화 속도가 빠르다는 것을 의미한다. 의료미수금 또한 재무상태표 항목이므로 평균값을 사용해야 더 정확한 분석이 가능하다.

5) 매입채무회전율 (Payables Turnover)

$$\text{매입채무회전율(회)} = \frac{\text{의료수익}}{\text{평균 매입채무}}$$

$$\text{매입채무평균결제기간(일)} = \frac{365\text{일}}{\text{매입채무회전율}}$$

매입채무회전율은 병원에서 약품이나 진료 재료, 의료 기기를 외상으로 구입했을 때 쓰이는 비율이다. 매출원가(의료수익)를 평균 매입채무로 나눈 재무 비율로서 매입채무가 얼마나 빨리 결제되는지를 나타낸다. 매입채무회전율이 낮을수록 또는 매입채무평균결제기간이 길수록 병원의 유동성 관점에서 유리할 수 있다. 즉, 대금 결제를 늦춰 자금 부담을 줄일 수 있기 때문이다. 하지만 지나치게 길어지면 신용도에 문제가 생길 수 있으므로 적절한 수준을 유지하는 것이 중요하다.

10.4 재무제표분석의 한계

재무제표 분석은 기업(병원)의 가치나 신용을 평가하는 데 매우 유용한 도구이지만, 몇 가지 한계를 지닌다.

첫째, 재무제표는 투자자 등 이해관계자들이 활용할 수 있는 정보의 일부에 불과하다. 예를 들어 증권 분석가들은 재무제표 외에도 이자율이나 환율 같은 거시경제 지표, 산업 정보, 그리고 기업에 대한 중요한 사건 등을 수집하고 분석한다.

둘째, 두 기업이 동일 산업에 속하고 규모가 유사하더라도 업무 내용이 상당히 다르면 비교 분석의 의미가 없을 수 있다. 예를 들어 컴퓨터를 생산하는 두 회사가 있다고 하자. 한 회사는 국내 대형 전자회사의 주문을 받아 부품을 조립하여 낮은 가격에 납품하는 하청업체인 반면, 다른 회사는 연구 개발을 통해 개발한 최첨단 컴퓨터를 제조하여 높은 가격에 판매하는 기업일 수 있다. 이 경우 두 회사의 재무제표를 이용해 분석한 재무 비율을 비교하는 것은 신중해야 한다.

셋째, 동일 산업에 속하고 유사한 영업을 하는 기업이라도 상이한 회계 절차에 따라 회계처리를 할 수 있다. 예를 들어 기업에 따라 재고자산 평가 시 선입선출법을 적용하는지 후입선출법을 적용하는지에 따라, 또는 감가상각 방법이 정액법인지 정률법인지에 따라 기업 간 재무제표 분석 결과가 달라질 수 있다.

연습문제 Exercise

다음은 민간A병원과 공공B병원의 재무상태표와 손익계산서이다.

재무상태표 (단위: 천원)

계정과목	민간A병원		공공B병원	
	2024년	2025년	2024년	2025년
Ⅰ. 유동자산	3,014,340	2,621,956	1,019,869	2,387,365
(1) 당좌자산	2,944,422	2,526,188	951,442	2,295,308
1. 현금 및 현금성자산	215,685	539,391	96,109	180,170
2. 단기금융상품	1,384,615	769,231	–	963,250
3. 단기매매증권	8,454	363	–	–
4. 의료미수금	1,258,443	1,134,207	767,890	1,064,220
5. 기타의 당좌자산	77,226	82,996	87,443	87,668
(2) 재고자산	69,918	95,768	68,426	92,057
Ⅱ. 비유동자산	7,199,047	7,885,797	3,985,852	3,878,078
(1) 투자자산	547,555	666,945	132,485	208,468
(2) 유형자산	6,651,491	7,218,852	3,853,366	3,669,610
1. 토지	517,354	517,354	1,178,310	1,178,310
2. 건물	5,434,314	5,280,342	1,750,152	1,705,316
3. 의료장비	257,312	916,500	365,759	316,709
4. 건설중인 자산	163,370	416,290	89,224	47,485
5. 국고보조금	279,141	88,366	469,921	421,790
(3) 무형자산	–	–	–	–
자산총계	10,213,387	10,507,752	5,005,721	6,265,443
Ⅰ. 유동부채	1,850,402	2,236,147	832,696	1,090,280
1. 매입채무	1,380,482	1,384,399	681,204	830,506
2. 미지급금	349,043	269,219	39,147	124,689
3. 예수금	16,815	27,994	62,529	95,938
4. 유동성장기부채	103,083	553,486	–	–
5. 기타유동부채	978	1,050	49,816	39,147
Ⅱ. 비유동부채	2,951,734	2,691,786	2,927,847	3,171,088
1. 장기차입금	769,231	461,538	2,500,000	2,500,000
2. 금융리스미지급금	217,906	432,157	–	–
3. 퇴직급여충당금	26,135	13,475	427,847	671,088
4. 임대보증금	1,938,462	1,784,615	–	–
(부채총계)	4,802,135	4,927,932	3,760,543	4,261,368
Ⅰ. 기본금	5,200,271	5,410,096	3,801,185	4,801,185
Ⅱ. 잉여금	210,980	169,725	(2,556,008)	(2,797,110)
1. 자본잉여금	–	–	–	–
2. 이익잉여금	210,980	169,725	(2,556,008)	(2,797,110)
(자본총계)	5,411,252	5,579,820	1,245,178	2,004,075
부채와 자본총계	10,213,387	10,507,752	5,005,721	6,265,443

손익계산서 (단위: 천원)

계정과목	민간A병원		공공B병원	
	2024년	2025년	2024년	2025년
Ⅰ. 의료수익	7,603,230	8,260,724	3,989,119	5,085,357
1. 입원수익	4,944,428	5,307,576	1,941,739	2,662,163
2. 외래수익	2,417,592	2,620,327	1,225,889	1,394,403
3. 기타의료수익	241,210	332,820	821,491	1,028,790
Ⅱ. 의료비용	7,231,924	8,209,980	4,711,522	5,723,315
(1) 인건비	2,952,465	3,234,427	2,710,399	3,008,445
1. 급여	2,755,691	3,036,267	2,500,486	2,696,128
2. 제수당	65,345	72,523	74,211	66,967
3. 퇴직급여	131,429	125,637	135,702	245,350
(2) 재료비	2,418,481	2,532,905	887,074	1,365,896
1. 약품비	1,155,050	1,265,360	472,522	643,650
2. 진료재료비	1,141,110	1,112,203	268,365	563,807
3. 급식재료비	122,321	155,342	146,187	158,439
(3) 관리운영비	1,860,978	2,442,648	1,114,049	1,348,973
1. 복리후생비	119,930	128,111	163,084	176,524
2. 여비교통비	24,040	25,695	5,158	4,703
3. 세금과공과	19,540	34,530	50,132	52,018
4. 지급임차료	33,416	52,550	–	14,304
5. 감가상각비	634,800	1,088,108	335,073	319,213
6. 기타관리운영비	1,029,251	1,113,654	560,603	782,212
Ⅲ. 의료이익	371,307	50,744	(722,403)	(637,958)
Ⅳ. 의료외수익	60,112	131,607	445,780	740,331
1. 의료부대수익	34,813	30,961	399,853	465,560
2. 이자수익	14,576	60,090	2,725	7,128
3. 기타의료외수익	10,723	40,556	43,202	267,643
Ⅴ. 의료외비용	276,417	167,628	266,144	343,476
1. 의료부대비용	8,785	4,622	174,988	248,521
2. 이자비용	76,525	107,658	91,156	94,955
3. 기타의료외비용	191,107	55,347	–	–
Ⅵ. 법인세차감전순이익(순손실)	155,002	14,722	(542,766)	(241,103)
Ⅶ. 법인세비용	–	–	–	–
Ⅷ. 당기순이익(순손실)	155,002	14,722	(542,766)	(241,103)

01_ 제시한 재무제표를 이용하여 재무비율분석을 실시한 후 두 병원의 유동성, 안정성, 수익성, 성장성, 활동성 등을 종합적으로 비교 평가하시오. 평가할 때 산업평균비율을 표준비율로 사용하시오.

정답 및 해설

1. 재무비율 계산

분류		민간 A병원		공공 B병원		병원 산업 평균
		2024년	2025년	2024년	2025년	
유동성	유동비율	162.9%	117.2%	122.5%	219.0%	138.8%
	당좌비율	159.1%	113.0%	114.3%	210.5%	120.2%
안정성	부채비율	88.7%	88.3%	302.0%	212.6%	126.9%
	자기자본비율	53.0%	52.8%	24.9%	32.0%	44.1%
수익성	의료이익률	4.9%	0.6%	−18.1%	−12.5%	8.1%
	자기자본순이익률	2.9%	0.3%	−43.6%	−12.0%	9.5%
	총자산순이익률	1.5%	0.1%	−10.8%	−3.8%	4.2%
성장성	의료수익 증가율	8.6%	2.5%	27.5%	27.5%	8.5%
	총자산 증가율	2.9%	2.8%	25.2%	25.2%	10.3%
활동성	의료미수금 회전율	6.0회	7.3회	5.2회	4.8회	10.1회
	재고자산회전율	109.1회	86.8회	69.3회	61.8회	83.2회

※ 병원 산업 평균 비율은 공공 및 민간병원을 아우르는 일반적인 수치로, 절대적인 기준이 아닌 비교 참고 자료로 활용함.

2. 종합 평가

1) 민간 A병원은 2024년까지 양호한 유동성을 보였으나 2025년 들어 유동비율 · 당좌비율이 하락해 산업 평균에 못 미치며 단기 채무 상환능력이 약화됐다. 부채비율(88%)과 자기자본비율(53%)은 안정적으로 유지돼 재무구조는 탄탄하다. 그러나 의료이익률이 4.9%→0.6%로 급락하고 ROA · ROE도 거의 제로 수준으로 떨어졌다. 의료수익 증가가 둔화된 가운데 감가상각비 등 비용 급증이 원인이다. 의료미수금 회전율은 개선됐지만 여전히 낮고, 재고자산 회전율은 산업 평균보다 높아 재고 관리 효율성은 양호하다.
2) 공공 B병원은 2025년 유동비율이 219%로 크게 개선돼 단기 재무 건전성이 향상됐다. 부채비율은 302%→213%로 낮아졌지만 여전히 높고, 자기자본비율은 32%로 부채 의존도가 크다. 의료활동에서는 두 해 모두 적자를 기록했으며 의료이익률은 －18.1%→－12.5% 수준이다. 의료외수익 증가로 순손실은 줄었으나 본업 수익 창출에는 실패했다. 의료수익 증가율(27.5%)과 자산증가율(25.2%)은 매우 높아 외형 확장이 두드러졌으나, 의료미수금 · 재고 회전율은 모두 하락했다.

3) 결론

민간 A병원은 안정적인 재무구조를 유지하지만 수익성 악화가 성장의 걸림돌이다. 공공 B병원은 외형 성장은 크지만 적자 구조가 지속되고 있다. 민간 A는 비용 통제와 수익 확대, 공공 B는 의료 효율화와 적자 개선이 핵심 과제다.

제4부

원가관리회계 및 세무회계

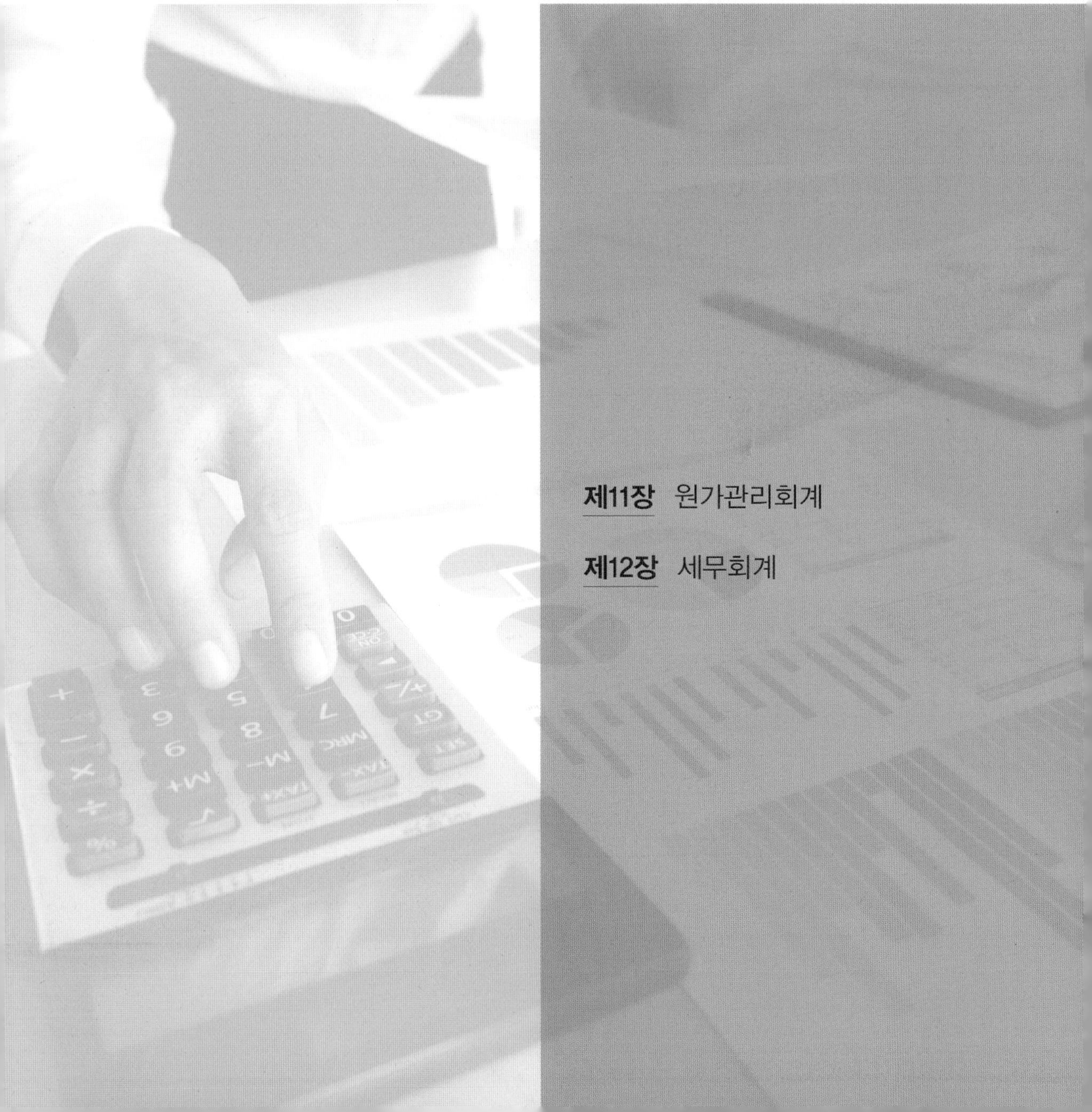

제11장 원가관리회계

11.1 원가의 개념

11.1.1 원가의 정의

원가(cost)란 정상적인 경영 상태에서 조직의 경영 목적 달성과 직접적으로 관련된 영업 수행을 위해 소비되거나 미래에 발생할 것으로 예상되는 경제적 가치다. 즉, 재화와 용역을 얻기 위해 지불된 (또는 희생되거나 포기된) 화폐 가치로, 다음의 세 가지 조건을 충족해야 한다.

① 고유 영업과의 직접적 관련성, ② 정상적 상태와의 관련성, ③ 화폐 가치로의 표시 가능성이 있는 것이어야 한다.

원가회계(cost accounting)는 원가와 관련된 정보를 제공하는 회계 분야다. 이러한 원가 정보는 외부 보고를 위한 재무제표 작성에 이용되기도 하고, 내부 관리 목적으로 경영자가 의사결정을 하거나 성과 평가를 하는 데에도 이용된다.

11.1.2 원가와 비용

비용이란 조직의 직접 및 간접적 경영 활동을 위해 소비된 경제적 가치다. 원가는 병원의 존립과 경영 활동을 위해 소비된 경제적 가치라는 측면에서는 비용과 같지만, 비용은 반드시 경영 목적(진료, 진료 관련 업무)으로 소비되지 않은 것도 포함한다. 따라서 화재 손실, 비유동자산 처분 손실, 유가증권 평가 손실 등은 비용으로는 계상되나 원가는 아니다. 원가와 비용 간의 관계는 〈그림 11-1〉과 같다.

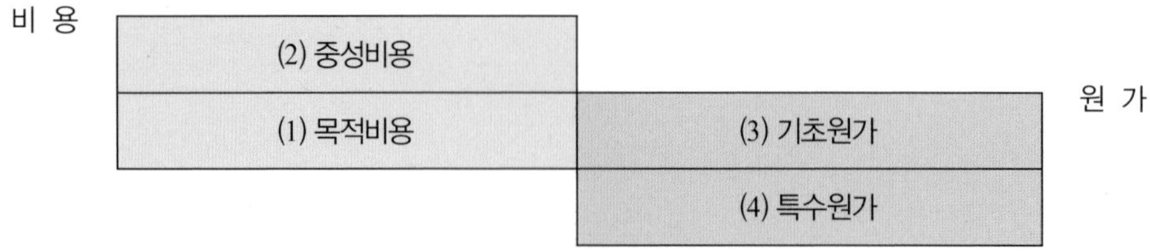

그림 11-1 원가와 비용의 관계

1) 원가와 비용의 분류

(1) 목적비용

의료비용(인건비, 재료비, 관리운영비)으로, 기초원가에 해당한다.

(2) 중성비용

의료 외 비용(지급이자, 기부금, 비유동자산 처분 손실, 재해 손실 등)이 해당한다.

(3) 기초원가

의료비용 중 목적비용과 동일하다.

(4) 특수원가

손익계산서에 의료비용으로 계상되지 않지만 경영 의사 결정에 이용되는 원가다.

그 예의 하나로 부가원가가 있다. 부가원가는 현금 비지출 원가, 즉 가치의 희생에도 불구하고 현금 지출을 수반하지 않는 원가로, 현재 원가가 아닌 잠재 원가다. 의사 결정 시 현금 지출 원가에 부가(가산)하여 현금 유출액을 계산하고, 현금 유입액에서 이를 차감하여 순현금 흐름을 계산, 이용하기 때문에 부가원가라 부른다. 그 예로는 ① 무상 취득 자산 및 자체 제작 자산의 감가상각비, ② 개인 병원 원장의 보수 등이 포함된다.

2) 원가와 비용의 공통점 및 차이점

(1) 공통점

첫째, 화폐 가치로 표시가 가능해야 한다.

둘째, 자원의 소비나 희생으로 발생한다. 즉, 퇴직급여충당금 전입액이나 감가상각비와 같이 어느 회계 기간 동안 현금의 지출이 일어나지 않았다 하더라도 자원의 소비나 희생이 일어났다면 모두 원가 또는 비용이 된다.

(2) 차이점

첫째, 비정상적인 상태에서 발생된 것은 원가가 아니고 비용이다 (정상적인 경영 활동 결과로 발생한 것이 아닌 일시적이고 거액의 대손상각비나 소송비 등).

둘째, 의료와 간접적인 관계에 있거나 거의 관계가 없는 자원의 소비나 희생은 원가가 아니고 비용이다 (의료 외 비용, 법인세 등).

셋째, 손익계산서에 표시되지 않더라도 자원의 소비가 실제로 일어나거나, 경영상의 특수한 의사 결정을 위해 자원의 소비 또는 희생을 가정하여 그 가치를 화폐 가치로 표시한 것은 비용은 아니지만 원가다 (특수원가). 즉, 손익계산서에 표시되지 않지만 자원의 소비가 실제 일어난 것으로서 개인 병원 원장의 급여, 무상 취득하여 사용한 의료 장비의 감가상각비 등은 비용은 아니지만 원가다 (부가원가). 또한, 자원의 소비가 실제로 일어나지는 않아 손익계산서에 표시되지 않지만 의사 결정을 목적으로 자원의 희생을 가정하여 화폐 가치로 표시한 것은 비용은 아니지만 원가다 (기회원가). 기회원가에 대해서는 뒤에서 더 자세히 설명할 예정이다.

11.1.3 원가와 지출

지출은 실제로 현금이 나간 것을 의미한다. 대부분의 원가는 현금 지출을 수반하여 발생한다. 그러나 무상으로 받은 의료장비나 자체 생산한 의료용품을 진료에 사용할 경우, 해당 자산의 감가상각비는 현금 지출이 없어도 원가로 처리한다. 또한, 개인 병원 원장이 월급을 받지 않고 근무할 경우에도 현금 지출이 없지만, 그 노무는 원가로 계상한다. 반면, 병원 부지 매입을 위해 현금이 지출되었더라도, 토지는 감가상각이 발생하지 않으므로 원가가 아니다 (자본적 지출에 해당한다). 원가와 지출의 관계〈그림 11−2〉는 다음과 같이 분류할 수 있다.

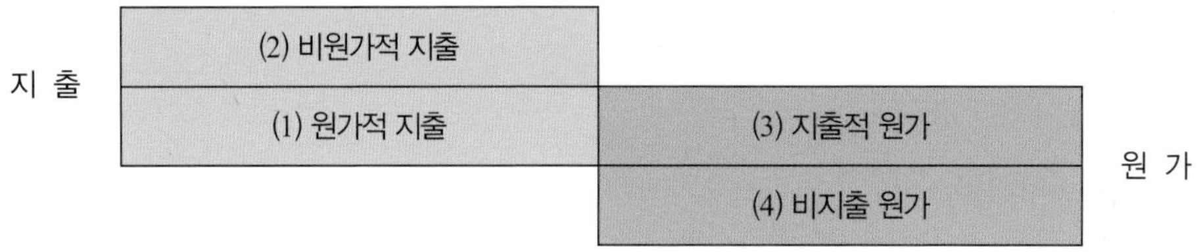

그림 11-2 원가와 지출간의 관계

1) 원가적 지출

현금 지출을 수반하는 원가로, 대부분의 의료 원가가 여기에 해당한다.

2) 비원가적 지출

현금은 지출되었지만 원가가 아닌 항목이다. 예를 들면 다음과 같다.

(1) 원가가 아닌 비용 항목 중 현금 지출이 발생하는 비용: 이자 비용, 기부금 등.

(2) 선급 비용: 유동자산에 속하는 선급 보험료, 선급 이자, 선급 리스료 등.
(3) 정상 수준을 초과하는 대손상각비나 소송비 등의 초과 발생 비용.
(4) 법인세, 소득세 등.
(5) 투자와 관련하여 발생하는 제반 비용: 창업비, 설치비 등 자본적 지출에 해당되는 투자 지출.

3) 비지출 원가

원가이지만 현금 지출이 수반되지 않는 항목이다. 예를 들면 다음과 같다.

(1) 부가 원가 (잠재 원가)

가치의 희생이 있었으나 현금 지출이 발생하지 않는 원가. 무상으로 취득한 자산이나 자체 제작 자산의 감가상각비, 개인 병원 원장의 인건비 등이 해당한다.

(2) 감가상각비

일반적으로 현금 지출을 동반하지 않는 대표적인 원가이다.

(3) 퇴직급여 계상액

퇴직금을 실제로 지급하기 전까지는 현금 지출이 없는 원가이다.

감가상각비와 퇴직급여 계상액은 의료 비용에 속하는 원가이지만, 병원 외부로의 현금 지출은 발생하지 않는다.

11.1.4 기타 특수원가

경영상 특수 문제 해결을 위한 의사 결정을 목적으로 주로 특수 원가 조사를 할 때 사용되는 원가다. 앞서 설명한 부가 원가 외에도 다음 원가 개념이 사용된다.

1) 기회원가

여러 대안 중 하나를 택함으로써 다른 대안들을 포기할 경우, 포기된 대안 중에서 기대 이익(비용 또는 현금 유출액이 동일하다면 기대 수익)이 가장 큰 것을 기회 원가라고 한다. 예를 들어, 1억 원을 가지고 A 의료 기기를 구매하면 연 5천만 원의 의료 이익을 기대할 수 있는데, 이를 병동 증축에 투입하여 연 4천만 원의 이익을 얻었다면 천만 원의 이익을 희생하는 셈이다. 이 경우 5천만 원이 기회 원가가 된다. 자기 건물에 대한 계산상 임대료나 자기 자본에 대한 계산상 이자 등도 포기된 대안의 기대 수익으로서 기회 원가가 된다.

2) 변동원가와 고정원가

병원의 이용률, 즉 환자 진료 실적에 따라 변동하는 원가를 변동 원가, 변동하지 않는 원가를 고정 원가라고 한다. 이는 변동비 및 고정비와 같은 개념이다. 대표적인 변동 원가로는 재료비가 있고, 고정 원가로는 인건비(고정성 급여), 임차료, 감가상각비 등이 있다.

3) 매몰원가

일정한 지출이 과거에 이루어졌지만, 이를 회수할 수 없게 된 것을 말한다. 예를 들어, 취득 원가가 2천만 원이고 현재까지의 감가상각 누계액이 1천만 원인 의료 기기를 폐기하고 새로운 의료 기기를 3천만 원에 구매할 경우, 1천만 원의 비유동 자산 처분 손실이 발생할 수 있다. 이러한 손실은 새로운 의료 기기 구매 결정에 영향을 주지 않으므로 매몰 원가라고 한다.

4) 차액원가

매몰 원가의 예시에서 새로운 의료 기기를 구매함에 따라 추가로 소요되는 2천만 원(3천만 원 − 1천만 원)은 차액 원가(증분 원가)가 된다. 장비 추가 도입이나 인력 증원, 또는 새로운 사업으로 전환 시 변경 전과 변경 후의 원가를 기초로 차액 원가를 계산하고, 이보다 차액 수익이 클 때 변경하는 것으로 결정할 수 있다.

11.2 병원의 원가요소

11.2.1 인건비

병원의 의료원가(또는 의료비용)는 크게 인건비, 재료비, 관리운영비로 구분된다. 인건비는 급여, 제수당, 상여금, 퇴직급여 등으로 분류된다. 원가계산이나 원가관리를 위해서는 이를 직종별로 구분하여 집계해야 한다. 원가계산을 위해 인건비를 집계할 때는 다음과 같은 점에 유의해야 한다.

첫째, 급여 및 제수당은 해당 기간 동안 발생한 모든 금액을 원가에 포함시킨다.

둘째, 상여금 및 상여금과 유사한 성격을 가진 연월차수당, 장려수당, 특별수당 등은 연간 발생액 또는 발생 예상액을 원가계산 기간에 배분하여 계상한다.

셋째, 퇴직급여는 퇴직급여충당금 전입액으로 계상한다. 실제 퇴직금 지급액은 과거 근무연수에 따라 각 연도에 공평하게 부담시켜야 한다. 원가계산 기간 중에 지급한 실제 퇴직금 지급액은 해당 연도 원가와는 거의 무관하다고 볼 수 있다. 따라서 일정 기간의 원가를 계산하고자 할 경우 연간 퇴직급여충당금의 전입 예상액을 기간으로 분배하여 계상해야 한다.

11.2.2 재료비

재료비는 소비된 재료의 수량과 단가에 의해 결정된다(재료비=재료 소비량×단가). 재료비 계산을 위해서는 소비된 재료의 수량과 단가의 산출이 중요하다.

재료의 소비량을 파악하는 방법으로는 계속기록법, 재고실사법 등이 있다. 실무에서는 이 두 가지 방법을 혼용하여 사용하는 것이 일반적이다. 즉, 기중에는 계속기록법에 의해 재료의 입·출고를 기록하고, 기말에는 재고실사법에 의해 계산상의 재고량과 실제 조사한 재고량을 비교하는 방법이다.

단가를 산출하는 방법으로는 원가법(개별법, 선입선출법, 후입선출법, 이동평균법, 총평균법, 최종매입원가법), 시가법, 저가법 등이 있다. 이 방법들은 각기 장단점이 있으므로 병원의 여건에 맞는 방법을 선택해야 한다. 일반적으로 흔히 쓰이는 방법은 선입선출법과 총평균법이라고 볼 수 있다. 이 방법들에 대해서는 이 책의 제7장 재고자산편에서 자세히 설명했으므로 추가적인 설명은 생략한다.

11.2.3 관리운영비

관리운영비는 해당 항목이 매우 많다. 따라서 관리운영비를 특성별로 구분하면 다음과 같다.

1) 월할경비(expense quota by month)

보험료, 임차료, 제세공과금, 감가상각비 등과 같은 비용이다. 이들 비용은 1년분을 월로 계산하여 각 원가계산 기간에 계상된다.

2) 측정경비(expense measured by gauge)

전력료, 수도료, 연료비와 같이 계량기에 의해 소비량이 측정되는 비용이다.

3) 지급경비(expense paid)

수선유지비, 여비교통비, 복리후생비, 도서인쇄비 등과 같이 현금으로 지출된 비용이다.

4) 발생경비(expense accrued)

소모품비와 대손충당금 전입액 등과 같이 발생한 비용을 계상하는 것이다.

관리비 중 큰 비중을 차지하는 감가상각비를 계산하는 방법에는 여러 가지가 있으나 병원에서 일반적으로 쓰는 방법은 정액법 또는 정률법이다. 감가상각비 계산 방법은 이 책의 제8장 유형자산과 무형자산 편에서 설명했으므로 여기서 추가적인 설명은 생략한다.

11.3 병원의 원가계산

11.3.1 원가계산의 필요성과 목적

병원 원가계산은 합리적인 경영 관리를 위해 필요하다. 과거에 발생한 실제 원가, 미래에 발생할 것으로 추정되는 미래 원가, 또는 원가 통제를 위한 표준 원가 등의 계산과 파악은 병원의 합리적인 경영 관리에 필수적이다. 합리적인 경영 관리를 위한 다양한 유형의 경영 의사 결정에는 계산된 원가 또는 그 분석 결과 자료의 이용이 필요하기 때문이다. 합리적인 경영 관리란 무계획적이거나 주먹구구식이 아닌, 계획성과 논리성에 입각한 경영 관리를 말하는데, 재무 관리 영역에서는 합리적인 의료이익 관리, 예산 관리, 투자 결정 등이 그 예가 될 수 있다.

의료이익은 의료수익에서 의료비용(원가)을 차감하여 계산된다. 따라서 의료이익을 관리하기 위해서는 이를 계산해야 하고, 이 계산을 위해 진료실, 부서, 부문 등의 하부 조직 단위뿐만 아니라 개별 진료 서비스, 진료 처방, 외래/입원 환자 등의 진료 제품에 대해서도 의료비용, 즉 원가를 계산해야 한다.

예산 관리의 경우 예산 제도 운영 시 계정과목별로 표준 수량을 설정하고, 단위당 표준 원가를 계산, 반영하여 비용 예산을 편성할 수 있다. 그리고 예산 집행 과정에서 진료 부서나 진료실의 진료량(환자 수, 진료 건수 등)이 계획 수량과 차이가 발생할 때 고정비와 진료량 단위당 변동비를 계산, 반영하여 변동비용 예산을 편성, 운영할 수 있다. 또한, 일정 예산 기간 경과 후에 예산 수량/가격과 실적 수량/가격을 기초로 예산 차이 분석을 시행할 수 있다. 이러한 방식의 예산 운영 관리를 합리적 경영 관리라 할 수 있는데, 이 과정에서 관련 원가의 계산이 필요하게 된다.

투자 결정의 경우에도 독립적인 또는 상호 배타적인 투자안의 현금 유출액을 파악하기 위해 요소별 항목의 원가를 계산해야 한다. 상호 배타적인 투자안 중에서 하나의 투자안을 선택하는 특수한 의사결정의 경우에는 특정 원가가 회수될 수 있는지 여부를 판단하기 위해 부가원가, 차액 원가, 또는 기회 원가 등의 특수 원가를 계산, 이용할 수 있다.

병원의 원가계산은 위와 같이 합리적인 경영 관리에 필요한 원가 정보를 제공하는 데 목적이 있다. 병원 원가계산의 목적은 다음과 같이 구분할 수 있다.

1) 의료이익 관리를 위한 원가 정보 제공

의료이익 관리를 위해서는 전부 원가(full cost)가 계산되어야 한다. 전부 원가는 직접 원가와 간접 원가, 또는 고정 원가와 변동 원가가 모두 포함된 원가이다.

2) 예산 관리를 위한 원가 정보 제공

앞에서 설명한 바와 같이 예산 관리를 위해서는 다양한 종류의 원가 정보가 필요하다. 예산은 각 부서에 대해 편성되므로 예산 편성 시에는 부서별 및 계정과목별로 표준 직접 원가 정보가 제공되는 것이 바람직하다. 예산 집행 과정에서 변동비용 예산을 편성할 때는 전부 원가와 함께 고정 원가와 변동 원가 정보가 제공되어야 한다. 예산 회계 기간 경과 후의 예산 차이 분석을 위해서는 실제 원가 정보가 생성, 제공되어야 한다.

3) 책임 회계 조직의 재무 성과 평가를 위한 원가 정보 제공

책임 회계 제도 도입, 운영 시 책임 회계 조직은 투자 센터, 이익 센터 및 비용 센터로 구분하여 설정할 수 있다. 투자 센터는 의료원 산하 병원 또는 책임 경영 제도 하의 진료 센터가 될 수 있으며, 당기순이익 목표 달성 책임이 부여된다. 당기순이익 실현은 의료이익 실현 없이 달성되기 어려우므로 의료이익과 관계있는 전부 원가 정보가 제공되어야 한다. 이익 센터로는 일반 임상 진료과가 해당될 수 있으며, 의료이익 목표 달성 책임이 부여되므로 역시 전부 원가를 계산, 제공해야 한다. 비용 센터로는 진료 처방을 받아 업무를 수행하는 중앙 진료부서와 의료수익은 발생하지 않으면서 의료비용만 발생하는 진료 지원 부서 및 시설/행정 부서가 해당될 수 있다. 중앙 진료 부서와 진료 지원 부서는 진료량/업무량의 단위당 표준 비용 목표 달성 책임이 부여되므로 이들 부서에게는 직접 원가 정보를 제공하고, 시설/행정 부서에게는 총 비용 목표 달성 책임이 부여되므로 인건비나 관리 운영비 등의 부분 원가 정보가 제공되어야 한다.

4) 원가 절감을 위한 원가 정보 제공

원가 절감 추진 시 각 부서의 업무와 직접적으로 관련이 있는 직접 원가 또는 통제 가능 원가 정보가 제공되어야 한다.

5) 투자 대안 선택 의사결정을 위한 특수 원가 정보 제공

앞에서 설명된 바와 같이 부가 원가, 차액 원가, 또는 기회 원가 등의 특수 원가를 계산, 제공해야 한다.

6) 비급여 수가 책정을 위한 의료 서비스 원가 정보 제공

비급여 수가는 병원 자체적으로 책정될 수 있다. 일반적으로 의료 수가는 의료 원가에 적정 이윤을 가산하여 책정되므로 비급여 수가 책정을 위해서는 전부 원가를 계산해야 한다.

11.3.2 원가계산의 종류

병원 원가계산 유형은 원가계산의 대상, 시점, 목적, 범위, 계속성 등을 기준으로 다음과 같이 분류할 수 있다.

1) 원가계산 대상 기준 분류

원가계산 대상은 사업 활동을 수행하는 조직인지, 아니면 의료 활동의 결과로 산출되는 제품인지에 따라 조직과 제품으로 나눌 수 있다. 이에 따라 원가계산은 조직단위별 원가계산과 제품별 원가계산으로 구분된다.

(1) 조직단위별 원가계산

조직단위별 원가계산은 병원 하부 사업조직 단위의 원가를 계산하는 것을 의미한다. 병원의 조직 단위는 대학병원처럼 조직 규모가 큰 경우 부문, 부서, 실 등으로 구분하고, 조직 규모가 작은 경우에는 부서와 실로 구분하는 것이 일반적이다. 또한, 병원은 의료 서비스 조직이므로 진료의 중추적 역할을 담당하는 의사도 중요한 조직 단위 중 하나로 취급할 수 있다. 부문은 하나 이상의 부서로 구성되며, 부서는 하나 이상의 실로 구성된다. 따라서 조직단위별 원가계산은 부문별 원가계산, 부서별 원가계산, 실별 원가계산 및 의사별 원가계산으로 분류될 수 있다.

조직단위별 원가계산은 원가 통제 및 절감을 목적으로 의료 수익 발생이 없는 진료지원부서와 시설 · 행정관리부서를 대상으로 시행될 수도 있다. 그러나 주로 의료이익 관리 등을 목적으로 의료 손익 계산을 위해 진료부서를 대상으로 시행된다. 이러한 경우, 1차적으로 진료지원부서와 시설 · 행정관리부서의 원가를 진료부서에 배부하고, 2차적으로 영상의학과, 임상병리과 등의 중앙진료부서 원가도 진료 처방을 발행하는 진료과로 배부하게 된다. 따라서 진료 처방을 발행하는 진료과를 대상으로 하거나 여기에 중앙진료부서를 포함하여 조직단위별 원가계산을 할 경우 진료부문별 원가계산, 진료부서별 원가계산, 진료실별 원가계산 및 의사별 원가계산으로 분류할 수도 있다.

(2) 제품별 원가계산

제품별 원가계산은 진료 제품별 원가계산을 의미하며, 진료 제품은 진료 과정에서 환자에게 제공되는 다양한 유형의 진단 · 치료 서비스 제품을 의미한다. 의료 서비스를 제품이라고 부르는 것이 일반화되어 있지는 않으나, 의료 서비스의 생산, 제공을 위해 인적, 물적 자원과 산업공학적 관리 기술이 투입되며, 이에 대한 보수로 환자가 진료비를 지불하므로 서비스 제품의 한 종류로 볼 수 있다. 이 진료 제품에 대한 진료비는 환자들이 이용한 각종 의료 서비스의 수가 책정 단위별로 사전에 책정되어 있는 수가를 합산하여 산정되므로, 수가 책정 단위의 유형이 곧 진료 제품의 유형이 된다.

현재 국민건강보험제도는 행위별 수가 제도를 근간으로 하고 있기 때문에 의료 수가의 책정 단위는 외래 진료와 입원 진료를 막론하고 절대다수가 진료 행위이다. 그리고 이 외에도 부분적으로 입원 환자에 대해 DRG(diagnosis–related groups) 수가 제도가 도입되어 있기 때문에 의료 수가의 책정 단위로 DRG가 사용되고 있다. 또한, 부분적으로 방문 건(visit), 재원일(inpatient–day) 등이 의료 수가 책정 단위로 사용되고 있다. 더 나아가 하나 이상의 진료 행위를 포함하여 발행되는 진료 처방도 진료 제품으로 취급될 수 있다. 따라서 제품별 원가계산의 유형은 이러한 수가 책정 단위와 진료 처방을 기준으로 다양하게 분류될 수 있다.

2) 원가계산 시점 기준 분류

원가계산은 시행되는 시점을 기준으로 사전원가계산과 사후원가계산으로 분류할 수 있다. 사전원가계산은 원가가 발생하기 전에 미리 추정하여 계산하는 것으로, 신규 개발한 진료 행위의 수가 결정을 위한 제품 원가계산, 미래의 표준으로 설정하고 사용하기 위한 제품별 표준원가계산, 미래의 예산을 편성하기 위한 비용 예산 원가계산 등이 여기에 해당한다. 사후원가계산은 과거 일정 기간 동안 이미 발생한 실제 원가를 사후에 계산하는 원가계산이다. 이 원가계산 역시 조직단위별 원가와 제품별 원가에 모두 적용될 수 있다.

3) 원가계산 목적 기준 분류

원가계산은 시행 목적에 따라 실제원가계산과 표준원가계산으로 분류되기도 한다. 이들 원가계산은 이미 앞에서 각각 사후원가계산과 사전원가계산에 해당한다고 언급했지만, 여기에서의 분류는 원가계산의 시점이 아니라 목적을 기준으로 한 것이다. 즉, 실제원가계산은 특정 기간에 발생한 원가를 계산하여 원가의 기간 간 변동을 파악하는 데 목적이 있는 반면, 표준원가계산은 표준원가 계산 및 설정을 통해 해당 기간의 원가 통제와 경영 능률 향상을 도모하는 데 목적이 있다. 표준원가와 실제원가의 차이는 성과 측정의 기준으로 이용될 수 있다. 뿐만 아니라 차이 분석을 통해 차이 발생 원인이 규명될 때 그 결과가 경영 개선을 위한 기초 자료로 활용될 수 있다.

4) 원가계산 범위 기준 분류

원가계산은 계산되는 원가의 범위에 따라 전부원가계산과 부분원가계산으로 분류된다. 전부원가는 직접원가와 간접원가, 또는 고정원가와 변동원가가 모두 포함된 원가를 의미하며, 부분원가는 이들 중 일부만 포함된 원가를 의미한다. 전부원가와 부분원가의 계산 목적 또는 이용 분야는 병원 원가계산의 필요성과 목적 부분에서 언급한 바와 같다.

5) 원가계산의 계속성 기준 분류

원가계산은 계속성 여부에 따라 제도적 원가계산과 특수원가계산으로 분류할 수 있다. 제도적 원가계산은 원가계산 시행을 제도화, 규정화하여 경상 업무 중 하나로 설정하고 정기적, 계속적으로 실시하는 것을 말한다. 특수원가계산은 이와 반대로 특수한 의사 결정을 위해 필요할 때만 임시적으로 시행하는 원가계산을 말한다. 병원 원가계산의 목적 부분에서 언급한 여섯 가지 목적 중 의료이익 관리, 예산 관리, 책임회계조직의 성과 평가 및 원가 절감 등을 위해서는 제도적 원가계산이 필요하고, 투자 대안 선택 결정과 비급여 수가 책정 등을 위해서는 특수원가계산이 필요하다.

11.3.3 원가계산방법

원가계산은 전통적 방법과 활동 기준 방법 모두 개별비 집계, 공통비 배부 및 보조 부문비 배부 단계를 거쳐 이루어진다. 이 과정은 조직 단위별 원가계산을 통해 진료 제품별 원가 계산으로 이어진다. 병원의 조직 단위는 규모에 따라 부문, 부서, 실, 의사 등으로 나눌 수 있으며, 진료 제품은 진료 행위, 진료 처방, DRG 등으로 구분될 수 있다. 원가 대상이 조직이든 제품이든 관계없이 이 세 가지 단계를 단독으로 또는 중복적으로 거쳐 원가가 계산된다.

진료 제품별 원가 계산이 조직 단위별 원가 계산을 거쳐 이루어지는 이유는 각 진료 제품에 포함될 간접비(공통비와 보조 부문비)가 조직 단위별 원가 계산 과정에서 각 책임 회계 단위로 집계되기 때문이다. 이 전제하에 활동 기준 원가 계산의 기본 개념, 절차, 방법 등에 대해 설명한다.

1) 원가 계산 방법의 발전과 활동 기준 원가 계산 방법

(1) 전통적 원가 계산 방법

과거 원가 계산은 국내외 및 제조업, 서비스업을 불문하고 전통적 원가 계산(conventional costing)이라는 방법으로 이루어졌다. 전통적 원가 계산은 조직 단위별 원가 계산 시 부서나 실 등의 하부 조직을 원가 집계의 단위(책임 회계 단위)로 설정하여 개별비와 공통비를 계산, 집계했다. 보조 부문비는 인과성이 낮은 소수의 배부 기준을 사용하여 진료 부서로 배부했으며, 제품별 원가 계산의 경우에도 이렇게 진료 부서에 배부된 보조 부문비를 역시 인과성이 낮은 소수의 배부 기준을 사용하여 진료 제품에 배부했기 때문에 원가 계산 결과가 정확하지 못하다고 평가되는 방식이다.

원가 계산은 일반적으로 개별비 집계, 공통비 배부, 보조 부문비 배부의 절차로 이루어진다. 조직 단위별 원가 계산이나 제품별 원가 계산의 경우 모두 개별적으로 파악되는 원가(개별비)는 원가 대상(cost object), 즉 부서, 실 또는 진료 제품에 직접 집계한다. 개별적으로 파악하기 어려운 관리 운영비 등의 원가(공통비)는 조직 단위별 원가 계산 과정에서 일정한 배부 기준을 사용하여 해당 부서나 실에 배부하고, 개별비와 공통비를 합산하여 조직 단위별 원가를 계산한다. 나아가 처방 진료과를 대상으로 하는 의료 이익 관리나 투자 센터, 이익 센터 등 책임 회계 조직에 대한 재무 성과 평가 등의 목적으로 전부 원가(full cost)를 계산하는 진료 부문의 조직 단위별 원가 계산 시에는 비수익 발생 부서(보조 부서)의 원가(보조 부문비)를 일정한 배부 기준을 사용하여 관련 진료 부서에 배부하는 보조 부문비 배부 단계가 추가적으로 시행된다. 개별 진료 행위나 진료 처방, DRG 등의 제품별 원가 계산 시에는 이렇게 진료 부문의 각 조직 단위별로 계산된 간접비(공통비와 보조 부문비)를 일정한 배부 기준을 사용하여 각 제품에 배부하고, 여기에 앞에서 계산된 각 제품의 개별비를 합산함으로써 원가 계산이 종료된다.

위와 같은 전통적 원가 계산 방법은 〈그림 11-3〉의 절차도와 비교해 볼 때 계산 절차는 활동 기준 원가 계산 방법과 동일하지만, 활동군을 설정하지 않고, 부서, 실 또는 진료 제품 단위로 개별비와 공통비를 계산, 집계하며, 인과성이 낮은 소수의 배부 기준을 사용하여 보조 부문비를 배부하는 방법이라고 요약할 수 있다. 이 계산 방법의 문제점을 요약하면 다음과 같다.

첫째, 조직 단위별 원가 계산 시 다양한 이질적 업무가 혼재된 부서, 실 등의 조직 단위를 대상으로 다수의 이질적 계정 세목이 포괄적으로 혼재된 계정 과목의 간접비가 일괄적으로 배부되기 때문에 원가 배부의 정확성이 낮아진다. 제품별 원가 계산 시에도 이와 같은 방식으로 진료 부서에 배부된 간접비가 진료 제품에 배부되기 때문에 역시 원가 배부의 정확성이 낮아진다.

둘째, 조직 단위별 원가 계산이나 제품별 원가 계산의 경우 모두 간접비 배부 시 편의성만을 고려하여 인과성이 낮은 소수의 거시적 배부 기준을 사용하기 때문에 간접비 배부가 정확하게 이루어지기 어렵다. 주로 사용되는 배부 기준은 환자 수나 진료 건수 등의 진료량, 그리고 이와 관련성이 높은 직접 작업 시간, 의료 수익 또는 직접 원가 등이다. 이러한 배부 기준을 사용할 경우 효과적, 효율적으로 운영되어 진료 실적과 의료 수익이 높고, 원가는 상대적으로 낮은 부서나 진료 제품에 간접비가 과다 배부되어 의료 이익이 낮게 산정되는 불합리가 발생한다.

(2) 활동 기준 원가 계산 방법

활동 기준 원가 계산 방법은 전통적 원가 계산 방법의 문제점을 개선하기 위해 개발되었다. 이 방법은 1980년대 후반 미국 제조업 분야에서 집중적으로 연구, 개발되기 시작했으며, 미국 의료 분야에서도 1990년 전후 몇 년간 다수의 연구가 이루어졌다. 우리나라에서는 1990년대 말경부터 이에 대한 연구가 시작되어 2000년에 대학 병원부터 도입되기 시작했으나, 현재 이를 도입해 운영하는 병원은 많지 않다. 병원은 간접비 비율이 높고, 이질적인 진료 제품의 수가 많으며, 이에 따라 이들의 생산 및 제공에 투입되는 자원의 종류와 양의 차이가 심한 서비스 조직이다. 따라서 활동 기준 원가 계산 방법은 진료 제품의 원가를 비교적 정확하게 계산할 수 있는 방법으로 평가받고 있다.

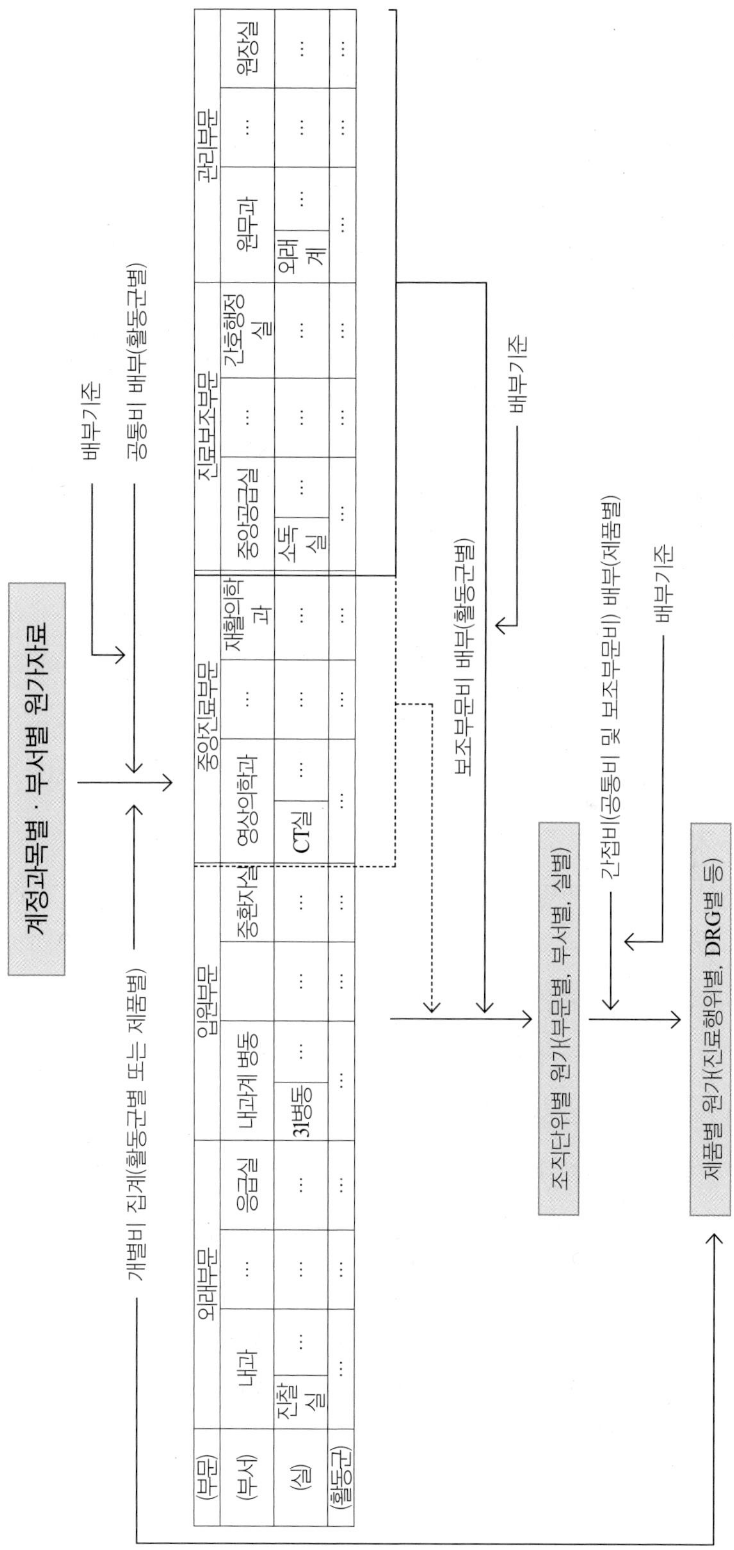

그림 11-3 병원의 조직단위별 및 제품별 원가계산 절차도(ABC)

이 방법은 기본적으로 업무 활동에 의해 자원이 소비되고, 소비된 자원의 화폐 가치를 측정한 것이 곧 원가라는 인식에서 출발한다. 그러므로 활동별로 개별비를 계산해야 그 결과가 정확해질 수 있고, 간접비 배부에 있어서도 그 활동의 원가를 변동시키는 요인(원가 동인, cost driver)을 배부 기준으로 사용하여 관련이 있는 활동군에 배부해야 정확하게 원가가 배부된다고 본다. 이에 따라 활동 기준 원가 계산에서는 원가 계산, 집계 단위로 활동군을 설정하고, 활동군 원가의 변동 요인이 되는 원가 동인을 파악하여 간접비 배부 기준으로 사용한다.

〈그림 11-3〉은 대학병원과 같이 조직 규모가 큰 병원의 경우를 가정하여 활동 기준에 의해 조직 단위별 원가 계산과 제품별 원가 계산이 이루어지는 절차는 원가계산이 개별비 집계, 공통비 배부 및 간접비 배부 단계로 이루어지며, 이 점은 전통적 원가계산과 동일하다. 활동군은 실 또는 계 등의 하부 조직에서 수행되는 업무 활동을 중심으로 설정된다. 그리고, 조직 단위별 원가 계산의 경우 개별비 집계, 공통비 배부 및 보조 부문비 배부가 모두 부서, 실 등의 조직 단위가 아니라 활동군별로 이루어진다. 제품별 원가 계산의 경우에도 개별비는 각 제품별로 직접 집계되지만 간접비(공통비와 보조 부문비)는 진료 부서 내의 각 진료실에 속하는 활동군으로 배부된 다음 다시 각 제품별로 배부되어 제품별 원가가 산정된다.

2) 활동 기준에 의한 조직 단위별 원가 계산

활동 기준 원가 계산 방법은 원래 제품 원가 계산을 위해 개발되었다. 그러나 진료 부서나 진료실의 원가를 정확하게 계산하기 위해, 그리고 이를 기초로 진료 제품의 원가를 정확하게 계산하기 위해 조직 단위별 원가 계산에도 적용되고 있다. 활동 기준에 의해 조직 단위별 원가 계산을 할 경우의 주요 사항은 다음과 같다.

(1) 원가 대상 조직 단위 설정

병원의 수직적, 수평적 조직 체계는 그 종별, 규모 등에 따라 매우 다양하다. 즉, 〈그림 11-3〉과 같이 부문이 편제되어 있는 병원이 있고, 그렇지 않은 병원도 있다. 또한 부서 산하에 실, 계 등의 하부 조직이 편제되어 있는 병원이 있고, 그렇지 않은 병원도 있다. 그러나 이러한 조직 체계의 차이에 관계없이 원가에 대한 책임 관리나 통제는 현재 편제되어 있는 조직 체계를 기초로 이루어지게 된다. 그러므로 원가 대상 조직 단위도 현재 편제되어 있는 조직 체계와 대체로 동일하게 설정하는 것이 현실적이다.

다만, 부문이나 부서는 의료 수익 발생 여부에 따라 의료 이익이나 원가에 대한 책임 관리를 위해 주요 부문 · 부서와 보조 부문 · 부서로 구분한다. 그리고, 부문의 경우를 예로 들면 마찬가지 목적으로 주요 부문은 진료 처방을 발행하는 부문과 이를 받아 업무를 수행하는 부문으로 구분하고, 또 진료 처방을 발행하는 부문도 외래 부문과 입원 부문, 또는 다른 방식으로 부문을 구분할 수 있다. 보조 부문도 기능에 따라 진료 보조, 시설 관리, 행정 관리 등의 부문으로 구분할 수 있다.

조직 단위를 이와 같이 부문, 부서 또는 실로 설정하여 원가 계산을 할 경우 과거의 전통적 원가 계산 방법에서는 부문별 원가 계산을 먼저 시행하고, 이를 기초로 이어서 부서, 실, 진료 제품의 순서로 원가 계산을 하는 방법이 제시되어 있다. 그러나 활동 기준 원가 계산에서는 실, 계 등의 하부 조직 업무 활동을 중심으로 활동군을 설정하여 먼저 실별 원가를 계산하게 되므로 부문, 부서, 실의 계산 순서가 반대로 바뀐다. 실별 원가를 합산하면 부서별 원가가 계산되고, 부서별 원가를 합산하면 부문별 원가가 계산되기 때문이다. 이와 같이 활동군을 설정하고, 활동 기준에 의해 원가 계산을 시행하기 위해서는 병원의 전부서를 대상으로 다수의 활동군과 배부 기준을 설정하고, 회계 시스템으로부터 원가 계산에 필요한 배부율 등의 다양한 자료를 지원받아야 하므로 수작업으로는 계산이 거의 불가능하며, 따라서 원가계산 전산 시스템을 구축해야 한다.

(2) 활동군 설정

활동군(activities)은 말 그대로 관련이 있는 여러 개의 세부 업무 활동들이 모인 독립적인 활동 집합체를 의미한다. 세부 활동은 작업(task)이라 부른다. 하나의 독립적인 활동군은 그 유형이 어떤 것이든 활동 수행을 통해 달성하고자 하는 목적 기능을 가지며, 어떤 하나의 다른 독립적인 활동군은 이와 동일한 목적 기능을 갖거나 다른 목적 기능을 가질 수 있다. 예를 들어 병원에서 병리 검사라는 진단 목적의 기능이 수행될 때 검사 장비 준비라는 활동군이 필요하며, 이 활동군은 장비 기능 점검, 검사 재료 투입, 검체 투입 등과 같이 관련이 있는 여러 개의 세부 작업 활동으로 구성된다. 그리고, 병리 검사라는 목적 기능이 수행되기 위해서는 장비 가동, 의료기사 검사 작업과 같은 다른 활동군들도 필요하다. 또한, 장비 가동이라는 활동군은 영상 의학과의 CT실이나 MRI실에서 수행되는 영상 촬영이라는 진단 목적의 기능 수행에 필요한 활동군으로 설정될 수도 있다.

활동군을 설정하기 위해서는 실, 계 등의 하부 조직 단위(실, 계 등의 하부 조직이 설치되어 있지 않은 경우에는 부서 단위)에서 수행되고 있는 업무 활동을 분석해야 한다. 활동 분석은 하부 조직 단위에서 수행되고 있는 세부 작업 활동들을 파악하고, 이들을 가치 활동과 비가치 활동으로 구분하는 분석이다. 가치 활동은 목적 기능의 수행에 필요한 활동으로서 예를 들면 검사 장비 준비에 필요한 장비 기능 점검, 검사 재료 투입, 검체 투입과 같은 주요 활동이고, 비가치 활동은 인력이나 물품의 이동, 대기, 유휴나 저장과 같이 진단이라는 목적 기능의 수행과 관계가 없는 불필요한 활동이다. 원가 계산 시점에서 가능하다면 비가치 활동들을 제거하고 활동군을 설정해야 하지만 가능하지 않을 경우에는 비가치 활동에 소요된 자원도 계산 대상의 원가에 포함되게 된다.

활동군은 관련성 · 필요성과 이질성 · 독립성을 고려하여 설정한다. 예를 들면 검사 장비 준비에 있어서 장비 기능 점검, 검사 재료 투입, 검체 투입과 같은 세부 작업 활동들은 장비 준비와 관련성이 있는 필요한 활동들이므로 이들을 묶어 검사 장비 준비라는 하나의 활동군으로 설정하지만, 검사 장비 준비가 끝난 후의 장비 가동을 위한 세부 작업 활동들은 검사 장비 준비와는 이질적, 독립적인 활동들이므로 분리하여 별도의 활동군으로 설정해야 한다. 또한, 이와 관련하여 활동군 설정 시에는 세부 작업 활동들의 포괄화 정도가 고려되어야 한다. 포괄화 정도가 크면 계산의 편의성은 높아지지만 정확성이 낮아지고, 작으면 그 반대가 될 것이다. 예를 들어 병동에서 간호사들이 수행하는 간호 활동을 포괄하여 임상 간호 활동군이라는 하나의 활동군으로 설정하면 계산은 편하겠지만 환자의 상병 상태에 따른 간호 서비스 강도가 무시되어 반영되지 않으므로 계산의 정확성은 낮아질 것이다. 그리고, 병원의 작업 활동은 수백 가지에 이르므로 원가 계산을 전산화하더라도 활동군의 수가 너무 많으면 운영적, 기술적 문제가 생길 수도 있다. 그러므로 이러한 점들을 감안하여 활동군이 적정한 수가 되도록 설정 시에 포괄화 정도를 고려해야 한다.

(3) 개별비 집계 및 공통비 배부

원가 계산의 목적은 다양하지만 이 중에서 책임 회계 제도의 운영이나 원가 절감 등의 목적을 위해서는 진료 부서뿐만 아니라 진료 지원 부서, 시설 관리 부서, 행정 부서 등의 보조 부서 원가도 계산해야 한다. 개별비 집계와 공통비 배부는 이와 같이 병원 전체 하부 조직 단위의 활동군을 대상으로 원가를 계산하기 위한 과정이다.

〈표 11-1〉은 개별비와 공통비가 어떻게 구분되고, 활동군별로 집계, 계산될 수 있는가를 병동을 예로 들어 나타낸 것이다.

표 11-1 병동의 개별비 집계 및 공통비 배부 예

원가요소	부서	내과병동									배부기준
	실	A병동			B병동			C병동			
	활동군										
인건비	부/실 개별비 – 간호사 급여 – 간호조무사 급여 – · · · · ·										(개별집계)
	부/실 공통비 – 전문의급여 – 전공의급여 – · · · · ·										근무시간
	계										
재료비	부/실 개별비 – 약품비 – 진료재료비 – · · · · ·										(개별집계)
	계										
관리 운영비	복리후생비 – 개별비(직원의료비) – 공통비(단체활동비)										(개별집계) 직원 수
	감가상각비 – 개별비(의료장비) – 공통비(건물)										(개별집계) 건물면적
	⋮										
	계										
합계											

개별비는 활동군별로 원가의 개별 파악이 가능한 원가를 말한다. 개별비는 대상 회계 기간의 원가를 계정 과목별 · 부서별 원가 데이터베이스로부터 파악하여 각 활동군으로 직접 집계한다. 인건비 중에서 개별 집계되는 원가는 활동군이 설정되어 있는 실, 계 등의 하부 조직(실, 계 등의 하부 조직이 설치되어 있지 않은 경우에는 부서)에 전속되어 근무하면서 활동군으로 설정된 업무만을 전담 수행하는 직원의 인건비(급여, 제수당, 퇴직 급여)이다. 재료비(약품비, 진료 재료비, 급식 재료비)는 모두 개별 집계가 가능하다. 관리 운영비 중에서는 인건비에서와 같이 활동군으로 설정된 업무만을 전담 수행하는 직원에게 개별적으로 지급되는 복리후생비(직원 의료비, 축조의금, 당숙직비 등), 여비 교통비, 외부 교육 훈련비 등이 개별 집계가 가능하고, 그 외에도 차량 유지비, 의료 장비의 감가상각비와 수선비 등이 개별 집계가 가능하다. 원가 계산은 개별비 집계 비율이 높을수록 정확성이 높아지는데 이와 같이 되기 위해서는 원가 자료를 계정 세목 및 하부 조직 단위별로도 파악할 수 있도록 재무 회계 시스템이 적절하게 구축되고 운영되어야 한다.

공통비는 활동 기준 원가 계산에서 2개 이상의 활동군에 걸쳐서 발생되는 원가이다. 공통비가 발생하는 이유는 개별 인력의 업무 활동과 이로 인한 자원의 소비가 2개 이상의 활동군에서 일어나기 때문이다. 앞에서 설명한 개별비 이외의 모든 원가는 공통비로서 진료 부서의 의사 및 각 부서, 각급 경영 관리자의 인건비와 대부분의 관리 운영비가 이에 해당된다.

공통비는 원가 데이터베이스로부터 대상 회계 기간의 원가를 가능한 한 세목 및 하부 조직 단위별로 파악하고, 원가의 변동에 영향을 미치는 인과성이 있는 원가 동인을 파악하여 이를 기준으로 관련이 있는 각 활동군에 배부한다. 이들 예의 경우 원가 배부액은 배부 기준의 단위당 원가(배부율)에 해당 활동군별 배부 기준 수량을 곱하여 산정한다. 비교적 금액이 큰 주요 공통비 과목에 대해 세목별로 원가 동인을 파악하여 배부 기준을 설정, 예시하면 다음과 같다.

【공통 인건비 배부 기준】

- 의사 인건비: 활동군별 진료 시간
- 각급 조직 단위 관리자 인건비: 활동군별 직원 수 또는 총 급여액

【공통 관리 운영비 배부 기준】

- 복리 후생비
  - 3대 보험료: 활동군별 총 급여액
  - 단체 활동비: 활동군별 직원 수
- 전기료
  - 진료용 전기료: 활동군별 전력 사용량
  - 일반용 전기료: 활동군별 건물 면적
- 보험료
  - 건물 보험료: 활동군별 건물 면적
  - 의료 장비 보험료: 활동군별 장비 가액
- 건물 수선비: 활동군별 건물 면적
- 외주 용역비
  - 외주 검사비: 활동군별 외주 검사비 금액
  - 시설 · 청소 · 경비 외주 용역비: 활동군별 건물 면적
  - 전산 장비 외주 용역비: 활동군별 전산 장비 가액

(4) 보조 부문비 배부

보조 부문비는 비수익 부문의 원가이다. 진료 조직을 대상으로 의료 이익 관리와 재무 성과 평가를 시행하고, 진료 제품의 원가를 계산하여 수익성을 분석하기 위해서는 진료 조직 단위별로 전부 원가를 계산해야 한다. 전부 원가는 개념적으로는 직접 원가와 간접 원가를 포함하는 원가이지만, 원가 계산 실무에서는 원가 파악의 편의성 차원에서 전부 원가를 개별비, 공통비 및 보조 부문비로 구분하여 파악한다. 개별비와 공통비는 개별비 집계 및 공통비 배부 단계에서 전부서를 대상으로 파악된다. 그러므로 보조 부문비는 다르게 표현하면 비수익 부문의 개별비와 공통비이다. 진료 조직 단위별로 전부 원가를 계산하기 위해서는 이 보조 부문비를 진료 부문으로 배부하여 진료 부문의 개별비 및 공통비와 합산해야 하며, 이러한 배부 과정이 보조 부문비 배부 과정이다.

활동 기준 원가 계산에서는 보조 부문비 배부도 활동군을 중심으로 이루어진다. 보조 부문비 배부는 전통적 원가 계산에서 실, 계 등의 하부 조직 단위를 책임 회계 단위로 설정하고 적

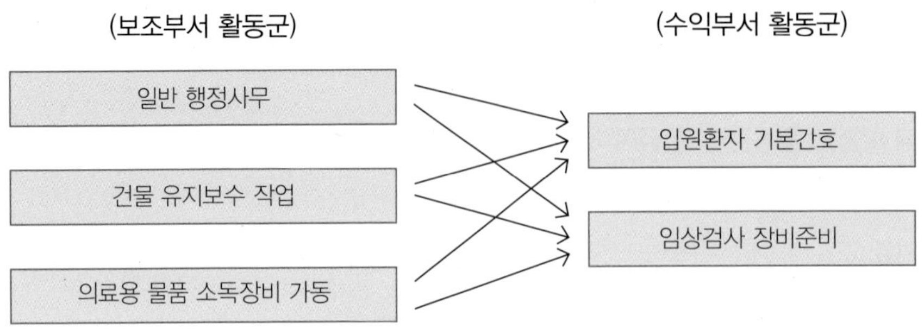

그림 11-4 직접배부법

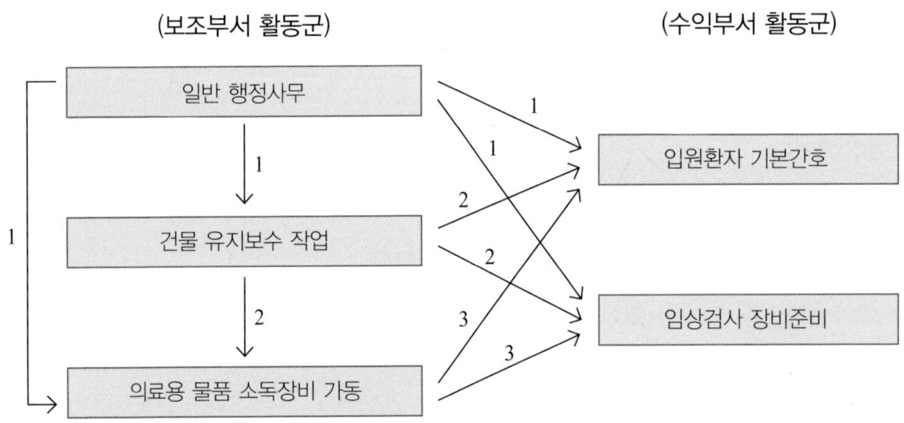

그림 11-5 계제식배부법

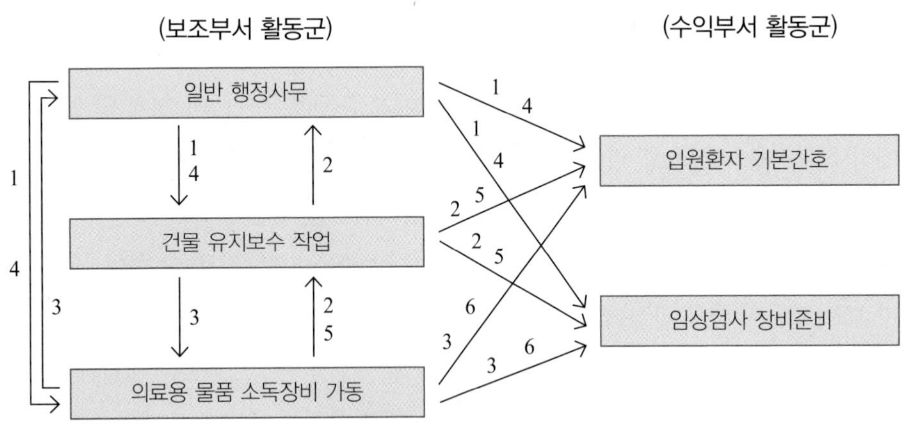

그림 11-6 중복배분식배부법

용하는 직접 배부법(direct allocation method), 계제식 배부법(stepdown allocation method), 중복 배분식 배부법(double distribution allocation method) 및 상호 배부법(reciprocal method) 등에 의해 이루어질 수 있다.

〈그림11-4〉~〈그림11-6〉은 이들 방법 중 앞의 세 가지 배부법에 대해 배부방식을 설명한 것이다. 보조부서의 활동군은 행정부서, 시설관리부서 및 진료지원부서에 속하는 활동군 중에서, 그리고 수익부서(진료부서)의 활동군은 병동과 검사실의 활동군 중에서 각각 하나씩 예로 선정한 것이다

① 직접 배부법

직접 배부법은 보조 부서 활동군의 원가를 수익 부서 활동군에 직접 배부하는 방법이다. 이 방법은 계산 절차가 간편하여 실무에서 많이 사용될 수 있으나 보조 부서 활동군 상호 간에 원가 배부를 하지 않으므로 정확성이 비교적 낮은 방법이다.

② 계제식 배부법

계제식 배부법은 보조 부서 활동군을 관련성 또는 영향이 큰 것부터 작은 것의 순으로 나열하고, 이 순서에 따라 활동군의 원가를 다른 보조 부서 활동군과 수익 부서 활동군에 배부하되 이러한 방식의 배부를 보조 부서 활동군의 경우에 하방향으로 단 1회만 시행하는 방법이다. 그러므로 마지막 순서에 있는 보조 부서 활동군의 자기 원가와 배부받은 원가가 수익 부서 활동군에 배부되면 배부 과정이 종료된다. 이 방법은 직접 배부법보다는 더 나은 방법이지만 보조 부서 활동군 상호 간의 원가 배부가 하향의 일방향으로만 이루어지기 때문에 역시 정확성이 비교적 높지 않은 방법이다.

③ 중복 배분식 배부법

중복 배분식 배부법은 계제식 배부법에서와 같이 보조 부서 활동군을 관련성 또는 영향이 큰 것부터 작은 것의 순으로 나열하고, 이 순서에 따라 활동군의 원가를 다른 보조 부서 활동군과 수익 부서 활동군에 배부하되 보조 부서 활동군의 경우에 하방향과 함께 상방향으로도 시행하며, 이러한 방식의 배부를 2회에 걸쳐 중복으로 시행하는 방법이다. 그러므로 2회째에는 보조 부서 활동군 상호 간의 원가 배부가 하방향으로만 이루어지고 배부가 종료된다. 이 방법은 보조 부서 활동군 상호 간의 원가 배부가 쌍방향으로 이루어지기 때문에 계제식 배부

법보다는 정확도가 높지만 이 배부가 단 2회만 이루어지기 때문에 상호 배부법보다는 정확도가 낮은 방법이다.

④ 상호 배부법

상호 배부법은 계제식 배부법의 배부 방식을 2회로 한정하지 않고, 보조 부서 활동군의 원가가 영(zero)이 될 때까지 무한히 시행하는 방법이다. 선형 대수를 이용하여 배부가 종료된 후의 보조 부서 각 활동군의 총 원가(배부 전의 자기 원가와 타 보조 부서 활동군으로부터 배부받은 원가가 합산된 원가)를 산정하기 때문에 대수법(algebraic method)이라고도 부르며, 이 총 원가로부터 수익 부서 활동군에 배부될 원가가 산정되고 배부되어 계산이 종료된다. 수학적 계산 과정에 대한 이해가 쉽지 않으나 보조 부서 활동군 간의 상호 관계가 충분히 반영되므로 정확도가 가장 높은 방법이다.

이상의 방법들 중에서 직접법을 제외한 나머지 방법들은 이론적으로는 가능하지만 실제로는 적용이 용이하지 않다. 따라서 국내에 도입된 활동 기준 원가 계산 시스템에서도 대부분 직접법에 의해 간접비를 배부하도록 시스템이 설계, 운영되고 있다. 그 이유는 활동 기준 원가 계산 시스템의 경우 설정되는 활동군이 100~200개로 수가 많고, 이에 따라 설정해야 할 배부 기준과 배부율의 수도 많아 전산화한다 하더라도 기술적, 실무적 측면에서 설계, 운영이 복잡하고 어렵기 때문이다. 또한, 병원 조직의 하부 구조나 업무 체계가 변경될 때마다 이를 시스템에 반영하는 일도 실무적으로 용이하지 않기 때문이다. 그러함에도 다른 세 가지 방법을 소개한 이유는 장래에 이러한 어려움이 극복될 수 있다면 원가 계산의 정확도가 더 높아질 수 있다고 보기 때문이다.

배부 기준은 보조 부서 활동군 원가의 증감에 영향을 미치는 원가 동인을 파악하여 설정한다. 〈그림11-4〉~〈그림11-6〉에서 예를 든 보조 부서 활동군 원가의 증감에 영향을 미치는 원가 동인은 일반 행정 사무 활동군의 경우 대체로 수익 부서 활동군의 직원 수 또는 진료 환자 수가 되고, 건물 유지 보수 작업 활동군의 경우는 수익 부서 활동군의 건물 면적이 되며, 의료용 물품 소독 장비 가동 활동군의 경우 수익 부서 활동군들이 사용할 의료용 물품의 소독에 소요된 장비 가동 시간이 될 것이다. 병원의 보조 부서별 활동군 원가의 배부에 사용될 수 있는 기준들을 예시하면 다음과 같다.

- 상위 경영층 인력의 활동군: 수익 부서 활동군의 직원 수 또는 환자 수
- 인사 부서 활동군: 수익 부서 활동군의 직원 수
- 마케팅 부서 활동군: 수익 부서 활동군의 환자 수
- 회계 부서 활동군: 수익 부서 활동군의 환자 수
- 정보 시스템 부서 활동군: 수익 부서 활동군의 컴퓨터 장비 가액 또는 수익 부서 활동군에 소요된 프로그래밍 작업 시간
- 진료비 청구 부서 활동군: 수익 부서 활동군에 소요된 청구서 작성 건수
- 의무 기록실 활동군: 수익 부서 활동군에 소요된 서류 작성 건수 또는 수익 부서 활동군의 환자 수
- 급식 부서 활동군: 수익 부서 활동군의 급식 수 또는 직원 수
- 중앙 공급실 활동군: 수익 부서 활동군에 공급된 물품의 수량 또는 금액

3) 활동 기준 진료 제품별 원가 계산

진료 제품 원가 계산의 목적은 크게 두 가지로 나눌 수 있다.

첫째, 진료 행위나 DRG 같은 진료 제품별 원가를 계산하고, 정부 고시 수가와 비교하여 제품별 수익성을 분석한 뒤 그 결과를 제품별 의료 이익 관리와 원가 절감 추진 등의 기초 자료로 활용하는 것이다.

둘째, 진료 제품의 표준 원가와 실제 원가를 산정 및 비교하여 진료 부서의 운영 효율성을 평가하고, 그 결과를 운영 효율성 개선을 위한 진료 업무 재설계 등의 기초 자료로 활용하는 것이다.

진료 제품별 원가 계산에서 DRG별 원가 계산은 진료 행위별 원가 계산 과정보다 한 단계를 더 필요로 한다. DRG에는 진료 행위가 포괄되어 있으므로 진료 행위별로 계산된 원가를 각 DRG에 포함하는 과정이 필요하기 때문이다. 진료 행위별 원가 계산은 이처럼 DRG별 원가 계산에 필요한 요소이며 병원에 보편적으로 필요하므로, 여기에서는 임상 검사실의 검사 행위별 원가 계산을 예로 들어 활동 기준 진료 제품별 원가 계산에 대해 설명하기로 한다.

(1) 계산을 위한 전제 가정

활동 기준 진료 제품별 원가 계산은 수작업으로는 불가능하며, 조직 단위별 원가 계산 과정에서 활동군별로 산정되는 원가를 기초로 이루어지므로 병원에 원가 계산 전산 시스템이 구

축되어 활동 기준 조직 단위별 원가 계산이 제도적으로 시행되고 있다고 전제했다. 따라서 조직 단위별 원가 계산 과정에서 활동군별로 개별비 집계, 공통비 배부 및 보조 부문비 배부가 이루어져 〈표 11-2〉와 같이 검사실의 활동군별로 원가가 계산되어 있다고 전제했다.

검사실의 활동군은 검사 행위와 공통적으로 관련 있는 3개의 활동군만 표에 나타나 있다. 그러나 이 외에도 개별비 집계 대상이 되는 의료 기사의 직접 검사 작업 활동군과 검사에 필요한 검사 재료 사용 활동군이 있다. 이들 활동군의 원가는 간접비 배부 과정과는 별도로 각 검사 행위별로 직접 집계되는 원가이므로 표에는 나타내지 않았다. 보조 부서 활동군은 진료 지원 부서뿐만 아니라 시설 관리 부서, 행정 부서 등의 활동군이 실제로는 매우 많지만, 설명의 편의를 위해 진료 지원 부서에 속하는 활동군 2개만을 예로 제시했다.

표 11-2 임상검사실의 활동군별 원가(가정)

구 분	활동군*	원 가(원)*	참 고
검사실 공통비	검사장비 준비	99,825,000	장비점검, 검체투입 등
	검사장비 가동	33,941,600	전력료,감가상각비 발생
	검사실 사무작업	161,700,000	
보조부문비배부액	검사장비 수선유지	50,912,400	의공실원가 배부
	검사소모품소독 · 공급	9,361,000	중앙공급실원가 배부

* : 검사행위별로 개별집계될 수 있는 활동군과 그 원가는 표시하지 않았으며, 이 표에 나타낸 활동군별 원가는 조직단위별 원가계산 과정에서 직접법에 의해 산정된 것으로 전제함

임상 검사실의 검사 항목은 매우 많지만, 여기에서는 설명을 위해 A, B, C, D 네 가지로 단순화했다.

원가 계산에 필요한 기초 자료는 다음과 같다.

- 각 검사 행위의 연간 검사실적 건수
- 검사 행위별 개별비 계산에 필요한 검사 건당 의료 기사의 직접 검사 작업 시간과 시간당 인건비
- 검사 건당 직접 재료비(검사 소모품비 포함)
- 검사 행위별 공통비와 보조 부문비 계산에 필요한 검사 장비 준비 1회당 의료 기사의 직접 준비 작업 시간, 연간 검사 장비 준비 횟수, 검사 건당 검사 장비 가동 시간 등

각 검사 행위별로 조사한 기초 자료는 〈표 11-3〉과 같다고 가정했다.

표 11-3 임상검사실의 검사행위별 기초자료(가정)

검사행위	연간 검사 건수	검사건당 재료비(원)	검사건당 직접검사 작업시간	검사건당 장비가동 시간	연간 장비준비 횟수	장비준비 1회당직접 준비시간
A	100,000	5,500	0.05	0.220	5,000	0.05
B	60,000	3,520	0.10	0.050	6,000	0.08
C	80,000	13,750	0.04	0.600	6,000	0.12
D	5,000	2,200	0.10	0.828	2,500	0.15

■ 의료기사의 시간당 인건비(임율) : 33,000원

(2) 검사행위별 원가의 계산

검사 행위별 원가 계산은 각 검사 행위별로 개별비를 집계하고, 공통비와 보조 부문비를 배부하는 절차로 이루어진다. 따라서 계산 결과는 각 검사 행위의 검사 건당 전부 원가가 된다.

개별비 집계 대상 원가는 이 사례의 경우 의료기사의 검사 작업 활동에 따라 발생하는 인건비와 검사 재료 사용에 따라 발생하는 재료비이다. 검사 건당 인건비는 〈표11-3〉의 자료를 사용하여 "검사 건당 검사 작업 시간 × 시간당 인건비" 식으로 계산한다. 검사 건당 재료비는 이미 개별 집계되어 그 금액이 〈표11-3〉에 표시되어 있다.

공통비와 보조 부문비를 각 검사 행위에 배부하기 위해서는 활동군별로 원가 동인을 파악하여 간접비 배부 기준을 설정하고, 배부 기준 단위당 배부율을 계산해야 한다. 〈표 11-2〉의 활동군별 원가와 〈표 11-3〉의 검사실 운영 관련 자료를 이용하여 배부율을 계산한 결과는 〈표 11-4〉와 같다. 이 표에 나타나 있는 배부율 계산식의 분모로 산입된 값들 중 연간 총 검사 건수(245,000건)를 제외한 나머지 세 개 값들은 각각 네 개 전체 검사 행위의 검사 수행을 위해 투입된 연간 총 장비 준비 시간, 연간 총 장비 가동 시간, 연간 총 재료비이며 아래와 같은 방식으로 계산된다.

- 연간 총 장비 준비 시간 = Σ (연간 장비 준비 횟수 × 장비 준비 1회당 준비 시간)
  = 3,025시간

- 연간 총 장비 가동 시간 = Σ (연간 총 검사 건수 × 검사 건당 장비 가동 시간)
  = 77,140시간
- 연간 총 재료비 금액 = Σ (연간 총 검사 건수 × 검사 건당 재료비) = 1,872,200,000원

표 11-4 활동군별 간접비 배부기준 및 배부율 계산결과

구 분	활동군	활동군원가 배부기준	배부율 계산결과(원)
공통비	검사장비 준비	직접장비 준비시간	장비준비시간당 장비준비원가 = 장비준비활동군원가 / 연간총준비시간 = 99,825,000 / 3,025 = 33,000 / 시간
	검사장비 가동	장비가동시간	장비가동시간당 장비가동원가 = 장비가동활동군원가 / 연간총가동시간 = 33,941,600 / 77,140 = 440 / 시간
	검사실 사무작업	검사건수	검사건당 사무작업원가 = 사무작업활동군원가 / 연간총검사건수 = 161,700,000 / 245,000 = 660 / 건
보조부문비	검사장비 수선유지	장비가동시간	장비가동시간당 수선유지원가 = 수선유지활동군원가 / 연간총가동시간 = 50,912,400 / 77,140 = 660 /시간
	검사소모품소독공급	검사재료비 1원	재료비 1원당 소모품소독공급원가 = 소모품소독공급활동군원가 / 연간 총재료비 = 9,361,000 / 1,872,200,000 = 0.005 / 재료비1원

마지막 단계로 각 활동군들의 간접비를 각 검사 행위별로 계산하고, 여기에 각 검사 행위별로 이미 개별 집계되어 있거나(재료비) 개별 계산되는(직접 검사 작업 인건비) 해당 활동군들의 원가를 합산하는 작업이 이루어진다. 각 검사 행위별로 계산 또는 배부되는 원가는 검사 건당 배부 기준의 수량(〈표11-3〉)에 배부 기준 단위당 활동군 원가, 즉 배부율(〈표11-4〉)을 곱하여 계산한다. 계산 결과는 〈표11-5〉와 같다.

표 11-5 활동기준에 의한 검사행위별 원가 계산방법 및 결과

(단위 : 원)

구분	활동군	계산방법	A 검사	B 검사	C 검사	D 검사
개별비	직접검사작업	검사건당직접검사작업시간 × 시간당 인건비(33,000)	1,650	3,300	1,320	3,300
	검사재료사용	검사건당 재료비 개별집계	5,500	3,520	13,750	2,200
공통비	검사장비 준비	검사건당직접장비준비시간 × 시간당준비원가(33,000)	83	264	792	2,475
	검사장비 가동	검사건당 장비가동시간 × 시간당 장비가동원가(440)	97	22	264	364
	검사사무작업	검사건당 검사사무 작업원가(660)	660	660	660	660
보조 부문비	장비수선유지	검사건당 장비가동시간 × 시간당 수선유지원가(660)	145	33	396	547
	소모품소독공급	검사건당 재료비 × 재료비 1원당 소독공급원가(0.005)	28	18	69	11
계	(활동기준원가)		8,163	7,817	17,251	9,557

제12장 세무회계

12.1 조세

12.1.1 개념 및 기능

우리나라 현행법은 조세가 무엇인지 구체적으로 정의하지 않지만, 일반적으로 세금이라 부르는 조세는 국가나 지방자치단체가 국민에게 공공서비스 등을 제공하기 위한 자금을 조달하고자 법령에 따라 강제적으로 부과하는 돈이다. 국가나 지방자치단체가 활동하는 데 필요한 돈은 직접 사업을 통해 벌기도 하지만 대부분 조세로 충당한다.

조세는 과세권자인 국가 및 지방자치단체가 우월적인 입장에서 납세자에게 반대급부 없이 일방적으로 징수할 수 있고, 강제로 징수하며 이에 불응할 때는 처벌할 수도 있다. 조세 부과처분에 불복하려면 일반적인 소원 절차가 아닌 「국세기본법」에 정해진 이의신청, 심사청구, 심판청구 등의 절차를 거쳐야 한다.

조세의 기능으로는 공공서비스 자금 조달, 부의 재분배 효과, 경제 정책적 기능(경기의 조정과 산업 보호 육성 등)을 들 수 있다. 결국 조세는 국민 모두가 풍요로운 생활을 영위하기 위한 공동 비용이라고 할 수 있다. 이에 따라 조세의 의미도 강제로 징수된다는 인식보다 우리가 생활하는 사회에 대한 참가 비용이라는 인식이 커지고 있다.

12.1.2 조세의 종류

각국은 자국의 실정을 고려하여 여러 가지 조세를 부과하며, 이를 다양한 형태로 체계화하고 있다. 우리나라 조세 종류는 다음과 같이 분류할 수 있다.

1) 국세와 지방세

과세권의 주체를 기준으로 분류한다. 국가가 부과하는 세금이 국세이고, 지방자치단체(도 · 시 · 군)에서 징수하는 세금이 지방세다. 국세에는 내국세와 관세가 있고, 지방세에는 취득세, 등록면허세, 레저세, 지방소비세, 지방교육세, 지역자원시설세, 담배소비세, 주민세, 지방소득세, 재산세, 자동차세 등이 있다.

2) 내국세와 관세

내국세는 원칙적으로 국세청과 관할세무서에 의해 부과 징수되는 세금이다. 외국과의 교역에 따라 물품이 수입 · 수출되거나 국경을 통과할 때 부과하는 세금이 관세이며, 재정관세와 보호관세로 구분된다. 관세는 국제적 성격이 강하여 세율 등이 국제조약에 따라 정해지는 경우가 많다. 관세는 국세청과 별도의 행정조직인 관세청과 세관에 의해 부과 징수된다.

3) 직접세와 간접세

법률상 납세의무자와 경제상 담세자가 일치하는지에 따른 구분이다. 소득세와 같이 소득을 얻은 사람이 직접 내는 세금을 직접세라 하고, 간접세는 주세의 경우처럼 실제 주세를 내는 사람은 술값에 포함된 술을 사서 마시는 소비자이지만 이를 세무서에 납부하는 사람은 술을 제조 · 판매하는 주조회사이므로 세금의 부담자와 납부자가 다른 세금이다. 소득이나 재산 등과 같이 담세력을 직접 표시하는 것을 대상으로 부과되는 조세를 직접세라고 하고, 소비나 거래 등과 같이 담세력을 간접적으로 추정하게 하는 사실을 대상으로 하는 조세를 간접세라고 한다. 직접세에는 소득세, 법인세, 상속세 및 증여세, 종합부동산세 등이 있고, 간접세에는 부가가치세, 개별소비세, 주세, 인지세 등이 있다.

4) 소득세와 소비세

이 분류는 소득세와 소비세의 개념을 설명하는 것으로, 소득세는 개인이나 법인이 일정한 기간에 얻은 소득에 대해 부과 · 징수되는 조세이고, 소비세는 소비재에 부과되어 징수되는 조세이다.

5) 인세와 물세

징세 대상에 따른 분류이다. 인세는 주로 인적 측면에 착안하여 부과되는 조세로 소득세, 상속세 등이 이에 속한다. 물세는 물적 측면에 착안하여 과세되는 조세로 부가가치세, 개별소비세, 인지세 등이다.

6) 보통세와 목적세

용도에 따른 분류이다. 조세 수입의 용도를 정하지 않고 일반 경비에 충당할 것을 목적으로 하는 조세를 보통세라 하고, 특정한 경비에 충당될 것을 목적으로 하는 조세를 목적세라 한다. 목적세에는 교육세, 교통 · 에너지 · 환경세, 농어촌특별세, 지방교육세, 지역자원시설세 등이 있다.

7) 종가세와 종량세

과세 물건을 경제 가치로 측정하는 과세 표준이 금액으로 표시되는지, 물량으로 표시되는지에 따른 분류이다. 대부분의 조세는 과세 물건을 화폐 단위로 측정하는 종가세다. 종량세는 과세 물건을 화폐 이외의 (물량) 단위로 측정하는 조세로서, 개별소비세 중 과세 장소에 관한 것 중 골프장, 카지노 등에 관한 조세와 지방세 중 담배소비세가 종량세에 속한다.

8) 비례세와 누진세/역진세

세율에 따른 분류이다. 비례세는 과세 표준의 크기와 상관없이 일정률의 같은 세율이 적용되는 조세로 부가가치세, 개별소비세, 주세 등이 있다. 누진세는 과세 표준 금액이 증가함에 따라 적용되는 세율이 점차 높아지는 조세로 소득세, 상속세, 증여세, 법인세 등이 있다. 반면, 역진세는 과세 물건의 수량 또는 금액이 증가함에 따라 점점 낮은 세율을 적용하여 징세되는 조세이다.

12.1.3 조세체계

우리나라의 현행 조세체계는 크게 국세와 지방세로 나뉘며, 국세 14개 세목, 지방세 11개 세목 총 25개의 세목으로 구성되어 있다. 구체적인 세목 체계는 〈그림 12-1〉과 같다.

12.1.4 조세부과의 기본원칙

조세는 국가나 지방자치단체가 고유의 목적을 달성하기 위한 중요한 수단이므로, 조세 부과 및 징수는 다음의 이상적인 기준, 즉 조세부과의 기본원칙에 따라야 한다.

1) 공평 부담의 원칙

국민은 모든 조세 법률관계에서 평등하게 취급되어야 하며, 조세 부담은 국민의 담세력에 따라 공평하게 배분되어야 한다. 담세력이란 국민이 세금을 부담할 수 있는 경제적 능력을 의미한다. 따라서 조세는 각 국민의 담세력에 알맞게 공평하게 부담시켜야 한다. 국민의 담세력을 무시하고 불공평하거나 무리하게 조세가 부과될 경우, 국민들이 저항감을 갖게 되는데 이를 조세 저항이라고 한다.

2) 수입 확보의 원칙

세금 납부를 좋아하는 국민은 없기 때문에, 국가나 지방자치단체는 조세 수입을 안정적으로 확보하기 위한 강력한 공권력을 가진다.

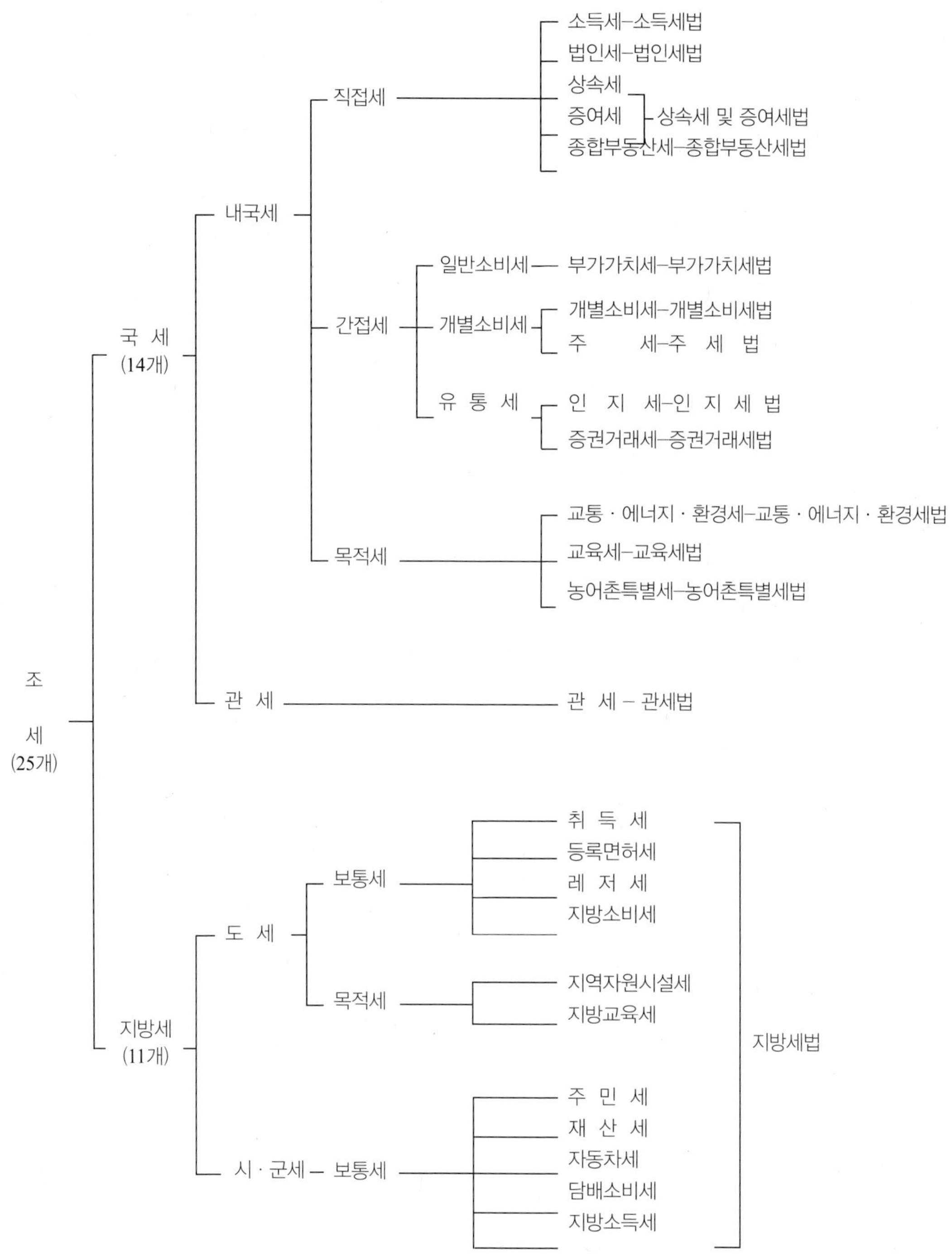

그림 12-1 현행 우리나라 조세체계

3) 능률주의

조세는 국가의 재정 확보가 목표이므로, 적은 비용으로 신속하게 부과 및 징수되어야 한다. 따라서 조세 제도를 설계할 때는 징세의 용이성, 납세자의 편의성, 조세 저항 발생 가능성, 탈세나 조세 회피 가능성, 그리고 징세 비용 등을 종합적으로 고려해야 한다. 자진 신고 납부 제도, 원천징수 제도 등은 능률적으로 조세 수입을 확보하기 위한 대표적인 방법이다.

4) 실질 과세의 원칙

과세 대상이 되는 소득, 수익, 재산, 행위 또는 거래의 귀속이 명의일 뿐이고 사실상 귀속되는 자가 따로 있을 경우, 실제 귀속되는 자를 납세 의무자로 보아 세법을 적용한다 (국세기본법 제14조). 예를 들어, 타인의 명의를 사용하여 소득을 올린 사람이 있다면, 명의자가 아니라 실제로 소득을 올린 사람에게 세금이 부과되어야 한다는 원칙이다.

5) 근거 과세의 원칙

납세 의무자가 세법에 따라 장부를 비치하고 기장하는 경우, 해당 국세의 과세 표준 조사 및 결정은 그 장부와 관련된 증빙 자료에 따라야 한다 (국세기본법 제16조). 즉, 조세는 장부나 영수증 등 객관적인 증빙 자료에 의해 부과되어야 하며, 아무런 근거 없이 부과되어서는 안 된다는 원칙이다. 다만, 증빙 자료가 없거나 납세자가 제출하는 증빙 자료를 신뢰하기 어려운 경우에는 동종 업계의 상황 등을 고려하여 추계 과세할 수 있다.

12.1.5 신고와 납세

조세 납부 방식은 크게 신고납부제도, 부과과세제도, 원천징수제도로 나뉜다.

1) 신고납부제도

신고납부제도는 납세 의무자 스스로 과세 요건이 충족되었는지 조사하고 확인하여, 관련 세법을 적용해 과세 표준과 세액을 신고함으로써 조세 채무를 확정하는 방식이다. 이 제도는 민주적이고 능률적이지만, 국민의 올바른 납세 정신이 뒷받침되어야만 실효성을 가질 수 있다. 현재 우리나라의 대부분 조세가 이 제도를 채택하고 있다.

2) 부과과세제도

부과과세제도는 정부가 과세 표준과 세액을 결정함으로써 납세 의무를 확정하는 방식이다.

이 경우에도 납세 의무자의 신고가 필요하지만, 이는 참고 자료로 활용된다. 소득세 중 상속세, 증여세 등이 부과과세제도에 해당한다.

3) 원천징수제도

원천징수는 소득 금액 또는 수입 금액을 지급하는 자(원천징수 의무자)가 법이 정하는 바에 따라 지급받는 자(원천 납세 의무자)가 부담할 세액을 정부를 대신하여 징수하는 것을 말한다. 예를 들어, 봉급 생활을 하는 근로 소득자의 경우, 기업이 봉급에 대한 세금을 계산하여 봉급에서 일정 금액을 미리 공제하고 납부하는데, 이러한 제도를 원천징수제도라고 한다. 이자 소득 금액, 배당 소득 금액, 근로 소득 금액, 기타 소득 금액 등이 원천징수의 대상이다. 부가가치세가 면제된 인적 용역과 의료 서비스 용역을 제공하는 자의 사업 소득에 대한 수입 금액도 원천징수 대상에 포함된다.

12.2 세무회계의 개념과 특성

12.2.1 세무회계의 개념

세무회계는 세법에 따라 기업의 과세소득과 세액을 계산하는 회계이다. 기업의 경제활동에 따르는 수입과 지출, 자산과 부채 및 자본의 증감 등 변동 상황을 기록 · 분류 · 집계하고, 이를 통해 기업의 재무상태와 경영성과에 관한 정보를 외부 이해관계자나 집단에게 제공하는 회계를 재무회계라고 한다. 재무회계 정보에 따라 기업과 이해관계를 가진 개인이나 집단은 이를 근거로 합리적인 판단과 경제적 의사결정을 한다.

세무회계는 재무회계를 기초로 세법에 따라 기업의 과세소득과 세액을 계산하는 회계이다. 납세의무자나 과세당국은 세무회계에 따라 과세표준과 세액을 계산하고, 세금의 신고, 결정, 납부나 징수를 진행한다. 재무회계는 복식부기의 원리에 따라 기업회계기준 등 일반적으로 인정되는 회계기준에 따라 기록하고 계산하지만, 세무회계는 재무회계의 내용을 세법에 따라 조정한다.

오늘날 많은 국가가 과세제도에서 신고납세제도를 채택하게 됨으로써 납세의무자 입장에서는 정확한 과세표준과 세액을 신고하기 위해 세무회계를 기본적으로 이해해야 하므로 세무회계의 중요성은 더욱 커지고 있다. 세무회계는 넓은 의미와 좁은 의미 두 가지 개념으로 생각할 수 있다. 넓은 의미의 세무회계는 세법의 내용에 맞춰 각종 조세의 과세표준과 세액을 산정하는 일련의 절차를 말한다. 따라서 현재 과세되고 있는 모든 세목의 과세표준과 세액 산정을 의미한다. 좁은 의미의 세무회계는 세법에 근거하여 기업의 과세소득이나 과세수익을 계산하는 일련의 과정을 의미한다.

결국 세무회계는 재무회계를 기초로 세법에 따라 기업의 과세표준과 세액을 계산하는 일련의 과정이므로, 소득세 중 사업자의 소득계산, 법인세의 법인소득계산, 부가가치세의 과세표준계산에 관한 회계가 그 중요 대상이 된다.

12.2.2 세무회계의 특성

세무회계는 재무회계와 비교해서 다음과 같은 특성을 가진다.

첫째, 재무회계가 기업의 손익계산과 재무상태를 파악하는 것을 목적으로 하는 회계인 반면, 세무회계는 과세소득을 계산하고 파악하는 것을 목적으로 하는 회계이다.

둘째, 재무회계가 회계이론에 따른 이론회계인 반면, 세무회계는 세법의 규정에 의해 규율되는 법적 회계이다.

셋째, 재무회계가 일반적인 범주에 속하는 회계인 반면, 세무회계는 세무와 관련한 회계로서 특수회계의 범주에 속하는 회계이다.

12.2.3 세무조정

세무조정이란 재무회계에서 계산된 당기 수익과 비용을 근거로 과세소득을 산정하기 위해 세무회계에 따라 항목별로 검토하고 수정하는 과정이다. 즉, 재무회계상의 수익에 세무회계상의 익금(또는 총수입) 항목을 산입함과 동시에 불산입 항목이나 금액을 제외한다. 기업의 1년간 경영 결과를 결산하면 이익이 발생하거나 손실이 발생한 것으로 나타난다. 그러나 이처럼 계산된 이익(또는 손실)과 소득세나 법인세법상 인정하는 이익, 즉 소득금액 또는 과세표준 간에는 차이가 있다. 그 이유는 기업회계상 수익이나 비용으로 처리한 것 중 일부를 세법에서 인정해주지 않거나, 반대로 기업회계상 수익이나 비용으로 처리하지 않은 것을 세법에서는 인정해주기 때문이다.

예를 들어, 접대비의 경우를 보면 기업회계에서는 이 비용이 기업 경영에 있어서 필수적인 비용의 하나라고 보아 무제한 비용으로 계상하는 것을 허용한다. 그러나 세법에서는 이를 무제한으로 허용하면 기업에서 무절제하게 접대비를 사용하게 되어 사회적으로 낭비 풍조와 부정부패를 조장하고, 접대비가 많이 비용으로 계상되면 세수가 줄어드는 등의 이유로 세법에서는 접대비 허용 한도액을 규정하고 있다.

기업회계상의 이익에 세법상 인정하거나 불인정하는 여러 가지 항목을 더해주거나 빼주어서 세무상의 이익을 산출하는 과정을 살펴보면 〈그림 12-2〉와 같다.

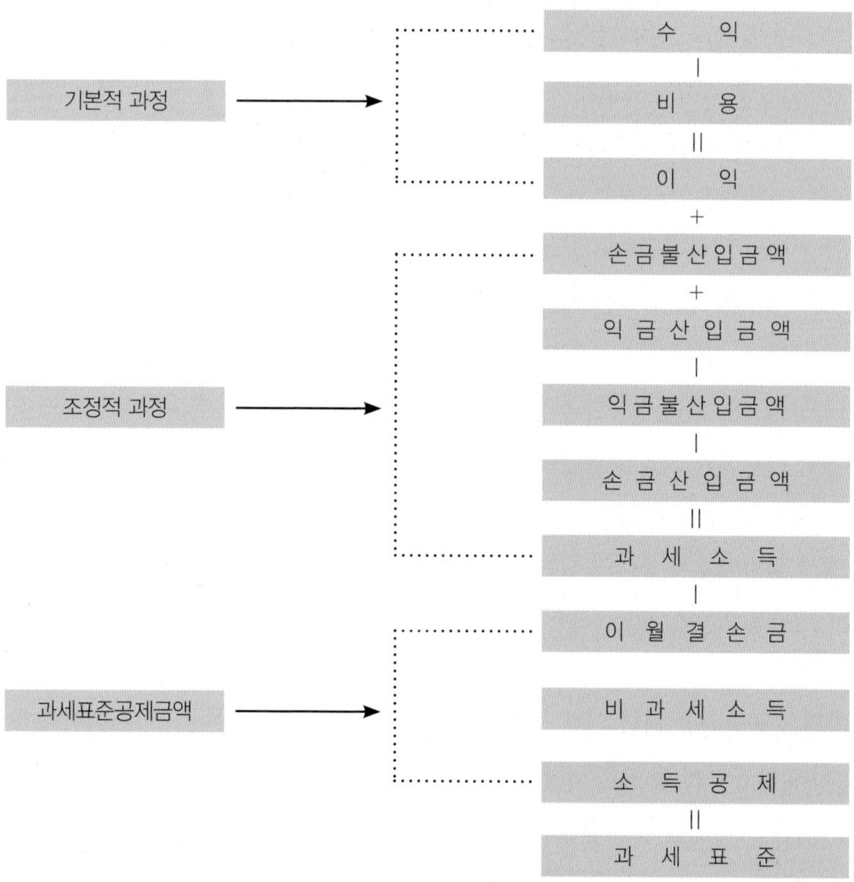

그림 12-2 세무조정 과정도

12.3 병원의 세무회계

12.3.1 병원의 납세의무

1) 병원의 공익성과 영리성

병원의 성격 규정에 따라 납세의무가 달라진다. 병원의 조세 체계에 가장 큰 영향을 미치는 것은 영리성과 비영리성에 대한 개념 정의 문제다. 영리성과 비영리성은 주체가 투자 재원에서 발생한 이익잉여금을 분배받는지 여부에 따라 구분되는 것이 일반적이다. 주식회사의 경우 발생한 이익 중 내부에 유보되지 않은 잔액은 주주에게 배당으로 지급되므로 영리성이 있는 대표적인 조직으로 분류된다.

우리나라 병원이 기업과 구분되는 가장 뚜렷한 특징 중 하나는 설립 형태에 따라 공공병원, 비영리 민간병원, 영리병원으로 구분된다는 점이다. 공공병원과 비영리병원은 공공의 이익을 위해 설립·운영된다는 점에서 세금 감면 혜택이 있다. 병원을 영리병원과 비영리병원으로 나눌 때, 대부분의 병원이 비영리병원에 해당하므로 병원 목적 측면에서 민간병원과 공공병원은 별다른 차이가 없는 것처럼 보일 수 있다. 그러나 비영리병원 중 의료법인이나 비영리법인이 개설한 민간병원은 설립 형태나 재원 조달 방법이 공공병원과 다르며, 사실상 이윤을 추구하고 그 이윤의 상당 부분을 봉급 등의 형태로 실제 법인 대표에게 환원하고 있어 관리 운영 측면에서 영리병원의 성격이 강하다. 따라서 같은 비영리병원이라도 국가나 지방자치단체가 운영하는 공공병원은 재원 조달, 관리 주체, 설립 목적 등에서 민간 비영리병원과 구별되어야 한다.

공공병원은 공공성을 지닌 의료 사업을 수행하기 위해 중앙정부나 지방자치단체가 설립하고 의료 서비스 공급에 필요한 재원을 조달하는 병원이다. 재원 조달 원천에 따라 국가가 재원을 지원하는 국립병원과 지방정부가 재원을 조달하는 시·도립병원, 지방공사 의료원 및 특별법에 근거를 두고 중앙정부의 보조를 받는 특수법인에 의한 병원 등으로 구분할 수 있다. 설립 목적이나 사업 내용 면에서 민간병원보다 공공성을 더 많이 강조하는 것이 일반적이다. 공공병원은 소유 주체에 따라 구분할 때 민간병원과 대치되는 개념으로, 정부, 지방자치단체, 기타 공공기관이 공공의 이익을 위해 소유하고 있는 병원이다. 따라서 공익성이 매우 강조된다.

법인 형태의 민간병원은 공공병원과는 달리 영리병원과 비영리병원의 구분이 그다지 명확하지 않다. 「의료법」 제3조에 따르면 "의료기관이란 의료인이 공중 또는 특정 다수인을 위하여 의료 · 조산의 업을 하는 곳"으로 규정하고 있으므로 공공성의 강조와 더불어 기업성도 인정된다고 해석할 수 있다. 「의료법 시행령」 제20조에서는 의료법인과 「민법」 또는 특별법에 의해 의료기관을 개설한 비영리법인에 대한 규정에서 "의료업을 행함에 있어서 공중위생에 이바지하여야 하며, 영리를 추구하여서는 아니 된다"라고 명시하고 있다. 따라서 법인 형태 병원은 의료 이익이 발생하였을 경우 배당이나 상여 등의 방법으로 사외 유출이 허용되지 않는다. 의료업을 통해 발생한 이익 중 법인세 등의 지출을 제외한 순이익은 병원 내에 유보해야 한다. 그러므로 민간 법인 병원은 비영리병원에 속하지만, 우리나라 현실에서는 공익성만을 강조할 수 없기 때문에 기업성이 공존해 있다고 할 수 있다.

개인병원도 환자를 진료하는 병원이니만큼 공익성을 전혀 배제할 수는 없다. 그러나 개인병원의 경우에는 「상법」상 개인사업자로 등록되어 기업과 동일하게 각종 세금이 과세되고 있다. 「의료법」에서도 개인병원의 영리 추구 금지와 관련한 어떠한 명시적 규정도 없다. 따라서 의료업을 통해 이익이 발생했을 경우 그 이익을 기업처럼 소유자나 구성원들에게 귀속시킬 수 있으며, 영리기업과 동일한 세제가 적용된다는 점에서 영리병원으로 구분할 수 있다.

우리나라에서는 비영리법인에 대해 「민법」, 「공익법인의 설립 · 운영에 관한 법률」, 「의료법」, 「세법」 등 여러 법률에서 규정하고 있다.

첫째, 「민법」 제32조에서는 "학술, 종교, 자선, 기예, 사교 기타 영리 아닌 사업을 목적으로 하는 사단 또는 재단을 주무관청의 허가를 얻어 이를 법인으로 할 수 있다"는 규정을 두어 비영리법인의 설립 및 운영에 대한 일반법적 근거를 마련하고 있다.

둘째, 「공익법인의 설립 · 운영에 관한 법률」 제1조와 제2조에서는 법률 목적과 공익법인의 범위를 규정하고 있다. 이 법률의 제정 목적은 법인의 설립 · 운영 등에 관한 「민법」의 규정을 보완함으로써 법인으로 하여금 그 공익성을 유지하며 건전한 활동을 할 수 있도록 하는 데 있다. 공익법인은 재단법인 또는 사단법인으로서 사회 일반의 이익에 공유하기 위하여 학자금 · 장학금 또는 연구비의 보조나 지급, 학술, 자선에 관한 사업을 목적으로 하는 법인으로 정의하고 있다. 이 법률에서 정의하는 공익법인의 범위에는 모든 비영리법인을 포함하지 않는다. 따라서 비영리법인이라는 용어가 공익법인보다는 광의로 사용되는 개념이라고 할 수 있다.

셋째, 「의료법」에 의한 의료법인은 「의료법 시행령」 제20조에서 비영리법인으로 규정하고 있다. 「의료법 시행령」 제20조에서는 의료법인은 물론이고 의료기관을 개설한 「민법」 또는 특별법에 의해 설립된 비영리법인은 영리를 추구하여서는 아니 된다고 규정하고 있다. 이는 「의료법」 제50조의 "의료법인에 관하여는 이 법에 규정한 것을 제외하고는 「민법」 중 재단법인에 관한 규정을 준용한다"는 규정과 관련된다. 「의료법」 제33조에서는 "의료업을 목적으로 설립된 법인"이라고 규정하고 있다. 따라서 ① 국가 또는 지방자치단체, ② 「민법」 또는 특별법에 의하여 설립된 비영리법인, ③ 「정부투자기관 관리 기본법」에 따른 정부투자기관 · 「지방공기업법」에 따른 지방공사 또는 「한국보훈복지의료공단법」에 따른 한국보훈복지의료공단 등이 운영하는 의료기관은 「의료법」상 의료법인은 아니다.

「의료법」상 의료법인을 설립하려는 자는 「의료법」 제48조에 따라 정관과 그 밖의 서류를 갖추어 해당 법인의 주된 사무소 소재지를 관할하는 시 · 도지사의 허가를 받아야 한다. 또한 의료법인은 개설하려는 의료기관에 필요한 시설 또는 이에 소요되는 자금을 보유해야 한다. 의료법인은 그 재산을 처분하거나 정관을 변경하려는 경우 시 · 도지사의 허가를 받아야 한다. 「의료법」 제50조는 의료법인에 관하여 「의료법」에서 규정한 것을 제외하고는 「민법」 중 재단법인에 관한 규정을 준용하도록 하고 있으며, 「의료법」 제51조에서는 보건복지부장관 또는 시 · 도지사는 의료법인이 일정 조건을 위반했을 때 그 설립 허가를 취소할 수 있도록 하고 있다.

2) 병원의 납세의무

「의료법 시행령」 제20조에 따르면 의료법인은 물론이고 의료기관을 개설한 「민법」 또는 특별법에 의해 설립된 비영리법인은 영리를 추구해서는 안 된다고 규정하고 있다. 그러나 「법인세법」 제3조는 내국법인 및 국내원천소득이 있는 외국법인은 그 소득에 대한 법인세를 납부할 의무가 있다고 규정하여 비영리내국법인에게도 법인세 납세의무를 부과한다. 또한 「법인세법」 제3조 제3항 및 같은 법 시행령 제2조에서는 의료업을 수익사업으로 보아 법인세 납세의무를 부과한다. 결국 의료법인을 원칙적으로 영리법인으로 해석하는 것이다.

병원은 여러 형태로 분류될 수 있지만, 납세의무와 관련해서는 크게 법인 형태의 비영리병원과 영리병원인 개인병원으로 구분할 수 있다. 우리나라 세법은 개인병원의 경우 일반사업자와 같이 사업소득세 과세대상으로 정하고 있고, 법인 형태의 병원에 대해서는 비영리성과 공익성을 인정하여 각종 조세 혜택을 부여하고 있다.

「법인세법」과 「상속세 및 증여세법」에서 의료법인과 관련 있는 비영리법인에 대한 정의를 내리고 있으나, 그 정의가 일치하지는 않는다.

첫째, 「법인세법」 제2조는 국내외 원천 소득이 있는 내국법인 및 국내원천소득만 있는 외국법인은 모두 그 소득에 대한 법인세를 납부할 의무가 있음을 규정한다. 따라서 비영리내국법인은 「법인세법」에 따라 국내외 원천 소득이 있는 경우에는 원칙적으로 법인세를 납부해야 한다. 「법인세법」 제2조는 비영리법인으로 ① 「민법」 제32조에 따라 설립된 법인, ② 「사립학교법」이나 그 밖의 특별법에 따라 설립된 법인으로서 「민법」 제32조에 규정된 목적과 유사한 목적을 가진 법인(대통령령으로 정하는 조합법인 등이 아닌 법인으로서 그 주주 · 사원 또는 출자자에게 이익을 배당할 수 있는 법인은 제외), ③ 「국세기본법」 제13조 제4항에 따른 법인으로 보는 법인격 있는 단체(이를 「법인세법」에서는 "법인으로 보는 단체"라고 부른다) 등을 포함한다.

둘째, 「상속세 및 증여세법」 제16조는 피상속인 또는 상속인이 공익법인에 출연한 재산이 있는 경우 상속세를 내지 않아도 되도록 규정한다. 또한 「상속세 및 증여세법」 제48조는 공익법인 등이 출연받은 재산에 대해 증여세를 내지 않아도 되도록 규정한다. 「상속세 및 증여세법」 제16조는 공익법인이라 함은 종교 · 자선 · 학술 그 밖의 공익을 목적으로 하는 사업을 영위하는 자로 정의한다. 그러나 「상속세 및 증여세법 시행령」 제12조에서는 상속 비과세 대상인 공익법인을 특정 사업을 영위하는 자로 한정하여 규정하고 있다. 여기에는 다음 사업이 포함된다.

① 종교의 보급이나 그 밖의 교화에 현저히 기여하는 사업
② 「초 · 중등교육법」 및 「고등교육법」에 따른 학교를 설립 · 경영하는 사업
③ 「사회복지사업법」에 따른 사회복지법인이 운영하는 사업
④ 「의료법」 또는 「정신건강증진 및 정신질환자 복지서비스 지원에 관한 법률」에 따른 의료법인 또는 정신의료법인이 운영하는 사업
⑤ 「공익법인의 설립 · 운영에 관한 법률」의 적용을 받는 공익법인이 운영하는 사업
⑥ 예술 및 문화에 현저히 기여하는 사업 중 영리를 목적으로 하지 않는 사업으로서 관계행정기관의 장의 추천을 받아 기획재정부장관이 지정하는 사업
⑦ 공중위생 및 환경보호에 현저히 기여하는 사업으로서 영리를 목적으로 하지 않는 사업
⑧ 공원이나 그 밖의 공중이 무료로 이용하는 시설을 운영하는 사업

⑨「법인세법 시행령」제36조 제1항 제1호 각 목에 따른 지정기부금단체 및「소득세법 시행령」제80조 제1항 제5호에 따라 기부금 대상 민간단체가 운영하는 고유 목적 사업(다만, 회원의 친목 또는 이익을 증진시키거나 영리를 목적으로 대가를 주고받는 등 공익성이 있다고 보기 어려운 고유 목적 사업은 제외한다.)

⑩「법인세법 시행령」제36조 제1항 제2호 다목에 해당하는 기부금을 받는 자가 해당 기부금으로 운영하는 사업(다만, 회원의 친목 또는 이익을 증진시키거나 영리를 목적으로 대가를 주고받는 등 공익성이 있다고 보기 어려운 고유 목적 사업은 제외한다.)

⑪ 위 ①호부터 ⑤호, ⑦호 또는 ⑧호와 유사한 사업으로서 기획재정부령으로 정하는 특정공익법인 등으로 제한하고 있다.

12.3.2 병원의 세무회계

1) 국세

의료기관과 관련된 국세 세목으로는 소득세, 법인세, 상속세, 양도소득에 대한 법인세 또는 양도소득세 등이 있다. 의료기관의 설립 · 운영 주체별 과세 내용은 〈표 12-1〉과 같다. 부동산을 매매하여 양도차익이 발생한 경우, 개인병원은 양도소득세를, 법인은 토지 등 양도소득에 대한 법인세를 추가 납부해야 한다.

표 12-1 의료기관의 설립운영주체별 국세 세목

구 분	국 세			
	소득세	법인세	상속세	토지 등 양도소득에 대한 법인세 또는 양도소득세
개인병원	○	×	○	○
사단법인병원	×	○	×	○
재단법인병원	×	○	×	○
의료법인병원	×	○	×	○
사회복지법인병원	×	○	×	○
학교법인병원	×	○	×	○
공공의료법인병원	×	○	×	○
국공립병원	×	×	×	×

(1) 법인세(소득세)

법인세법에서는 비영리법인을 학술 · 종교 등 주로 공익상의 목적, 즉 영리 아닌 사업을 영위하는 법인으로서 민법 제32조에 따른 법인, 학교법인 및 특별법상의 법인만을 지칭하나 국세기본법상의 법인으로 보는 단체도 비영리법인으로 간주한다고 규정하고 있다(법인세법 제1조 제2항).

비영리법인은 해당 법인의 정관 또는 규칙상의 사업 목적에 관계없이 법인세법상 열거된 수익사업에서 발생한 소득에 대해서만 각 사업연도의 소득에 대한 법인세 납세의무가 있다. 따라서 법인세법상 열거된 수익사업을 해당 비영리내국법인의 정관이나 규칙에서 고유목적사업으로 규정하고 있다 하더라도, 법인세법상 수익사업소득을 구성하므로 법인 형태로 설립 · 운영되는 모든 의료기관은 법인세 납부 의무가 있다.

우리나라 병원은 영리 추구 여부에 따라 개인병원과 법인 형태 병원으로 구분할 수 있다. 의료법 시행령 제20조에는 의료법인과 기타 법인 형태의 병원은 의료업을 행함에 있어 공중위생에 기여해야 하며, 영리를 추구해서는 안 된다고 규정하고 있다.

〈표 12-2〉는 병원의 설립 · 운영 주체별 법인세(소득세) 세율을 비교한 것이다. 개인병원의 경우는 의료기관으로서 공익성이 있으나 상법상 개인사업자로 되어 있어 다른 영리사업자와 동일하게 누진소득세율의 적용을 받는다. 법인 형태의 의료기관(사단법인 · 재단법인 · 의료법인 · 사회복지법인 · 학교법인병원 · 시 · 도지방공사의료원 · 국립대학교병원 등 공공법인병원)도 의료업은 법인세의 비과세 수익사업에 포함되지 않기 때문에 비영리병원의 경우 10%에서 22%까지의 법인세가 과세된다. 여기서는 비영리법인 형태의 병원들에 적용되는 법인세를 중심으로 보다 자세히 살펴보면 다음과 같다.

표 12-2 병원의 설립형태별 종합소득세 세율 비교(2023~2024년 귀속)

구분	목적	과세대상	과세표준금액 및 세율	근 거
개인병원	영리	모든소득	1,400만원 이하: 과세표준의 6% 1,400만원 초과~5,000만원 이하: 84만원 × (1,400만원을 초과하는 금액의 15%) 5,000만원 초과~8,800만원 이하: 624만원 × (5,000만원을 초과하는 금액의 24%) 8,800만원 초과~1억 5천만원 이하: 1,536만원 × (8,800만원을 초과하는 금액의 35%) 1억 5천만원 초과~3억원 이하: 3,706만원 × (1억5천만원을 초과하는 금액의 38%) 3억원 초과~5억원 이하: 9,406만원 × (3억원을 초과하는 금액의 40%) 5억원 초과~10억원 이하: 1억7,406만원 × (5억원을 초과하는 금액의 42%) 10억원 초과: 3억8,406만원 × (10억원을 초과하는 금액의 45%)	상법상 개인사업자 (종합소득세율)
민간 법인 병원	비영리	수익사업 소득(수입)	2억원 이하: 과세표준의 100분의 9 2억원 초과~200억원 이하: 1천800만원 × (2억원을 초과하는 금액의 100분의 19) 200억원 초과~3천억원 이하: 37억8천만원 × (200억원을 초과하는 금액의 100분의 20) 3천억원 초과: 625억8천만원 × (3천억원을 초과하는 금액의 100분의 24)	민법 제32조에 의해 의료업을 하는 재단법인, 사단법인, 의료법에 의한 의료법인, 사회복지사업법에 의한 사회복지법인, 사립학교법에 의한 학교법인병원
공공 법인 병원	비영리	수익사업 소득(수입)	2억원 이하: 과세표준의 100분의 9 2억원 초과~200억원 이하: 1천800만원 × (2억원을 초과하는 금액의 100분의 19) 200억원 초과~3천억원 이하: 37억8천만원 × (200억원을 초과하는 금액의 100분의 20) 3천억원 초과: 625억8천만원 × (3천억원을 초과하는 금액의 100분의 24)	특별법에 의한 국립대학교병원, 지방공사시도의료원 등

주) 2025. 1. 1일부터 시행(소득세법 제 55조 제1항)
2025. 3. 14일부터 시행(법인세법 제 55조 제1항)

(2) 수익사업의 범위

비영리내국법인은 수익사업에서 발생한 소득에 대해서만 각 사업연도의 소득에 대한 법인세 납세의무를 진다. 비영리내국법인의 각 사업연도의 소득은 다음 각 항의 사업 또는 수입(이하 "수익사업"이라 함)에서 생기는 소득으로 하며, 이때 '수익사업에서 생긴 소득'이란 세법상 열거된 수익사업, 즉 사업소득, 이자소득, 배당소득, 주식 등 양도차익, 비유동자산의 처분이익 및 기타 대가를 얻는 계속적 행위로 인해 생기는 주된 수입금액과 이에 직접 관련하여 생긴 부수수익의 합계액에서 이에 대응하는 손비를 공제한 소득을 말한다.

① 사업소득

제조업, 건설업, 도 · 소매 및 소비자용품수리업, 부동산 · 임대 및 사업서비스업 등 통계청장이 고시하는 한국표준산업분류에 따른 각 사업 중 수익이 발생하는 것은 수익사업으로 간주한다 (법인세법 제3조, 법인세법 시행령 제2조 제1항). 이 중 의료기관과 관련이 있는 사업은 보건 및 사회복지사업이 된다.

㉮ 의료법인의 의료업

의료법 제33조 규정에 따라 설립한 의료법인의 의료업에서 생기는 소득에 대해서는 법인세를 부과한다.

㉯ 대학부속병원의 의료업

사립학교법 제10조의 규정에 따라 설립한 학교법인이 설치 · 운영하는 사립대학의 의과 또는 치과대학 부속병원과, 국립대학교병원 · 서울대학교병원의 의료업에서 생기는 소득에 대하여 법인세를 부과한다. 다만, 고유목적사업준비금의 손금산입 규정은 조세특례제한법 제74조 제1항의 규정을 적용받게 되며, 해당 조항에 따라 전액 손금산입이 허용된다.

㉰ 사회복지법인이 운영하는 의료업

사회복지사업법 제2조 규정에 따라 성립하는 사회복지법인이 운영하는 의료업에서 발생한 소득에 대해서는 법인세 납부 의무가 있다. 그러나 법인세법 시행령 제2조 제1항 단서에 따라 보건 및 사회복지사업 중 사회복지사업법에 의한 사회복지사업은 수익사업에 해당하지 아니한다. 다만, 고유목적사업준비금의 손금산입 규정은 조세특례제한법 제74조 제1항의 규정을 적용받게 되며, 이 경우 이자소득이 있는 경우 그 전액, 이자소득 외의 수익사업소득이 있는 경우 그 소득의 50% 한도 내에서 고유목적사업에 사용하기 위해 준비금으로 적립하는 경우 손비로 인정한다.

㉣ 국민건강증진사업자의 의료업

지방세특례제한법 제38조에 규정된 국민건강증진사업자가 운영하는 의료업에 대해서도 법인세 납부 의무가 있는데, 해당 사업자가 운영하는 의료업은 앞서 살펴본 바와 같이 서울대학교병원 설치법에 의해 설립된 서울대학교병원, 지방공기업법 및 지방공사 시 · 도 의료병원 설치에 관한 조례에 따라 설립된 지방공사 시 · 도 의료원 등이 있다. 해당 법인은 비영리내국법인으로 보아 법인세법을 적용하고 있으므로 해당 수익사업에 대한 소득에 대해서는 법인세 납부 의무가 있다.

② 이자소득

이자 · 할인액 및 이익은 수익사업으로 간주한다 (소득세법 제16조 제1항 각호, 법인세법 제3조 제3항 2호). 이자소득은 그 원천이 수익사업이나 비영리사업 중 어느 부분에서 발생했는지를 불문한다. 따라서 고유목적사업에서 발생한 이자소득(예를 들어 학교법인의 등록금 예입 이자)도 수익사업에서 발생한 소득으로 본다.

③ 배당소득

배당 또는 분배금은 수익사업으로 간주한다 (소득세법 제17조 제1항 각호, 법인세법 제3조 제3항 3호). 그 예로는 내국법인으로부터 받는 이익이나 잉여금의 배당 또는 분배금과 법인으로 보는 단체로부터 받는 배당 또는 분배금, 의제배당, 법인세법에 따라 배당으로 처분된 금액, 내국법인으로부터 받는 집합투자기구 수익의 분배금, 외국법인으로부터 받는 이익이나 잉여금의 배당 또는 분배금과 소득세법 제43조 및 국제조세조정에 관한 법률 제17조에 따라 배당받은 것으로 간주된 금액, 공동사업에서 발생한 소득금액 중 제1항 출자공동사업자의 손익분배비율에 해당하는 금액, 기타 관련 유사한 소득으로서 수익분배의 성격이 있는 것 등이 포함된다.

④ 주식 등의 양도차익

주식 · 신주인수권 또는 출자지분의 양도로 인해 생기는 수입은 수익사업으로 간주한다 (법인세법 제3조 제3항 4호)

⑤ 비유동자산의 처분이익

비유동자산의 처분이익은 수익사업소득으로 간주한다 (법인세법 제3조 제3항 5호). 그러나 해당 비유동자산의 처분일 현재 3년 이상 계속하여 법령 또는 정관에 규정된 고유목적사업(법인세법 시행령 제2조 제1항에 해당하는 수익사업을 제외)에 직접 사용한 것은 제외한다. 이 경우 해당 비유동자산의 유지 · 관리 등을 위한 관람료 · 입장료 수입 등 부수수익이 있는 경우에도 이를 고유목적사업에 직접 사용한 비유동자산으로 간주한다 (법인세법 제3조 제3항 5호, 법인세법 시행령 제2조 제2항)

⑥ 기타 대가를 얻는 계속적 행위로 인해 얻는 수입

어떤 계속적 행위에 대해 대가로서 지급받는 수입을 의미하며, 이때 사업이란 그 사업활동이 각 사업연도의 전체 기간에 걸쳐 계속하여 행해지는 사업 외에 상당 기간에 걸쳐 계속적으로 행해지거나 정기적 또는 부정기적으로 상당 횟수에 걸쳐 행해지는 사업을 포함한다. 따라서 비영리법인이 수익사업을 하는 경우, 수익사업에서 생긴 소득을 산출하기 위해서는 수익사업 부문과 비영리사업 부문으로 나누어 구분 경리를 해야 한다.

⑦ 그 외 수익사업소득

㉮ 수익사업과 관련하여 생긴 부수수익

다음에 해당하는 수입은 수익사업과 관련하여 발생한 수익으로, 비영리법인은 해당 수익사업에서 생긴 주된 수입금액과 이에 직접 관련하여 생긴 부수수익의 합계액에서 이에 대응하는 손비를 공제하여 소득금액을 계산한다. 이 경우 부수수익이란 수익사업과 관련하여 부수적으로 발생하는 수익으로서 그 예는 다음과 같다.

- 부산물 · 작업 폐물 등의 매출액 및 역무 제공에 의한 수입 등과 같이 기업회계 관행상 영업수익 금액에 포함하는 금액
- 수익사업과 관련하여 발생하는 채무면제이익, 외환차익, 매입할인, 원가차익 및 상각
- 채권추심이익 등
- 수익사업과 관련하여 지출한 손금 중 환입된 금액
- 수익사업의 손금에 산입한 제 준비금 및 충당금 등의 환입액
- 수익사업용 자산의 멸실 또는 손괴로 인해 취득하는 보험차익
- 수익사업에 속하는 수입금액의 회수 지연으로 인해 받은 연체이자 또는 연체료 수입

(수익사업과 관련된 계약의 위약, 해약으로 받는 위약금과 배상금 등을 포함) 등

㉯ 기타 수입

다음과 같은 비영리법인의 수입은 수익사업에서 발생한 소득으로 간주한다.

- 학교법인의 임야에서 발생하는 수입과 임업수입
- 학교 부설 연구소의 원가계산 등 용역수입
- 학교에서 전문의를 고용하여 운영하는 의료수입
- 주무 관청에 등록된 종교단체 등의 임대수입
- 전 · 답을 대여하거나 이용하게 함으로써 발생한 소득
- 정기 간행물 발간 사업 (단, 고유 목적 달성을 위해 회보 등을 발간하고 무상 배포하는 것은 제외)
- 광고수입
- 회원에게 실비로 제공하는 구내식당 운영 수입
- 회원에게 대부한 융자금의 이자 수입
- 유가증권 대여로 인한 수수료 수입
- 조합 공판장 판매 수수료 수입
- 교육 훈련에 따른 수수료 수입 (비영리법인이 직업 훈련을 실시하고 받는 수입 금액은 수익사업에 해당)
- 전시회 및 박물관 입장료
- 청소년 수련원을 설치하고 받는 사용료
- 사전 약정에 따라 대가를 받기로 하고 수행하는 연구 용역 수입

(3) 비영리내국법인의 각 사업연도 소득에 대한 과세표준

비영리내국법인의 각 사업연도 소득에 대한 법인세 과세표준은 영리법인과 마찬가지로 해당 수익사업에서 발생한 소득에서 이월결손금, 비과세소득, 소득공제액을 차례로 공제한 금액으로 한다(법인세법 제13조). 이월결손금은 15년 이내에 개시한 사업연도에서 발생한 것만 공제 가능하다.

즉, 과세표준은 '수익사업부문의 각 사업연도 소득 − 이월결손금 − 비과세소득 − 소득공제액'으로 산정된다.

(4) 비영리법인의 이자소득에 대한 과세방법과 신고

비영리법인의 이자소득 중 금융기관 등에서 원천징수된 14%의 이자소득에 대해서는 법인세 과세표준을 신고하지 않아도 된다. 즉, 비영리법인의 이자소득(비영업대금의 이익은 제외하고, 투자신탁의 이익은 포함된 이자소득)에 대해서는 법인세법 제73조에 따라 원천징수로 납세의무가 종결될 수 있으며, 법인세법 제62조 제1항에 따라 종합과세 방식(신고납부)과 분리과세 방식(원천징수) 중 선택 적용이 가능하다. 선택은 매 사업연도마다 달리 할 수 있으며, 동일한 사업연도 내에서도 일부 이자소득은 신고납부 방식으로, 다른 일부는 원천징수 방식으로 적용할 수 있다(법인세법 시행령 제99조 제1항). 다만, 수익사업 소득에 포함하지 않은 이자소득에 대해서는 원천징수로 과세가 종결되며, 이를 수정신고 등을 통해 과세표준에 포함시킬 수 없다.

(5) 기업업무추진비 지출

기업업무추진비는 내국법인이 각 사업연도에 업무와 관련하여 지출하는 비용을 말한다. 즉, 업무추진비뿐만 아니라 교제비, 사례금, 기타 명목 여하를 불문하고 이와 유사한 성질의 비용으로서 법인이 업무와 관련하여 지출한 금액을 포함한다.

기업업무추진비 한도는 수입금액 규모에 따라 다음과 같이 적용된다.

■ 기업업무추진비 = 기본한도 + 수입금액 기준 가산한도

① 기본한도: A × B ÷ 12

A: 1,200만원(연간 기준이며, 중소기업은 3,600만원)

B: 해당 사업연도의 개월 수(이 경우 개월 수는 역에 따라 계산하되, 1개월 미만의 일수는 1개월로 한다)

② 수입금액 가산한도

- 수입금액 100억 원 이하: 수입금액의 0.3%(1만분의 30)
- 수입금액 100억 원 초과 500억 원 이하: 3,000만 원 + (수입금액 − 100억 원)의 0.2%(1만분의 20)
- 수입금액 500억 원 초과: 1억천만 원 + (수입금액 − 500억 원)의 0.03%(1만분의 3)
- 이 기준을 초과하는 금액은 해당 사업연도의 소득금액 계산 시 손금에 산입할 수 없다.

업무추진비의 업무 관련성 여부를 입증할 수 있는 증빙의 기록 및 보관 방법에 관하여는 국세청장이 고시로 정한다(법인세법 제25조).

세법상 손비의 범위는 해당 법인의 사업과 관련하여 발생하거나 지출된 손실 또는 비용으로서, 일반적으로 용인되는 통상적인 것이거나 수익과 직접 관련된 것을 말한다.

(6) 기부금의 손금산입 특례

기부금이란 법인이 사업과 직접 관련 없이 타인에게 무상으로 제공한 재산적 가치의 증여가액을 말한다. 기부금은 수익 창출과 직접 관련이 없기 때문에 전액을 손금으로 인정할 경우 조세수입의 감소와 자본충실 저해 등의 문제가 발생할 수 있다. 따라서 세법에서는 기부금의 공익성 정도에 따라 기부금의 유형을 구분하고, 이에 따라 손금산입 여부 및 범위를 달리 정하고 있다.

기부금은 손금 인정 범위에 따라 다음과 같이 구분된다.

- 법정기부금: 전액 손금 산입 가능
- 지정기부금: 일정 한도 내에서 손금 산입 가능
- 비지정기부금: 손금 산입 불가

또한, 지정기부금은 세법상 근거에 따라 법인세법상 지정기부금과 조세특례제한법상 지정기부금으로 나뉜다.

① 법정기부금

법정기부금은 법인세법 제24조 제1항에도 불구하고 전액 손금으로 인정되는 기부금이다. 주요 항목은 다음과 같다.

- 국가 또는 지방자치단체에 무상으로 기증한 금품
- 국방헌금 및 국군장병 위문금품
- 천재지변 등으로 · 인한 이재민 구호금품
- 교육 기관(병원은 제외)에 시설비 · 교육비 · 장학금 또는 연구비로 지출하는 기부금
- 국공립 병원 등에 시설비 · 교육비 또는 연구비로 지출하는 기부금

단, 법정기부금이라 하더라도 소득금액 – 이월결손금을 초과하는 경우, 그 초과분은 손금으로 인정되지 않는다.

② **지정기부금**

지정기부금은 「법인세법 시행령」 제36조 및 「법인세법 시행규칙」 제18조에 따라 대통령령으로 지정된 공익성 기부금으로, 다음과 같은 비영리법인에 고유목적사업비로 지출한 기부금이 해당한다.

- 「사회복지사업법」에 따른 사회복지법인
- 「초 · 중등교육법」, 「고등교육법」, 「근로자직업능력 개발법」, 「평생교육법」 등에 따른 학교 또는 직업능력개발훈련기관
- 정부의 인가를 받은 학술 · 장학 · 기술진흥단체
- 정부의 인가를 받은 문화 · 예술단체(전문예술법인 · 단체 포함) 및 환경보호단체
- 종교 보급 등을 목적으로 설립되어 주무관청에 등록된 단체
- 「의료법」에 따른 의료법인
- 「한국보훈복지의료공단법」에 따른 한국보훈복지의료공단
- 「서울대학교병원 설치법」 및 「국립대학병원 설치법」에 따른 국립대학병원
- 「민법」 제32조에 따라 설립된 비영리법인 중 수입을 공익에 사용하고, 해산 시 잔여재산이 국가 등 공공기관에 귀속되는 등 요건을 충족하여 기획재정부장관이 지정한 법인

또한, 보건복지부 장관이 인정하는 의료취약지역에서 비영리법인이 수행하는 의료사업의 사업비, 시설비, 운영비로 지출한 금액도 지정기부금에 해당한다(「법인세법 시행령」 제36조 제1항)

③ **「조세특례제한법」상 기부금**

「조세특례제한법」 제74조에 따라, 「법인세법」상 기부금 외에도 다음 기관에 시설비, 교육비 또는 연구비로 지출한 기부금은 법정기부금으로 간주된다.

- 「사립학교법」에 따른 사립학교
- 「근로자직업능력 개발법」에 따른 직업능력개발훈련기관(구 기능대학)
- 「국립대학병원 설치법」에 따른 국립대학병원
- 「서울대학교병원 설치법」에 따른 서울대학교병원

이러한 기부금은 법인의 경우 소득금액의 50% 한도 내에서 손금에 산입되며, 개인의 경우 소득금액의 100% 한도 내에서 필요경비로 인정된다.

④ **비지정기부금**

법정기부금이나 지정기부금에 해당하지 않는 기부금은 비지정기부금으로 분류되며, 원칙적으로 전액 손금불산입되어 손비로 인정되지 않는다.

다음의 〈표 12-3〉은 우리나라 의료기관에 기부금 납부시 손비인정 범위를 정리한 것이다.

표 12-3 의료기관에 기부금 납부시 손비인정 범위

기부대상 의료기관	손비인정한도액	
	법 인	개 인
개인병원	해당사항 없음	해당사항 없음
의료법인 사단 · 재단법인병원 사회복지법인병원	(당해사업연도 소득금액– 법정기부금 손금용인액–이월결손금) × 10	(개인사업소득이나 부동산소득이 있는 개인): 법인과 동일 (근로소득자): 소득금액의 10% 범위 내
학교법인병원, 서울대병원 및 국립대병원	당해사업연도 소득금액 –이월 결손금	(개인사업소득이나 부동산소득이 있는 개인): 소득금액의 50% 범위 내 (근로소득자): 소득금액의 100% 인정

(7) 고유목적사업준비금의 손금 인정

법인세법 제29조 제1항에서는 비영리내국법인이 고유목적사업 또는 지정기부금에 지출하기 위해 고유목적사업준비금을 손금으로 계상한 경우, 다음 각 호의 금액을 합산한 금액 범위 내에서 해당 사업연도의 소득금액 계산 시 이를 손금에 산입할 수 있다고 규정하고 있다.

① 소득세법상 비영업대금이익을 제외한 이자소득금액 전액

② 소득세법상 배당소득금액(상속세 과세가액 또는 증여세 과세가액에 산입되거나 증여세가 부과되는 주식등으로부터 발생한 배당소득의 금액은 제외)

③ 특별법에 따라 설립된 비영리법인이 해당 법률에 따른 복지사업으로 그 회원 또는 조합원에게 대출한 융자금에서 발생한 이자금액

④ 위에 열거한 이외의 수익사업에서 발생한 소득에 100분의 50을 곱하여 산출한 금액(「공익법인의 설립 · 운영에 관한 법률」에 따라 설립된 법인으로서 고유목적사업등에 대한 지출액 중 100분의 50 이상의 금액을 장학금으로 지출하는 법인의 경우에는 100분의 80)

■ 특례 적용 기관

조세특례제한법 제74조 제1항에 따르면, 사립학교법에 따른 학교법인, 사회복지사업법에 따른 사회복지법인, 국립대학교병원 설치법에 따른 국립대학교병원 및 서울대학교병원 설치법에 따른 서울대학교병원 등은 2025년 12월 31일 이전에 종료하는 사업연도까지 법인세법 제29조의 규정을 적용할 때 위 ④의 규정(법인세법 동조 제1항 제4호)에도 불구하고 해당 법인의 수익사업에서 발생한 소득을 고유목적사업준비금으로 100% 손금에 산입할 수 있었다.

■ 의료기관별 손금산입 범위 (현행)

따라서 2006년 이후부터는 서울대학교병원 및 국립대학교병원 등도 일반 비영리법인과 동일하게 이자소득 등은 100%, 수익사업 소득은 50%만 고유목적사업준비금으로 손금산입이 허용된다. 과거에는 수익이 발생하더라도 고유목적사업준비금으로 100% 손금에 산입하여 사실상 법인세가 전액 비과세되었으나, 현재는 특례가 종료되어 더 이상 100% 손금산입이 적용되지 않는다.

사립학교법인의 경우 고유목적사업인 교육사업에 대해서는 법인세가 과세되지 않지만, 의료사업을 수익사업으로 하는 경우에는 일반 영리법인과 같이 수익사업에 대해 법인세가 과세된다. 과거에는 사립학교법인이 운영하는 부속병원은 수익을 고유목적사업준비금으로 전액 손금산입하는 것이 허용되어 사실상 법인세가 비과세되었으나, 현재는 이 특례가 종료되어 100% 손금산입이 불가능하다.

이에 비해 의료법인은 이자소득 전액과 수익사업에서 발생한 소득 중 100분의 50을 고유목적사업준비금으로 손금산입할 수 있어 법인세의 전액 비과세는 불가능하다.

다음의 〈표 12-4〉는 현재 시점에서 우리나라 의료기관별 고유목적사업준비금의 손금산입 인정 범위를 정리한 것이다.

표 12-4 의료기관별 고유목적사업준비금의 손금산입 인정 범위

의료기관	고유목적사업준비금의 손금산입 인정 범위
개인병원	해당없음
사단 · 재단법인병원	이자소득 등 × 100% + 수익사업소득 × 50%
의료법인병원	이자소득 등 × 100% + 수익사업소득 × 50%
사회복지법인병원	이자소득 등 × 100% + 수익사업소득 × 50%
사립학교법인병원	이자소득 등 × 100% + 수익사업소득 × 50%
국립대학교병원	이자소득 등 × 100% + 수익사업소득 × 50%

■ 고유목적사업 지출로 인정되는 비유동자산 범위

또한 의료업을 영위하는 비영리내국법인(의료법인)이 의료기기 등 기획재정부령으로 정하는 비유동자산을 취득하기 위해 지출하는 금액은 고유목적사업에 지출 또는 사용한 금액으로 할 수 있다고 규정하고 있다(법인세법 시행령 제56조). 여기에는 다음이 포함된다.

① 병원 건물 및 부속 토지
② 의료기기법에 따른 의료기기
③ 보건의료기본법에 따른 보건의료 정보의 관리를 위한 정보시스템 설비

■ 고유목적사업준비금의 익금산입 사유

한편, 법인세법 제29조 제4항에서는 손금에 산입한 고유목적사업준비금의 잔액이 있는 비영리 내국법인이 다음 중 어느 하나에 해당되는 경우 그 잔액은 해당 사유가 발생한 날이 속하는 사업연도의 소득금액 계산 시 익금에 산입한다고 규정하고 있다.

① 해산한 때
② 고유목적사업을 전부 폐지한 때
③ 법인으로 보는 단체가 국세기본법 제13조 제3항의 규정에 따라 승인 취소되거나 거주자로 변경된 때
④ 고유목적사업준비금을 손금으로 계상한 사업연도의 종료일 이후 5년이 되는 날까지 고유목적사업 등에 사용하지 아니한 때 (5년 내 사용하지 아니한 잔액에 한함)

고유목적사업준비금의 회계처리 방법은 다음과 같다.

① 고유목적사업준비금 설정의 경우

비영리법인이 수익사업을 하는 경우, 손금산입 범위 내의 고유목적사업준비금을 수익사업 회계에서 다음과 같이 설정할 수 있다.

(차) 고유목적사업준비금 전입액(비용) ××× (대) 고유목적사업준비금(부채) ×××

② 고유목적사업준비금 사용의 경우

고유목적사업준비금은 비영리법인의 수익사업 회계에서 사용할 수 있으며, 비영리사업 회계에서도 사용할 수 있다.

ⓐ 수익사업 회계에서 고유목적사업준비금을 사용하는 경우(예: 지정기부금을 지출한 경우)

(차) 고유목적사업준비금(부채) ××× (대) 현금 및 현금성자산 ×××

ⓑ 비영리사업에서 고유목적사업준비금을 사용하는 경우

비영리사업에서 고유목적사업준비금을 사용하는 경우, 수익사업 회계에서 설정한 고유목적사업준비금을 비영리사업으로 전출하여야 한다(수익사업 회계 기준).

(차) 고유목적사업준비금(부채) ××× (대) 현금 및 현금성자산 ×××

반대로 비영리사업에서는 이를 다시 전입하여야 한다(비영리사업 회계 기준).

(차) 현금 및 현금성자산 ××× (대) 고유목적사업준비금 ×××

이 경우, 수익사업에서 비영리사업으로 고유목적사업준비금을 전출하였다고 하여도 세법상 고유목적사업준비금을 실제로 사용한 것으로 인정받지 못한다(단, 학교법인은 제외). 따라서 비영리사업에서 고유목적사업을 위하여 실제로 지출하여야 한다. 수익사업에서 전입된 고유목적사업준비금을 비영리사업 회계에서 사용하는 경우, 다음과 같이 회계처리한다.

(차) 고유목적사업준비금 ××× (대) 현금 및 현금성자산 ×××

ⓒ 의료법인의 경우

의료법인이 의료기기 등 비유동자산을 취득하기 위해 지출한 금액을 고유목적사업에 사용한 것으로 인정받기 위해서는, 손금으로 계상한 고유목적사업준비금 상당액을 기획재정부령이 정하는 의료발전회계로 구분 경리하여야 한다.

의료발전회계란 고유목적사업준비금의 적립 및 지출에 관하여 다른 회계와 구분하여 독립적으로 경리하는 회계를 의미하며, 회계처리 방법은 〈표 12-5〉와 같다.

표 12-5 병원 수익사업 회계와 의료발전회계

구 분	병원회계(수익사업)	의료발전회계
전입시 (100)	(차)고유목적사업준비금 전입 100 (대)고유목적사업준비금 100	–
의료장비 구입시 (100)	(차)의료장비 100 (대)현 금 100 (차)고유목적사업준비금 100 (대)의료발전준비금 100	(차)의료장비(별도관리) 100 (대)의료발전준비금 100
감가상각 (20)	(차)감가상각비 20 (대)감가상각누계액 20 (차)의료발전준비금 20 (대)의료발전준비금환입 20	(차)의료발전준비금 20 (대)의료장비 20
의료장비 처분 (50)	(차)현 금 50 (대)의료장비 100 (차)감가상각누계액 20 (대)의발준비금환입 80 (차)처분손실 30 (대)의료발전준비금 80	(차)의료발전준비금 80 (대)자 산 80

㉣ 직전 사업연도 종료일 현재 고유목적사업준비금의 잔액이 없는 경우

[제1방법]

당해 사업연도 중에 지출한 고유목적사업비를 선급금 또는 가지급금 등의 미결산 계정으로 처리하였다가, 반기결산 또는 결산 시 고유목적사업준비금을 설정한 후, 해당 준비금과 선급금 또는 가지급금을 상계 처리하여 정산할 수 있다.

[제2방법]

직전 사업연도 종료일 현재 고유목적사업준비금 잔액이 없거나, 당해 사업연도 중 고유목적사업준비금을 설정하지 않아 해당 준비금에서 차감하지 않고 직접 지출한 고유목적사업비(지정기부금을 포함함)는, 당해 사업연도의 고유목적사업준비금으로 계상하여 지출한 것으로 간주할 수 있다.

이 경우, 「법인세법」 제29조 제1항 및 「조세특례제한법」 제74조 제1항의 손금산입 범위 내에서 각 사업연도 소득금액 계산 시 손금에 산입할 수 있으므로, 이 방법을 선택할 수 있다.

결론적으로, 비영리법인이 손금으로 계상할 수 있는 세법상 고유목적사업준비금은 해당 사업연도에 고유목적사업준비금으로 설정한 금액과 해당 연도 중 고유목적사업비로 직접 지출한 금액의 합계액이 된다.

(2) 상속세

상속세는 개인이 설립 · 운영하는 병원만 과세 대상이 된다. 개인병원의 소유주가 사망 등의 사유로 자녀나 기타 상속인에게 병원을 상속하는 경우, 병원 소유의 토지, 건물 등은 모두 상속세 과세가액에 합산된다.

반면, 의료법인의 경우 병원에 속한 토지나 건물 등의 소유권이 법인(즉, 의료법인)에 있으므로, 상속이 발생하더라도 해당 자산은 상속세 과세 대상에 포함되지 않는다.

(3) 토지 등 양도소득에 대한 법인세(양도소득세)

개인이 부동산이나 건물 등 비유동자산을 양도하는 경우에는 양도소득세를 납부해야 한다.

한편, 「법인세법」 제56조의2에 따르면, 국가나 지방자치단체(지방자치단체조합 포함)를 제외한 모든 법인은 비사업용 토지 또는 주택을 양도하여 발생한 양도차익에 대해 '토지 등 양도소득에 대한 법인세'를 납부해야 한다.

이 법인세는 일반적인 법인세와 별도로 과세되며, 사실상 법인의 양도소득세에 해당한다고 볼 수 있다.

2) 지방세

지방세법은 특별시세, 광역시세, 도세 또는 시 · 군 · 구세 등 지방세 세목과 과세 대상 및 세율 등을 규정한다. 현재 의료기관과 관련된 지방세 세목은 재산세, 취득세, 등록면허세, 주민세(종업원분), 주민세(사업소분) 등이 있다. 의료기관의 설립 운영 주체별 과세 내용은 〈표 12-6〉과 같다. 개인병원, 사단법인, 재단법인 등은 재산세, 등록면허세, 취득세 등을 납부하지만, 학교법인, 사회복지법인, 공공의료법인 등은 면세된다. 의료법인 병원은 재산세, 취득세는 면세되지만 등록면허세는 납부해야 한다.

표 12-6 의료기관의 설립운영주체별 지방세 세목

구 분	지방세			
	재산세	등록면허세	취득세	주민세 (재산분, 종업원분)
개 인 병 원	○	○	○	○
사단법인병원	○	○	○	○
재단법인병원	○	○	○	○
의료법인병원[1]	×	×	×	○
사회복지법인병원	×	×	×	○
학교법인병원	×	×	×	○
공공의료법인병원	×	×	×	○
국공립병원	×	×	×	○

1) 지방세법에서 의료법인은 비영리사업자의 범위에 포함되지 않지만 지방세특례제한법 제38조에 의하면 고유업무에 직접 이용하는 경우에는 지방세의 일부를 면제함.

(1) 재산세

재산세는 법인이나 개인이 소유하는 건축물, 선박, 항공기 등에 대해 과세되는 지방세이다(지방세법 제7조).

개인병원과 사단법인 · 재단법인 병원에는 재산세가 부과된다. 그러나 사회복지법인, 학교법인, 공공의료법인 병원 등 비영리사업자(지방세특례제한법 제22조)가 해당 재산을 그 사업에 직접 사용하는 경우에는 재산세가 부과되지 않는다.

의료법인 병원의 경우에도 지방세특례제한법 제38조(국민건강증진사업자 등에 대한 감면)에 따라 과세기준일 현재 의료업에 직접 사용하는 부동산에 대해서는 재산세가 비과세된다.

다만, 취득일로부터 1년 이내에 정당한 사유 없이 고유목적에 직접 사용하지 않거나, 사용일로부터 2년 이상 고유목적에 직접 사용하지 않고 매각하거나 다른 용도로 사용할 경우에는 해당 부분에 대해 면제된 재산세가 추징된다.

(2) 등록면허세

등록면허세는 등록에 대한 등록면허세와 면허에 대한 등록면허세로 구분된다.

등록에 대한 등록면허세는 재산권 및 기타 권리의 설정, 변경 또는 소멸에 관한 사항을 공부에 등기하거나 등록하는 것에 대해 부과되며, 취득을 원인으로 하는 등기나 등록은 제외된다.

면허에 대한 등록면허세는 면허, 허가 등 명칭을 불문하고 특정 영업설비 또는 행위에 대해 권리를 설정하거나 금지 해제를 하는 행정처분, 신고 수리, 등록, 지정, 검사, 검열, 심사 등 행정행위에 대해 부과된다.

개인병원, 사단법인병원, 재단법인병원, 의료법인병원에는 등록면허세가 부과된다. 그러나 사회복지법인, 학교법인, 공공의료법인 병원 등 비영리사업자가 그 사업에 직접 사용하는 경우에는 등록면허세가 부과되지 않는다.

(3) 취득세

취득세는 부동산(토지, 건축물), 차량, 중기, 골프 및 콘도 회원권 등을 취득할 때 부과되는 지방세이다(지방세법 제7조).

개인병원과 사단법인 · 재단법인 병원에는 취득세가 부과된다.

그러나 사회복지법인, 학교법인, 공공의료법인 병원 등 비영리사업자가 그 사업에 직접 사용하기 위한 경우에는 취득세가 부과되지 않는다.

의료법인 병원도 지방세특례제한법 제38조에 따라 고유업무 목적에 사용하는 경우 취득세가 면제된다.

다만, 취득일로부터 1년 이내에 정당한 사유 없이 직접 사용하지 않거나, 사용일부터 2년 이상 직접 사용하지 않고 매각하거나 다른 용도로 사용할 경우, 해당 부분에 대해 면제된 취득세가 추징된다.

(4) 주민세(종업원분, 재산분)

주민세는 환경 개선 및 정비에 필요한 비용을 충당하기 위해 시 · 군 내에 사업소를 둔 병원에 부과되는 지방세이다.

여기서 '사업소'란 사업 또는 사무를 수행하기 위해 설치한 인적 · 물적 설비로, 계속해서 사업 또는 사무가 이루어지는 장소를 의미한다.

주민세는 사업소의 연면적을 과세표준으로 하는 '재산분'과 종업원의 급여 총액을 과세표준으로 하는 '종업원분'으로 구분된다.

3) 개인병원의 의료법인 전환에 따른 세무문제

개인병원은 법인 형태의 병원에 비해 세제상 여러 불이익을 받고 있다. 대표적으로 재산세, 등록면허세, 취득세 등 지방세를 개인병원은 납부해야 하지만, 의료법인은 일정 요건 하에 이를 면제받는다.

따라서 병원의 규모가 커질수록 세금 부담은 커지며, 절세효과를 기대해 많은 개인병원이 의료법인으로의 전환을 고려하고 있다.

의료법인으로 전환할 경우, 소유주는 존재하지 않으며, 발생한 이익은 배당할 수 없다.

즉, 근로의 대가가 아닌 형태로는 급여를 받을 수 없다. 법인이 해산할 경우 병원 재산은 국가 또는 지방자치단체에 귀속된다.

(1) 상속세

개인병원 소유자가 사망하면 병원의 토지, 건물, 주택 등 모든 자산이 상속세 과세대상에 포함된다.

그러나 의료법인의 경우 병원 자산은 법인 소유이므로 상속세 과세대상에서 제외된다. 단, 개인 주택 등은 과세 대상이다.

(2) 소득세 또는 법인세

개인병원의 경우 병원장의 급여는 비용으로 인정되지 않고 자기자본의 인출로 본다.

반면, 의료법인의 경우 병원장이나 이사장에게 지급하는 급여는 인건비로 처리되어 비용으로 인정된다.

또한, 의료기기 투자세액공제, 고유목적사업준비금 등 다양한 세제 혜택을 받을 수 있다.

(3) 지방세

취득세, 재산세, 등록면허세 등 지방세에서 개인병원과 의료법인 간 차이가 있다.

의료법인은 의료사업이라는 고유 목적에 사용하는 재산에 대해 지방세가 비과세된다.

(4) 증여세

의료법인 설립 시 정관에 잔여재산 처리 방법을 규정해야 하며, 비영리법인의 재산은 개인이 소유할 수 없다.

잔여재산은 국가 또는 유사 목적의 비영리법인에 기증할 수 있다.

의료인이 아닌 자가 재산을 출연해 이사가 될 경우 증여세가 발생할 수 있으며, 이사직을 피하는 것이 바람직하다.

단, 의료인이 아닌 자라도 행정원장으로는 참여할 수 있으며, 기본재산을 출연하지 않는 경우에는 이사직이 가능하다.

의료인의 법인 참여에는 별다른 제한이 없다.

의료법인이 해산될 경우 공익법인은 정관에 따라 잔여재산을 국가 또는 지방자치단체에 귀속해야 하며, 해당 재산은 공익목적에 사용되거나 유사한 목적의 법인에 무상 대부 또는 증여될 수 있다. 이 경우 주무관청은 기획재정부장관과 협의해야 한다.

기본재산 중 건물의 경우 감정가가 높게 책정되면 감가상각을 통해 비용처리할 수 있어 절세 효과를 볼 수 있다.

또한 자산이 재평가되어 가치가 상승하면 법인의 재무구조가 개선되는 효과도 있다. 따라서 기본재산 평가 시 주의가 필요하다.

병/원/회/계/학

Hospital Accounting

제5부

병원회계의 전산화

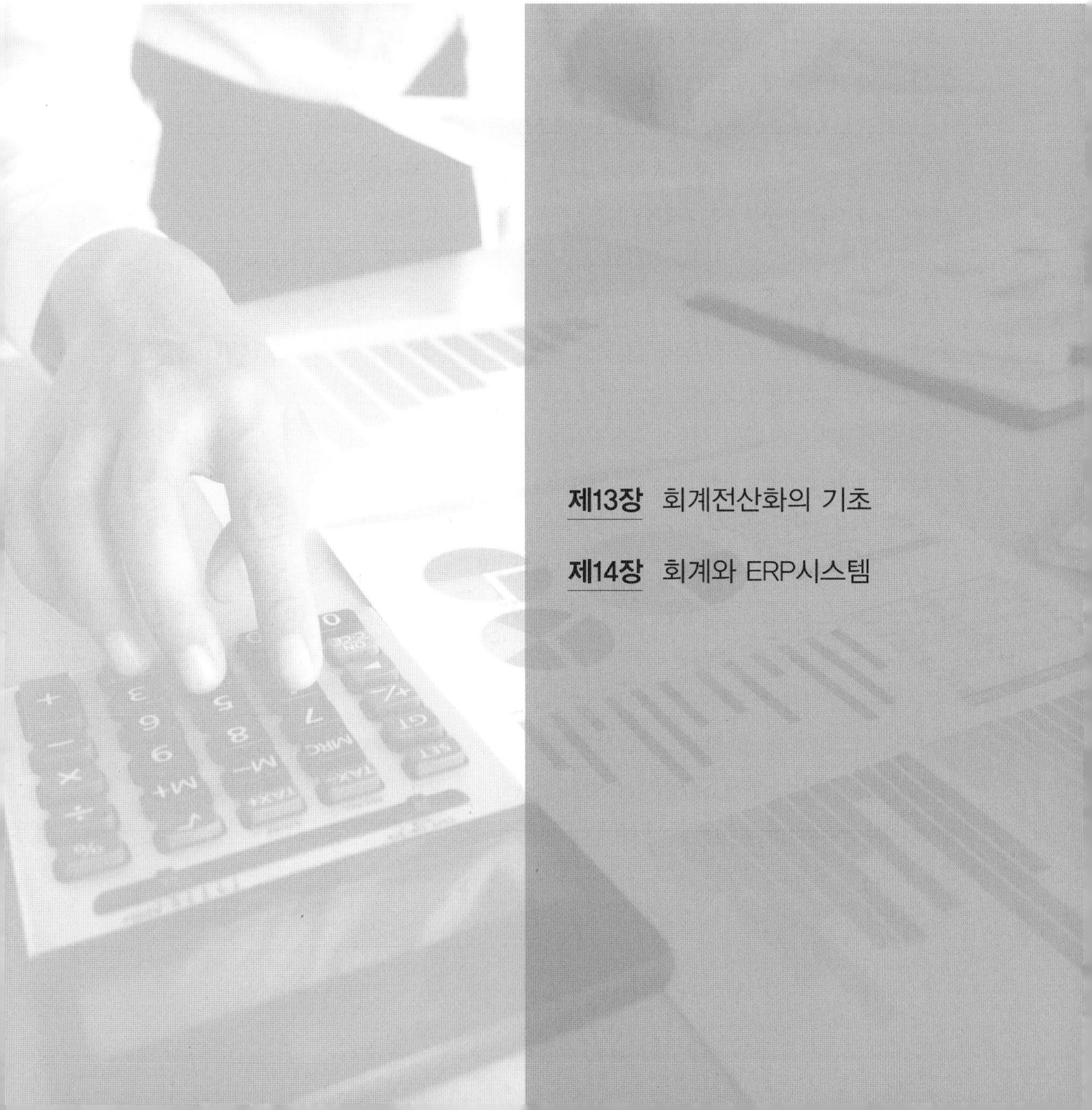

제13장 회계전산화의 기초

13.1 회계전산화의 필요성

회계업무는 기업경영의 핵심 업무이다. 그러나 회계업무에 사용되는 회계장부는 다양하고 복잡하여 기장, 집계, 계산에 많은 노력과 시간이 소요된다. 또한 회계업무는 반복되는 일이 많으며, 사람에 의해 회계장부가 잘못 작성되거나 계산이 틀리는 경우도 종종 발생한다.

따라서 회계업무를 전산화하면 반복적인 기록과 계산을 빠르고 정확하게 처리할 수 있어 사람이 직접 작성할 때 발생하기 쉬운 다양한 오류를 방지할 수 있다.

기업의 외부 이해관계자나 내부 경영자에게 필요한 회계정보를 적시에 제공하고, 회계정보를 종합적으로 관리하기 위해서는 회계업무의 자동화 또는 전산화가 필수적이다. 이러한 필요성에 따라 오늘날 대부분의 기업이 회계업무를 전산화하고 있다.

재무회계의 경우, 회계업무를 전산화하면 거래의 분개 내용을 전표 형식으로 입력하기만 하면 원장 전기, 결산, 재무제표 작성 등 대부분의 작업을 컴퓨터가 자동으로 처리한다. 일반적으로 계정과목은 코드번호로 등록되어 있어, 예를 들어 '현금 및 예금'은 1110, '건물'은 2020 등의 코드로 입력하며, 각각의 금액을 입력하면 입력된 순서대로 처리된다.

오늘날에는 재무회계 업무뿐 아니라 원가계산, 세무업무 등 경영관리 전반에 관련된 다양한 업무를 위한 프로그램들이 보급되어 있다.

회계업무를 전산화하면 다음과 같은 효과를 얻을 수 있다.

1) 다양하고 방대한 회계자료 처리에 소요되는 인력과 비용을 절감할 수 있다.
2) 신속하고 정확한 자료 처리를 통해 업무의 질을 향상시킬 수 있다.
3) 유용한 회계정보를 이해관계자에게 적시에 제공함으로써 합리적인 의사결정과 전략적 경영에 기여할 수 있다.

그러나 컴퓨터가 회계와 관련된 대부분의 업무를 신속하고 정확하게 처리한다고 하더라도, 컴퓨터는 단순한 도구에 불과하다. 그 조작과 업무처리에 필요한 명령, 그리고 처리된 자료의 해석과 활용은 사람의 몫이므로 회계에 대한 전반적인 지식은 여전히 중요하다.

13.2 회계전산화의 실제

1) 재무회계의 전산화

재무회계의 전산화 범위는 거래의 발생부터 재무제표 작성에 이르기까지 회계 업무의 거의 모든 분야를 포함한다. 재무회계 전산화 시스템을 갖추면, 분개만 수동으로 입력하면 그 이후의 일련 작업은 시스템이 자동으로 처리한다. 원장 전기, 현금출납장 · 은행거래장 등의 보조부 작성, 시산표 작성, 재무제표 작성까지 자동으로 처리되며, 재무제표를 활용한 각종 경영 분석 자료도 자동으로 작성할 수 있다.

분개 입력 시에는 일반적으로 필요한 계정과목이 코드번호로 등록되어 있으므로, 해당 코드번호를 입력한다. 예를 들어 '현금 및 예금'은 1110, '건물'은 2020으로 등록되어 있다면, 해당 화면에 1110, 2020을 입력하면 된다. 자주 사용되는 적요는 시스템에 기본적으로 등록되어 있는 경우도 있지만, 필요에 따라 사용자가 추가 등록할 수도 있다. 분개 입력은 일반적으로 수작업으로 일반 대체전표에 기입한 후, 이를 모아 한꺼번에 입력하는 방식으로 이루어진다.

회계 담당자는 분개 입력 외에 잘못된 입력의 확인 및 정정, 결산에 필요한 결산 정리사항의 입력, 필요한 장부나 표를 출력하기 위한 조작 등을 주로 수행한다. 따라서 회계 업무의 전산화는 수작업에 비해 현격한 효율성 차이를 보인다. 재무회계 전산화 시스템의 일반적인 절차는 다음과 같다.

(1) 거래의 입력

재무회계 전산화에서 모든 거래 입력은 전표를 통해 이루어진다. 따라서 전산화된 재무회계는 전표회계를 기초로 한다고 볼 수 있다. 즉, 각 부서에서 발생한 거래를 전표에 기입하고 결재를 받은 후, 해당 내용을 컴퓨터에 입력하면 모든 기장 업무가 완료된다. 이후 원장 전기, 원장 집계, 시산표 작성, 재무제표 작성 등이 회계관리 프로그램에 의해 자동으로 수행된다.

(2) 각종 집계표 작성

일계표, 입 · 출금 일람표, 월계표, 시산표 등 각종 집계표와 통계표가 회계관리 프로그램에 의해 자동으로 작성되므로, 원하는 시점에 언제든지 출력하여 활용할 수 있다.

(3) 각종 장부 작성

총계정원장, 현금출납장, 매입장, 매출장, 상품재고장 등 주요 장부와 보조 장부가 전표 입력 후 자동으로 작성되므로, 필요 시 언제든지 출력하여 활용할 수 있다.

(4) 재무제표의 작성 및 분석

재무상태표, 손익계산서 등의 재무제표는 결산 시 별도의 지시에 따라 회계관리 프로그램을 통해 자동으로 작성된다.

다음 그림은 수작업 처리 방식과 재무회계 전산화 시스템을 도입한 경우의 회계 업무 흐름을 비교한 것이다. 〈그림 13-1〉, 〈그림 13-2〉

· 수작업으로 한 경우

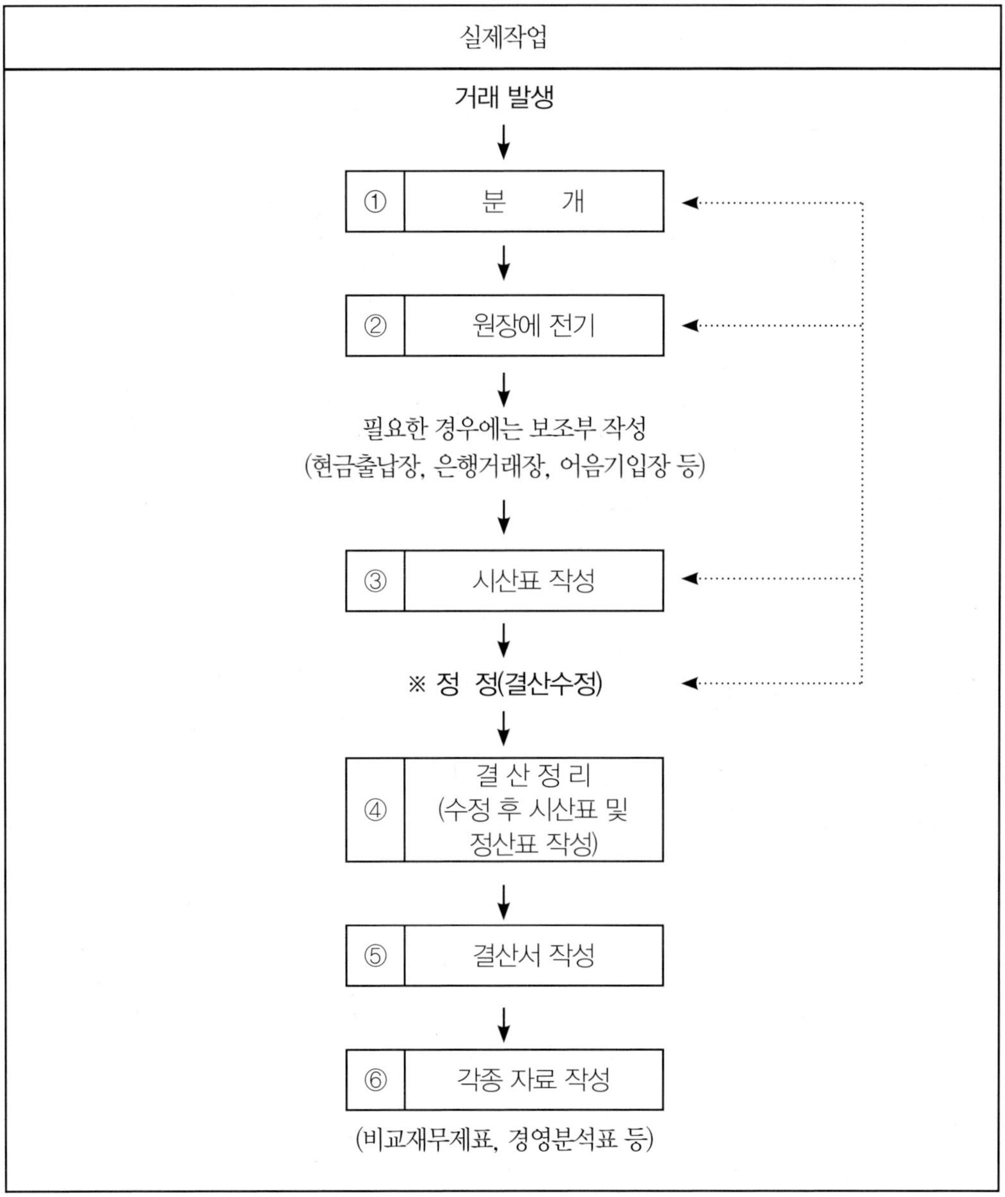

그림 13-1

· 재무회계 전산화시스템을 도입한 경우

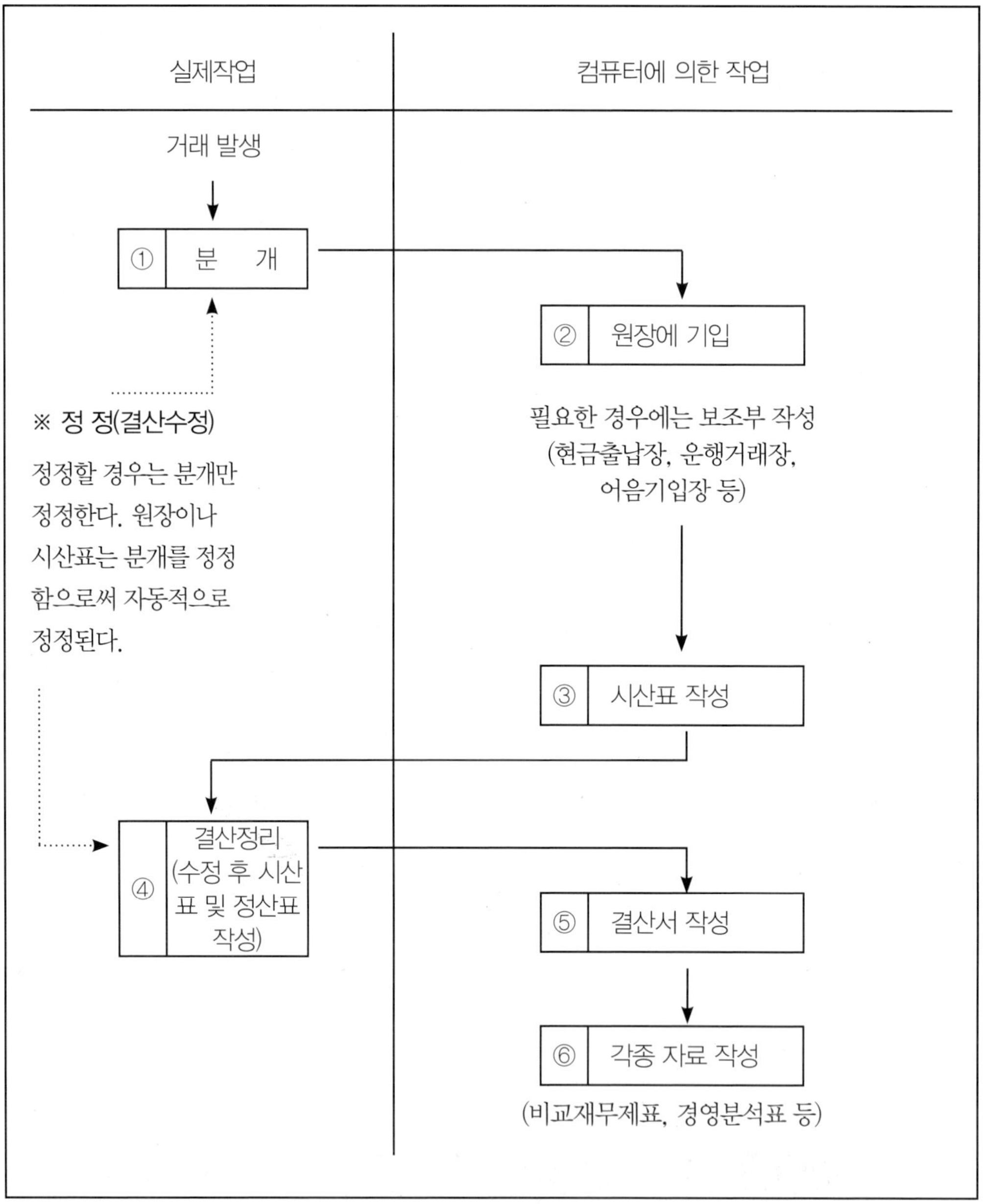

그림 13-2

급여업무를 전산화하면 직원들의 출근카드를 집계한 후 그 데이터를 입력하기만 하면 되고, 나머지 절차는 시스템에 의해 자동으로 처리된다. 급여지급자의 이름, 기본급, 각종 수당, 보험료, 소득세 등 매월 변동이 크지 않은 항목은 미리 입력해 두면 편리하다. 매월 급여를 계산할 때는 근무일수, 잔업시간, 결근일수 등만 입력하면 된다. 필요한 자료를 입력하면 나머지 계산은 자동으로 처리되므로, 급여명세서, 임금대장, 원천징수부 등은 출력만 하면 된다.

상여금 계산도 급여 계산과 마찬가지로, 상여금액 등 관련 자료를 입력하면 계산과 명세서, 장부 작성이 자동으로 이루어진다. 연말에는 연말정산 관련 사항만 입력하면 복잡한 계산은 자동으로 처리된다. 1년간의 자료가 모두 시스템에 입력되어 있으므로, 연말정산에 필요한 내용만 추가로 입력하면 된다.

급여처리 프로그램 중에는 출근카드 관리와 급여계산이 통합된 시스템도 있어, 이 경우에는 더욱 손쉽게 업무 처리가 가능하다.

〈그림 13-3〉, 〈그림 13-4〉는 재무회계, 매출 · 매입, 급여계산 등 회계 관련 업무를 수작업으로 처리한 경우와 전산화 시스템을 도입한 경우의 작업 흐름을 비교한 것이다.

· 수작업으로 한 경우

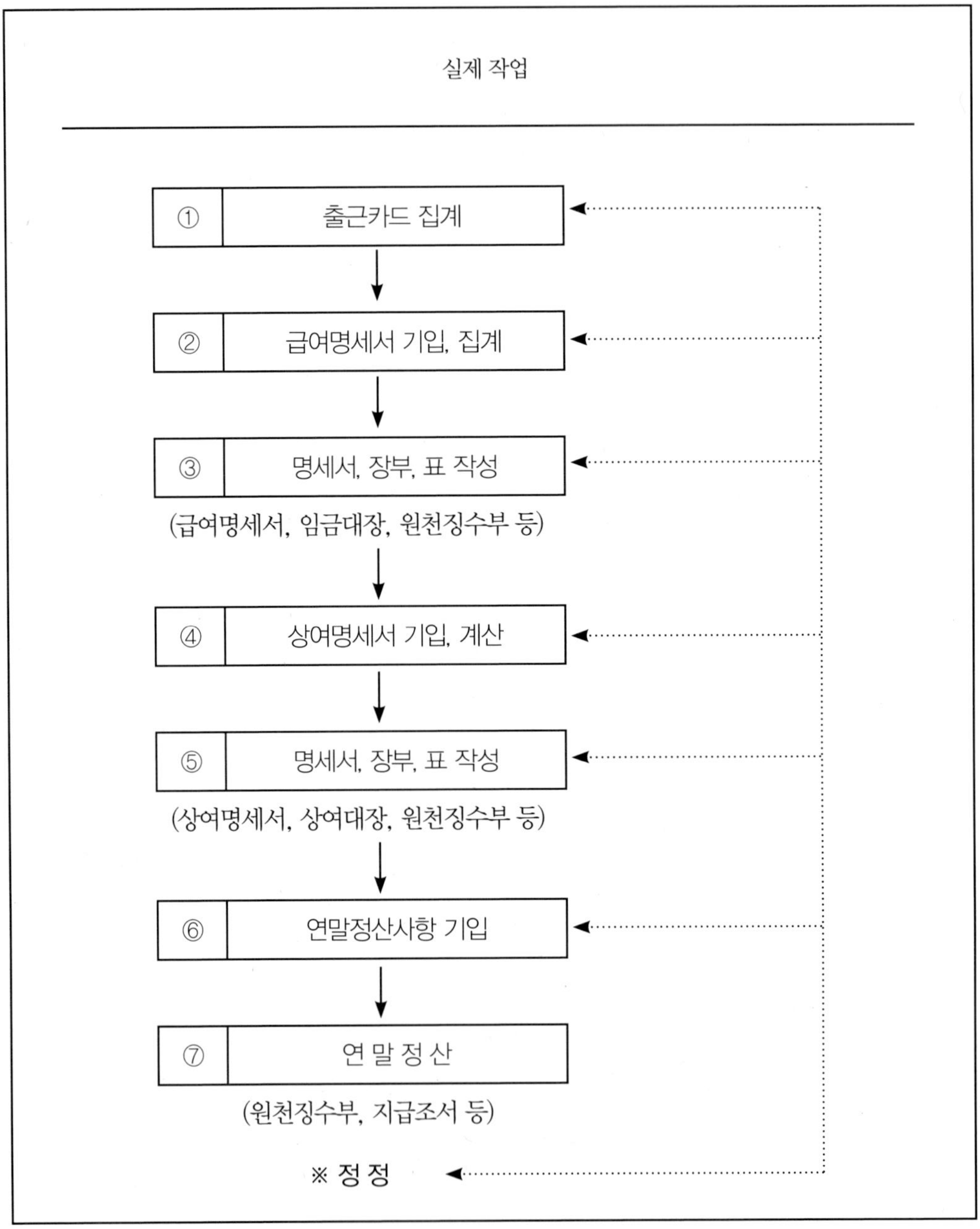

그림 13-3

· 급여업무를 전산화 한 경우

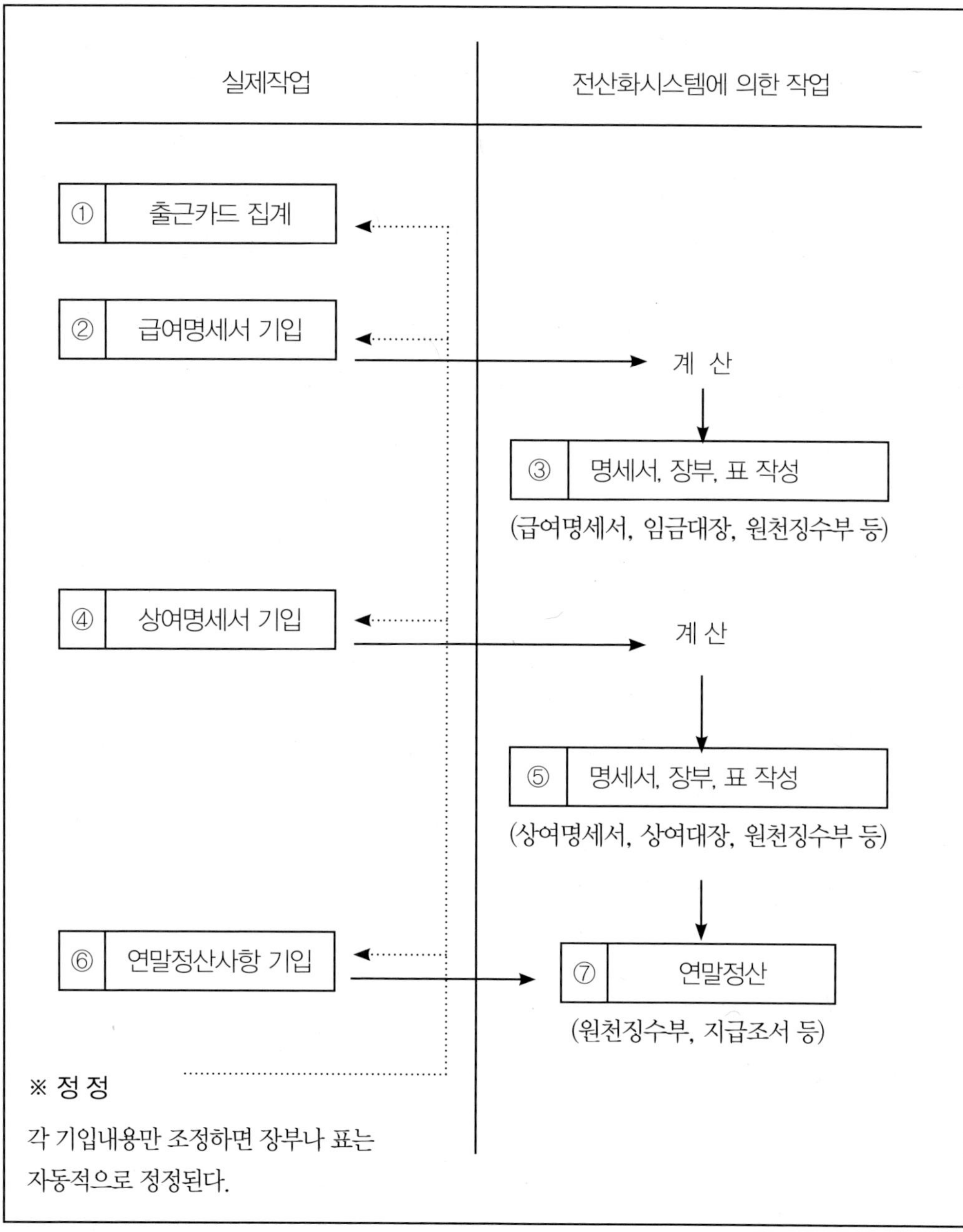

그림 13-4

제14장 회계와 ERP시스템

14.1 ERP시스템의 개요

1) ERP 시스템의 정의

ERP(Enterprise Resource Planning)란 말 그대로 기업(enterprise)의 모든 자원(resource)을 효율적으로 관리하고, 경영계획(planning)을 수립하기 위한 통합 정보시스템을 말한다. 우리말로는 '전사적 자원 계획'이라고 한다. 기업은 경영활동을 수행하기 위해 회계, 자금, 원가, 생산, 판매, 인사 등의 다양한 운영 시스템을 갖고 있다.

ERP는 회계관리, 재무관리, 생산관리, 판매 및 재고관리, 인사관리 등 기업의 주요 업무 데이터를 하나로 통합하여 관리하기 위한 새로운 정보시스템이다. 즉, 기업의 전 부문에 걸친 경영자원을 하나의 체계로 통합하고, 시스템을 재구축하여 생산성을 극대화하려는 경영혁신 기법(BPR) 중 하나이다.

ERP 도입 이전에는 각 부서별로 독립된 서버 시스템이 구축되어 있었고, 각기 다른 방식으로 정보를 가공하여 의사결정을 지원했기 때문에 부서 간 정보 공유가 어렵고, 중복 작업과 낭비가 발생했다. ERP는 이러한 문제를 해결하기 위해 설계된 시스템으로, 하나의 부문에서 데이터를 입력하면 기업의 전체 부문이 동시에 연결되어 정보를 보다 효율적으로 관리하고 활용할 수 있게 한다.

ERP 구현을 위해 공급되는 소프트웨어를 ERP 패키지라고 하며, 이 패키지는 하나의 시스템에서 데이터를 입력하면 전체 시스템에 자동으로 연결되므로, 별도의 인터페이스 작업 없이 통합 운영이 가능하다.

2) ERP 시스템 도입의 필요성과 목적

기업이 치열한 경쟁 환경 속에서 성장하고 발전하기 위해서는 비효율적인 업무 프로세스를 개선하고, 선진 경영기법을 도입해야 한다. 이런 배경에서 ERP는 기업 경영 혁신의 도구로 등장했다.

ERP 시스템을 도입하면 통합된 데이터베이스를 활용할 수 있어 필요한 시점에 경영에 필요한 데이터를 실시간으로 조회하고 활용할 수 있다. 따라서 과거처럼 각 부서의 자료를 따로 모아 현황을 파악하던 방식과 달리, 사용자가 즉시 의사결정을 할 수 있도록 지원한다.

ERP 시스템 도입의 구체적인 필요성과 목적은 다음과 같다.

첫째, 통합된 데이터베이스 구축으로 정보의 일관성을 유지하고, 관리의 중복을 방지할 수 있다.

둘째, ERP 도입 과정에서 업무 프로세스를 재설계함으로써 조직 혁신을 유도할 수 있다.

셋째, 다양한 운영 시스템이나 데이터베이스에 유연하게 적응하고, 데이터 간 실시간 결합이 가능하여 부서 간 유기적인 연계를 통한 신속한 대응이 가능하다.

넷째, 전사적 정보의 파악과 통합관리를 통해 업무 효율성을 향상시킬 수 있다.

다섯째, 고객의 수요를 효과적으로 충족시킬 수 있는 상품이나 서비스를 만들기 위해 필요한 자원을 효율적으로 활용할 수 있도록 지원한다.

여섯째, 재고 절감, 업무 절차 간소화에 따른 인건비 절감 등 비용 절감 효과를 기대할 수 있다.

3) ERP 시스템의 특징

기존의 정보시스템은 시스템 간 인터페이스가 불완전해 의사결정에 필요한 정보를 적시에 제공하기 어려웠고, 동일한 업무를 여러 부서에서 중복 처리하는 등 낭비가 많았다.

ERP 시스템은 회계, 인사, 생산, 자재, 영업 등 전 부문의 자원(인력, 자금, 자재, 시간 등)을 하나의 체계 아래 통합하여 관리함으로써 생산성을 극대화하고, 경영의 질과 속도를 향상시키는 대표적인 BPR(Business Process Reengineering) 수단이다.

ERP 시스템의 구체적인 특징은 다음과 같다.

첫째, ERP 시스템은 전사적 자원을 효율적으로 관리하는 시스템이다. 기업의 모든 업무를 정보화 · 통합함으로써 부문 간 단절을 해소하고, 의사결정자에게 필요한 정보를 신속하게 제공한다. 〈그림 14-1〉

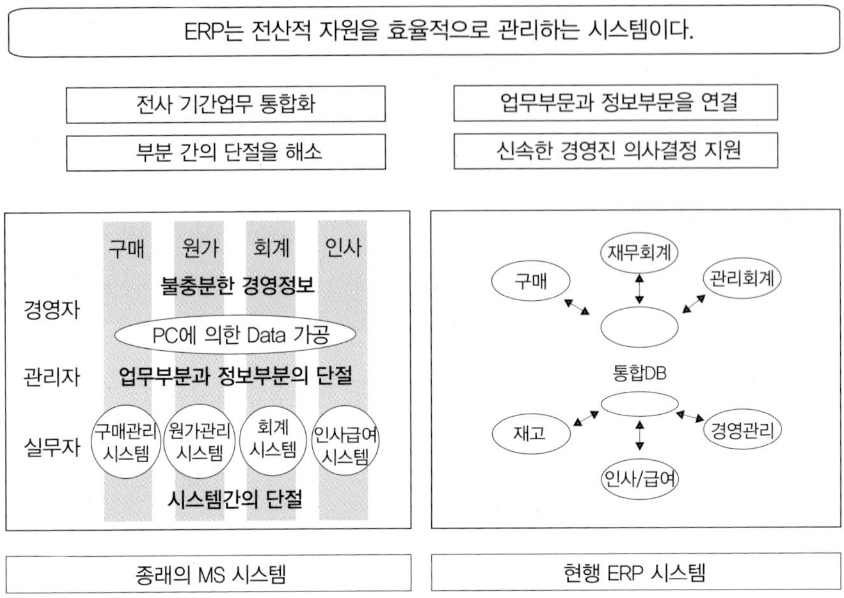

그림 14-1 ERP시스템 특징(1)

둘째, ERP 시스템은 업무를 실시간으로 처리하고 통합하는 시스템이다. 통합된 데이터베이스를 통해 전사적 업무 기능이 프로세스로 연결되어 단위 부서 간 업무가 실시간으로 처리되며, 경영정보도 실시간으로 제공된다.〈그림14-2〉

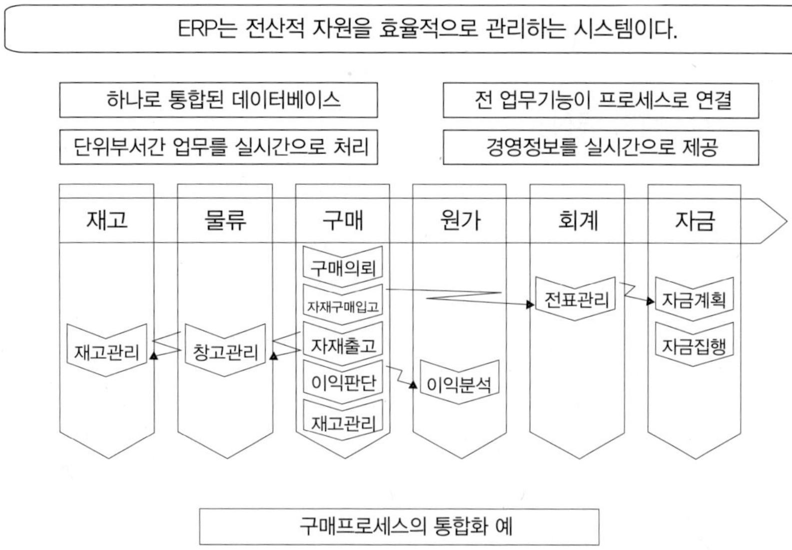

그림 14-2 ERP시스템 특징(2)

셋째, ERP는 업무를 개선하고 혁신을 지원하는 시스템이다. 업무 프로세스를 재구축하고 자동화함으로써 지식정보화 사회에서 기업 경쟁력 확보의 기반이 된다.〈그림 14-3〉

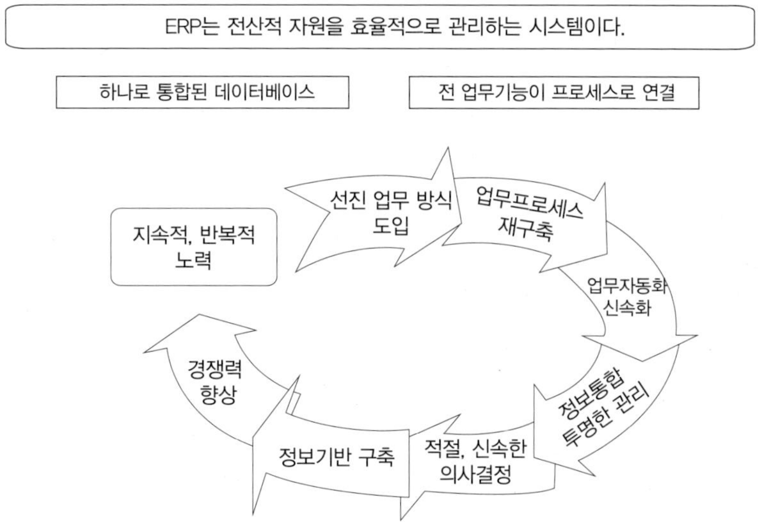

그림 14-3 ERP시스템 특징(3)

14.2 ERP 회계시스템

1) ERP 회계시스템의 특성

ERP 시스템은 1980년대 초 기업의 생산 관리를 위한 MRP(Manufacturing Resource Planning)에서 출발하였으나, 실제로는 회계 시스템을 중심으로 발전해 왔다. 이윤 추구를 궁극적 목적으로 하는 기업에서 ERP는 성공적인 회계시스템의 설계 및 구축에 기반하고 있다고 할 수 있다. ERP 회계시스템은 전통적인 장부 기반 시스템이나 독립형 전산회계시스템과 달리, 기업의 다른 모든 업무와 유기적으로 연계되어 있다. 또한 다량의 회계 데이터를 신속하고 정확하게 처리할 수 있으며, 기존 시스템에서는 제공하지 못했던 새로운 차원의 회계 정보를 제공한다. 즉, 제한된 정보를 다루는 전통적인 회계 개념을 넘어, 풍부하고 다양한 회계 정보의 생산과 제공이 가능하다.

ERP 회계시스템의 주요 특징은 다음과 같다.

(1) 회계와 모든 기업 활동이 온라인으로 통합되어 있어 회계 정보의 실시간 업데이트 및 회계 투명성 확보가 용이하다.

(2) 회계 데이터베이스(DB)와 비회계 DB가 통합되어 있어 데이터 일관성 확보 및 중복 제거가 가능하다.

(3) 활동 현장에서 직접 회계 처리가 가능하다. 즉, 활동 상황을 저장함과 동시에 자동으로 총계정원장에 전기된다.

(4) 회계 간, 회계와 비회계 문서 간의 긴밀한 연계가 가능하다.

2) 활동현장 회계의 의미와 회계담당자의 역할 변화

활동현장 회계란 회계 담당자를 거치지 않고 시스템이 자동으로 회계 처리를 수행하는 방식으로, 활동 현장에서 누구나 기본적인 회계 처리를 할 수 있도록 하는 개념이다. 이에 따라 직원 누구나 간단한 교육만으로 회계 처리 능력을 갖출 수 있어 회계 인력이 줄어들 수 있다. 아래의 〈표 14-1〉은 ERP 도입에 따른 회계담당자의 역할 변화를 정리한 것이다.

표 14-1 ERP의 도입과 회계담당자의 역할 변화

구 분	전통적 회계담당자	ERP 회계담당자
역 할	회계데이터 프로세서	사내컨설턴트
임 무	회계데이터 수집, 기록, 처리	회계정보를 이용한 의사결정 참여
인적자산	회계처리 구조의 이해	회계정보의 활용
회계처리	회계담당자	ERP

3) ERP 회계시스템과 비ERP 회계시스템의 비교

아래의 〈표 14-2〉는 ERP 회계시스템과 비ERP 회계시스템 간의 주요 특성과 업무 단계별 차이를 비교한 것이다.

표 14-2 ERP 회계시스템과 비ERP 회계시스템의 비교

구 분	비ERP회계시스템	ERP회계시스템
주요특성	독립회계로써 - 회계와 현장이 별개의 시스템 - 회계, 생산, 구매, 판매 등 독립적 DB 형성 - 활동현장에서 보내온 활동데이터를 다시 회계데이터로 전환	통합회계로써 - 활동현장과 회계현장이on-line real-time으로 연결 - 활동현장의 업무와 회계현장의 업무가 통합적 DB형성
회계현장	- 활동현장에서 전달된 각종 활동다큐먼트를 회계다큐먼트로 전환 - 분개 및 전기 - 보고서 작성 및 검색	- 대부분의 데이터를 현장으로부터 자동 집계 - 고유의 일부 회계활동 만을 수행 - 보고서 작성 및 검색
구매현장	- 구매활동의 수행 및 판매활동 다큐먼트 작성 - 구매활동 다큐먼트를 회계현장으로 전달	- 구매활동 수행 중 자동적으로 분개 및 전기
생산현장	- 생산활동의 수행 및 생산활동 다큐먼트 작성 - 생산활동 다큐먼트를 회계현장으로 전달	- 생산활동 수행 중 자동적으로 분개 및 전기
판매현장	- 판매활동의 수행 및 판매활동 다큐먼트 작성 - 판매활동 다큐먼트를 회계현장으로 전달	- 판매활동 수행 중 자동적으로 분개 및 전기

4) ERP 회계의 표준 업무 프로세스

기업의 회계 업무는 판매에서 급여에 이르기까지 모든 금전 관련 내역을 실시간으로 일괄 처리하고, 최종적으로 결산을 실시한다. 기업의 모든 경영 활동은 회계 정보를 생성하므로, 모든 관리 시스템은 회계 시스템을 중심으로 정보를 공유하게 된다.

일상적인 경영 활동은 수주, 안전 재고 확보, 기자재 구입 및 생산, 자산 관리, 영업 활동의 회계 처리 등으로 구성된 순환 사이클을 가진다. ERP 시스템을 통해 자원을 관리하려면, 먼저 기준정보(master data)를 설정하여 시스템 운용을 위한 기본 환경을 구성해야 한다. 이후 계정별, 거래처별 기초 정보를 등록한다.

기준정보는 시스템 사용을 위한 기본적인 정보로서, 시스템과 사용자 간의 약속 체계에 해당한다. 이에는 시스템 간에 공유되는 공통 기준정보와 특정 시스템의 업무 처리를 위한 특정 기준정보가 있다. 공통 기준정보는 모든 모듈에서 공유되며, 각 모듈의 설정 메뉴에서 등록한다. 특정 기준정보는 해당 모듈의 설정 메뉴에서만 등록 가능하다.

ERP 시스템은 특정 부서를 위한 시스템이 아니라, 기업의 모든 부서를 유기적으로 통합하는 전사적 자원관리 시스템이다. 그러나 기업이 이익 극대화를 추구하는 경제 주체라는 점에서, ERP 시스템은 회계 시스템을 중심으로 구성될 필요가 있다.

5) 재무회계 업무에 ERP 시스템의 적용

재무회계 시스템은 전표 발행, 일 마감, 주요 장부 작성, 보조장부 작성, 결산, 재무제표 작성 등으로 구성된다. 업종에 따라 ERP 시스템의 구성과 프로세스 흐름은 상이하지만, 일반적으로 사용되는 ERP 회계 모듈을 기준으로 재무회계 업무의 기본 흐름은 다음과 같다.

첫째, 회계 업무의 시작은 거래 인식에서 출발하여 전표를 발행하고, 발행된 전표를 마감 전 · 후로 나누어 조회 및 출력할 수 있다. 전표는 거래 개요를 기록하기 위한 양식으로, 과거에는 수작업으로 전표를 기입하고 분개 및 장부를 관리했으나, 회계 프로그램이 보급되면서 회계 담당자의 주요 업무는 전표 입력과 장부 조회, 원가 계산, 부가가치세 계산 등으로 전환되었다.

둘째, ERP 시스템 도입 이전에는 거래가 발생한 부서와 회계 부서가 분리되어 이중 데이터 관리가 이루어졌지만, ERP 시스템은 행위 발생 부서에서 회계 전표를 자동 발행할 수 있게 하여 이중 입력을 방지하고, 회계 지식이 부족한 타 부서 직원도 전표 발행이 가능하도록 한다. 이로써 중복 작업과 불필요한 절차가 제거된다. 회계 담당자는 타 부서에서 생성된 전표를 검토하고 일 마감을 통해 통합 관리자로 역할이 변화하였다.

셋째, 전표 마감은 회계 담당자가 수행하며, 일 마감을 통해 하루 동안 발생한 거래를 계정과목별, 거래 구분별로 집계하여 일계표, 월계표를 자동 작성한다.

넷째, ERP 회계 모듈에서는 전표를 기반으로 분개장과 총계정원장을 자동 생성하므로 별도의 수기 분개장이 필요 없다. 전표가 마감되면 각종 장부에 자동 전기된다.

다섯째, 현금출납장, 거래처 원장, 매입처/매출처 원장 등 다양한 장부를 생성하며, 지급어음 및 받을어음 기입장을 통해 어음 발행 및 결제 업무를 총괄 관리할 수 있다. 각 부서는 관련 장부를 자체적으로 관리하고, 회계 시스템은 필요한 정보만 수신하여 처리한다.

여섯째, 분기별 부가가치세 신고를 위해 세금계산서 합계표를 작성하는 등 세무 관리가 가능하며, 회계기말에는 수정 분개를 통해 정확한 재무제표를 작성한다. 결산 메뉴에서는 수정분개 전표를 작성한 후 마감하여 전표에 반영하고, 이는 주요 및 보조 장부에 자동 반영되며, 최종적으로 재무상태표와 손익계산서에 연결된다. 또한 자산 · 부채 · 자본 계정의 잔액을 다음 회계연도로 이월하는 작업도 수행된다.

ERP 시스템은 기업의 자원을 통합하여 낭비를 줄이고 업무 효율을 향상시킬 수 있는 최적의 도구이지만, 입력 데이터가 정확하지 않으면 정확한 산출물을 기대할 수 없다. 아무리 우수한 전산 시스템이라도 ERP는 사용자가 입력한 정보를 논리에 따라 처리하는 도구에 불과하며, 기초 정보의 입력과 처리 결과의 해석 및 활용은 전적으로 사용자의 역량에 달려 있다.

14.3 병원 ERP시스템

1) 병원에 ERP 시스템 도입 배경

최근 대학병원을 중심으로 ERP 시스템 도입 움직임이 활발하다. 병원에서 ERP 도입이 이루어지는 것은 기존의 OCS(처방전달시스템), EMR(전자의무기록) 등 진료업무 중심의 시스템에서 병원 경영과 관리 중심으로 비중이 옮겨가고 있음을 의미한다. 이는 무한 경쟁 시대에 의료기관도 예외일 수 없으며, 경쟁우위를 확보하기 위해 경영환경 개선이 필요하다는 인식에서 비롯된 것이다.

ERP 시스템이 병원정보화의 핵심 이슈로 부각되는 이유는, ERP를 병원정보시스템에 접목할 경우 진료, 원무, 구매, 회계, 재무, 인사 등 병원의 모든 업무와 자원을 통합 관리하고 계획할 수 있는 경영 시스템으로 전환이 가능하기 때문이다. 이는 기업의 ERP 시스템 도입 효과와 함께 시스템 발전 방향이 TPS → MIS → DSS → EIS로 이어지는 추세를 반영한 것이기도 하다.

그동안 의료 분야에서도 정보기술을 활용한 경영 개선 노력이 지속되어 왔으나, 물류상의 원가 오차 발생, 내원 환자의 의료정보 관리 부족, 진료과별 · 병동별 원가관리의 어려움 등이 지속적으로 지적되어 왔다. ERP 도입을 통해 업무를 근본적으로 혁신함으로써 의료기기 및 진료재료의 관리 수준 향상, 구매업무의 합리성 강화, 각종 원가요소 추적을 통한 체계적인 원가관리 등을 통해 경영자의 합리적 의사결정을 지원하는 자료 제공이 가능해진다.

한편, 병원 관계형 데이터베이스를 기반으로 다차원 분석을 통해 의사결정을 지원하는 데이터웨어하우스(DW) 기법과, 데이터 간 상관관계를 분석하여 미래를 예측하는 데이터마이닝(data mining) 등의 신기술도 병원 ERP 도입의 주요 배경이 되고 있다.

2) 병원 ERP 시스템의 구성

ERP는 기존 병원 전산화 영역을 통합 관리하면서, 재무관리, 정보통합, 원가분석, 성과관리 등 전략적 경영을 지원한다. 특히 원가분석을 통해 부서 간 경쟁을 유도하고, 의사별 · 부서별 성과를 객관적으로 측정할 수 있다.

병원 ERP는 단순한 행정업무 전산화뿐 아니라, 진료행위 전산화, 의료행정 관련 업무, 약품 목록 및 사용기한 · 투입단위 관리, 의료장비 관리, 환자 영양급식 관리, 의료인력 교육관리, 간호일정 관리 등 방대한 정보자원을 포함한다. 최근에는 인터넷 기반 원격의료 시스템 및 의학영상자료 전산화까지도 포함하고 있다.

병원 ERP 시스템의 구성과 흐름도, 활용 분야는 〈그림 14-4〉, 〈그림 14-5〉, 〈그림 14-6〉에 제시되어 있다.

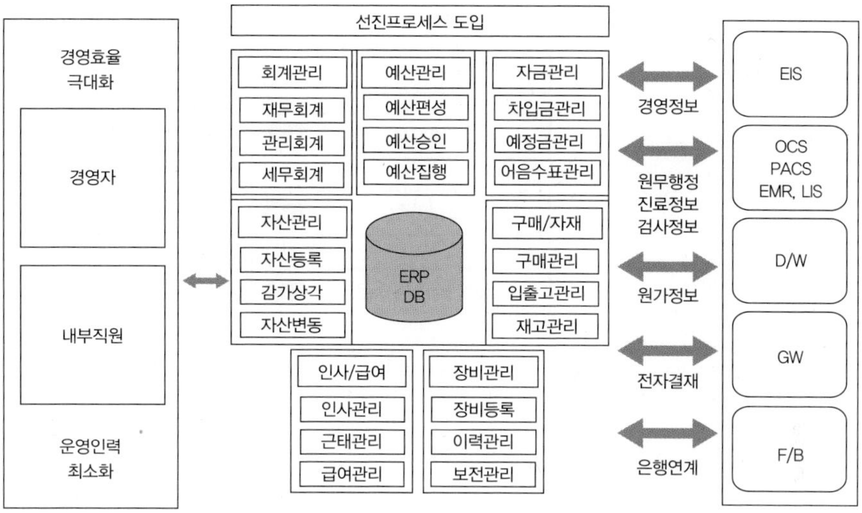

그림 14-4 병원 ERP시스템의 구성

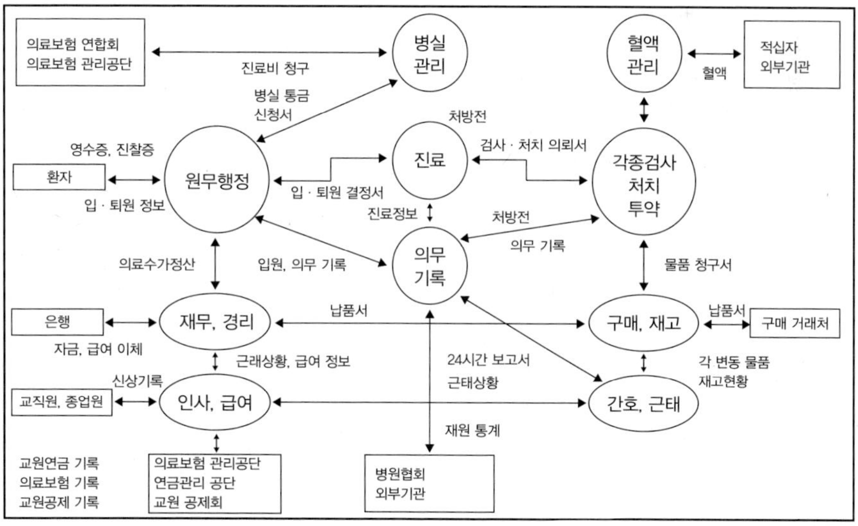

그림 14-5 병원 ERP시스템의 흐름도

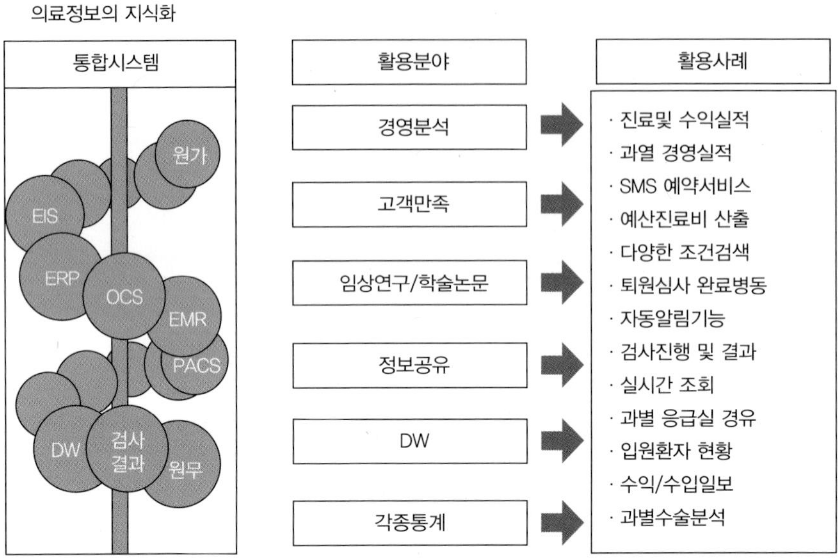

그림 14-6 병원 ERP시스템의 활용

3) 병원에 ERP 시스템 도입 시 고려해야 할 점

ERP는 주로 일반 기업, 특히 제조업을 중심으로 발전해왔기 때문에 의료기관에 도입할 때는 다음과 같은 사항을 충분히 고려해야 한다.

첫째, ERP는 생산조직의 프로세스를 전제로 설계되었기 때문에, 의료기관의 진료 행위나 상거래 방식에 대한 대응이 미흡하다. 특히 의료수가(진료에 대한 보상체계)가 정부의 규제를 받기 때문에 수익성 확보가 쉽지 않다.

둘째, 환자(고객)를 대상으로 한 의료수익 증대를 위한 마케팅 및 광고활동 또한 정부의 규제 대상이므로, 환자 수를 늘리기 위한 전략에는 한계가 있으며, 원가절감 전략이 더욱 중요해진다.

셋째, 병원 업무는 기능적으로나 기술적으로 매우 복잡하여, 맞춤형 개발이 50% 이상을 차지한다. 예를 들어, 급여부문에서는 의료부서(의사, 간호사), 의료지원부서, 기능직 등 다양한 급여체계가 존재하고, 진료 및 간호 일정의 복잡성, 진료비 회수 방식, 의약품 등의 재고 및 유효기한 관리 등이 포함된다.

넷째, OCS, PACS, EMR 등의 진료 관련 시스템과 행정업무 시스템 간 연계가 필수적이다.

다섯째, 병원에서 사용하는 각종 코드 시스템의 통합화 및 구조화가 필요하다. 개별적으로 운영되는 의료기기, 시설, 소모품, 진료재료 등에 대한 복수 코드를 통합할 수 있도록 유연한 코드체계가 필요하다.

여섯째, 업무 프로세스 개선을 위해 OCS, PACS, EMR 등에서 발생하는 수입 · 지출 항목을 원시자료 단계부터 추적 · 관리할 수 있어야 한다.

일곱째, 의료수익 창출의 핵심인 의사의 적극적인 참여를 유도해야 한다. ERP 도입 시 환자, 병동, 병상 단위의 관리가 가능해져 의사 실적평가뿐만 아니라 다양한 통계 및 분석자료를 실시간으로 제공할 수 있다.

여덟째, 병원 전체 구성원의 합의가 필요하다. 일부 대학병원의 경우 ERP 도입을 추진했으나, 노동조합의 강한 반대로 인해 도입이 유보된 사례도 있다. 노동조합의 반대 이유는 다음과 같다.

① 원가분석이 직원 간 경쟁을 유발하고, 의사 · 부서별 수익 성과에 따라 서열화하여 환자를 대상으로 수익 중심의 진료를 강요하게 될 수 있다는 점.

② 정보통합기능을 통해 직원의 신상, 근무태도 등이 데이터화되어 감시 기능으로 작용할 수 있다는 점.

③ ERP는 단순한 시스템 도입으로 보일 수 있으나, 실제로는 성과급제, 능력주의 인사제도 등 경영합리화 정책을 수반하며, 이는 종사자에게 통제와 압박으로 작용할 수 있다는 점.

병/원/회/계/학
Hospital Accounting

부록

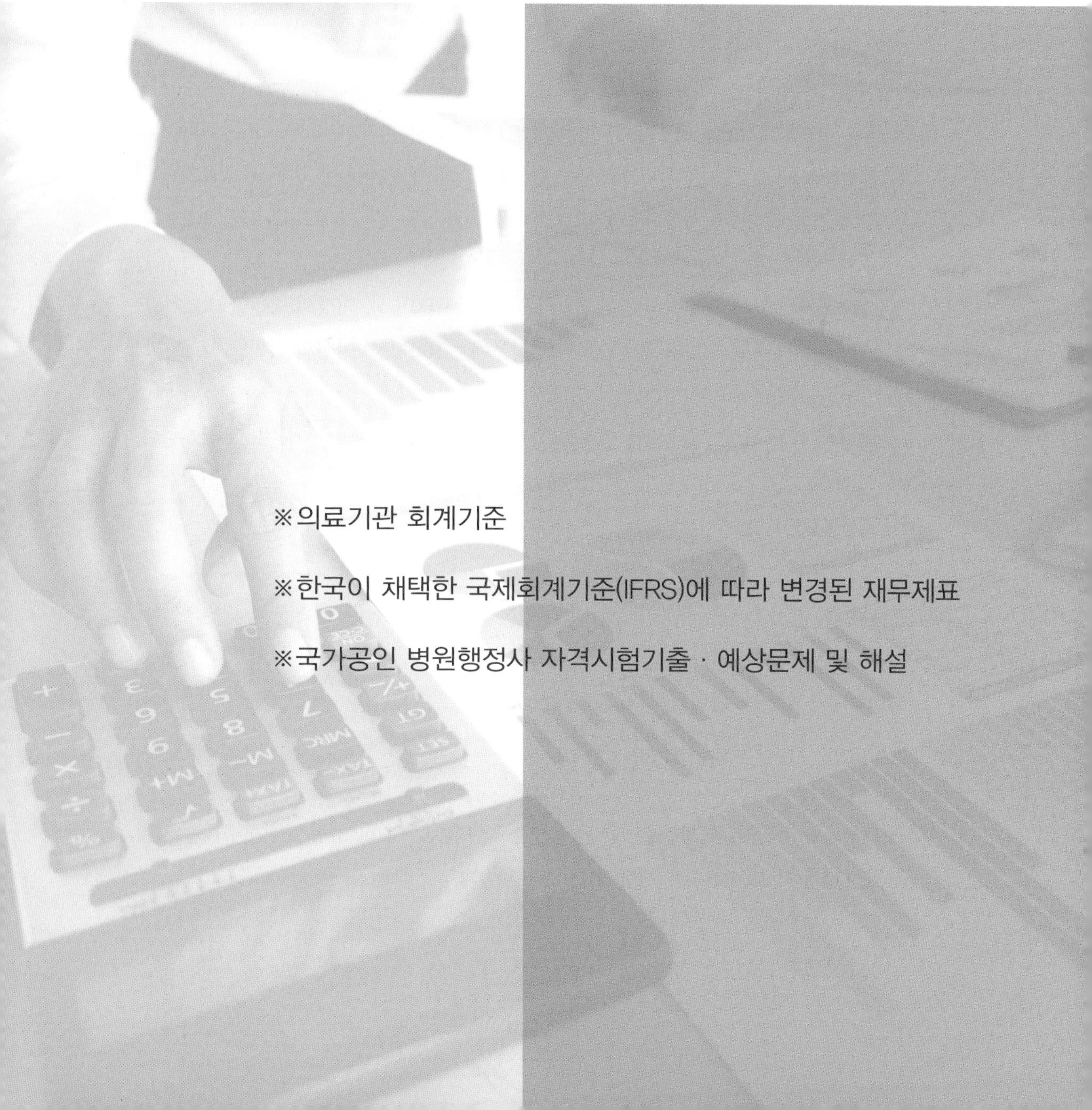

※의료기관 회계기준

※한국이 채택한 국제회계기준(IFRS)에 따라 변경된 재무제표

※국가공인 병원행정사 자격시험기출 · 예상문제 및 해설

의료기관 회계기준 규칙

[시행 2021. 3. 5.] [보건복지부령 제72호, 2021. 2. 1., 일부개정]

보건복지부(의료기관정책과), 044-202-2475

제1조(목적) 이 규칙은 「의료법」 제62조에 따라 의료기관의 개설자가 준수하여야 하는 의료기관 회계기준을 정함으로써 의료기관 회계의 투명성을 확보함을 목적으로 한다. 〈개정 2007. 7. 27.〉

제2조(의료기관 회계기준의 준수대상) ①「의료법」 제62조제2항에 따라 의료기관 회계기준을 준수해야 하는 의료기관의 개설자는 다음 각 호의 구분에 따른 병원급 의료기관(이하 "병원"이라 한다)의 개설자를 말한다. 〈개정 2007. 7. 27., 2011. 2. 10., 2021. 2. 1.〉

1. 2022년 회계연도: 300병상(종합병원의 경우에는 100병상) 이상의 병원급 의료기관
2. 2023년 회계연도: 200병상(종합병원의 경우에는 100병상) 이상의 병원급 의료기관
3. 2024년 회계연도 이후: 100병상 이상의 병원급 의료기관

②제1항에 따른 병상 수는 해당 병원의 직전 회계연도의 종료일을 기준으로 산정한다. 〈신설 2007. 7. 27.〉

[제목개정 2007. 7. 27.]

제3조(회계의 구분) ①병원의 개설자인 법인(이하 "법인"이라 한다)의 회계와 병원의 회계는 이를 구분하여야 한다.

②법인이 2 이상의 병원을 설치ㆍ운영하는 경우에는 각 병원마다 회계를 구분하여야 한다.

제4조(재무제표) ①병원의 재무상태와 운영성과를 나타내기 위하여 작성하여야 하는 재무제표는 다음 각 호와 같다. 〈개정 2015. 12. 31.〉

1. 재무상태표
2. 손익계산서
3. 기본금변동계산서(병원의 개설자가 개인인 경우를 제외한다)
4. 현금흐름표

②제1항의 규정에 의한 재무제표의 세부작성방법은 보건복지부장관이 정하여 고시한다. 〈개정 2008. 3. 3., 2010. 3. 19.〉

제5조(회계연도) 병원의 회계연도는 정부의 회계연도에 따른다. 다만, 「사립학교법」에 따라 설립된 학교법인이 개설자인 병원의 회계연도는 동법 제30조의 규정에 의한 사립학교의 학년도에 따른다. 〈개정 2007. 7. 27.〉

제6조(계정과목의 표시) 제4조의 규정에 의한 재무제표는 이 규칙에서 정한 계정과목을 사용하여야 한다. 다만, 계정과목을 정하지 아니한 것은 그 성질이나 금액이 유사한 계정과목으로 통합하여 사용하거나 그 내용을 나타낼 수 있는 적절한 계정과목을 신설하여 사용할 수 있다.

제7조(재무상태표) ①재무상태표는 재무상태표 작성일 현재의 자산ㆍ부채 및 자본에 관한 항목을 객관적인 자료에 따라 작성하여야 한다. 〈개정 2015. 12. 31.〉

② 제1항에 따른 재무상태표는 별지 제1호서식에 따른다. 〈개정 2015. 12. 31.〉

[제목개정 2015. 12. 31.]

제8조(손익계산서) ①손익계산서는 회계기간에 속하는 모든 수익과 이에 대응하는 모든 비용을 객관적인 자료에 따라 작성하여야 한다.

②제1항의 규정에 의한 손익계산서는 별지 제2호서식에 의한다.

제9조(기본금변동계산서) ①기본금변동계산서는 기본금과 이익잉여금의 변동 및 수정에 관한 사항을 객관적인 자료에 따라 작성하여야 한다.

②제1항의 규정에 의한 기본금변동계산서는 별지 제3호서식에 의한다.

제10조(현금흐름표) ①현금흐름표는 당해 회계기간에 속하는 현금의 유입과 유출내용을 객관적인 자료에 따라 작성하여야 한다. 다만, 병원의 개설자가 「사립학교법」에 따라 설립된 학교법인 또는 「지방공기업법」에 따라 설립된 지방공사인 경우에는 자금수지계산서로 이를 갈음할 수 있다. 〈개정 2007. 7. 27.〉

②제1항의 규정에 의한 현금흐름표는 별지 제4호서식에 의한다.

제11조(결산서의 제출 및 공시) ① 병원의 장은 매 회계연도 종료일부터 3월 이내에 다음 각 호의 서류를 첨부한 결산서를 보건복지부장관에게 제출하여야 한다. 〈개정 2008. 3. 3., 2010. 3. 19., 2015. 12. 31.〉

1. 재무상태표와 그 부속명세서
2. 손익계산서와 그 부속명세서
3. 기본금변동계산서(병원의 개설자가 개인인 경우를 제외한다)
4. 현금흐름표

② 법인은 제1항제1호 및 제2호에 따른 병원의 재무상태표와 손익계산서를 보건복지부장관이 정하는 인터넷 사이트에 공시하여야 한다. 〈신설 2015. 12. 31.〉

[제목개정 2015. 12. 31.]

제12조 삭제 〈2018. 12. 28.〉

부　　칙 〈보건복지부령 제72호, 2021. 2. 1.〉

이 규칙은 2021년 3월 5일부터 시행한다.

■ 의료기관 회계기준 규칙 [별지 제1호서식] 〈개정 2015.12.31.〉

재무상태표

제 (당) 기 년 월 일 현재
제 (전) 기 년 월 일 현재

(단위 : 원)

계정과목	제 (당) 기	제 (전) 기
	금 액	금 액
자산		
Ⅰ. 유동자산		
(1) 당좌자산		
1. 현금 및 현금성자산		
2. 단기금융상품		
⋮		
(2) 재고자산		
1. 약품		
2. 진료재료		
⋮		
Ⅱ. 비유동자산		
(1) 투자자산		
1. 장기금융상품		
2. 투자유가증권		
⋮		
(2) 유형자산		
1. 토지		
2. 건물		
⋮		
(3) 무형자산		
1. 영업권		
2. 창업비		
⋮		
(4) 기타 비유동자산		
(자산총계)		
부채		
Ⅰ. 유동부채		
1. 매입채무		
2. 단기차입금		
⋮		
Ⅱ. 비유동부채		
1. 장기차입금		
2. 외화장기차입금		
⋮		
Ⅲ. 고유목적사업준비금		
Ⅳ. 의료발전준비금		
(부채합계)		
자본		
Ⅰ. 기본금(기본재산)		
1. 법인기본금		
2. 기타기본금		
Ⅱ. 자본잉여금		
1. 자산재평가적립금		
2. 기타자본잉여금		
Ⅲ. 기타포괄손익누계액		
1. 재평가잉여금		
2. 해외사업환산손익		
Ⅳ. 이익잉여금(결손금)		
1. 차기이월잉여금(결손금)		
2. 당기순이익(순손실)		
(자본총계)		
부채와 자본총계		

210mm×297mm[백상지 120g/㎡]

■ 의료기관 회계기준 규칙 [별지 제2호서식] 〈개정 2015.12.31.〉

손익계산서

제 (당) 기 년 월 일부터 년 월 일까지
제 (전) 기 년 월 일부터 년 월 일까지

(단위 : 원)

계정과목	제 (당) 기	제 (전) 기
	금 액	금 액
Ⅰ. 의료수익		
1. 입원수익		
2. 외래수익		
⋮		
Ⅱ. 의료비용		
(1) 인건비		
1. 급여		
2. 퇴직급여		
⋮		
(2) 재료비		
1. 약품비		
2. 진료재료비		
⋮		
(3) 관리운영비		
1. 복리후생비		
2. 여비교통비		
⋮		
Ⅲ. 의료이익(손실)		
Ⅳ. 의료외수익		
1. 의료부대수익		
2. 이자수익		
⋮		
Ⅴ. 의료외비용		
1. 의료부대비용		
2. 이자비용		
⋮		
Ⅵ. 법인세차감전순이익(순손실)		
Ⅶ. 법인세비용		
Ⅷ. 고유목적사업준비금설정전 당기순이익		
Ⅸ. 고유목적사업준비금전입액		
Ⅹ. 고유목적사업준비금환입액		
XI. 당기순이익(순손실)		

210mm×297mm[백상지 120g/㎡]

■ 의료기관 회계기준 규칙 [별지 제3호서식] 〈개정 2015.12.31.〉

기본금변동계산서

제 (당)기 년 월 일부터 년 월 일까지
제 (전)기 년 월 일부터 년 월 일까지

(단위 : 원)

계정과목	제 (당)기	제 (전)기
	금 액	금 액
Ⅰ. 기본금		
1. 법인기본금		
2. 기타기본금		
Ⅱ. 자본잉여금		
1. 자산재평가적립금		
⋮		
Ⅲ. 기타포괄손익누계액		
1. 재평가잉여금		
2. 해외사업환산손익		
⋮		
Ⅳ. 이익잉여금		
1. 전기이월이익잉여금(결손금)		
1. 회계변경의 누적효과		
⋮		
Ⅴ. 이익잉여금 처분액		
1.기본금대체액		
Ⅵ. 차기이월이익잉여금		

210mm×297mm[백상지 120g/㎡]

■ 의료기관 회계기준 규칙 [별지 제4호서식] 〈개정 2015.12.31.〉

현금흐름표

제 (당) 기　　년　월　일부터　　년　월　일까지
제 (전) 기　　년　월　일부터　　년　월　일까지

(단위 : 원)

과목	제 (당) 기		제 (전) 기	
	금 액		금 액	
Ⅰ. 영업활동으로 인한 현금흐름				
(1) 당기순이익(순손실)				
(2) 현금의 유출없는 비용 등의 가산				
1. 감가상각비				
2. 퇴직급여				
⋮				
(3) 현금의 유입없는 수익 등의 차감				
1. 채무면제이익				
2. 외화환산이익				
⋮				
(4) 영업활동으로 인한 자산부채의 변동				
1. 재고자산의 감소(증가)				
2. 매출채권의 감소(증가)				
⋮				
Ⅱ. 투자활동으로 인한 현금흐름				
(1) 투자활동으로 인한 현금유입액				
1. 단기금융상품의 처분				
2. 토지의 처분				
⋮				
(2) 투자활동으로 인한 현금유출액				
1. 현금의 단기대여				
2. 토지의 취득				
⋮				
Ⅲ. 재무활동으로 인한 현금흐름				
(1) 재무활동으로 인한 현금유입액				
1. 단기차입금의 차입				
⋮				
(2) 재무활동으로 인한 현금유출액				
1. 단기차입금의 상환				
⋮				
Ⅳ. 현금의 증가(감소)(Ⅰ+Ⅱ+Ⅲ)				
Ⅴ. 기초의 현금				
Ⅵ. 기말의 현금				

210mm×297mm[백상지 120g/㎡]

재무제표 세부 작성방법

[시행 2016. 11. 1.] [보건복지부고시 제2016-206호, 2016. 11. 1., 일부개정]

보건복지부(의료기관정책과), 044-202-2475

Ⅰ. 일반적 작성기준

1. 회계의 일반원칙

가. 회계처리 및 보고는 신뢰할 수 있도록 객관적인 자료와 증거에 의하여 공정하게 처리하여야 한다.

나. 재무제표의 양식 및 과목과 회계용어는 이해하기 쉽도록 간단 · 명료하게 표시하여야 한다.

다. 중요한 회계방침과 회계처리기준?과목 및 금액에 관하여는 그 내용을 재무제표 상에 충분히 표시하여야 한다.

라. 회계처리에 관한 기준 및 추정은 기간별 비교가 가능하도록 매기 계속하여 적용하고 정당한 사유 없이 이를 변경하여서는 아니된다.

마. 회계처리와 재무제표 작성에 있어서 과목과 금액은 그 중요성에 따라 실용적인 방법에 의하여 결정하여야 한다.

바. 회계처리과정에서 2 이상의 선택 가능한 방법이 있는 경우에는 재무적 기초를 견고히 하는 관점에 따라 처리하여야 한다.

사. 회계처리는 거래의 실질과 경제적 사실을 반영할 수 있어야 한다.

2. 재무제표 및 부속명세서 작성원칙

재무제표는 재무상태표, 손익계산서, 기본금변동계산서, 현금흐름표 및 주기와 주석으로 한다.

가. 재무제표는 이 고시와 의료기관 회계기준 규칙에 따라 작성하되 이 고시 및 동 규칙에 정하지 아니한 사항에 대해서는 의료기관 회계기준 규칙에 반하지 않는 범위 내에서 기업회계기준과 일반적으로 공정 · 타당하다고 인정되는 회계 관행에 따라 처리한다.

나. 재무제표는 당해 회계연도분과 직전 회계연도 분을 비교하는 형식으로 작성하여야 한다.

다. 재무제표의 양식은 보고식을 원칙으로 한다.

라. 기타 필요한 명세서는 부속명세서를 작성하여야 한다.

마. 재무제표에는 이를 이용하는 자에게 충분한 회계정보를 제공하도록 중요한 회계방침 등 필요한 사항에 대하여는 다음의 방법에 따라 주기 및 주석을 하여야 한다.

1) 주기는 재무제표상의 해당과목 다음에 그 회계사실의 내용을 간단한 자구 또는 숫자로 괄호 안에 표시하는 방법으로 한다.

2) 주석은 재무제표상의 해당과목 또는 금액에 기호를 붙이고 난외 또는 별지에 동일한 기호를 표시하여 그 내용을 간결 · 명료하게 기재하는 방법으로 한다.

3) 동일한 내용의 주석이 2 이상의 과목에 관련되는 경우에는 주된 과목에 대한 주석만 기재하고, 다른 과목의 주석은 기호만 표시함으로써 이를 갈음할 수 있다.

II. 세부 작성기준

1. 재무상태표

가. 재무상태표 작성기준

1) 재무상태표는 자산, 부채 및 자본으로 구분한다.

2) 자산, 부채 및 자본은 총액에 의하여 기재함을 원칙으로 하고, 자산의 항목과 부채 또는 자본의 항목을 상계함으로써 그 전부 또는 일부를 재무상태표에서 제외하여서는 아니된다.

3) 자산과 부채는 1년을 기준으로 하여 유동자산 또는 비유동자산, 유동부채 또는 비유동부채로 구분하는 것을 원칙으로 한다.

4) 재무상태표에 기재하는 자산과 부채의 항목배열은 유동성배열법에 의함을 원칙으로 한다.

5) 가지급금 또는 가수금 등의 미결산 항목은 그 내용을 나타내는 적절한 과목으로 기재하여야 한다.

나. 자산의 계정과목구분

자산은 유동자산과 비유동자산으로 구분한다.

1) 유동자산은 당좌자산, 재고자산, 기타유동자산으로 구분한다.

가) 당좌자산은 현금 및 현금성자산, 국고보조금, 단기금융상품, 단기매매증권, 의료미수금, 단기대여금, 대손충당금, 미수금, 미수수익, 선급금, 선급비용, 선급제세, 본지점, 이연법인세자산 및 기타의 당좌자산으로 구분한다.

(1) 의료미수금은 진료행위로 인하여 발생한 외상매출금과 받을 어음으로 한다.

① 입원환자 재원기간 중 발생한 미수금은 재원미수금, 퇴원환자로부터 발생한 미수금은 퇴원미수금, 외래환자로부터 발생한 미수금은 외래미수금, 기타의료수익의 미수금은 기타의료수익미수금으로 구분한다.

② 의료미수금은 보험자단체 등의 청구미수금과 환자본인부담금미수액을 포함한다.

③ 재원미수금 등은 환자종류에 따라 건강보험미수금, 의료급여미수금, 자동차보험미수금, 산재보험미수금, 일반환자미수금 및 건강검진미수금 등으로 구분할 수 있다.

(2) 미수금은 의료미수금을 제외한 미수채권 등을 말한다.

나) 재고자산은 약품, 진료재료, 급식재료, 저장품, 의료부대물품으로 구분한다.

2) 비유동자산은 투자자산, 유형자산, 무형자산, 기타비유동자산으로 구분한다.

가) 투자자산은 장기금융상품, 투자유가증권, 장기대여금, 장기대여금대손충당금, 퇴직보험예치금, 보증금 및 기타투자자산으로 구분한다.

나) 유형자산은 토지, 건물, 구축물, 기계장치, 의료장비, 차량운반구, 공기구비품, 건설 중인 자산, 기타유형자산, 감가상각누계액 및 국고보조금으로 구분한다. 이 경우 유형자산 과목별로 감가상각방법, 내용연수 등을 주석으로 기재하여야 한다.

(1) 유형자산의 인식시점 이후에는 원가모형이나 재평가모형 중 하나를 회계정책으로 선택하여 유형자산 분류별로 동일하게 적용한다.

다) 무형자산은 영업권 및 산업재산권으로 구분한다.

다. 부채의 계정과목구분

부채는 유동부채와 비유동부채로 구분한다.

1) 유동부채는 매입채무, 단기차입금, 미지급금, 선수금, 예수금, 미지급비용, 미지급제세, 유동성장기부채, 선수수익, 예수보증금, 단기부채성충당금, 임직원단기차입금, 이연법인세부채 및 기타의 유동부채로 구분한다.

2) 비유동부채는 장기차입금, 외화장기차입금, 금융리스미지급금, 장기성매입채무, 퇴직급여충당금, 이연법인세부채 및 임대보증금으로 구분한다.

3) 고유목적사업준비금을 결산서에 인식하는 경우 해당 고유목적사업준비금은 유동부채 및 비유동부채와는 별도로 구분하여 표시한다.

라. 자본의 계정과목구분

1) 법인병원 등은 자본을 기본금, 자본잉여금, 기타포괄손익누계액 및 이익잉여금(결손금)으로 구분한다.
   가) 기본금은 법인기본금과 기타기본금으로 구분한다.
   나) 자본잉여금은 자본보존목적의 기타 자본잉여금으로 한다.
   다) 기타포괄손익누계액은 재평가잉여금과 해외사업환산손익 등으로 구분한다.
   라) 이익잉여금(결손금)은 차기이월잉여금(결손금) 및 당기순이익(순손실)으로 구분한다.
2) 개인병원은 자본금이라는 개념이 없고 총자산에서 총부채를 차감하면 자본이 되므로 이를 구분하지 아니한다.

마. 재무상태표 과목분류 및 내용해설은 별표 1과 같다.

2. 손익계산서

가. 손익계산서 작성기준

1) 모든 수익과 비용은 그것이 발생한 기간에 정당하게 배분되도록 처리하여야 한다. 다만, 수익은 실현시기를 기준으로 계상하고 미실현수익은 당기의 손익계산에 산입 하지 아니함을 원칙으로 한다.
2) 수익과 비용은 그 발생원천에 따라 명확하게 분류하고 각 수익항목과 이에 관련되는 비용항목을 대응 표시하여야 한다.
3) 수익과 비용은 총액에 의하여 기재함을 원칙으로 하고 수익항목과 비용항목을 직접 상계함으로써 그 전부 또는 일부를 손익계산서에서 제외하여서는 아니된다.
4) 손익계산서는 의료이익(의료손실), 법인세차감전순이익(순손실), 법인세비용, 고유목적사업준비금설정전 당기순이익(손실), 고유목적사업준비금전입액, 고유목적사업준비금환입액 및 당기순이익(순손실)으로 구분 표시하여야 한다.

나. 수익과목 계정과목 구분

수익과목은 의료수익과 의료외수익으로 구분한다.

1) 의료수익은 입원수익, 외래수익 및 기타의료수익으로 구분하며 의료수익감면을 차감한 후

의 수익을 계상한다. 이 경우 의료수익감면에 대한 세부내역을 주석으로 기재하여야 한다.

2) 의료수익감면은 진료비에누리(또는 진료비할인), 연구용환자감면 및 자선환자감면 등으로 구분한다.

가) 진료비에누리는 일정한 요건에 적합한 환자에 대하여 사전에 약정한 할인율에 따라 진료비의 일부 또는 전부를 감액하여 주는 것을 말한다.

나) 진료비할인은 진료비가 청구되어 의료미수금으로 계상되었으나 환자의 지불능력부족 등의 이유로 진료비의 일부 또는 전부를 감액하여 주는 것을 말한다.

다) 연구용환자나 자선환자에 대해 진료비를 일부 또는 전부를 감면해주는 경우, 환자로부터 수납한 진료비만을 수익으로 계상한다.

3) 의료외수익은 의료부대수익, 이자수익, 배당금수익, 임대료수익, 단기매매증권처분이익, 단기매매증권평가이익, 연구수익, 외환차익, 외화환산이익, 투자자산처분이익, 유형자산처분이익, 대손충당금환입, 기부금수익, 잡이익, 자산수증이익, 채무면제이익 및 보험차익 등으로 구분한다.

가) 의료부대수익은 주차장직영수익, 매점직영수익, 일반식당직영수익, 영안실직영수익 및 기타 시설직영수입 등으로 구분할 수 있다. 이 경우 의료부대수익에 대한 세부내역을 주석으로 기재하여야 한다.

나) 임대료수익은 임대한 병원시설에 따라 영안실임대수익 및 매점임대수익 등으로 구분할 수 있다.

다) 연구수익은 연구가 1년 이상 진행되는 경우 진행기준에 따라 인식한다.

다. 비용과목 계정과목 구분

비용과목은 의료비용과 의료외비용으로 구분한다.

1) 의료비용은 인건비, 재료비 및 관리운영비로 구분한다.

가) 인건비는 급여, 제수당 및 퇴직급여로 구분한다.

나) 재료비는 약품비, 진료재료비 및 급식재료비로 구분하며 약품, 진료재료 등의 매입조건이나 대금지불조건 등에 따라 발생하는 매입대금의 감액은 매입에누리(또는 매입할인)로 분류하고, 약품 등의 매입액에서 직접 차감하여 표시한다.

(1) 매입에누리는 일정기간의 거래수량이나 거래금액 또는 대금지불조건 등에 따라 약품

등의 매입대금일부를 감액 받는 것을 말한다.

(2) 매입할인은 약품, 진료재료 등의 매입과 관련하여 발생한 채무를 조기 변제함으로써 상대방으로부터 할인받는 금액을 말한다.

다) 관리운영비는 복리후생비, 여비교통비, 통신비, 전기수도료, 세금과공과, 보험료, 환경관리비, 지급임차료, 지급수수료, 수선비, 차량유지비, 교육훈련비, 도서인쇄비, 접대비, 행사비, 연료비, 선교비, 의료사회사업비, 소모품비, 자체연구비, 감가상각비, 무형자산상각비, 임차자산개량상각비, 광고선전비, 대손상각비, 피복침구비, 외주용역비, 잡비 및 의료분쟁비용 등으로 구분한다.

(1) 의료분쟁비용은 의료사고 보상금, 의료사고 처리수수료 등으로 구분할 수 있으며, 이에 대한 세부내역을 주석으로 기재하여야 한다.

2) 의료외비용은 의료부대비용, 이자비용, 기타의 대손상각비, 기부금, 단기매매증권처분손실, 단기매매증권평가손실, 연구비용, 외환차손, 외화환산손실, 투자자산처분손실, 유형자산처분손실, 재고자산감모손, 고유목적사업비, 잡손실 및 재해손실 등으로 구분한다.

가) 의료부대비용은 주차장직영비용, 매점직영비용, 일반식당직영비용, 영안실직영비용 및 기타 시설직영비용 등으로 구분할 수 있다. 이 경우 의료부대비용에 대한 세부내역을 주석으로 기재하여야 한다.

(1) 의료부대비용은 의료비용과 별도로 인건비, 재료비, 관리운영비 등으로 구분하고, 공통비용은 의료기관의 특성을 고려하여 합리적인 기준에 따라 배분한다.

① 인건비는 인력 수, 총 급여 및 투입시간 등의 기준으로 배분한다.

② 재료비는 재료의 투입량, 직접재료비, 사용면적(병실수), 사용인원 등의 기준으로 배분한다.

③ 관리운영비는 매출액, 점유면적, 서비스시간, 사용인원, 관련 유형자산 가액 등의 기준으로 배분한다.

나) 학교법인병원 · 국립대학교병원 및 서울대학교병원에서 법인에 전출한 이익금은 고유목적사업비로 처리한다. 이 경우 고유목적사업비의 세부사용내역을 주석으로 기재하여야 한다.

다) 연구비용은 연구가 1년 이상 진행되는 경우 진행기준에 따라 인식한다.

3) 학교법인 · 국립대학교병원 · 서울대학교병원 또는 의료법인 등에서 이익금의 일부 또는

전부를 고유목적사업준비금으로 전입하기 위해 결산서에 반영하는 경우 해당 금액은 고유목적사업준비금전입액으로 처리하고, 고유목적사업준비금전입액은 의료비용 및 의료외비용과는 별도로 구분하여 표시한다. 이 경우 고유목적사업준비금의 세부사용내역을 주석으로 기재하여야 한다.

라. 법인세비용

법인세비용은 법인세법등의 법령에 의하여 당해 연도의 부담법인세와 법인세에 부가되는 세액합계에 당기 이연법인세 변동액을 가감하여 법인세비용을 산출한다. 다만, 학교법인병원 · 국립대학교병원 및 서울대학교병원 이외의 병원은 법인세부담액을 법인세비용으로 계상할 수 있다.

마. 손익계산서 과목분류 및 내용해설은 별표 2와 같다.

3. 자산 · 부채의 평가

가. 증여 받은 자산의 평가

1) 당해 자산의 취득을 위하여 통상적으로 소요되는 가액과 비교하여 현저하게 저렴한 가격으로 취득한 자산 또는 증여 받은 자산은 취득하거나 증여 받은 때의 시가로 평가한다.
2) 증여 받은 자산의 시가는 「부동산가격공시 및 감정평가에 관한 법률」에 의한 감정평가액에 의함을 원칙으로 하되, 토지의 경우는 동법 제3조의 규정에 의한 당해 토지의 공시지가(당해 토지의 공시지가가 없는 경우는 동법 제9조의 규정에 의하여 산정한 개별토지의 가격)에 의할 수 있다.

나. 진료비청구액의 삭감

1) 국민건강보험 등의 적용을 받아 진료비의 일부 또는 전부가 보험자단체에 의하여 지불되는 환자에 대하여 청구한 진료비의 일부가 삭감되는 경우에는 보험자단체의 심사가 완료되어 수납할 금액이 확정된 시점을 기준으로 하여 이미 계상된 의료미수금과 의료수익을 상계처리한다. 이 경우 의료수익 삭감액에 대한 세부내역을 주석으로 기재하여야 한다.
2) 삭감된 진료비중 보험자단체에 이의 신청하여 일부 또는 전부가 수납될 경우에는 수납된

시점에 의료수익이 수납액만큼 발생한 것으로 회계 처리한다. 따라서 이의신청 시는 회계 처리하지 않으며 이의신청장부에 비망으로 기록한다.

다. 국고보조금의 처리방법

1) 국립대학교병원이나 지방공사의료원 등의 공공병원이 적자보전이나 운영비보조 등 다음과 같은 수익적 지출에 충당하기 위해 국고보조금을 받았다면 의료외수익 중 기부금수입으로 처리한다.
  가) 지방자치단체에서 지방공사의료원이 의료급여환자를 많이 진료하여 적자가 발생할 경우 건강보험수가와의 수가차액을 보조해주는 경우
  나) 공공병원이 차관 등의 이자를 지불할 능력이 충분하지 않을 경우 지방자치단체에서 이자비용을 보조해 주는 경우
  다) 기타 공공병원의 운영적자를 지방자치단체에서 보조해 주는 경우
2) 시설투자목적 등 자본적 지출에 충당할 목적으로 받은 국고보조금은 이를 취득자산에서 차감하는 형식으로 표시하고 당해 자산의 내용연수에 걸쳐 상각금액과 상계하며, 당해 자산을 처분하는 경우에는 그 잔액을 당해 자산의 처분손익에 차감 또는 부가한다.

4. 기본금변동계산서

기본금변동계산서는 기본금, 자본잉여금, 기타포괄손익누계액, 이익잉여금(결손금), 이익잉여금처분액 및 차기이월이익잉여금(결손금)으로 구분한다.

5. 현금흐름표

현금흐름표는 영업활동으로 인한 현금흐름, 투자활동으로 인한 현금흐름, 재무활동으로 인한 현금흐름, 현금의 증가, 기초의 현금 및 기말의 현금으로 구분한다.

6. 주석

가. 주석 작성기준

1) 주석은 재무상태표, 손익계산서, 기본금변동계산서 및 현금흐름표에 표시된 개별 항목과 상호 연결시켜 표시한다.

2) 주석은 일반적으로 다음 순서로 표시한다.

가) 의료기관 회계기준을 준수하였다는 사실

나) 의료기관 회계기준 규칙 제3조에 따른 회계 구분 내역

다) 재무상태표, 손익계산서, 기본금변동계산서 및 현금흐름표에 표시된 항목에 대한 보충 정보

Ⅲ. 결산

결산시 작성하여야 하는 서류는 다음과 같다.

1. 재무상태표와 그 부속명세서
2. 손익계산서와 그 부속명세서
3. 기본금변동계산서(개인병원은 제외)
4. 현금흐름표
5. 주기와 주석

Ⅳ. 재무제표의 주요부속명세서

재무제표의 부속명세서로 작성하여야 하는 서류는 다음과 같다.

1. 의료미수금명세서(별지 제1호서식과 같다)
2. 재고자산명세서(별지 제2호서식과 같다)
3. 유형자산명세서(별지 제3호서식과 같다)
4. 감가상각누계액명세서(별지 제4호서식과 같다)
5. 차입금명세서(별지 제5호서식과 같다)
6. 진료과별?환자종류별 외래(입원)수익명세서(별지 제6호서식과 같다)
7. 직종별 인건비명세서(별지 제7호서식과 같다)
8. 진료과별 환자종류별 입원환자 명세서(별지 제8호서식과 같다)
9. 진료과별 환자종류별 외래환자 명세서(별지 제9호서식과 같다)

Ⅴ. 재검토기한

이 고시는 「훈령 · 예규 등의 발령 및 관리에 관한 규정」(대통령훈령 제334호)에 따라 이 고시에 대하여 2017년 1월 1일을 기준으로 매 3년이 되는 시점(매 3년째의 12월 31일까지를 말한다)마다 그 타당성을 검토하여 개선 등의 조치를 하여야 한다.

부칙 〈제2016-206호, 2016. 11. 1.〉

이 고시는 발령한 날부터 시행한다.

〔별표 1〕

재무상태표 과목분류 및 내용해설

■ 자산과목

□ 유동자산

(1) 당좌자산	현금과 비교적 단기간내에 현금화할 수 있는 유동자산
1. 현금 및 현금성자산	가. 현금 및 타인발행수표 등 통화대용증권과 당좌예금 · 보통예금 및 현금등가물을 포괄 나. 현금등가물은 큰 거래비용 없이 현금전환이 용이하고 이자율 변동에 따른 가치변동위험이 중요하지 않은 유가증권 및 단기금융상품으로서 취득당시 만기가 3월 내에 도래하는 것
2. 단기금융상품	금융기관이 취급하는 정기예금 · 정기적금 · 사용이 제한된 예금 및 기타 정형화된 상품 등으로 단기자금운용목적으로 소유 또는 기한이 1년내 도래하는 것
3. 단기매매증권	시장성 있는 회사채 · 국공채 등과 같은 유가증권으로 단기자금운용목적으로 소유한 것
4. 의료미수금	가. 진료행위로 인하여 발생된 의료미수금, 받을어음, 부도어음 등 나. 의료미수금은 입원 중 발생하여 계상되는 재원미수금, 퇴원환자진료비 · 외래환자진료비 · 기타의료수익 중 미회수금액(청구분 및 본인부담금) 다. 재원미수금, 퇴원미수금, 외래미수금은 환자종류에 따라 보험, 급여(보호), 자보, 산재, 일반, 건강진단 등으로 분류
5. 단기대여금	회수기간이 1년 이내 도래하는 대여금(임직원에게 대여한 1년 이내 회수가능한 채권 등)
6. 대손충당금	매출채권의 징수불능에 대비하여 설정한 평가성충당금
7. 미수금	의료미수금을 제외한 미수채권
8. 미수수익	이자, 임대료 등 당기에 속하는 수익 중 미수액
9. 선급금	의료장비 등의 발주를 위해 선급한 금액 ※ 병원을 둘 이상 운영하는 법인이 본원과 분원간에 전도해준 전도금(선급금)은 결산시 정산하여 해당금액으로 처리
10. 선급비용	선급된 비용 중 1년 내에 비용으로 되는 것으로서 선급보험료 · 선급이자 · 선급리스료 등
11. 선급제세	의료수익이나 이자수입 중 원천징수된 세금과 중간예납한 세금 등

12. 본지점	
13. 이연법인세자산	자산 · 부채가 회수 · 상환되는 미래기간의 과세소득을 감소시키는 효과를 가지는 일시적 차이 등
14. 기타의 당좌자산	기타 다른 계정에 속하지 아니하는 당좌자산
15. 국고보조금	자산취득을 위한 국고보조금에 대한 예금(현금) 차감계정
(2) 재고자산	진료나 병원운영을 위해 보관중인 유형의 자산
1. 약품	가. 진료목적으로 보유하고 있는 일반약품, 주사약품, 마취약품, 마약, 소독약품, 약국재료 등 나. 약품매입시 또는 대금결재시의 에누리 · 할인 · 할증 · 판매장려금 등은 약품매입액에서 차감하여 계상 다. 약국재료는 조제를 위한 약포장지 · 약병 · 연고튜브 · 약조제기기 · 실험정보실재료 등 간접재료
2. 진료재료	가. 진료목적으로 보유하고 있는 각종재료와 진료용구로서 1년 이내에 사용되는 재료 나. 진료재료는 방사선재료, 검사재료, 수술재료, 치과재료, 의료소모품, 혈액, 동위원소재료 등으로 분류 – 방사선재료 : 진단방사선과의 방사선필름 · 현상약품 · 조영제 · 필름봉투 등 – 검사재료 : 임상검사과 · 병리과 · 기능검사실 등의 시약 · 초자류 등 – 수술재료 : 수술시 환자체내에 삽입되는 심장판막 · 인공수정체 · 인공관절 등 – 치과재료 : 치과에서 치료시 사용하는 금 · 지경 · 석고 · 은 · 질렉스 · 징크세멘 · 수은 등 – 의료소모품 : 중앙공급실에서 공급하는 수술이나 처치용 소모품(붕대 · 거즈 등) 및 내구성 의료용소도구(청진기, 혈압계, 감자류 등) – 동위원소재료 : 핵의학과의 동위원소(1년내 사용분) · 필름 · 시약 · 장갑 · 컵 등
3. 급식재료	급식을 위한 채소류 · 육류 · 생선류 · 미곡류 등의 재료와 급식용구(접시, 수저 등)
4. 저장품	가. 약품, 진료재료 및 급식재료 이외의 사무 · 수선 · 청소 · 냉난방을 위한 저장품 나. 사무용 · 관리용 사무용품(장부 · 각종서식 · 인쇄물 · 문방구류), 기계부품 등 수선용부품, 냉난방을 위한 유류, 인쇄물, 청소용구 · 청소용품 등 환경용품, 직원복리를 위한 제복 · 포상용 상품 등의 저장품으로 구분

5. 의료부대물품	의료부대수익을 위하여 보유하고 있는 장의용품, 매점용품 등
(3) 기타유동자산	
1. 기타유동자산	기타 다른 계정에 속하지 아니하는 유동자산

□ 비유동자산

(1) 투자자산	투자목적으로 보유하는 자산
1. 장기금융상품	유동자산에 속하지 않는 자산으로서 금융상품 중 만기일이 1년후에 도래하는 자산
2. 투자유가증권	투자목적으로 보유하는 유동자산에 속하지 않는 자산
3. 장기대여금	회수기간이 1년을 초과하는 장기성대여금
4. 장기대여금 대손충당금	장기대여금의 징수불능에 대비하여 설정한 평가성충당금
5. 퇴직보험 예치금	국민연금 전환금과 퇴직보험 예치금의 합이 퇴직급여 충당금을 초과한 금액
6. 보증금	전세보증금 · 전신전화가입보증금 · 영업보증금 등
7. 삭제	
8. 기타 투자자산	콘도회원권 · 골프회원권 · 임차자산개량비 등의 투자자산
(2) 유형자산	
1. 토지	병원이 보유하는 업무용 · 비업무용 토지
2. 건물	병원이 보유하는 병동 · 관리동 · 직원숙소와 같은 일체의 건물과 전기 · 기관 · 난방 · 승강기 · 급배수 · 위생 · 기송관 등의 부속설비
3. 구축물	굴뚝 · 문 · 울타리 · 옹벽 · 도로 · 정원 등과 같이 건물 및 부속설비 이외의 공작물이나 토목설비로서 토지에 고정되어 있는 시설
4. 기계장치	전기설비 · 기계설비 · 냉동설비 · 주방설비(싱크대, 전기밥솥 등) · 세탁설비 등의 기계장치
5. 의료장비	환자진료를 위해 사용되는 의료기구나 용구(병실침대 포함)
6. 차량운반구	승용차, 구급차와 기타의 육상운반구
7. 공기구비품	내용연수가 1년 이상이고 구입가액이 상당액 이상인 일반가구류 · 전기가구류 · 사무용비품 · 병실용비품(상두대 · 공구류 · 집기류 · 전자계산기 등
8. 기타 유형자산	도서, 예술품(그림 등) 등 기타 유형자산에 속하지 아니하는 자산
9. 건설중인 자산	유형자산의 건설을 위해 투입된 재료비, 인건비, 경비, 도급금 등

10. 감가상각 누계액	유형자산에 대한 감가상각비의 누계액을 기재하며 당해자산에서 차감형식으로 기재
11. 국고보조금	자산취득을 위한 국고보조금에 대한 자산차감계정
(3) 무형자산	
1. 영업권	합병, 영업양수 및 전세권 취득 등의 경우 유상으로 취득한 권리
2. 산업재산권	특허권, 의장권, 상표권 등의 재산권
(4) 기타 비유동자산	
1. 이연법인세자산	자산 · 부채가 회수 · 상환되는 미래기간의 과세소득을 감소시키는 효과를 가지는 일시적 차이 등

■ 부채과목

□ 유동부채	1년 내에 상환해야 할 부채
1. 매입채무	약품 등 재고자산매입대가의 미지급금
2. 단기차입금	금융기관으로부터 차입한 1년 이내에 상환할 부채
3. 미지급금	일반적 상거래 이외의 거래에서 발생한 1년 이내에 지급할 금액
4. 선수금	일반적 상거래에서 발생한 선수금
5. 예수금	거래상대방 또는 병원직원으로부터 원천징수하여 납부시까지 예수하고 있는 제세와 예수금
6. 미지급비용	발생된 비용중 미지급한 금액(미지급급여 · 미지급집세 · 미지급이자 등) 등
7. 미지급제세	당기소득에 대해 납부할 법인세 등 기타 제세의 미지급액
8. 유동성 장기부채	장기부채 중 1년 이내에 상환할 부채
9. 선수수익	현금으로 수령하였으나 차기이후에 속하는 것(선수임차료 · 선수이자 · 선수수수료 등)
10. 예수보증금	업무상 일시적으로 보관하는 보증금(입원보증금 · 하자보증금 등)
11. 단기부채성충당금	1년 이내에 사용되는 부채성충당금(임직원의 상여금지급충당금 · 연월차수당충당금 등)
12. 임직원단기 차입금	임원이나 직원으로부터 일시적으로 차입한 금액(가수금)
13. 이연법인세부채	자산 · 부채가 회수 · 상환되는 미래기간의 과세소득을 감소시키는 효과를 가지는 일시적 차이 등
14. 기타의 유동부채	기타 다른계정에 속하지 아니하는 유동부채

과목	내용
□ 비유동부채	
1. 장기차입금	상환기일이 1년 이후에 도래하는 차입금
2. 외화장기 차입금	외화표시차입금으로서 상환기일이 1년 이후에 도래하는 차입금
3. 금융리스 미지급금	상환기일이 1년이후에 도래하는 금융리스 미지급금
4. 장기성 매입채무	지급기일이 1년 이후에 도래하는 매입채무
5. 퇴직급여 충당금	임직원이 일시에 퇴직할 경우에 지급할 금액으로 국민연금 퇴직전환금, 퇴직보험 예치금을 차감하는 형식으로 기재
6. 이연법인세부채	자산 · 부채가 회수 · 상환되는 미래기간의 과세소득을 증가시키는 효과를 가지는 일시적 차이 등
7. 삭제	
8. 임대보증금	임대계약 등을 확실히 하기 위하여 1년 이상 보관하는 보증금

과목	내용
□ 고유목적사업준비금	법인의 고유목적사업 또는 기부금에 지출하기 위하여 설정한 준비금

과목	내용
□ 의료발전준비금	고유목적사업준비금의 사용

■ 자본과목

과목	내용
□ 기본금(기본재산)	
1. 법인기본금	병원설립을 위하여 출연한 금액
2. 기타기본금	병원증축 등을 위해 출연한 금액 중 미등기금액 또는 이익잉여금의 기본금대체액(정부로부터 받는 출연금 포함)
□ 자본잉여금	
1. 자산재평가적립금	
2. 기타자본잉여금	자본보존 목적의 자본잉여금
□ 기타포괄손익누계액	
1. 재평가잉여금	재평가되는 유형자산의 공정가치와 장부금액과의 차이
2. 해외사업환산손익	해외사업소의 외화자산 및 부채의 환산과정에서 발생하는 환산손익
□ 이익잉여금(결손금)	
1. 차기이월 잉여금(결손금)	차기로 이월될 잉여금(결손금)
2. 당기순이익(순손실)	

〔별표 2〕

손익계산서 과목분류 및 내용해설

■ 수익과목

□ 의료수익

과목	내용
1. 입원수익	① 입원환자 진료에 따른 제반 의료수익 ② 환자 종류별로 보험 · 급여 · 산재 · 일반 · 자보수익 등으로 구분 가능 ③ 사전에 정한 할인율에 따라 특정기관 및 개인에게 진료비를 에누리 또는 할인해 준 금액, 극빈환자 등을 위한 자선진료에 따른 무료 또는 감면액, 연구용환자에 대한 진료비감면액을 차감하여 계상
2. 외래수익	① 외래환자진료에 따른 제반 의료수익 ② 환자종류별로 구분 가능 ③ 진료비의 에누리 등은 입원수익과 같은 방법으로 차감하여 계상
3. 기타의료수익	
– 건강진단수익	종합건강진단 · 신체검사 · 건강상담 · 예방접종 등에 따른 제반수익
– 수탁검사수익	타 병원으로부터 검사 · 촬영 등을 의뢰받아 발생한 수익
– 직원급식수익	병원의 주방시설을 이용하여 병원직원 및 내방객 등에게 식사를 제공하여 발생한 수익
– 제증명료수익	진단서 등의 발급에 따른 수익
– 구급차 운영수익	환자에게 구급차를 제공하여 발생한 수익
– 기타수익	기타 다른 계정에 속하지 아니하는 의료수익(단, 금액적으로 중요한 경우 독립된 계정과목을 설정)

□ 의료외수익

1. 의료부대수익	① 병원이 주된 의료사업 이외의 영안실 · 매점 · 슈퍼마켓 등의 부대사업을 직영하여 발생한 수익 ② 시설직영수익 금액이 큰 경우에는 독립과목으로 계상
2. 이자수익	제예금 · 국공채 등의 이자 및 어음매입할인료 등의 수익
3. 배당금수익	투자한 회사로부터의 배당금수익
4. 임대료수익	병원건물 또는 시설(영안실, 식당 등)을 임대하여 발생한 수익
5. 단기매매증권 처분이익	① 투자자산인 투자주식 · 투자사채의 처분에 따른 이익 ② 매매수수료를 비롯한 처분에 소요된 비용은 처분가액에서 공제하여 계상
6. 단기매매증권 평가이익	투자자산인 투자주식 · 투자사채의 평가에 따른 이익
7. 연구수익 - 연구중심병원 연구수익 - 수탁연구수익 - 임상시험수익 - 기타연구수익	① 연구중심병원으로 지정된 기관의 총 연구수익 및 연구중심병원이 아닌 기관에서 수행한 수탁연구수익 ② 의약품 등의 안전성 · 유효성을 심의하기 위하여 병원에서 실시되는 임상시험 수익 등 ③ 1년 이상 진행되는 연구의 경우 진행기준에 따라 연구수익을 인식하여야 함
8. 외환차익	외환의 매입 및 매각에 따라 발생하는 이익
9. 외화환산이익	연도말에 외화자산 또는 외화부채를 결산일 현재의 환율로 평가하여 발생하는 이익
10. 투자자산 처분이익	투자자산의 처분시 처분가액이 장부가액(취득원가 – 감가상각누계액)보다 많아서 발생한 이익
11. 유형자산 처분이익	유형자산의 처분시 처분가액이 장부가액(취득원가 – 감가상각누계액)보다 많아서 발생한 이익
12. 대손충당금환입	초과설정된 대손충당금의 환입에 따른 이익
13. 기부금수익	① 병원이 재화 및 용역의 제공 없이 제3자로부터 무상으로 받은 수입 등 ② 공공병원이 정부 등으로부터 결손보전 또는 운영비보조목적으로 받은 보조금
14. 잡이익	기타 다른계정에 속하지 아니하는 의료외수익
15. 자산수증이익	의료장비 등의 재산을 무상으로 증여 받은 경우 증여자산의 가액을 계상
16. 채무면제이익	채권자로부터 채무액을 변제 받은 금액
17. 보험차익	보험에 든 재고자산과 유형자산의 멸실 등의 사고시 수령한 보험금액이 자산가액보다 많은 경우의 이익

■ 비용과목

ㅁ 의료비용

(1) 인건비

1. 급여

① 본봉 · 직책수당 등 명칭에 관계 없이 근로의 대가로 지급하는 비용

②의사급여 · 간호직급여 · 약무직급여 · 의료기사급여 · 영양직급여 · 사무직급여 · 기술직급여 · 기능직급여 · 일용직급여 등으로 나누어 계상

③ 의사급여에는 전문의와 전공의급여, 간호직급여에는 간호사와 조무사급여, 약무직급여에는 약사와 조제보조원급여, 의료기사직급여에는 의료기사와 보조원급여, 영양직급여에는 영양사 · 조리사 · 배식원 등의 급여, 사무직급여에는 행정직원과 전산직원급여, 기술직급여에는 의공, 전기, 기계 등 면허보유 기술자의 급여, 기능직급여에는 운전기사 · 경비원 · 미화원 · 세탁원 등의 급여, 일용직급여에는 시간급 · 일당 등의 조건으로 일시고용하여 지급하는 급여를 계상

④ 대학병원의 경우 임상교원의 본봉 · 진료수당 · 선택진료성과금 등의 급여를 교비 또는 기성회비회계에서 지급시에도 그 부담이 부속병원회계와 관련되는 경우 부속병원회계에서 지출하는 것으로 계상

⑤ 대학병원의 경우 고유목적사업비(전출금)는 임상교원의 급여를 차감한 잔액을 계상

2. 제수당

급여외 지급되는 각종수당

3. 퇴직급여

보수규정에 의한 퇴직급여계상액 또는 지급액
(사학연금 또는 공무원연금 부담액 포함)

(2) 재료비

1. 약품비

① 환자의 진료를 위하여 실제로 소모된 약품비 포함

② 약품종류에 따라 일반약품비 · 주사약품비 · 마취약비 · 마약비 · 소독약품비 · 약국재료비 등으로 분류

2. 진료재료비

① 환자의 진료를 위하여 실제로 소모된 진료재료비

② 진료재료의 종류에 따라 방사선재료비 · 검사재료비 · 수술재료비 · 치과재료비 · 의료소모품비 · 혈액비 · 동위원소재료비 · 기타재료비 등으로 분류

3. 급식재료비

환자 · 환자보호자 · 병원직원 등을 위한 급식에 소모된 급식재료와 급식용구

(3) 관리운영비

1. 복리후생비

① 직원복지후생을 위한 복지후생적인 비용

② 복리후생비는 그 성질에 따라 직원의료비, 병원이 부담하는 3대보험료(건강보험부담금 · 고용보험부담금 · 산재보험료), 국민연금부담금, 단체활동비, 축조의금, 당숙직비, 직원피복비 등으로 구분

2. 여비교통비	출장여비규정에 의한 국내외 출장여비 · 업무활동을 위한 시내교통비 · 통근버스임차료 · 의사 등의 부임여비 및 이와 유사한 성질의 교통비
3. 통신비	전신 · 전화 · Fax · 우편사서함 등 통신시설의 이용료 및 우편료
4. 전기수도료	전력료와 상 · 하수도료
5. 세금과공과	비용처리되는 재산세 · 종합토지세 · 주민세(균등할) · 사업소세 · 공동시설세 · 도시계획세, 인지 및 증지비용, 대한병원협회 등 관련단체에 납부하는 회비 등의 공과금
6. 보험료	건물 및 의료장비에 대한 화재보험, 보증보험, 의료사고보험 등의 보험료(단, 차량보험은 제외)
7. 환경관리비	소독용역비, 오물수거비, 쓰레기종량제봉투비 등
8. 지급임차료	건물 · 시설 · 의료기기 등의 임차 및 리스비용
9. 지급수수료	법률 및 경영업무를 위한 자문수수료, 경영진단 · 회계감사 · 세무조정 등에 대한 수수료, 등기비용, 송금수수료, 기타소송비
10. 수선비	① 유형자산의 수선유지를 위하여 외부수선업체에 지불한 금액과 수선을 위하여 소모된 수선용품비(단, 차량수선비는 차량비에 계상) ② 유형자산의 종류에 따라 의료장비수선비 · 건물수선비 등으로 구분
11. 차량유지비	차량의 운영 및 유지에 드는 통행료 · 주차비 · 자동차세 · 차량면허세 · 책임 및 종합보험료 · 유류대 · 수선비 등
12. 교육훈련비	① 직원의 교육 및 훈련을 위한 각종 세미나 및 연수참가비 · 외부강사의 강사료 · 직원의 해외교육비용 · 예비군 및 민방위훈련비 등 ② 교육훈련비는 직종에 따라 의사교육훈련비 · 간호직원교육훈련비 등으로 구분
13. 도서인쇄비	연구용도서를 포함한 도서 · 잡지 · 신문의 구입 및 구독비용, 복사비 및 제규정 · 사내보 · 예산서 · 처방전 · 장표 등의 인쇄비용
14. 접대비	업무와 관련하여 거래와 관계 있는 자의 접대 및 사례비
15. 행사비	병원장 취임식, 체육대회 등 각종행사에 소요된 비용
16. 연료비	보일러 및 냉난방시설을 위한 가솔린, 중유, 가스 등의 비용(단, 차량유류대는 제외)
17. 선교비	원목활동을 위한 비용(원목실 운영지원비 등)
18. 의료사회사업비	부인암검진사업, 방역사업 및 의료계몽과 관련하여 발생하는 재료비, 출장비 등의 제반비용, 무의촌진료비, 채헌혈비 등(단, 연구용 및 자선진료감액은 해당 의료수익에서 차감하여 계상)

19. 소모품비	장부, 제용지, 볼펜, 제서식 등의 사무용품비와 감가상각 대상은 아니나 1년 이상 사용하는 비품 중 금액이 적어 비용처리되는 소모품비
20. 자체연구비	병원의 자체연구활동과 직접 관련이 있거나 합리적이고 일관성 있는 기준에 따라 그러한 활동에 배부될 수 있는 모든 지출(연구용 동물구입비 및 의국운영비 포함)
21. 감가상각비	① 유형자산에 대한 감가상각계산액 ② 유형자산종류에 따라 건물 · 구축물 · 기계장치 · 의료장비 · 차량운반구 · 공기구비품 등으로 구분
22. 무형자산상각비	창업비, 장기의 외화채권 또는 외화채무에서 발생한 임시거액의 평가차손(환율조정차)의 상각비 등
23. 임차자산 개량상각비	타인명의 자산에 가산된 자본적 지출에 대한 상각비
24. 광고선전비	직원채용, 입찰, 기타 홍보를 위한 비용
25. 대손상각비	의료미수금 등 채권에 대한 대손충당금전입금과 불량채권의 대손처리비용
26. 피복침구비	환자에 제공된 피복침구의 소모금액, 환자 및 직원피복침구의 세탁에 따른 비누, 소독제 등의 비용(외주로 처리시는 외주용역비에 계상. 직원피복비는 복리후생비로 분류)
27. 외주용역비	외부전문업체에 청소 · 세탁 · 시설관리 · 임상검사 등을 위탁하고 그 대가로 지불하는 비용
28. 잡비	각종 회의를 위한 다과비용 및 기타 상기 관리운영비에 해당되지 아니하는 비용
29. 의료분쟁비용	의료사고 등 의료분쟁으로 인해 발생한 손해배상 또는 합의 비용 등의 금액

□ 의료외비용

1. 의료부대비용	① 병원이 주된 의료사업 이외의 영안실 · 매점 · 슈퍼마켓 등의 부대사업을 직영하여 발생한 비용 ② 시설직영수익을 독립과목으로 계상한 경우에는 해당비용도 독립과목으로 계상
2. 이자비용	장단기차입금 및 기타 채무에 대하여 지급한 이자 및 어음할인료
3. 기타의 대손상각비	일반적 매출채권(의료미수금)외 채권의 대손발생액
4. 기부금	불우이웃돕기, 기타 외부기관에의 기부금 및 의연금 등
5. 단기매매증권 처분손실	유가증권 처분시 취득가액이 처분가액보다 낮아서 발생한 손실
6. 단기매매증권 평가손실	시장성 있는 유가증권의 시가가 현저히 저락하여 시가로 평가시 발생한 손실
7. 연구비용 – 연구중심병원 연구비용 – 수탁연구비 – 임상시험비 – 기타연구비	① 연구중심병원으로 지정된 기관의 총 연구비용 및 연구중심병원이 아닌 기관에서 수행한 수탁연구비용 등 ② 의약품 등의 안전성 · 유효성을 심의하기 위하여 의료기관에서 실시되는 임상시험으로 인해 발생한 비용 ③ 연구비용은 1년 이상 진행되는 연구의 경우 진행기준에 따라 연구비용을 인식하여야 한다.
8. 외환차손	외환채권의 회수 또는 외화부채의 변제시 환율변동에 따라 발생한 손실
9. 외화환산 손실	투자자산의 처분시 처분가액이 장부가액보다 낮아서 발생한 손실
10. 투자자산 처분손실	투자자산의 처분시 처분가액이 장부가액(취득원가 – 감가상각누계액)보다 많아서 발생한 이익
11. 유형자산 처분손실	유형자산의 처분시 처분가액이 장부가액보다 낮아서 발생한 손실
12. 재고자산 감모손	재고자산의 실사결과 실사된 재고량이 장부상 수량보다 부족하여 손실처리할 금액
13. 삭제	
14. 고유목적 사업비	① 대학 및 학교법인의 고유목적사업을 위하여 전출한 금액 ② 대학병원의 경우 임상교원의 급여와 연구보조비를 차감한 잔액을 계상
15. 잡손실	기타 다른계정에 속하지 아니하는 의료외비용
15. 재해손실	화재, 도난 등 우발적인 재해로 인한 손실

□ 법인세비용	
1. 법인세비용 (소득세 등)	법인세 등에 의거 당기과세소득에 대해 당기부담할 법인세 및 부가되는 세액 합계에 당기이연법인세변동액을 가감 · 산출된 금액
□ 고유목적사업 준비금 전입액	법인의 고유목적사업인 연구용진료 · 건물증축 · 의료장비구입 · 대학운영 등을 위하여 준비금을 설정하여 결산서에 반영한 경우 준비금 전입액
□ 고유목적사업 준비금 환입액	고유목적사업준비금 미사용분 및 의료발전준비금환입액

[별지 제1호서식]

의료미수금명세서

(단위 : 원)

계 정 과 목	기초 잔액	당기 증가	당기 감소	삭감액	기말 잔액	대 손 충당금	비 고
1. 재원미수금 – 보험미수금 – 급여미수금 · · · 2. 퇴원미수금 – 보험미수금 · · · 3. 외래미수금 – 보험미수금 · · ·							충당금 설정율 등
계							

[별지 제2호서식]

재고자산명세서

(단위 : 원)

계 정 과 목	기초잔액	당기증가액	당기감소액	기말잔액	비 고
1. 약품 – 일반약품 · · · 2. 진료재료 – 방사선재료 – 검사재료 · · · 3. 급식재료 4. 저장품 – 사무용품 · · · 5. 의료부대물품					재고자산 평가방법 등
계					

[별지 제3호서식]

유형자산명세서

(단위 : 원)

계 정 과 목	기초잔액	당기증가	당기감소	기말잔액	감가상각 누 계 액 (국고보조금누계액)	비 고
1. 토지 2. 건물 - 건물 - 부속설비 3. 구축물 4. 기계장치 5. 의료장비 6. 차량운반구 7. 공기구비품 8. 건설중인 자산						감가상각 방법 등
계						
1. 국고보조금(토지) 2. 국고보조금건물 - 건물 - 부속설비 3. 국고보조금(구축물) 4. 국고보조금(기계장치) 5. 국고보조금(의료장비) 6. 국고보조금 (차량운반구) 7. 국고보조금 (공기구비품) 8. 국고보조금 (건설중인 자산)						
계						

[별지 제4호서식]

감가상각누계명세서

(단위 : 원)

계 정 과 목	취득 원가	당기 상각	상각 누계	기말 잔액
1. 유형자산 – 건물 – 구축물 · · · 2. 무형자산 – 영업권 · · ·				
계				

[별지 제5호서식]

차입금명세서

(단위 : 원)

계 정 과 목	차입처	종 류	기초 잔액	당기 증가	당기 상환	기말 잔액	이자율	비 고
(단기차입금) 1. 은행차입금 - A은행 - B은행 2. 유동성장기차입금 3. 기타차입채무 . . .								
소계								
(장기차입금) 1. 은행차입금 2. 외화차입금								
소계								
합계								

※ 연도별 상환계획, 환율 등 기재

[별지 제6호서식]

진료과별 · 환자종류별 외래(입원)수익명세서

(단위 : 원)

진료과	건강 보험	의료 급여	자동차 보 험	산재 보험	일반	기타	합계
내 과 일반외과 소아과 산부인과 신경정신과 이비인후과 · · · 응급실							
계							

주 : 외래(입원)수익명세서는 별도 구분하여 작성

[별지 제7호서식]

직종별 인건비명세서

(단위 : 원)

직종별	급 여	제수당	퇴직급여	합 계	회계연도말 인력
1. 의사직 – 전문의 – 전공의 · 2. 간호직 – 간호사 – 간호조무사 · 3. 의료기사직 – 방사선사 · 4. 약무직 – 약사 · 5. 영양직 – 영양사 – 조리사 6. 사무직 7. 기술직[1)] 8. 기능직[2)] 9. 보조직[3)]					
계					

1) 기술직 : 의공기사, 전기기사, 열관리기사, 환경관리기사 등 전문 기사자격을 취득한 자.
2) 기능직 : 운전기사, 교환원, 경비원, 목공, 보일러공 등의 기능업무를 수행하는 자.
3) 보조직 : 기사 및 기능사 자격이 없는 일용인력, 보조인력, 배식인력 등.

[별지 제8호서식]

진료과별 · 환자종류별 입원환자 명세서

(단위 : 명)

진료과	건강보험		의료급여		자동차보험		산재보험		일반		기타		합계	
	실인원	연인원	실인원	연인원	실인원	연인원	실인원	연인원	실인원	연인원	실인원	연인원	실인원	연인원
내 과														
일반외과														
소아과														
산부인과														
신경정신과														
이비인후과														
·														
·														
·														
응급실														
계														

주1 : 입원 실인원은 실제 입원수속 또는 퇴원수속을 한 환자수를 기재함

주2 : 입원 연인원은 입원환자 또는 퇴원환자의 총재원 일수를 기재함

[별지 제9호서식]

진료과별 · 환자종류별 외래환자 명세서

(단위 : 명)

진료과	초 진 환자수	환자 종류별 연 외래환자수						
		건강보험	의료급여	자동차 보 험	산재보험	일반	기타	합계
내 과								
일반외과								
소 아 과								
산부인과								
신경정신과								
이비인후과								
·								
·								
·								
응 급 실								
계								

주1 : 초진환자 수 – 병원 외래에서 처음으로 진료를 받으러 온 환자수를 기재함

주2 : 연 외래환자 수 – 내원한 외래환자와 연간합계를 기재함

부 칙

①(시행일) 이 고시는 고시한 날부터 시행한다.

②(비교표시에 관한 경과조치) 재무제표는 Ⅰ. 2. 2)의 규정에 불구하고 이 기준을 처음으로 적용하는 회계연도에는 당해 회계연도분만 작성 할 수 있다.

한국이 채택한 국제회계기준(IFRS)에 따라 변경된 재무제표

1. 대차대조표(용어변경) → 재무상태표
2. 손익계산서(용어변경, 양식변경) → 포괄손익계산서
3. 포괄손익계산서는 성격별 분류법과 기능별 분류법 중 하나를 선택하여 표시
   (1) 성격별 분류법에 의한 포괄손익계산서

포괄손익계산서

A사 2025년 1월 1일 ~ 2025년 12월 31일

수익	×××	
기타수익		×××
총비용		(×××)
• 제품과 재공품의 변동		×××
• 원재료와 소모품의 사용액		×××
• 종업원급여비용		×××
• 감가상각비와 기타 상각비		×××
• 기타비용		×××
법인세비용차감전순이익		×××
법인세비용		(×××)
계속영업이익		×××
중단영업이익		×××
당기순이익		×××
기타포괄손익		×××
총포괄이익		×××

(2) 기능별 분류법에 의한 포괄손익계산서(예시)

포괄손익계산서

A사 2025년 1월 1일 ~ 2025년 12월 31일

수익	×××	
매출원가		(×××)
매출총이익		×××
기타수익		×××
판매비와관리비		(×××)
• 물류원가		(×××)
• 관리비		(×××)
기타비용		(×××)
법인세비용차감전순이익		×××
법인세비용		(×××)
계속영업이익		×××
중단영업이익		×××
당기순이익		×××
기타포괄손익		×××
총포괄이익		×××

손익계산서의 비교 : 기존 기준 vs 한국채택국제회계기준

1. 기존 기준의 손익계산서 (예시)

손익계산서

A사 2025년 1월 1일 ~ 2025년 12월 31일

매출액 기업의 주된 영업활동으로부터 발생한 수익			×××
매출원가			(×××)
매출총이익			×××
판매비와관리비			(×××)
판매비 판매활동에서 발생한 비용	×××		
관리비 기업의 관리활동에서 발생한 비용	×××		
영업이익 기업의 주된 영업활동으로부터 발생한 이익		×××	
영업외수익			×××
영업외비용 기업의 주된 영업활동이 아닌 활동으로부터 발생한 비용			(×××)
법인세비용차감전순이익			×××
법인세비용			(×××)
당기순이익			×××

영업외수익 예 : 이자수익, 배당금수익, 유형자산처분이익, 잡이익 등

영업외비용 예 : 이자비용, 기타의 대손상각비, 유형자산처분손실, 잡손실 등

2. 한국채택국제회계기준(K-IFRS)의 포괄손익계산서 (기능별 분류법 예시)

포괄손익계산서

A사 2025년 1월 1일 ~ 2025년 12월 31일

수익(매출액)	×××
매출원가	(×××)
매출총이익	×××
기타수익	×××
판매비와관리비	(×××)
• 물류원가	(×××)
• 관리비	(×××)
기타비용	(×××)
법인세비용차감전순이익	×××
법인세비용	(×××)
계속영업이익	×××
중단영업이익	×××
당기순이익	×××
기타포괄손익	×××
총포괄이익	×××

기출 · 예상문제 및 해설

1. 재무회계

01 다음 중 회계의 목적이 아닌 것은?

① 경제적 의사 결정자에게 유용한 재무적 정보를 제공한다.

② 한정된 자원의 효율적인 사용을 위한 의사결정정보를 제공한다.

③ 조직의 인적 물적 제 자원의 효과적인 지휘 통제를 위한 정보를 제공한다.

④ 세무당국이 과세를 부과하는데 기초자료로 사용된다.

⑤ 각종 조세의 부과를 회피하기 위하여 기초자료를 작성한다.

해설 회계는 기업의 언어로서 기업내부와 외부의 이해관계자들이 경제적 의사결정을 하는데 도움이 되는 재무적 정보를 산출한다. 또한 세무당국이 과세를 부과하는데 기초로 사용된다.

02 다음 중 회계의 일반원칙이 아닌 것은?

① 계속성의 원칙 ② 신속성의 원칙

③ 명료성의 원칙 ④ 신뢰성의 원칙

⑤ 안전성 원칙

해설 회계의 일반원칙으로는 신뢰성원칙, 명료성원칙, 충분성원칙, 계속성원칙, 안전성(보수주의)원칙 등이 있다.

03 다음은 기업회계기준에 있어서 일반원칙을 설명한 것이다. 일반원칙에 해당되지 않는 것은?

① 회계처리 및 보고는 신뢰할 수 있도록 객관적인 자료와 증거에 의하여 공정하게 처리하여야 한다.

② 중요한 회계방침과 회계처리기준 · 과목 및 금액에 관하여는 그 내용을 재무제표상 충분히 표시하여야 한다.

③ 회계처리와 재무제표 작성에 있어서 과목과 금액은 그 중요성에 따라 실용적인 방법에 의하여 결정하여야 한다.

④ 회계처리는 거래의 실질과 경제적 사실을 반영할 수 있어야 한다.

⑤ 수익과 비용은 총액에 의하여 기재하여야 하고 수익과 비용을 직접 상계하여 그 전부 또는 일부를 손익계산서에서 제외할 수 없다.

해설 ⑤번은 총액주의 원칙으로 손익계산서 작성원칙이다. ①번은 신뢰성의 원칙, ②번은 충분성의 원칙, ③번은 중요성의 원칙, ④번은 실질우선의 원칙이다.

04 회계의 공준에 해당되는 것으로 옳은 것은?

가. 비화폐적인 평가의 공준	나. 화폐평가의 공준
다. 수익기업의 공준	라. 기업실체의 공준

① 가, 나, 다 ② 가, 다

③ 나, 라 ④ 라

⑤ 가, 나, 다, 라

해설 회계의 공준(accounting postulate)으로는 기업실체의 공준, 계속기업의 공준, 화폐평가의 공준 등이 있다.

05 재무회계의 기본요건으로 옳은 것은?

> 가. 화폐적 정보제공
> 나. 자율적인 기본재무제표 선정과 보고
> 다. 보고의 적정성과 외부보고 목적
> 라. 일반적으로 인정되지 않은 회계원칙

① 가, 나, 다 ② 가, 다
③ 나, 라 ④ 라
⑤ 가, 나, 다, 라

해설 재무회계의 목적은 경제실체 외부의 불특정 이해관계자들의 경제적 의사결정에 유용한 정보를 제공하기 때문에 기업회계기준(의료기관 회계기준)에 근거하여 작성해야한다.

06 다음 중 의료기관회계기준규칙에 따르면 병원장은 매 회계연도 종료일로부터 몇 개월 이내에 결산서를 제출해야 하는가?

① 3개월, 보건소장
② 6개월, 보건복지부장관
③ 6개월, 지방자치단체장
④ 3개월, 보건복지부장관
⑤ 6개월, 보건소장

해설 병원장은 매 회계연도 종료일로부터 3개월 이내에 결산서를 작성하여 보건복지부장관에게 제출

07 의료기관 회계기준규칙은 의료법 제62조 2의 규정에 따라 의료기관 개설자가 준수하여야 하는 의료기관회계기준을 정함으로써 의료기관 회계의 무엇을 확보함을 목적으로 하고 있는가?

① 신속성 ② 계속성
③ 투명성 ④ 안정성
⑤ 계속성

08 회계실체의 경제적인 상태 측면에서 회계의 기본방정식은?

① 자산총계 = 부채총계+자본총계
② 자본총계 = 부채총계+자산총계
③ 자산총계 = 부채총계−자본총계
④ 부채총계 = 자본총계−자산총계
⑤ 자본총계 = 부채총계−자산총계

해설 회계의 기본방정식은 자산=부채+자본으로서 이는 재무상태표 방정식이라고 한다. 즉 경제적 실체가 소유하고 있는 총 자산의 합은 부채와 자본의 합과 같다.

09 다음 (가), (나), (다)의 등식은?

(가) : 자산 = 부채 + 자본
(나) : (기말자산 − 기말부채) − 기초자본 = 당기순손익
(다) : 기말자산 + 총비용 = 기말부채 + 기초자본 + 총수익

	(가)	(나)	(다)
①	자본등식	재산법	시산표등식
②	재무상태표등식	재산법	시산표등식
③	자본등식	재산법	정산표등식
④	자본등식	기말재무상태표등식	시산표등식
⑤	재무상태표등식	재산법	정산표등식

해설 (가)는 재무상태표 등식, (나)는 재산법, (다)는 시산표 등식이다.

10 예상되는 손실은 모두 계상하고, 예상되는 이익은 계상하지 말라"는 회계원칙은 다음 중 어느 원칙과 같은 내용을 갖고 있는가?

① 수익과 비용의 대응원칙　　② 수익인식의 원칙
③ 중요성의 원칙　　④ 화폐평가 원칙
⑤ 보수주의의 원칙

해설 안정성 원칙(보수주의 원칙)은 자산과 부채의 평가에 대한 예외규정과 수익과 비용인식의 일반 기준에 대한 이론적 근거가 되는 원칙이다. 즉, 동일한 거래에서도 기업의 재무구조의 건실화를 고려하여 위험이 적은 쪽으로 회계처리 하게 된다.

11 발생주의 하에서 의료수익의 인식기준시점은?

① 환자가 퇴원하였을 때이다.
② 병원에서 환자에게 의료서비스를 제공한 때이다.
③ 본인부담금을 받았을 때와 청구하였을 때이다.
④ 환자로부터 진료비를 받았을 때이다.
⑤ 보험자로부터 진료비가 입금되었을 때이다.

해설 발생주의(accrual basis)란 환자에게 의료서비스를 제공한 재료(약품 등)와 용역(진찰, 수술 등)의 대가로 받을 권리가 생긴 시점에서 회계처리를 하는 방법이다.

12 의료수익을 계산할 경우 발생주의의 장점에 해당되지 않는 것은?

① 매일 진료비가 집계되므로 퇴원환자의 진료비정산이 빨리, 정확히 이루어질 수 있다.
② 현금의 관리가 정확히 이루어질 수 있다.
③ 회계의 기본공준에 따라 회계처리 하게 된다.
④ 의료수익, 의료미수금, 현금을 상호 연결시켜 종합적으로 관리가 가능하다.
⑤ 착오와 부정의 발생 가능성이 낮아진다.

해설 현금만을 정확히 관리하기 위해서는 현금의 출납을 기준으로 작성하는 회계처리 방법인 현금주의가 유리하다.

13 다음은 시산표의 기능으로 옳은 것은?

가. 대차금액의 일치의 원리
나. 자기통제기능 또는 자기검증 기능
다. 재무제표 작성전의 개략전인 재무상태 확인 기능
라. 비용 및 수익의 상계처리 기능

① 가, 나, 다 ② 가, 다 ③ 나, 라
④ 라 ⑤ 가, 나, 다, 라

해설 시산표란 재무제표 작성 이전에 차변과 대변금액의 일치 여부를 사전에 검증(확인)해 보기 위해서 작성한다.

14 다음 중 시산표 등식은 어느 것인가?

① 기말자산 + 총비용 + 순이익 = 기말부채 + 기말자본 + 총이익
② 기말자산 + 총비용 + 순이익 = 기초부채 + 기초자본 + 총수익
③ 기말자산 + 총비용 = 기말부채 + 기초자본 + 총수익
④ 기말자산 + 총비용 = 기초부채 + 기말자본 + 총수익
⑤ 기말자산 + 총수익 = 기말부채 + 기초자본 + 총비용

해설 시산표 등식은 기말자산 + 총비용 = 기말부채 + 기초자본 + 총수익이다. 즉, 차변합계금액과 대변합계금액을 비교하는 것이다.

15 다음 중 재무회계와 세무회계를 비교한 표이다. 설명으로 옳은 것은?

구 분	재무회계	세무회계
가. 목적	이용자에게 경제적 의사결정에 유용한 정보제공	과세소득의 결정
나. 작성근거	기업회계기준(의료기관회계기준)	세법
다. 보고양식	재무제표	세법의 소요양식
라. 수익인식기준	보수주의	실현주의

① 가, 나, 다 ② 가, 다 ③ 나, 라
④ 라 ⑤ 가, 나, 다, 라

해설 재무제표(손익계산서) 작성 시 수익인식 기준은 실현주의이며, 세무회계는 보수주의이다.

16 회계에서 쓰이는 수입과 수익의 설명 중 틀린 것은?

① 수입은 현금으로 받은 금액이다.

② 외래환자진료비 15,000원중 본인부담금으로 7,000원을 받았다면 7,000원은 수입이고, 15,000원은 수익이다.

③ 외래환자진료비 15,000원중 본인부담금으로 7,000원을 받았다면 7,000원은 수익이고, 15,000원은 수입이다.

④ 수익은 현금으로 받은 것은 물론 미수금으로 나중에 받을 금액도 포함한다.

⑤ 수입과 수익은 비슷한 말이나 회계에서는 구분하여 사용한다.

해설 수익은 환자에게 의료서비스를 제공하고 재료와 용역의 대가로 받을 권리가 생긴 진료비 전체를 의미하며, 수입은 발생된 수익 중에서 현금으로 입금된 것을 말한다.

17 회계에서 쓰이는 지출과 비용의 설명 중 틀린 것은?

① 지출과 비용은 다른 말로서 구분되어 쓰인다.

② 지출은 현금으로 지급된 금액만을 말하고, 비용은 지급할 의무가 생긴 것도 포함한다.

③ 감가상각비는 지출된 비용이다.

④ 감가상각비는 지출되지 않은 비용이다.

⑤ 직원들에게 급여로 지급할 1억원 중 7천만원을 지급했다면 7천만원은 지출이고 1억원은 비용이다.

해설 지출은 발생된 비용 중에서 현금으로 직접 지출된 것이고, 비용은 병원이 환자에게 의료서비스를 제공하는 과정에서 발생한 것이다.

18 회계용어에 대한 다음 설명 중 틀린 것은?

① 지출은 현금으로 지급된 금액을 말하고, 비용은 지급 할 의무가 있는 것도 포함된 포괄적인 의미이다.

② 수익에 대한 대응은 비용이고 수입에 대한 대응 개념은 지출이다.

③ 당기순이익은 수입에서 지출을 차감하여 계산한다.

④ 당기순이익은 총수익에서 총비용을 차감하여 계산한다.

⑤ 법인세 신고를 위하여 결산서상의 손익계산서에 계상된 수익과 비용을 조정하여 익금과 손금을 별도 산출하여야 한다.

해설 당기순이익은 총수익에서 총비용을 차감하여 계산한다.

19 자본적 지출과 수익적 지출에 대한 설명으로 옳지 않은 것은?

① 자본적 지출은 유형자산의 내용연수를 연장시키거나 가치를 실질적으로 증가시키는 지출을 말한다.
② 수익적 지출은 유형자산의 원상을 회복시키거나 능률유지를 위한 지출을 말한다.
③ 자본적 지출로 처리된 경우 감가상각의 대상이 된다.
④ 수익적 지출로 처리된 경우 비용증대로 인하여 당기순이익 증가를 초래한다.
⑤ 수익적 지출로 처리된 경우 비용증대로 인하여 당기순이익 감소를 초래한다.

해설 자본적 지출이란 내용연수가 연장되거나 자산의 가치를 증가시키는 지출이다. 지출의 효익이 장기간에 미치므로 당기의 비용으로 하지 않고, 비유동자산의 원가를 구성하는 지출로 이를 자본화하여 해당 유형자산의 취득원가에 산입한다. 수익적 지출이란 경상적인 자산의 유지 · 관리를 위한 지출로서 지출의 효익이 당기에 끝나므로 당기의 비용에 포함되는 지출이다. 주로 수선비 등이 해당된다.

20 자본적 지출과 수익적 지출의 조건에 대한 설명 중 옳지 않은 것은?

① 자본적 지출은 일정금액 이상, 내용년수 1년 이상인 자산의 취득을 위한 지출
② 수익적 지출은 일정금액 미만, 내용년수 1년 이하인 자산의 취득을 위한 지출
③ 수익적 지출은 수선유지비 등의 비용으로 회계처리한다.
④ 자본적 지출은 자산의 가치를 증가시키는 회계처리를 하고, 이후에 감가상각한다.
⑤ 자본적 지출은 금액에 관계없이 내용연수가 1년 이상인 자산의 취득을 위한 지출

해설 앞 문제의 해설 참조

21 현금주의의 장점으로 옳은 것은?

① 총의료수익이 얼마나 발생했는지를 모른다.
② 삭감액이 얼마인지 기록되지 않는다.
③ 회계기간의 공중에 어긋난다.
④ 기간수익이 왜곡될 수 있다.
⑤ 업무처리가 간단하다.

해설 현금주의는 진료비 가운데 일부라도 입금이 되면 그 입금시점으로 계산하는 방법으로 업무 처리가 간단하다는 장점이 있다. 단점으로는 기간수익이 왜곡될 수 있고, 의료수익관리 및 의료미수금관리가 어렵다. 현금관리의 착오나 부정소지가 많으며, 퇴원진료비 계산이 늦으며, 계산 시 정산착오의 가능성이 많다.

22 소액현금제도의 장점에 해당되지 않는 것은?

① 현금지출업무가 단순해진다.
② 결재시간이 줄어든다.
③ 각 부서장의 전결사항이 늘어난다.
④ 각 부서의 사기를 높일 수 있다.
⑤ 부서장이 마음 놓고 현금을 지출할 수 있다.

해설 소액현금제도란 우송료, 소액의 여비지급, 사무용소모품비 등과 같은 여러 가지 종류의 소액의 현금지급이 필요한 경우 이 자금에서 지출하게 하는 제도이다. 장점으로는 현금지출업무가 단순해짐으로 업무의 효율성을 높일 수 있고, 소액에 대한 재량권이 각 부서장에게 주어지므로 결재시간을 단축시킬 수 있다. 반면, 단점으로는 사전결재를 받지 않고 현금이 지출되므로 비용의 과다발생 소지가 있다.

23 다음 중 기본재무제표에 포함되는 것으로 옳은 것은?

가. 재무상태표	나. 손익계산서
다. 현금흐름표	라. 의료미수금명세서

① 가, 나, 다　② 가, 다　③ 나, 라
④ 라　⑤ 가, 나, 다, 라

해설 기본재무제표로는 재무상태표, 손익계산서, 현금흐름표, 자본변동표 등이 있다. 의료기관의 경우 자본변동표 대신에 기본금변동계산서의 작성이 요구된다.

24 재무제표 중 일정기간의 경영성과를 나타내는 회계보고서는?

① 손익계산서　② 재무상태표　③ 현금흐름표
④ 자본변동표　⑤ 시산표

해설 손익계산서는 일정기간의 경영성과를 나타내는 회계보고서이다.

25 재무상태표란 무엇인가?

① 일정시점의 재정상태를 나타내는 회계보고서
② 일정기간동안의 재정상태의 변동을 나타내는 회계보고서
③ 일정기간동안의 경영성과를 나타내는 회계보고서
④ 일정시점의 부채와 자기자본상태를 나타내는 회계보고서
⑤ 일정기간의 현금흐름을 나타내는 회계보고서

해설 재무상태표는 일정시점에 있어서 회계주체의 자산, 부채, 자본(기본재산) 등의 재정상태를 나타내는 회계보고서이다.

26 다음 중 재무상태표의 공고의무에 대한내용 중 옳은 것은?

가. 기업회계기준에 의해 비교식 재무상태표를 작성한 경우에도 당해연도분 만의 각계정과목과 금액만을 공고할 수 있다.
나. 수익사업이 없는 비영리법인은 재무상태표 공고의무가 없다.
다. 외국법인에 대하여는 재무상태표 공고의무가 없다.
라. 법인세 납세 의무가 있는 내국법인 중 외부감사 대상법인은 재무상태표의 각 계정의 과목명과 금액을 법인세과세표준 신고기한에 일간신문에 공고하여야 한다.

① 가, 나, 다　② 가, 다　③ 나, 라
④ 라　⑤ 가, 나, 다, 라

해설 법인세법상 수익사업을 하지 않는 비영리법인의 경우 공고의무가 없다.

27 재무상태표의 작성 기준으로 옳은 것은?

가. 비총액주의 기준 : 자산, 부채 및 자본의 비총액기준 기재
나. 유동성 배열 기준 : 항목별로 유동성이 높은 것부터 배열
다. 자본계정 비분리 기준 : 자본금, 자본잉여금, 이익잉여금 통합표시
라. 구분표시 기준: 자산, 부채 및 자본의 구분표시

① 가, 나, 다　② 가, 다　③ 나, 라
④ 라　⑤ 가, 나, 다, 라

해설 자본계정인 자본금, 자본잉여금, 이익잉여금을 각각 분리해서 표시해야 한다.

28 재무상태표는 한 병원의 재무상태를 두 가지 측면에서 보여준다. 두 가지측면으로 볼 수 있는 것은?

① 자산과 자본　② 수익과 비용　③ 자산과 수익
④ 자본과 수익　⑤ 자산과 비용

해설 재무상태표는 병원이 소유하고 있는 총자원인 자산측면과 자본측면을 보여 준다. 재무상태표 등식은 자산=타인자본+자기자본으로 나타낸다.

29 다음은 재무상태표상의 부채에 대한 설명으로 옳은 것은?

가. 부채는 크게 단기성부채인 유동부채와 장기성부채인 비유동부채로 구성되어 있다.
나. 유동부채는 통상 1년 내에 상환해야 할 단기성 부채로 매입채무, 단기차입금 등으로 구성되어 있다.
다. 총자산에서 소유주 지분인 자본을 제외한 타인자산을 부채라 한다.
라. 비유동부채는 통상 1년이후에 상환되어야할 장기성부채로 장기차입금, 장기성채무, 퇴직급여충당금등으로 구성되어 있다.

① 가, 나, 다　② 가, 다　③ 나, 라
④ 라　⑤ 가, 나, 다, 라

해설 금융리스료는 비유동부채로 운영리스료는 지급임차료(관리운영비)로 회계처리한다.

30 현금을 지급하였으나 처리할 계정과목이나 그 금액이 확실하지 않을 경우에 일반적으로 설정되는 계정은?

① 선급금 계정　② 미결산 계정　③ 가지급금 계정
④ 미지급금 계정　⑤ 현금과부족 계정

해설 가지급금은 현금은 지급하였으나 처리할 계정과목이 확실하지 않은 경우 설정하는 가계정이다.

31 백분율재무상태표란?

① 총의료수익을 100으로 볼 때 각 수익항목의 크기를 백분율로 표시한 것
② 총원가 크기를 100으로 볼 때 각 원가항목의 크기를 백분율로 표시한 것
③ 총자산 크기를 100으로 볼 때 재무상태표 각 계정과목의 크기를 금액으로 표시한 것
④ 자기자본총계를 100으로 볼 때 부채와 자산 각 항목의 크기를 백분율로 표시
⑤ 총자산 크기를 100으로 볼 때 재무상태표 각 계정과목의 크기를 백분율로 표시한 것

해설 백분율재무상태표란 총자산 크기를 100으로 볼 때 재무상태표 각 계정과목의 크기를 백분율로 표시한 것이다.

32 손익계산서란 무엇인가?

① 일정시점 기업의 재정상태를 나타내는 회계보고서
② 일정기간 동안 기업의 재정상태의 변동을 나타내는 회계보고서
③ 일정시점 기업의 부채와 자기자본상태를 나타내는 회계보고서
④ 일정기간 기업의 현금흐름을 나타내는 회계보고서
⑤ 일정기간 동안 기업의 경영성과를 나타내는 회계보고서

해설 손익계산서는 일정한 기간 동안 기업의 경영성과를 표시하는 재무제표이다.

33 다음 손익계산서의 설명으로 옳은 것은?

가. 병원의 일정기간에 있어서 경영성과 및 그 내용을 기재한 회계보고서이다.
나. 경영성과를 명확하게 보기 위해서는 그 회계기간에 속하는 모든 수익과 이에 대응 하는 모든 비용을 적정하게 표시하여야 한다.
다. 손익계산서의 작성은 발생주의 원칙에 따른다.
라. 손익계산서의 수익과 비용은 현금적인 측면을 강조한다.

① 가, 나, 다　② 가, 다　③ 나, 라
④ 라　⑤ 가, 나, 다, 라

해설 손익계산서란 일정한 기간동안 기업의 경영성과를 표시하는 회계보고서로서 발생주의 원칙에 따라 작성한다.

34 손익계산서는 다음과 같은 유용한 정보를 제공한다, 아닌 것은?

① 병원의 수익력과 미래의 순이익흐름에 관한 정보를 제공한다.

② 투자자들이 청구권에 관한 정보를 제공한다.

③ 병원의 순손익계산에 관한 명세를 나타내 준다.

④ 병원의 영업활동성과에 관한 정보를 제공한다.

⑤ 병원의 수익과 비용에 관한 정보를 파악할 수 있다.

해설 손익계산서는 일정기간 동안의 영업활동에서 일어난 경영성과를 나타낸다. 투자자들의 청구권에 관한 정보는 재무상태표에 나타난다.

35 다음 중 손익계산서의 작성기준으로 옳은 것은?

가. 발생주의와 실현주의 기준　　나. 수익과 비용 대응의 기준
다. 구분표시 기준　라. 수익항목과 비용항목 직접상계를 통한 순액 기준

① 가, 나, 다　② 가, 다　③ 나, 라

④ 라　⑤ 가, 나, 다, 라

해설 손익계산서는 수익비용대응의 원칙에 따라 수익과 비용의 대응이 기준에 의해 작성하지만 수익과 비용을 직접 상계해서 작성하는 것이 아니다.

36 다음 중 당좌자산에 포함되지 않는 항목은?

① 유가증권　② 의료미수금　③ 재고자산

④ 현금예금　⑤ 보통예금

해설 당좌자산이란 유동자산 중에서 재고자산을 제외하고 현금예금, 유가증권, 의료미수금 등 빠른 시일 내에 현금화가 가능한 자산을 일컫는다.

37 다음 중 비유동자산에 포함되지 않는 항목은?

① 건설중인 건물 ② 의료장비 ③ 토지
④ 투자자산 ⑤ 진료재료

해설 진료재료는 재고자산의 일종으로서 유동자산에 해당된다.

38 비유동자산과 유동자산을 나누는 기간의 기준은?

① 6개월 ② 1년 ③ 1년 6개월
④ 2년 ⑤ 3년

해설 자산 중에서 1년 이내에 현금화가 가능한 자산을 유동자산으로 구분하고, 1년 이후에 현금화가 가능한 자산을 비유동자산으로 구분한다.

39 재고자산의 평가방법에 속하는 것으로 옳은 것은?

가. FIFO	나. LIFO	다. 이동평균법	라. FILO

① 가, 나, 다 ② 가, 다 ③ 나, 라
④ 라 ⑤ 가, 나, 다, 라

해설 재고단가의 결정방법은 개별법, 재고가 입고된 순서에 의해 출고되는 형태의 선입선출법(FIFO method), 후입선출법(LIFO method), 평균법 등이 있다. 평균법에는 단순평균법, 이동평균법, 총평균법 등이 있다.

40 다음 중 유동자산에 해당되지 않는 것은?

① 재고자산 ② 투자자산 ③ 매출채권 (예: 의료미수금)
④ 현금 ⑤ 보통예금

해설 유동자산에는 당좌자산(현금, 단기금융상품, 미수금 등), 재고자산(약품, 진료재료, 의료소모품 등)이 있고, 비유동자산에는 투자자산, 유형자산, 무형자산이 있다.

41 의료기관 회계기준에서 재고자산으로 분류된 것으로 짝지워진 것은?

① 진료재료–공기구 비품 ② 기계설비–의료기기
③ 의료소모품–급식재료 ④ 약품–사무용기기
⑤ 급식재료–건물

해설 의료기관 회계기준상 재고자산은 약품, 진료재료, 급식재료, 일반저장품, 의료소모품, 미착재료 등이다.

42 다음 중 재고자산이 아닌 것은?

① 진료재료 ② 의료장비 ③ 미착재료
④ 약품 ⑤ 급식재료

해설 앞의 문제 해설 참조

43 의료기관 회계기준상 유형 비유동자산에 해당되지 않는 것은?

① 의료기기 ② 차량운반구 ③ 기계설비
④ 공기구비품 ⑤ 의료소모품

해설 유형 비유동자산에는 토지, 건물, 구축물, 기계장치, 의료기기, 차량운반구, 공기구비품, 금융리스자산, 동위원소재료, 건설가계정, 미착 비유동자산 등이 있다. 의료소모품은 재고자산에 포함된다.

44 다음 물품들은 물자분류상 어디에 속하는가?

Bone plate, Wire, X–ray film, 카테터

① 비유동자산 ② 진료재료 ③ 일반저장품
④ 의료기기 ⑤ 공기구비품

해설 재고자산인 진료재료에 해당된다.

45 구매관리의 기능에 대한 설명 중 틀린 것은?

① 이익을 창조하는 기능이다.

② 구매의 업무는 구매요구서의 작성이전부터 시작되어야 한다.

③ 구매는 고도로 훈련된 전문요원에 의하여 수행되어야 한다.

④ 경영의 주요기능이다.

⑤ 경영의 보조기능이다.

해설 현대의 구매관리 기능은 경영의 주요기능 중의 하나이다.

46 구매기능이 중앙화 되어야 하는 이유 중 적합하지 않은 것은?

① 종합적인 물자관리가 용이

② 신속하게 구매

③ 표준화가 가능

④ 전문직종 인력의 시간을 단축

⑤ 업무의 능률을 높임

해설 구매기능을 중앙화 한다는 것은 가능한 한 모든 물품의 구매업무를 한 부서에서 총괄하고 사용부서는 물품의 사용실적에 대하여만 책임을 진다. 구매기능이 중앙화되어야 하는 이유는 종합적인 물자관리가 용이해지고, 구매관리의 통합화로 물자관리 업무의 능률을 제고할 수 있으며, 전문직종 인력의 시간 낭비를 줄일 수 있다.

47 재고자산 구매요구서의 필수적인 기재사항이 아닌 것은?

① 단위 ② 수량 ③ 조달시기

④ 규격 ⑤ 상품명

해설 재고자산 구매요구서에는 일반적으로 구매하고자 하는 물품의 단위, 수량, 규격, 상품명 등이 기재된다. '조달시기'는 구매요구서에 포함될 수 있는 정보이긴 하지만, 필수적인 기재사항이라기보다는 구매 계획이나 조달 부서의 고려사항에 가깝다.

48 공개경쟁입찰의 설명 중 틀린 것은?

① 낮은 가격에 구입할 수 있다.

② 새로운 업자를 발견할 수 있다.

③ 부정을 방지할 수 있다.

④ 업자들의 담합가능성이 높다.

⑤ 업자들의 담합가능성이 없다.

해설 공개경쟁입찰은 낮은 가격에 구매하고, 새로운 업자를 발견하며, 부정을 방지하는 장점이 있지만, 업자들의 담합 가능성은 항상 존재할 수 있는 위험 요소. '담합 가능성이 없다'는 절대적인 표현은 현실과 맞지 않음

49 년간계약방법에 의한 구매방법을 설명한 것 중 잘못된 것은?

① 가격의 안정을 기할 수 있다.

② 구매절차가 간편하다.

③ 시장조사를 수시로 하여야 한다.

④ 시간과 노력을 절약할 수 있다.

⑤ 시장조사를 계약 전 제대로 하여야 한다.

해설 연간계약은 1회의 계약으로 1년 동안 가격변동 없이 원하는 수량, 시기에 납품방법이다. 따라서 계약 전에 가격 등의 시장조사를 한번만 철저히 하면 된다.

50 불량업자를 제외시키며 낮은 가격으로 질좋은 물건을 구입하기 위한 계약방법은?

① 공개경쟁입찰　② 제한경쟁입찰　③ 수의계약

④ 완전경쟁입찰　⑤ 수시계약

해설 ① 일반경쟁계약(공개경쟁입찰)은 계약내용을 공고해 불특정 다수인이 미리정한 예정가격의 범위내에서 유리한 가격의 입찰자를 거래대상자로 계약을 체결하는 방법이다. ② 지명경쟁계약(제한경쟁입찰)은 담당자가 경쟁에 참여할 상대방을 미리 선정, 지명하여 경쟁 입찰하게해 유리한 상대방을 선정 계약하는 방식이다. ③ 수의계약은 계약이행능력이 있다고 판단되는 특정인과 협의하여 계약을 체결하는 방법이다.

51 병원의 구매관리 특징 중 틀린 것은?

① 물품의 가격을 우선으로 구매한다.
② 사용자의 물품대체성이 높다.
③ 거래가격을 통제 받는다.
④ 구매물품이 다품종이다.
⑤ 구매물품의 질이 중요시된다.

해설 병원구매는 물품의 가격보다 물품의 질을 우선적으로 고려하여야 한다. 의료소모품과 의료기기의 경우 미국식품의약국관리청(FDA)의 승인품목이거나 한국생산기술연구원 및 식품안전연구원의 검사합격품에 한하여 사용할 수 있다.

52 구매관리의 목표를 설명한 것 중에서 틀린 것은?

① 구매물품의 품질을 적정하게 유지하는 것이다.
② 가장 좋은 품질의 제품을 가장 값싸게 구입하는 것이다.
③ 능력있는 거래처와 관계를 조성하는 것이다.
④ 필요한 물품과 용역을 계속하여 공급하는 것이다.
⑤ 물품의 질과 가격을 동시에 고려하여야 한다.

해설 구매관리의 기본적인 목표는 최대한 낮은 가격에 물품을 구입하고, 구입물품의 품질이 반드시 보장되어야 하며, 원활한 진료지원을 위해 적기에 공급하는 것이 중요하다.

53 효율적인 재고관리를 위하여 꼭 알아두어야 할 사항으로 옳은 것은?

가. 경제적 주문량　　나. 안전재고량
다. 재주문점　　라. 단가

① 가, 나, 다　　② 가, 다　　③ 나, 라
④ 라　　⑤ 가, 나, 다, 라

해설 효율적 재고관리는 경제적인 주문을 하여야 하고, 재고에 있어서 공급의 안전성을 유지하여야 하며, 재주문하는 시점을 정확히 하여야 한다. 단가는 시장조사 할 때 결정되어질 사항이다.

54 창고관리방법 중 가장 선진적인 방법은?

① 중앙창고시스템이다.
② 분산창고시스템이다.
③ 관리과와 중앙공급실의 기능을 합친 중앙창고시스템이다.
④ 관리과와 중앙공급실의 기능을 분산한 분산창고시스템이다.
⑤ 안전창고 시스템이다.

해설 중앙창고시스템과 분산창고시스템의 장단점이 보완된 방법이 선진화된 방법이라고 하겠다.

55 창고관리의 중앙화의 장점이 아닌 것은?

① 필요 없는 물품의 재고를 줄일 수 있다.
② 전문 인력의 인력낭비를 줄일 수 있다.
③ 물품의 부정유출을 방지한다.
④ 통제 및 관리가 용이하다.
⑤ 배송 시간이 길어지고, 운송 비용이 증가한다.

해설 창고관리의 중앙화의 장점은 (1)고유업무종사 전문인력의 낭비최소화, (2)물품 부정유출 방지, (3)통일된 통계로 통제 및 관리가 용이하다. 단점으로는 (1)사용 부서 미 협조에 의한 특정물품 장기재고 및 사장 발생, (2)전문지식을 요하는 물품관리 어려움이다.

56 재고수량의 결정방법에 대한 설명 중 해당되는 것으로 옳은 것은?

가. 실제재고조사법	나. 개별법
다. 계속기록법	라. ㉮㉯㉰방법의 혼용법

① 가, 나, 다　② 가, 다　③ 나, 라
④ 라　⑤ 가, 나, 다, 라

해설 재고수량의 결정방법으로는 실제재고조사법과 계속기록법이 있다. 실제재고조사법(physical inventory system)은 기말에 재고수량의 현품을 실제로 확인해 결정하는 방법이다. 계속기록법(perpetual inventory system)은 기록계산법, 항구재고법, 장부재고법 이라고도 하며, 매입고 및 출고시 일일이 장부에 기록해 장부상 소모수량과 재고수량을 파악하는 방법이다.

57 재고수량의 결정공식 중 옳은 것은?

① 실제재고조사법 : (전기이월량 +당기매입량) − 기말재고량 = 당기소모량

② 실제재고조사법 : (전기이월량 +기말재고량) − 당기매입량 = 당기소모량

③ 계속기록법 : (전기이월량 + 당기매입량) − 기말재고량 = 당기소모량

④ 위의 ①②③ 모두 맞다.

⑤ 위의 ①②③ 모두 틀리다.

해설 실제재고조사법은 전기이월재고액+당기매입액-기말재고량=당기소모량의 수식으로 기말재고 수량을 결정하는 방법이다.

58 재고단가의 결정방법에 해당되지 않는 것은?

① 개별법 ② 선입선출법 ③ 후입선출법

④ 평균법 ⑤ 실제재고조사법

해설 재고단가의 결정방법은 개별법, 재고가 입고된 순서에 의해 출고되는 형태의 선입선 출법(FIFO method), 후입선출법(LIFO method), 평균법 등이 있다. 평균법에는 단순평균법, 이등평균법, 총평균법이 있다. 그 중에서 선입선출법과 후입선출법, 총평균법이 많이 사용된다.

59 다음 중 선입선출법에 의해 계산된 것은?

(6월 2일 입고량 200개 단가 40원)
(6월 10일 입고량 600개 단가 50원)
(6월 30일 입고량 200개 단가 50원)

① 7월 10일 출고량 200개의 단가는 40원

② 7월 10일 출고량 200개의 단가는 50원

③ 7월 10일 출고량 200개의 단가는 45원

④ 7월 10일 출고량 200개의 단가는 55원

⑤ 7월 10일 출고량 200개의 단가는 60원

해설 선입선출법(FIFO method)은 재고가 입고된 순서에 의해 출고되는 형태이므로 출고량 200개의 단가는 선입된 6월 2일분부터 출고되므로 단가는 40원이다.

60 다음의 예에서 재고자산에 대해 연도말 결산시 재고약품평가액은 얼마인가?

> Y병원에서 아스피린 2,000알을 당해연도 5월 31일 단가 15원을 지급하고 구매하였으며, 추가로 10월 20일 단가 20원에 3,000알을 구입하였다. 해당연도 연말 결산시 사용하고 남은 수량(재고수량)은 2,000알 이었다. 단, Y병원은 재고자산 평가방법을 선입선출법(FIFO)을 이용하고 있다.

① 40,000원 ② 90,000원 ③ 30,000원
④ 60,000원 ⑤ 50,000원

해설 5/31 2,000개 ×15원 = 30,000원
10/2 3,000개 ×20원 = 60,000원
재고량(2,000개) 2,000×20원=40,000원이다.

61 앞의 문제에서 당해기간 재고약품에 대한 약품비 소모액은 얼마인가?

① 40,000원 ② 50,000원 ③ 60,000원
④ 90,000원 ⑤ 30,000원

해설 앞의 문제 해설에서 30,000원+(1,000개×20원)=50,000원이다.

62 재고자산의 계산방법 중 틀린 것은?

① 기말재고 = 재고수량 × 재고단가
② 기말재고 = (기초재고 + 당기매입) − 당기소모
③ 기초재고 = (기말재고 − 당기매입) + 당기소모
④ 당기소모 = (기초재고 + 당기매입) − 기말재고
⑤ 당기소모 = (기초재고 + 기말재고) − 당기매입

해설 당기소모는 (기초재고 + 당기매입) - 기말재고로 계산된다.

63 재고단가 결정방법 중 틀린 것은?

① FIFO ② LIFO ③ 총평균법
④ 이동평균법 ⑤ 실제조사평균법

해설 재고단가의 결정방법으로는 선입선출법(FIFO), 후입선출법(LIFO), 총평균법, 이동평균법 등이 있다.

64 원가적용의 가정에 따라 기말재고의 단가를 결정하는 대표적인 방법에 속하지 않는것은?

① 선입선출법 ② 후입선출법 ③ 총평균법
④ 계속기록법 ⑤ 이동평균법

해설 계속기록법은 실제재고조사법과 함께 재고수량을 결정하는 방법이다.

65 재고실사에 관한 설명 중 틀리는 것은?

① 실사는 사용부서의 직원들에 의하여 행해져야 한다.
② 실사 중에는 물품의 이동이 없어야 한다.
③ 일시의 구분이 명확히 되어야 한다.
④ ABC분석방법을 적용하여 실사하면 효율적이다.
⑤ 실사는 사용부서 외의 부서직원들이 하는 것이 바람직하다.

해설 실사 중에는 물품의 이동이 없어야 하며, 일시의 구분(cut-off)이 명확해야 하며, 사용부서 외의 부서직원들이 하는 것이 바람직하다. ABC 분석이란 품목의 중요도에 따라 A, B, C의 등급을 부여하여 주요 품목을 중점적으로 관리함으로써 노력과 비용을 줄이고, 반면에 최대의 관리효과를 얻고자하는 기법이다.

66 물품청구공급방법의 단점 중 옳지 않은 것은?

① 간호조무사나 보조인력이 물품을 수령하러 다니는데 시간소모가 많다.
② 사용부서에서의 실제물품소모량과 재고를 알기 어렵다.
③ 중앙창고에서 병원전체의 물품관리를 맡아하므로 효율적인 면도 있다.
④ 간호사 등 전문인력이 고유의 업무에 전념하기 어렵다.
⑤ 전문인력이 물품관리에 상당한 시간을 소모한다.

해설 물품청구공급방법은 사용부서에서 불출 청구서를 작성하여 결재 후 중앙공급실 등에서 물품공급을 받는 형태이다. 중앙창고에서 병원전체의 물품관리를 맡아하므로 효율적인 면은 장점이다.

67 정량보충방법의 장점 중 옳지 않은 것은?

① 사용 부서에서의 불필요한 재고를 줄일 수 있다.
② 사용부서의 재고실사가 매우 어렵다.
③ 정량보충 시마다 실사할 수 있으므로 재고관리가 효율적으로 이루어진다.
④ 간호조무사 등이 물품을 타러 다니는 동선보다 중앙관리부서 요원의 보충시 동선이 짧아진다.
⑤ 창고관리자가 사용부서 재고 관리가 용이하다.

해설 정량보충방법은 사용부서별 사용품목의 표준량을 조사하여 일정기간 사용 부서에 미리 출고하고 매일 또는 일주일에 2~3회씩 창고관리자가 순회하며 소비된 물량만큼 보충해 주는 방법이다. 효과로는 불필요한 재고를 줄일 수 있고, 창고관리자가 사용부서 재고관리 용이하며, 사용 부서 전문인력이 고유업무에 집중할 수 있고, 순회 방문을 통한 물자공급으로 시간 절약, 사용 부서의 재고실사의 용이(보충 시 확인 가능), 현장감 있는 물품관리 기대 등이다.

68 선사용후 지불방법으로 구입하기에 적합한 품목은?

가. 고관절	나. 심장판막	다. 인공수정체	라. 1회용 주사기

① 가, 나, 다　② 가, 다　③ 나, 라
④ 라　⑤ 가, 나, 다, 라

해설 1회용 주사기는 검수입고기준 지불방법으로 구입하는 것이 바람직하다.

69 물품중앙관리 부서에서 사용부서에 물품을 배달해 주며 소모실적까지 관리하는 방법은?

① 물품청구 및 공급방식　② 정량보충방식
③ 물품차 교환방식　④ S.P.D(Supply, Process, Distribution)
⑤ 정량교환방식

해설 구매관리, 재고관리, 재생관리, 공급 반송관리를 업무적 또는 공간적으로 한곳에 통합하여 종합적으로 관리하는 시스템이다. 이 시스템은 물자관리기능을 일원화하여 모든 공급물품의 투입처리, 재생, 보관 반송 업무를 집중시키고, 여러 종류의 물품을 물품공급센터에 집합해 사용부문으로부터 각 부서에 일괄적으로 물품을 공급하여 각 부서에서의 물품관리에 대한 낭비요소를 제거할 수 있다.

70 의료장비의 보수, 유지, 수리, 예방, 점검 등을 전담하는 부서는?

① 중앙공급실 ② 의용공학과 ③ 구매과
④ 관리과 ⑤ 총무과

해설 의용공학과는 의공학적인 기준들을 임상적인 응용의 목적으로 기기화하여 개발하고, 의료기기에 대한 보수, 유지, 예방, 점검 등의 업무를 담당한다.

71 부외자산이란 무엇인가?

① 장부상으로는 비용으로 처리하였으나 실물은 오래 쓰므로 별도로 관리를 요하는 자산
② 병원의 소유가 아닌 자산
③ 비용으로 처리되어 소모된 자산
④ 병원에서 매우 중요하게 평가되는 자산
⑤ 장부상으로 비용으로 처리되지 않은 자산

해설 부외자산이란 회계장부에 기재되어 있지 않은 회계관리의 대상밖에 있는 자산이다. 이것은 정규의 부기원칙에 따라서 처리된 경우에 발생한다. 예를 들어 경비로 처리될 소모품이 결산일에 이르기까지 소모되지 않고 남아 있는 경우이다. 부외자산은 원칙적으로 재무상태표에 기재하지 않아도 되지만 금액이 큰 것은 별도로 관리할 필요가 있다.

72 다음의 비유동자산에 대한 설명으로 옳은 것은?

가. 비유동자산은 크게 투자자산, 유형자산, 무형자산, 기타 비유동자산으로 분류한다.
나. 투자자산은 만기일이 1년이상의 장기금융상품, 투자유가증권, 장기대여금 등으로 구성되어 있으며, 이익 증식이나, 타 회사를 지배하거나 관계를 맺기 위하여 투자하는 자산을 말한다.
다. 유형자산은 판매 또는 처분을 목적으로 하지 않고 장기간 병원의 본래 목적으로 사용될 토지, 건물, 구축물, 기계장치, 의료장비 등으로 구성되어 있다.
라. 무형자산은 병원의 목적사업에 장기간 수익력을 제공하면서 실체가 없는 자산으로 연구비, 개발비 등으로 구성되어 있다.

① 가, 나, 다 ② 가, 다 ③ 나, 라
④ 라 ⑤ 가, 나, 다, 라

해설 무형자산은 영업권, 산업재산권, 광업권, 창업비, 개발비 등으로 구성되어 있다. 연구비는 의료비중 관리운영비에 속하는 항목이다.

73 다음중 무형자산으로 분류할 수 없는 것은?

① 연구비 ② 영업권 ③ 창업비
④ 산업재산권 ⑤ 개발비

해설 무형자산은 영업을 목적으로 보유하고 있는 무형의 자산, 물리적 형태는 없으나 장기간에 걸쳐 기업의 영업 혹은 생산활동에 사용되는 자산으로 기업이 미래수익을 창출하는데 소비될 자산이다. 영업권, 산업재산권, 개발비, 창업비 등으로 구성된다. 연구비는 비용항목이다.

74 퇴직급여충당금에 대한 설명 중 옳은 것은?

가. 퇴직급여충당금은 병원이 직원들에게 지급할 퇴직급여를 계산해 장부에 계상 한 것이다.
나. 퇴직급여충당금에 해당되는 금액을 은행에 반드시 입금시켜야 한다.
다. 어떤 직원이 퇴직하여 퇴직금을 지급했다면 충당금으로부터 지불되는 것으로 본다.
라. 퇴직급여충당금은 일종의 병원 입장에서는 채권이다.

① 가, 나, 다 ② 가, 다 ③ 나, 라
④ 라 ⑤ 가, 나, 다, 라

해설 직원들의 퇴직급여는 병원이 매달 회계처리 하여야 하는 채무이다. 퇴직급여충당금은 병원이 직원에게 지고 있는 일종의 채무로 장부상 계상하여 유보처리 하는 충당금이다. 따라서 장부상 비용으로 처리 되는 것은 퇴직금의 지급시기가 아니라 충당금의 전입시기로 된다.

75 재료비의 회계설명 중 맞는 것은?

① 약품을 구입하고 실제로 사용하기까지 전 단계에 약품비로 처리한다.
② 약품을 중앙창고에 보관했다가 약국에 불출해주었다면 불출시점에서 약품비로 처리해야 한다.
③ 병동에 불출해준 약품은 사용 시에 약품비로 처리해야 한다.
④ 병원에서 약품을 구입했다면 구입 시 이를 약품비로 처리해야 한다.
⑤ 약품은 제약회사에서 구입시점에 약품비로 처리한다.

해설 재료 구입 시와 사용 시에 회계처리 하게 되며, 구입의 경우 현금구입하면 현금자산은 감소하지만, 약품이라는 자산은 증가하므로 자산총액에는 변화가 없다. 재료비의 발생은 약품이 실제로 사용된 시점에 발생된다.

76 다음 중 진료비에누리와 진료비 할인에 관한 설명 중 맞는 것은?

① 두 가지가 같은 뜻이다.
② 진료비에누리는 사전에 정해진 규정에 따라 예외 없이 진료비를 감액해 주는 것이나, 진료비 할인은 사후에 진료비를 감액해 주는 것이다.
③ ②번 항 설명의 반대이다.
④ 진료비에누리와 진료비 할인은 실제로 진료비 감면과 관련이 없다.
⑤ 진료비 할인은 사전에 진료비 감액을 약속한 것이다.

해설 (1) 진료비에누리는 사전에 약정된 바에 따라서 진료비의 일부를 깍아 주는 것으로 진료비에누리 규정이 이사회 의결이나 원장의 승인을 받아 작성하였고, 규정에 의해 해당되는 환자가 예외 없이 진료비 감면 혜택을 받게 된다. 의료수익에서 직접 차감하는 형식으로 작성한다. (2) 진료비할인은 진료비가 청구되어 의료미수금으로 계상되었으나 환자의 지불능력 부족 등의 이유로 인하여 진료비의 일부 또는 전부를 감면해 주는 경우이다.

77 다음 중 의료비용의 대분류에 해당되는 것으로 옳은 것은?

가. 인건비	나. 재료비
다. 관리비	라. 이자비용

① 가, 나, 다　② 가, 다　③ 나, 라
④ 라　⑤ 가, 나, 다, 라

해설 의료비용은 크게 인건비, 재료비, 관리비로 구분한다. 이자비용은 의료외비용에 해당된다.

78 다음 중 관리운영비에 속하는 것으로 옳은 것은?

가. 복리후생비	나. 세금
다. 연구비	라. 이자비용

① 가, 나, 다　② 가, 다　③ 나, 라
④ 라　⑤ 가, 나, 다, 라

해설 이자비용은 의료외비용에 해당된다.

79 다음의 비용 중 현금의 지출 없이 비용처리 되는 것으로 옳은 것은?

가. 감가상각비	나. 재료비
다. 퇴직급여충당금	라. 복리후생비

① 가, 나, 다 ② 가, 다 ③ 나, 라
④ 라 ⑤ 가, 나, 다, 라

해설 진료비에누리는 사전에 약정된 바에 따라서 진료비의 일부를 감면해 주는 것이다. 진료비에누리는 손익계산서에 읠ㅛ수익에서 직접 차감하는 형식으로 회계처리 한다.

80 취득가격이 1,000,000원, 내용년수가 5년인 의료장비의 연도별 감가상각비는(정액법에 의할 경우)?

① 180,000원 ② 250,000원 ③ 150,000원
④ 300,000원 ⑤ 200,000원

해설 정액법은 일정 금액으로 분할하여 감가상각한다(감가상각=취득가격/년수). 내용년수가 5년이라면 5년이 지나면 잔존가치는 없어지게 된다. 그러므로 매년 1,000,000원/5년=200,000원씩 감가상각하게 된다.

81 취득가격이 1,000,000원, 내용 년수가 5년인 의료장비의 연도별 감가상각비를 정율법으로 계산한다면 첫째 연도의 감가상각비는(상각율은 36.9%)?

① 369,000원 ② 325,000원 ③ 180,000원
④ 200,000원 ⑤ 300,000원

해설 정률법은 일정비율 금액으로 분할하여 감가상각 한다. 회계처리 방법은 미상각 잔액에 상각율을 곱하여 년도별 감가상각액을 계산한다. 1,000,000원을 5년간의 정률로 감가상각할 때 첫째년도의 상각률이 36.9%로 주어졌으므로 1,000,000원×36.9%=369,000원으로 계산하게 된다.

82 다음 중 감가상각 할 수 있는 자산은?

① 건설중인 자산　　② 매입하여 보관하고 있는 기계장치
③ 업무무관 자산　　④ 내용년수가 지난 자산
⑤ 유휴설비 자산

해설 감가상각은 유형자산에 대해서 이뤄지는 것이며, 무형자산의 감가상각은 일반적으로 상각이라고 한다. 건설중인 자산의 경우 아직 감가상각의 대상이 아니며, 유휴설비자산의 경우는 사용하고 있지는 않지만 감가상각을 통해서 법인세 효과를 볼 수 있다.

83 다음 중 감가상각을 할 수 없는 자산은?

① 건물　　② 건설중인 자산　　③ 자동차
④ 의료장비　　⑤ 공기구비품

해설 건설중에 있는 자산은 공사가 완료되어 자산으로 회계처리 후 감가상각을 하여야 한다. 그리고 계속적으로 감가상각하는 자산을 일정기간 사용하지 않아도 상각을 해야 한다.

84 다음에서 당해연도 결산시점(12월 31일) 의료기기의 순장부가액은 얼마인가?

> S병원의 당해연도 1월1일 1천만원의 의료기기를 구입하였다. 그 기계의 내용연수는 5년이고 5년후 잔존가액은 없다. 단, S병원은 유형자산에 대한 감가상각 평가법은 정액법을 적용하고 있다.

① 1천만원　　② 9백만원　　③ 5백만원
④ 6백만원　　⑤ 8백만원

해설 5년 동안 매년 200만원씩 감가상각비로 계상됨으로 1차 년도인 당해연도 결산시점의 해당자산의 순장부가액은 8백만원이다.

85 위의 문제 설명에서 당해연도 감가상각비는 얼마인가?

① 1백만원　　② 3백만원　　③ 4백만원
④ 5백만원　　⑤ 2백만원

해설 5년 동안 매년 200만원씩 감가상각비로 계상됨으로 1차 년도인 당해연도 결산시점의 해당자산의 감가상각비는 2백만원이다.

86 어떤 병원의 경우 감가상각비(1억원 상당)를 하나도 계상하지 않고 이익이 5천만원 발생했다면?

① 감가상각비를 계상할 필요가 없으므로 이 병원은 5천만원의 이익이 난 것으로 보아야 한다.
② 감가상각비는 반드시 계상 되었어야 할 비용이므로 이 병원은 실질적으로 5천만원의 결손이 난 것으로 보아야 한다.
③ 감가상각비는 현금지출 된 것이 아니므로 비용으로 볼 필요가 없다.
④ 감가상각비와 이익 간에는 직접적인 관련이 없다.
⑤ 감가상각비는 비용으로는 계산되지만 이익과는 관련이 없다.

해설 감가상각비를 계상하지 않으면 이익이 나지만 이 감가상각비는 자금 지출이 되지 않는 비용이다. 따라서 병원의 입장에서는 감가상각비를 반드시 회계처리 하여야 한다. 그렇게 되면 이익이 줄어들어 법인세 절감효과가 있으며 감가상각액 만큼의 재투자 자금이 내부에 축적이 된다.

87 감가상각비나 퇴직급여충당금을 계상하지 않고 이익이 약간 난 병원의 경우 2, 3년후쯤에 나타나는 증상은?

① 세금을 더 내야 하는 경우에 부딪치게 된다.
② 자금에는 여유가 있으나 적자로 돌아서게 된다.
③ 퇴직급여충당금 설정과 이익 간에는 직접적인 관련이 없다.
④ 운전자본이 충분해서 경영이 용이하다.
⑤ 운전자본이 부족해서 경영에 어려움이 있다.

해설 감가상각비나 퇴직급여충당금을 계상하지 않는 경우는 회계장부 상에는 있다. 그러나 미래에 운전자본의 부족을 초래할 수 있고, 재투자자금 등을 축적할 수 있는 기회를 상실하며, 법인세 절감효과도 가져올 수 없다.

88 법인세법상 감가상각에 대한 다음 설명 중 옳은 것은?

가. 유형 비유동자산 중 건축물에 대한 감가상각방법은 정액법으로 통일되어 있다
나. 법인세법은 정액법일 경우 잔존가액을 획일적으로 "0"으로 규정하고 있다.
다. 차량 및 기구, 비품에 대한 내용연수는 5년으로 규정하고 있다.
라. 광업권을 제외한 무형 비유동자산에 대한 상각방법은 정률법이다.

① 가, 나, 다　② 가, 다　③ 나, 라
④ 라　⑤ 가, 나, 다, 라

해설 법인세법상 정액법의 잔존가액은 취득가액의 0으로 하는 것이 일반적이지만, 획일적으로 "0"으로 규정한다고 보기는 어렵고, 무형 비유동자산 중 정액법에 의해 상각하는 것이 원칙이지만, 광업권은 예외적으로 생산량비례법으로 사용할 수 있다.

89 비영업용으로 소유하는 토지 · 건물 · 기타 부동산은 어느 계정으로 분류하여야 하는가?

① 재고자산　② 유동자산　③ 투자자산
④ 유형자산　⑤ 무형자산

해설 비영업용으로 소유하는 토지·건물·기타 부동산은 투자부동산으로 투자자산으로 분류한다.

90 악성 의료미수금의 특징에 해당되는 것으로 옳은 것은?

가. 환자의 신용상태를 고려할 수 없기 때문에 미수로 된 진료비이다.
나. 진료거부를 할 수 없어서 발생된 미수금이다.
다. 환자의 지불능력을 고려할 수 없어서 발생된 미수금이다.
라. 의료보장제도가 확대될수록 증가하게 된다.

① 가, 나, 다　② 가, 다　③ 나, 라
④ 라　⑤ 가, 나, 다, 라

해설 의료미수금의 특징은 의료법 규제에 의한 진료거부를 하지 못하기 때문에 진료비 지불능력이 없는 환자로부터 악성미수금이 발생할 수 있다.

91 의료미수금의 회계적 특성이 아닌 것은?

① 의료서비스는 공익성이 강하기 때문에 앞으로 사회보장제도가 점차 확대될수록 진료비가 보험자 단체로부터 지불이 보증되는 비중이 증가할 것이기 때문에 미수금 관리의 중요성이 더욱 중요시 될 것이다.

② 일반기업처럼 거래 상대방의 지불능력, 신용도 등을 판단하여 의료서비스의 신용판매 여부를 결정할 수가 없다.

③ 보험자 단체로부터 지불보증이 되지 않는 일반환자의 경우 불량미수금이 발생할 가능성이 높다.

④ 일반영리기업의 매출채권인 외상매출금과 달리 의료기관의 의료미수금은 사전에 계획될 수도 없고 예상될 수도 없다.

⑤ 일반환자로부터 불량미수금이 발생해도 보험자 단체에 지불을 청구할 수 있다.

해설 일반환자로부터 발생한 불량미수금은 보험자 단체에 지불을 청구할 수 없다.

92 입원환자미수금을 적절히 관리하기 위한 방법에 해당되는 것은?

① 발생주의에 따라 재원미수금부터 관리해야 한다.

② 발생주의에 따라 청구할 미수금부터 관리해야 한다.

③ 퇴원시에 계산된 청구미수금부터 관리해야 한다.

④ 퇴원시에 받아야 할 본인부담금부터 관리해야 한다.

⑤ 현금주의에 따라 현금을 잘 관리해야 한다.

해설 발생주의에 따라 회계처리하면 재원미수금 관리가 용이하다.

93 보험자 단체에 청구한 진료비 중 일부가 삭감 입금되었을 때의 삭감액에 대한 올바른 회계처리 방법은?

① 삭감된 후의 진료비 입금액만을 입금 처리한다.

② 청구가 잘못된 것으로 보아 의료수익을 줄여주는 취소분개를 한다.

③ 불량미수금으로 보아 대손 처리한다.

④ 특별손실로 보아 특별손실계정을 나타낸다.

⑤ 특별손실로 보아 의료외비용계정에 나타낸다.

해설 청구분 중 삭감액에 대한 처리는 가결산에 의하여 계상된 의료미수금과 의료수익을 취소 분개하여 상계처리 한다.

94 다음 중 대손으로 확정할 수 있는 것으로 옳은 것은?

가. 상법, 민법, 어음법, 수표법 등에 의하여 소멸시효가 완료되지 않은 채권
나. 채무자의 파산, 강제집행, 형의 집행 등으로 채권회수가 불가능하게 된 때
다. 채무자가 사망한 경우.
라. 대손 사실을 증명할 수 있는 명백한 증거는 없지만 장부에 3년간 미회수 잔액을 기표하고 계속 독촉한 경우

① 가, 나, 다　② 가, 다　③ 나
④ 라　⑤ 가, 나, 다, 라

해설 대손상각은 회수불능 한 외상채권을 대손이라 하고 대손으로 인한 손실을 대손상각이라 한다.

95 의료미수금보조부의 작성부서에 관한 설명 중 맞는 것은?

① 의료미수금보조부를 경리과에서만 작성하면 된다.
② 의료미수금보조부를 원무과에서만 작성하면 된다.
③ 의료미수금보조부를 경리과와 원무과의 두 부서에서 작성하면 된다.
④ 의료미수금보조부는 어느 부서에서 작성해도 상관없다.
⑤ 의료미수금 보조부는 작성할 필요가 없다.

해설 의료미수금보조부는 총계정원장 만으로는 미수금 내역 파악이 용이하지 않기 때문에 환자종류와 의료미수금 종류를 구분해 보조부(의료미수금명세서)를 별도로 작성하는 것이 좋다.

96 의료미수금보조부의 작성방법에 관한 설명 중 옳은 것은?

가. 전기이월분을 총계로 나타내지 말고, 연도별, 월별, 환자명별 등으로 세분한 금액을 이월 시켜 나타낸다.
나. 진료비 중 일부가 삭감되고 입금되었을 때에는 진료비입금액만을 입금처리한다.
다. 미수금의 월계뿐만 아니라 누계를 집계하여야만 한다.
라. 자보환자의 경우 환자의 성명, 보험회사명, 보험의 종류, 사고일시 등 자세한 사항을 기재한 장부와 미수금 장부를 통합하여 기재하는 것이 좋다.

① 가, 나, 다　② 가, 다, 라　③ 나, 라
④ 라　⑤ 가, 나, 다, 라

해설 진료비 중 일부가 삭감되고 입금되었을 경우 청구가 잘못된 것으로 보아 의료수익을 줄여주는 취소 분개를 한다(삭감된 경우도 기록).

97 **다음 중 의료미수금종류로 옳은 것은?**

가. 재원미수금	나. 퇴원미수금
다. 외래미수금	라. 할인미수금

① 가, 나, 다　② 가, 다　③ 나, 라
④ 라　⑤ 가, 나, 다, 라

해설 의료미수금의 종류는 외래미수금, 입원환자재원미수금, 퇴원미수금 등이 있다.

98 **다음 중 원무과와 경리과 간에 의료미수금액상 차이가 발생하는 경우로 옳은 것은?**

가. 원무과에서 진료비청구서의 집계결과를 알려주지 않는 경우
나. 청구된 진료비 중 일부가 삭감되고 입금된 것을 경리과에 알려 주지 않을 경우
다. 본인부담금 중 일부를 에누리해준 것을 알려주지 않을 경우
라. 환자종류 구분 상 차이가 발생하거나 날짜상의 차이가 있는 경우

① 가, 나, 다　② 가, 다　③ 나, 라
④ 라　⑤ 가, 나, 다, 라

해설 환자 종류 구분상 차이가 발생하거나 날짜 상에 차이는 금액과는 상관이 없다.

99 **다음 중 무형자산의 특성 및 회계처리 방법에 속하지 않는 것은?**

① 무형자산의 상각(감가)은 유형 비유동자산과 같이 간접법으로 한다.
② 사업목적 달성에 사용하기 위해 보유하고 있는 자산이다.
③ 1년 이상의 기간에 걸쳐서 효익을 제공하는 장기자산이다.
④ 물리적 형체가 없는 자산으로 법률상의 권리 또는 경제적 권리이다.
⑤ 무형자산은 구체적인 형태가 없음으로 잔존가치는 없는 것으로 한다.

해설 유형 비유동자산의 감가상각은 간접법으로 하지만, 무형자산의 상각(감가)은 직접법으로 한다.

100 다음 중 어음의 배서양도(endorsement)에 설명으로 맞는 것은?

① 어음의 소지인이 만기일이 지난 다음에 어음상의 채권을 타인에게 양도하는 것이다.

② 어음의 소지인이 만기일 이전에 어음상의 채권을 타인에게 양도하는 것이다.

③ 어음의 발행인이 만기일 이전에 어음상의 채무를 타인에게 양도하는 것이다.

④ 어음의 발행인이 만기일이 지난 다음에 어음상의 채무를 타인에게 양도하는 것이다.

⑤ 어음의 배서양도는 허용되지 않는다.

해설 어음의 배서양도는 어음거래의 활성화를 위해 채택한 제도로 어음의 소지인이 어음의 만기일 이전에 어음상의 채권을 타인에게 양도할 수 있다.

101 다음 중 틀인 것은?

① 약속어음의 수취인은 어음상의 채권자이다.

② 환어음의 발행인은 어음상의 채무자이다.

③ 약속어음의 발행인은 어음상의 채무자이다.

④ 환어음의 수취인은 어음상의 채권자이다.

⑤ 환어음의 지명인은 어음상의 채무자이다.

해설 환어음의 발행인은 어음상의 채권 또는 채무와 아무런 상관이 없다. 환어음은 수취인이 어음상의 채권자이고, 지명인이 채무자가 된다.

102 결산본절차에 속하지 않는 것은?

① 마감분개

② 당기순손익의 대체

③ 정산표 작성

④ 재무상태표계정의 마감

⑤ 손익계산서계정의 마감

해설 결산본절차는 총계정원장과 분개장의 마감절차이며, 정산표는 결산예비절차이다.

103 다음 괄호안에 적합한 것으로 조합된 것은?

영리기업간에는 다른 기업을 지배할 목적으로 투자할 수 있으며, 이 경우 (   )으로 계상한다. 그러나 병원은 비영리로 운영되어 배당이 허용되지 않기 때문에 영리기업의 투자가 허용되지 않는다. 따라서 영리기업이 의료법인 등에 투자하더라도 영리기업에서는 이를 투자자산으로 계상하지 못하고 영업외비용인 기부금으로 처 리하여야 한다. 병원은 (   )인 기부금수익으로 계상하여야 한다.

① 영업수익, 의료외수익
② 영업외수익, 투자수익
③ 투자자산, 투자자산
④ 투자자산, 의료외수익
⑤ 투자자산, 비투자자산

해설 현재 우리나라의 법인병원들은 비영리로 운영되기 때문에 영리기업의 투자가 허용되지 않는다. 따라서 영리기업이 의료법인 등에 투자하더라도 영리기업에서는 영업외비용인 기부금으로 처리하여야 하며, 병원은 의료외수익으로 계상하여야 한다.

104 회계실체의 경제적인 상태 측면에서 회계의 기본방정식은?

① 자산 = 타인자본−자기자본
② 자산 = 타인자본+자기자본
③ 자산 = 부채+자산
④ 부채 = 자본−타인자본
⑤ 부채 = 유동자산 + 비유동자산

해설 회계실체의 경제적인 상태를 반영하는 재무상태표의 기본구조는 자산 = 타인자본(부채)+자기자본(기본재산)이다.

105 다음 재무비율 계산식 중에서 틀린 것은?

① 유동비율(%) = (유동자산 / 유동부채) × 100
② 당좌비율(%) = (당좌자산 / 유동부채) × 100
③ 고정장기적합율(%) = (비유동자산 / 자기자본) × 100
④ 부채비율(%) = (부채 / 자기자본) × 100
⑤ 고정비율(%) = (비유동자산 / 자기자본) × 100

해설 고정장기적합율(%) ={비유동자산 / (자기자본+비유동부채)} × 100으로 계산한다.

106 다음 재무비율 계산식 중에서 틀린 것은?

① 타인자본의존도(%) = (부채 / 총자본) × 100
② 유동비율(%) = (유동자산 / 유동부채) × 100
③ 고정비율(%) = (비유동자산 / 자기자본) × 100
④ 부채비율(%) = (부채 / 자기자본) × 100
⑤ 부채비율(%) = (자기자본 / 부채) × 100

해설 부채비율(%) =(부채 / 자기자본) × 100으로 계산한다.

107 당좌비율의 산출공식은?

① (당좌자산/유동부채) × 100
② (당좌자산/비유동부채) × 100
③ (당좌자산/부채총계) × 100
④ (당좌자산/자기자본) × 100
⑤ (당좌자산/유동자산) × 100

해설 당좌비율은 유동비율과 함께 유동성 측정지표의 하나로 당좌자산을 유동부채로 나누어 계산한다.

108 유동비율이 낮다는 것은?

① 자본 증가 ② 이익 증가 ③ 수익성
④ 안전성 증가 ⑤ 단기부채 상환능력 저하

해설 유동비율은 유동자산을 유동부채로 나누어 계산하며, 이 비율이 높을수록 단기부채 지급능력은 증가된다.

109 당좌비율이 높으면?

① 비유동부채 상환능력이 높아진다.
② 단기부채 상환능력이 낮아진다.
③ 단기부채 상환능력이 높아진다.
④ 비유동부채 상환능력이 낮아진다.
⑤ 수익성이 높아진다.

해설 당좌비율은 당좌자산을 유동부채로 나누어 계산하며, 이 비율이 높을수록 즉시 갚아야 하는 단기부채 지급능력은 증가된다.

110 유동성에 대한 설명 중 틀린 것은?

① 유동성이란 병원의 단기지급능력을 의미한다.

② 유동성이 좋다는 것은 유동부채에 비해 유동자산이 많다는 것을 의미한다.

③ 유동성을 측정하기 위한 주요지표로는 유동비율과 당좌비율이 있다.

④ 유동성을 좋게 하기 위해서는 비유동자산을 많이 증가시켜야 한다.

⑤ 유동성을 좋게 하기 위해서는 유동자산을 많이 증가시켜야 한다.

해설 유동성은 병원의 단기부채지급능력을 판단하는 기준으로 유동비율과 당좌비율로 평가한다.

111 고정비율이 높다는 것은 무엇을 의미하는가?

① 자기자본에 비해 비유동자산에 대한 투자규모가 과다하다는 것

② 자기자본에 비해 유동자산에 대한 투자규모가 과다하다는 것

③ 부채에 비해 비유동자산에 대한 투자규모가 과다하다는 것

④ 부채에 비해 유동자산에 투자규모가 과다하다는 것

⑤ 단기부채 상환능력이 증가한다는 것

해설 고정비율은 비유동자산에 대한 자기자본(기본재산)의 투자정도를 측정하는 지표이다.

고정비율=비유동자산/자기자본×100으로 계산한다.

112 고정장기적합률이 100%이상인 경우의 의미는 무엇인가?

① 비유동부채에 비해 비유동자산에 대한 투자규모가 과다하다는 것이다.

② 자기자본에 비해 유동자산에 대한 투자규모가 과다하다는 것이다.

③ 비유동자산에 대한 투자자본 조달이 적합하다는 것이다.

④ 비유동자산에 대한 투자의 일부가 유동부채로 이루어 졌다는 것이다.

⑤ 비유동자산에 대한 투자의 일부가 유동자산으로 이루어 졌다는 것이다.

해설 고정장기적합율(%) ={비유동자산 / (자기자본+비유동부채) } × 100으로 계산하기 때문에 비유동자산에 대한 투자의 일부가 1년 이내에 상환해야하는 유동부채로 이루어 졌다는 것이다.

113 의료미수금회전율이 증가한다는 것은?

① 의료미수금의 자산규모에 비해 상대적으로 많다는 것
② 의료미수금의 자산규모에 비해 상대적으로 적다는 것
③ 의료미수금의 회수가 지연되고 있다는 것
④ 의료미수금의 회수와는 직접적으로 관련이 없다는 것
⑤ 의료미수금의 회수가 원활해지고 있다는 것

해설 의료미수금회전율=의료수익/의료미수금(회)으로 계산한다.

114 이자보상률이 높다는 것은?

① 병원의 이익규모에 비해 지급이자에 대한 부담이 상대적으로 크다는 것
② 병원의 이익규모에 비해 지급이자에 대한 부담이 상대적으로 적다는 것
③ 병원의 의료수익규모에 비해 지급이자에 대한 부담이 상대적으로 크다는 것
④ 병원의 의료수익규모에 비해 지급이자에 대한 부담이 상대적으로 적다는 것
⑤ 병원의 이료수익규모에 비해 지급이자에 대한 부담이 매우 높다는 것

해설 이자보상률은 법인세 지불 전의 이익과 지급이자를 합계한 금액과 지급이자와의 관계를 검토하는 비율이다. 이자보상률이 높다는 것은 병원의 이익에 비해 이자지급에 대한 부담이 상대적으로 적다는 것을 의미한다.

115 타인자본의존도에 대한 설명 중 틀린 것은?

① 타인자본의존도는 부채비율과 동일한 지표이다.
② 타인자본의존도가 높으면 이자비용이 많아져서 수익성을 약화시킨다.
③ 신규투자로부터의 수익률이 이자율보다 높을 경우에는 이익률이 증가한다.
④ 타인자본의존도는 부채총액을 총자본으로 나누어 계산된다.
⑤ 타인자본의존도가 지나치게 높으면 도산위험이 증가한다.

해설 타인자본의존도 = 부채/총자본×100로 계산하고 부채비율은 부채/자기자본×100으로 계산한다.

116 재무구조상태가 좋다는 것은?

① 이익이 발생하고 있다.

② 수익이 증가하고 있다.

③ 주가가 상승하고 있다.

④ 총자본 중에서 부채비율이 낮다

⑤ 비유동부채보다 유동부채 비율이 높다는 것이다.

해설 재무구조 상태가 좋다는 것은 총자본 중에서 부채비율이 낮다는 것을 의미하고, 재무구조 상태가 나쁘다는 것은 총자본 중에서 부채비율이 높다는 것을 의미한다.

117 다음 경우에 병원의 의료이익은 얼마인가?

입원환자수익 : 10억원, 외래환자수익 : 5억원,
인건비 : 5억원, 재료비 : 2억원, 관리비 : 3억

① 4억원 ② 5억원 ③ 6억원
④ 3억원 ⑤ 7억원

해설 의료수익-의료비용=의료이익이 되고, 의료이익+의료외수익-의료외비용=경상이익이 된다.

118 다음 경우에 병원의 경상이익은 얼마인가?

의료수익 : 10억원, 의료비용 : 5억원,
의료외수익 : 1억원, 의료외비용 : 2억원

① 2억원 ② 5억원 ③ 6억원
④ 3억원 ⑤ 4억원

해설 의료수익-의료비용=의료이익이 되고, 의료이익+의료외수익-의료외비용=경상이익이 된다.

119 다음 경우에 병원의 당기순이익은 얼마인가?

의료수익 : 10억원,	의료비용 : 5억원,
의료외수익 : 2억원,	의료외비용 : 1억원, 법인세: 1억

① 4억원　② 2억원　③ 6억원
④ 3억원　⑤ 5억원

해설 의료수익-의료비용=의료이익이 되고, 의료이익+의료외수익-의료외비용=경상이익이 되며, 경상이익+특별이익-특별순실=세금전순이익-법인세(소득세)=당기순이익이 된다.

120 병원의 수익성을 높이기 위한 방법 중 틀린 것은?

① 입원환자 1인당 재원일수를 늘려야 한다.
② 입원환자 1인당 1일 평균진료수준을 높여야 한다.
③ 평균재원일수를 단축시켜야 한다.
④ 100병상당 환자수를 늘려야 한다.
⑤ 초진환자수가 증가해야 한다.

해설 병상점유율이 높은 병원의 경우 입원환자 1인당 재원일수를 줄이는 것이 병원의 수익성 향상에 도움이 된다.

121 외래환자 입원율에 대한 설명으로서 옳은 것은?

① 실입원환자수를 실외래환자수로 나누어 계산한다.
② 이 비율이 낮다는 것은 지역주민의 신뢰도가 높다는 것을 의미한다.
③ 외래초진율이 높아지면 이 비율은 반대로 낮아진다.
④ 입원환자의 질병중증도를 설명해주는 지표이다.
⑤ 외래환자의 질병중증도를 간접적으로 설명해주는 지표이다.

해설 외래환자입원률은 실입원환자수를 연외래환자수로 계산한 것으로 외래환자의 질병중증도를 간접적으로 설명하는 지표이다.

122 평균재원일수에 대한 설명 중 틀린 것은?

① 평균재원일수는 연퇴원환자수를 실퇴원 환자수로 나누어 계산한다.

② 평균재원일수는 짧을수록 수익성이 높아지는 경향이 있다.

③ 평균재원일수가 길수록 입원환자가 오래 입원해있는 것이므로 병원에는 이익이 된다.

④ 평균재원일수가 짧으면 병상회전율이 빨라진다.

⑤ 평균재원일수는 총재원일수를 (실입원 환자수와 실퇴원환자수)/2로 나누어 계산한다.

해설 장기간 입원환자에 대한 원가분석을 했을 경우 병원이익에 좋은 영향을 주지 않으므로 입원환자의 재원일수 관리가 매우 중요하다.

123 병상이용률에 대한 설명 중 맞는 것은?

① 병상이용률은 연입원환자수(총재원일수)를 허가병상수로 나누어 계산하다.

② 병상이용률은 100%를 넘어가는 경우도 있다.

③ 병상이용률은 병상수가 적은 병원이 높고, 많은 병원이 낮은 경향이 있다.

④ 병상이용률과 병원이용률은 같은 개념이다.

⑤ 병상이용률은 병상수가 많은 병원이 높고, 적은 병원이 낮은 경향이 있다.

해설 병상이용률은 (총재원일수/연가동병상수)×100 또는 (일평균재원환자수/평균가동병상수)×100으로 계산한다. 병원의 시설이용도를 나타내는 대표적 지표로 일정기간 동안 가동병상 중 입원환자에 의해 실제로 점유된 병상의 비율을 말한다.

124 손익 분기점에 관한 설명 중 옳은 것은?

① 다른 조건이 같고 고정비가 커지면 손익분기점은 낮아진다.

② 환자1인당 의료수익이 커지면 손익분기점은 높아진다.

③ 목표이익이 커지면 손익분기점은 높아진다.

④ 목표이익이 커지면 손익분기점은 낮아진다.

⑤ 환자1인당 변동비가 커지면 손익분기점은 높아진다.

해설 손익분기점은 총수익과 총비용(고정비+변동비)이 만나는 지점이다. 따라서 환자에게 투여되는 고정비와 변동비가 커지면 손익분기점은 높아지게 된다. 그리고 환자 1인당 의료수익이 커지면 손익분기점은 낮아진다.

2. 원가관리회계

01 다음 중 변동비에 속하는 항목은?

① 감가상각비 ② 지급이자 ③ 인건비
④ 관리비 ⑤ 재료비

해설 변동비는 환자수 및 의료수익의 증감에 정비례하여 증감하는 비용으로 재료비가 대표적이다. 고정비는 환자수 및 의료수익의 증감에 관계없이 일정하게 들어가는 비용으로 감가상각비가 대표적이다.

02 다음의 설명 중 옳은 것은?

① 병원의 재료비는 대부분 준고정비이다.
② 병원의 관리비는 대부분 준고정비이다.
③ 병원의 임상교육연구비는 대부분 변동비이다.
④ 병원의 인건비는 대부분 변동비이다
⑤ 병원의 이자비용은 변동비이다.

해설 준고정비는 총비용 중 고정비의 구성비율이 50%이상 100%미만인 비용으로 관리비가 대표적이다. 준변동비는 총비용 중 변동비의 구성비율이 50%이상 100%미만인 비용이다.

03 다음 비용의 구분에서 적당하지 않은 것은?

① 고정비는 단기간 통제대상 비용이다.
② 변동비는 환자진료실적에 비례한다.
③ 변동비는 단기간 통제대상 비용이다.
④ 고정비는 시간원가이고 변동비는 활동원가이다.
⑤ 고정비는 환자진료실적에 따라 비례하지 않는다.

해설 고정비는 장기간에 걸쳐서 통제대상이 되는 비용으로 시간이 지나면서 발생하는 시간원가이다. 변동비는 단기간에 있어서 통제대상이 되는 비용으로 환자진료 실적에 비례하여 발생하는 활동원가이다.

04 시장성 있는 유가증권을 당해 5월 1일에 취득원가 15,000원으로 구매하였다. 그러나 회계연도말 결산시(12월 31일) 20,000원으로 상승하였다. 연말 결산시 재무상태표상에 원가법으로 평가한다면 얼마인가?

① 20,000원　② 17,500원　③ 25,000원
④ 15,000원　⑤ 30,000원

해설 자산을 평가하는 방법에는 원가법과 저가법이 있다. 원가법은 취득 당시의 원가로 평가하는 것이다. 저가법은 보수주의 원칙에 따라 시가와 원가를 비교해서 저가인 것으로 평가하는 방법이다.

05 A병원의 의료수익이 20% 증가할 경우에 순이익은 얼마가 되는가?

의료수익 ₩500,000　변동비 ₩300,000
고정비 ₩150,000

① ₩100,000　② ₩90,000　③ ₩80,000
④ ₩75,000　⑤ ₩12,000

해설 계산식은 의료수익－변동비－고정비＝이익. 따라서 의료수익이 20% 증가하면 의료수익과 변동비는 같은 비율로 증가한다. (500,000×1.2)－(300,000×1.2)－150,000＝₩90,000

06 우리나라의 경우 병원원가계산이 발전하지 못한 이유로 옳은 것은?

가. 원가계산을 하지 않고도 재무제표를 작성할 수 있었기 때문이다.
나. 정부에서 병원들에게 원가계산서를 첨부하여 진료비를 청구하도록 요청하지 않았기 때문이다.
다. 병원의 회계관리 수준이 낮아서 원가계산을 할 수 없었기 때문이다.
라. 의료서비스는 특수한 것이기 때문에 원가계산을 할 수 없었기 때문이다.

① 가, 나, 다　② 가, 다　③ 나, 라
④ 라　⑤ 가, 나, 다, 라

해설 우리나라의 경우 병원원가계산이 발전하지 못한 이유로는 원가계산을 하지 않고도 재무제표를 작성할 수 있었기 때문이고, 정부에서 병원들에게 원가계산서를 첨부하여 진료비를 청구하도록 요청하지 않았기 때문이며, 병원의 회계관리 수준이 낮아서 원가계산을 할 수 없었기 때문이다.

07 병원원가계산의 목적이 아닌 것은?

① 경영관리를 위한 정보제공 목적
② 의사결정을 위한 목적
③ 의료수가(비 보험급여) 결정 목적
④ 기간손익 결정 목적
⑤ 결산서 작성 목적

해설 병원원가계산의 목적은 의료수가의 결정(비보험급여), 경영관리를 위한 정보제공, 경영의사결정 지원, 기간손익의 결정, 경영계획과 예산통제 등이다.

08 A병원의 고정비는 90억원이며, 환자당 재료비는 20,000원, 환자당 수가는 50,000원이다. 손익분기점의 1일당 환자수는(단, 변동비는 재료비에 국한하고 연간 외래진료일수는 300일로 한다)?

① 500명 ② 1,000명 ③ 1,500명
④ 2,000명 ⑤ 10,000명

해설 손익분기점 수량(환자수)=고정비/공헌이익(단위당 수가-단위당 변동비)
=90억/(50,000-20,000)=300,000명
=1일당 환자수=300,000/300일=1,000명
손익분기점 매출액(의료수익)=손익분기점 수량(환자수)×단가

09 변동원가와 부동원가의 설명 중 맞는 것은?

① 변동원가는 환자질료실적에 따라 변동하는 원가이고, 부동원가는 변동하지 않는 원가를 말한다.
② 변동원가는 환자질료실적에 따라 변동하지 않는 원가이고, 부동원가는 수시로 변하는 원가이다.
③ 변동원가와 부동원가는 같은 개념이다.
④ 변동원가와 부동원가의 개념은 회계에서 사용되지 않는 용어이다.
⑤ 변동원가와 부동원가는 100% 정확하게 구분할 수 있다.

해설 변동원가(variable cost)는 환자진료 실적에 따라서 변동하는 원가이고, 부동원가(fixed cost)는 변동하지 않는 원가이다. 변동비 및 고정비와 동일한 개념이다.

10 부가원가(잠재원가)의 설명 중 틀린 것은?

① 자기가 소유하고 있는 건물에 대한 계산상의 임대료는 부가원가로 보아야 한다.
② 자기자본에 대한 이자는 부가원가로 보아야 한다.
③ 감가상각비는 현금지출이 일어나지 않으므로 부가원가로 보아야 한다.
④ 개인병원의 원장급여는 현금지출은 되지 않으나 부가원가로는 보아야 한다.
⑤ 감가상각비는 현금지출이 일어나지 않은 원가로 관리운영비에 속한다.

해설 부가원가는 가치의 희생에도 불구하고 현금지출을 수반하지 않는 원가이다. 따라서 현재 원가가 아닌 잠재원가 이므로 실제원가를 구성할 수는 없으나 의사결정 시에는 기회원가와 함께 중요한 판단기준이 된다. 부가원가(잠재원가)의 항목으로는 무상 취득한 자산 및 자체제작 자산의 감가상각비, 개인병원 원장의 보수, 자기건물의 계산상의 임대료, 자기자본의 계산상의 이자(기회비용) 등이 있다.

11 다음 중 손익계산상으로는 비용이나 원가계산상으로 원가가 아닌 것은?

① 기초원가 ② 목적비용 ③ 중성비용
④ 부가원가 ⑤ 잠재원가

해설 중성비용은 의료외비용(지급이자, 기부금 등), 특별손실(비유동자산처분손실, 재해손실 등) 등이며, 비용이지만 원가는 아니다.

12 원가와 지출에 대한 설명 중 틀리는 것은?

① 선택진료 경비가 현금으로 지출되면 원가에 해당된다.
② 무상으로 제공받은 약품을 진료에 사용하면 이를 원가로 보아야 한다.
③ 병원부지의 매입을 위하여 1억원을 지출한 것은 현금은 지출되었으나, 원가는 아니다.
④ 병원의 개원전 운영비는 원가에 포함되지 않는다.
⑤ 병원의 개원전 운영비는 지출이면서 동시에 원가이다.

해설 대부분의 원가는 화폐지출을 수반해 발생한다. 무상 제공받은 의료장비나 자체생산 한 의료용품을 진료에 사용할 경우 원가로 계상한다. 개인병원의 원장이 월급을 받지 않고 근무할 경우 지출이 없어도 원가로 계상한다. 그리고 병원부지 매입을 위해 지출됐어도 그것이 환자진료에 직접 사용되지 않으면 원가가 아니다.

13 다음 중 비원가 항목에 해당되는 것으로 옳은 것은?

가. 이익에 대해 과세되는 법인세나 소득세
나. 도난에 의한 손실
다. 화재, 풍수 등에 의한 손실
라. 청소용역비의 지출분

① 가, 나, 다 ② 가, 다 ③ 나, 라
④ 라 ⑤ 가, 나, 다, 라

해설 원가항목의 조건으로는 경제가치의 소비로 화폐가치로 표시할 수 있어야 하고, 경영목적을 달성하기 위하여 정상적으로 발생한 것이어야 한다. 그리고 비원가 항목은 경제적 가치가 소비되었다고 하더라도 원가로 계상되지 않는 원가 항목이다. 즉, 경제가치가 없는 자원, 경영목적과 관련 없는 가치의 소비, 급부와 관련 없는 감소의 가치, 비정상적인 가치의 소비 등이 여기에 속한다.

14 수익중심점과 원가중심점에 관한 설명 중 틀리는 것은?

① 수익중심점은 의료수익을 발생시키는 외래, 입원, 약국 등을 말한다.
② 원가중심점은 원무과나 의무기록실 등 진료지원부서이다.
③ 수익중심점은 의료수익과 함께 의료원가도 발생시킨다.
④ 원가중심점은 의료원가 만을 발생시킨다.
⑤ 수익중심점은 의료수익만을 발생시키나 의료원가는 발생시키지 않는다.

해설 수익중심점(revenue center)은 수익이 발생되는 부문이며, 원가중심점(cost center)은 원가요소별 발생된 원가를 최초로 집계하는 단위이다.

15 아래의 비용 중 부문공통비에 해당되는 것으로 옳은 것은?

가. 재료비	나. 보험료
다. 약품비	라. 전력료

① 가, 나, 다 ② 가, 다 ③ 나, 라
④ 라 ⑤ 가, 나, 다, 라

해설 부문공통비는 관리비와 같이 원가요소별 부문별, 개별적으로 파악하기 어려운 원가요소이다.

16 다음 부문 중 보조부문에 해당되는 것으로 옳은 것은?

가. 원무 부서	나. 물리치료실
다. 의무기록실	라. 임상병리실

① 가, 나, 다 ② 가, 다 ③ 나, 라
④ 라 ⑤ 가, 나, 다, 라

해설 주요부문은 수익이 발생되는 부문이고, 보조부문은 수익은 발생하지 않고 원가만 발생하는 부문이다.

3. 세무회계

01 다음 중 조세부과의 기본원칙이 아닌 것은?

① 공평성 ② 실질과세 ③ 근세과세
④ 능률주의 ⑤ 조사납부

해설 조세부과의 기본원칙으로는 공평성 원칙, 능률주의, 실질과세의 원칙, 근세과세의 원칙 등이 있다.

02 다음 중 조세법의 기본원칙에 해당하지 않는 것은?

① 과세요건과 조세의 부과, 징수절차를 모두 법률로써 규정하여야 한다.
② 새로운 세법의 효력발생 전에 완결된 사실에 대하여도 필요에 따라서는 새로운 세법을 적용할 수 있다.
③ 국민에게 세부담이 공평히 배분되도록 세법을 제정하여야 한다.
④ 세법의 해석, 적용상 국민을 평등하게 취급하여야 한다.
⑤ 과세관청이 직무를 수행하거나 납세자가 의무를 이행함에 있어서 신의에 따라 성실히 하여야 한다.

해설 새로운 법의 효력발생 전에 완결된 사실에 대해서 필요에 따라 새로운 법을 적용할 수 없다.

03 다음 중 비영리법인에 대한 특례 설명으로 틀린 것은?

① 법인이 일정한 금액의 범위 안에서 고유목적사업 준비금으로 손금 산입할 수 있다.
② 비영리법인이 수익사업을 영위하는 경우에는 수익사업에 속하는 것과 수익사업이 아닌 기타의 사업에 속하는 것을 각각 별개의 회계로 구분하여 경리하여야 한다.
③ 수익사업에서 발생한 소득에 대하여는 납세의무가 있다.
④ 고유목적사업 준비금은 그 사용목적에 부합하면 기한에 상관없이 계속 손금으로 인정받을 수 있다.
⑤ 고유목적 사업 준비금은 5년 이내에 고유목적사업을 위해 사용하여야 한다.

해설 고유목적 사업 준비금은 5년 이내에 고유목적사업을 위해 사용하여야 한다.

04 다음 중 국세에 해당하지 않는 것은?

① 법인세 ② 소득세 ③ 상속세
④ 주민세 ⑤ 증여세

해설 국세는 관세와 내국세(소득세, 법인세, 토지초과이득세, 상속세, 증여세, 부가가치세, 특별소비세, 주세 등)이고 지방세는 취득세, 등록세, 주민세, 재산세, 종합토지세, 자동차세 등이다.

05 세법상 소득금액계산에 관한 설명 중 틀리는 것은?

① 개인병의원의 경우 사업주인 원장에 대한 인건비는 비용으로 인정되지 않는다.
② 개인병의원의 원장의 집안에서 사용한 비용은 비용으로 인정되지 않는다.
③ 의료법인 등 법인병원의 비상근이사에게 급여를 지급한 것은 비용으로 인정된다.
④ 의료법인 등 법인병원의 상근이사에게 급여를 지급한 것은 비용으로 인정된다.
⑤ 의료법인 등 법인병원의 비상근이사에게 급여를 지급한 것은 비용으로 인정되지 않는다.

해설 소득금액 계산을 할 때 개인 병·의원의 경우 사업주인 원장에 대한 인건비는 비용으로 인정되지 않으나, 법인의 병원장 인건비는 비용으로 인정된다. 의료법인 등 법인병원의 상근이사에게 급여를 지급하는 것은 비용으로 인정하나 비상근이사에게 지급하는 급여는 비용으로 인정하지 않는다.

06 진료비에 대한 원천징수에 관한 설명 중 맞는 것은?

① 국민건강보험공단 등에서 개인병의원에게 진료비를 지급할 때에 소득세 3%와 이에 대한 주민세 10%를 징수하여야 한다.
② 손보회사에서 개인병의원에게 진료비를 지급할 때는 원천징수하지 말아야 한다.
③ 국민건강보험공단 등에서 의료법인에게 진료비를 지급할 때도 원천징수 하여야 한다.
④ 원천징수된 소득세는 비용처리되므로 종합소득세에서 공제하지 않는다.
⑤ 개인병의원도 공익기관이므로 소득세가 징수되지 않는다.

해설 우리 나라 개인병원은 공익성은 있으나 비영리기관은 아니기 때문에 일반영리사업자와 동일하게 누진소득세율의 적용을 받는다.

07 다음 중 의료법인 등 법인체병원에 대해 비과세 되지 않는 지방세는?

① 취득세 ② 종합토지세 ③ 공동시설세
④ 재산세 ⑤ 법인세

해설 지방세법에 따라 법인형태의 병원들은 취득세, 등록세, 재산세, 종합토지세, 공동시설세 등이 비과세 된다. 법인세는 국세에 해당된다.

08 다음 중 개인병원이 납부해야하는 세금으로 옳은 것은?

가. 소득세 나. 상속세 다. 양도소득세 라. 법인세

① 가, 나, 다 ② 가, 다 ③ 나, 라
④ 라 ⑤ 가, 나, 다, 라

해설 법인세는 설립형태가 법인 의료기관들에게 부과되는 세금이기 때문에 개인병원에는 적용되지 않는다.

09 다음 중 기업회계 기준상은 비용이 인정되나 세무 상은 비용(손금)이 인정되지 않는 것은?

① 법인병원원장의 인건비 ② 감가상각비 ③ 한도초과 접대비
④ 상근이사에 대한 급여 ⑤ 재료비

해설 개인병원의 병원장의 인건비는 비용이 인정이 되지 않지만 법인형태 병원의 병원장 인건비는 비용(손금)으로 인정되고 감가상각비도 현금의 지출이 없지만 비용인정 된다. 접대비의 경우는 금액에 상관없이 비용으로 회계처리 하는 것이 가능하나 세법에서는 접대비 한도를 초과한 부분에 대해서는 손금으로 인정하지 않는다.

10 다음 중 종합소득세에 해당되지 않는 것은?

① 이자소득 ② 배당소득 ③ 부동산소득
④ 사업소득 ⑤ 퇴직소득

해설 소득세라고 흔히 말하는 것은 종합소득세를 의미한다. 종합소득세는 이자소득(은행이자 등), 배당소득(기업체 배당금 등), 부동산소득(건물 임대수익), 사업소득(개인형태의 병의원 운영소득), 근로소득, 기타소득(강사료, 원고료 등 소득)으로 구성된다. 한편 그 밖의 소득세는 퇴직소득(퇴직자가 받는 급여), 양도소득(부동산 처분 시 이익발생), 산림소득(산림을 갖는 경우 발생)등이 있다.

11 종합소득에 대한 설명 중 틀린 것은?

① 직원이 병의원에 근무하면서 받은 급여는 근로소득이다.

② 의사가 개인병의원을 경영하면서 벌은 이익은 사업소득이다.

③ 건물 등을 임대하여 얻은 소득은 부동산소득이다.

④ 이자나 배당 등을 통해서 얻는 소득은 기타소득이다.

⑤ 건물의 임대수익은 부동산소득이다.

해설 기타소득은 강사료, 원고료 등의 소득으로 구성되며, 이자나 배당에 의해서 얻은 소득은 이자소득과 배당소득이다.

12 법인세(소득세) 효과의 설명 중 틀리는 것은?

① 의료기관도 법인세 등을 납부해야 한다는 것을 말한다.

② 의료수익 중에는 법인세 등으로 납부해야 할 금액이 포함되어 있으므로 이 효과를 감안 야 한다는 것이다.

③ 의료수익 뿐만 아니라 의료비 중에도 세금효과가 있으므로 이를 감안해야 한다는 것이다.

④ 현금지출은 없지만 세법에서 이를 손비로 인정하기 때문에 세금이 감소되는 효과가 발생 하는 것을 말한다.

⑤ 법인세 효과가 크다는 것은 세금이 감소되었다는 것을 의미한다.

해설 법인세 효과란 법인세가 현금흐름에 미치는 영향을 말한다.

13 다음 중 상속세법상 공익법인의 범위에 해당되지 않는 것은?

① 공원을 무료로 이용하는 사업

② 의료업에 의한 의료법인이 운영하는 사업

③ 공중위생에 현저히 기여하는 사업, 단 영리를 목적으로 하는 사업을 포함한다.

④ 초 중 교육법 및 고등교육법에 의하여 학교를 설립, 경영하는 사업

⑤ 사회복지 사업법에 의해 설립된 사회복지법인이 운영하는 사업

해설 공익사업의 종류로는 (1) 종교의 보급 기타 교화에 현저히 기여하는 사업, (2) 초·중등교육법 및 고등교육법에 의한 학교를 설립, 경영하는 사업, (3) 사회복지 사업법에 의해 설립된 사회복지법인이 운영하는 사업, (4) 의료법 또는 정신보건법의 규정에 의한 의료법인 또는 정신의료법인이 운영하는 사업, (5) 공익법인의 설립, 운영에 관한 법률의 적용을 받는 공익법인이 운영하는 사업, (6) 예술 및 문화에 현저히 기여하는 사업 중 영리를 목적으로 하지 아니하는 사업으로서 관계행정기관의 장의 추천을 받아 재정경제부장관이 지정하는 사업, (7) 공중위생 및 환경보호에 현저히 기여하는 사업으로서 영리를 목적으로 하지 아니하는 사업, (8) 공원 기타 공중이 무료로 이용하는 시설을 운영하는 사업 등이 있다.

14 다음 중 취득세의 과세대상이 아닌 것은?

① 토지 ② 건축물 ③ 의료장비

④ 차량운반구 ⑤ 특허권

해설 취득세는 유형자산에 부과되는 과세이므로 무형자산(특허권, 상표권 등)에는 부과되지 않는다.

15 다음 중 성격이 다른 조세지원으로 옳은 것은?

가. 소득공제	나. 준비금	다. 비과세	라. 세액감면

① 가, 나, 다 ② 가, 다 ③ 나, 라

④ 라 ⑤ 가, 나, 다, 라

해설 비과세, 소득공제, 세액감면은 과세대상 금액에서 비과세를 하거나 공제 또는 세금을 감면해주는 조세지원이다. 준비금은 비영리내국법인이 고유목적 사업 또는 지정기부금에 쓰기 위하여 고유목적사업 준비금을 손금으로 계상한 경우 비용처리가 가능하며, 단 5년이내에 고유목적사업에 사용해야 한다.

16 기부금과 관련한 다음의 설명 중 틀린 것은?

① 기부금이란 특수관계가 없는 자에게 법인의 사업과 직접 관계없이 무상으로 지급하는 재산적 증여의 가액을 말한다.

② 기부금은 공익성의 정도에 따라 전액 손금산입정도에 차이가 있다.

③ 법인이 정당한 이유 없이 정상가격보다 높은 가격으로 특수 관계없는 자로부터 매입하는 경우 정상가격과 매입가격과의 차액을 기부금으로 본다.

④ 기부금이란 법인이 그 사업과 직접 관계가 없이 무상으로 제공하는 재산적증여의 가액이다.

⑤ 기부금의 종류에는 법정기부금, 지정기부금, 기타기부금 등이 있다.

해설 ③은 일반적으로 부당행위계산 부인 규정의 적용을 받거나, 경우에 따라서는 접대비 등으로 처리될 수 있다. 기부금은 '무상으로 지급하는 재산적 증여'를 의미한다.

17 다음 중 법정기부금이 아닌 것은?

① 국가 지방자치단체에 무상으로 기증하는 금품

② 국방헌금

③ 불우이웃을 돕기 위한 구호금품

④ 향토예비군에게 지출한 금품

⑤ 천재지변으로 생기는 이재민을 위한 구호품의 가액

해설 법정기부금이란 전액비용 인정되는 기부금으로 국가, 지방자치단체에 무상으로 기증하는 금품의 가액, 국방헌금과 국군장병 위문금품의 가액(향토예비군에 직접 지출하는 것 포함), 천재지변으로 생기는 이재민을 위한 구호품의 가액 등이다.

18 다음 중 비영리법인의 각 사업년도 소득에 해당되지 않는 것은?

① 사업소득

② 소득세법에 의한 이자, 배당소득

③ 소득세법에 의한 배당소득

④ 소득세법에 규정하는 채권(법인세가 비과세되는 것을 제외)을 매도함에 따른 매매익

⑤ 비유동자산처분일 현재 3년이상 계속하여 당해 고유목적사업에 직접 사용한 비유동자산의 처분으로 인한 수입

해설 비유동자산처분일 현재 3년이상 계속하여 당해 고유목적사업에 직접 사용한 비유동자산의 처분으로 인한 수입은 사업년도의 소득에 해당되지 않는다.

19 비영리법인에 대한 설명으로 틀린 것은?

① 수익사업에서 생긴 소득과 토지 등 양도차익에 대하여 납세의무를 진다.

② 수익사업과 비영리사업을 구분기장 하여야 한다.

③ 수익사업 총수입금액의 50%까지 고유목적사업 준비금을 설정할 수 있다.

④ 고유목적사업 준비금은 손금산입 한 사업년도 종료일 이후 5년이 되는 날까지 사용하여야 한다.

⑤ 수익사업 총수입금액의 50% 또는 100%까지 고유목적사업 준비금을 설정할 수 있다.

해설 사회복지법인병원, 학교법인병원, 공공의료법인병원 등은 전액(100%) 고유목적사업 준비금으로 설정할 수 있다. 그러나 의료법인병원, 사단(재단)법인 병원은 50%까지만 설정이 가능하다(50%까지만 손금 인정됨).

20 다음 중 법인세 납세의무가 없는 것은?

① 영리 내국법인의 국외원천소득

② 비영리 외국법인의 국내원천수익사업소득

③ 비영리 내국법인의 청산소득

④ 비영리 내국법인의 부동산 양도차익

⑤ 영리 내국법인의 청산소득

해설 일반 영리법인이 청산(파산)하는 경우에는 법인세 납부 의무가 있다. 그러나 비영리 법인은 청산소득에 대한 법인세 납부 의무가 없다.

21 다음 중 회계상 비용으로 인정되지만, 세무상 비용으로 인정되지 않는(손금불산입) 것은?

① 감가상각비 ② 의료보상금 ③ 인건비

④ 약품비 ⑤ 법인세 납부액

해설 회계에 있어서 당기순이익은 법인세를 비용으로 차감해서 산출된다. 세무상으로는 납세액을 산출할 때 법인세 납부액을 비용으로 인정하지 않는다.

22 다음 중 의료법인 등 법인체병원에 대해 비과세되지 않는 지방세는?

① 재산세 ② 종합토지세 ③ 자동차세
④ 취득세 ⑤ 등록세

해설 지방세법에 따라 법인형태의 병원들은 취득세, 등록세, 재산세, 종합토지세, 도시계획세, 공동시설세 등이 비과세 된다.

23 다음 중 건당 지출금액이 10만원 이상인 경우 적격증빙자료로 옳은 것은?

가. 세금계산서	나. 계산서
다. 신용카드 매출전표	라. 간이영수증

① 가, 나, 다 ② 가, 다 ③ 나, 라
④ 라 ⑤ 가, 나, 다, 라

해설 간이영수증은 5만원 이상의 지출에 대한 증빙자료로 인정되지 않는다.

24 접대비 지출시 건당 지출금액이 얼마를 초과하는 경우 반드시 법인신용카드를 사용하여야 비용으로 인정받을 수 있는가?

① 3만원 ② 5만원 ③ 10만원
④ 20만원 ⑤ 30만원

해설 접대비로 3만원을 초과해 지출하는 경우에는 법인신용카드를 사용해야 비용으로 인정받을 수 있다.

25 근로소득 연말정산 시 특별소득공제 항목이 아닌 것은?

① 의료비공제 ② 보험료공제 ③ 배우자공제
④ 주택자금공제 ⑤ 교육비 공제

해설 특별소득공제란 근로소득이 있는 자가 당해연도에 지급한 보험료, 의료비, 교육비, 주택자금, 기부금 중 일정한도의 금액을 공제하는 것을 말한다. 기본공제에는 공제(본인), 배우자공제, 부양가족공제가 있다.

26 다음 중 부가가치세법상 면세 대상이 아닌 것은?

① 의료보건용역 ② 교육용역 ③ 수돗물
④ 여객운송용역 ⑤ 부동산임대업

해설 부가가치세 면세대상은 공익성이 인정되는 것으로 보건의료용역, 교육용역, 여객운송용역(일반버스, 트럭, 선박), 수돗물, 도서, 신문, 잡지, 방송, 우표, 인지, 공중전화, 전매품, 금융보험용역, 토지, 예술창작품 등이다.

27 다음 중 비과세 근로소득에 해당하지 않는 것은?

① 월 5만원 이하의 식사비 ② 일직, 숙직비
③ 상여금 ④ 군인의 급여
⑤ 국가유공자보상금

해설 근로소득 비과세 대상은 교육훈련비, 일직 및 숙직료, 출장비, 교원의 연구보조비, 군인의 급여, 국민연금, 국가유공자보상금, 국외근로급여, 월5만원 이하의 식사비 등이다. 상여금은 비과세 근로소득에 해당되지 않는다.

28 다음 중 소득을 지급할 때 지급하는 자가 세금을 원천징수하는 것으로 옳은 것은?

가. 이자소득세 나. 갑종근로소득
다. 갑종퇴직소득 라. 증여세

① 가, 나, 다 ② 가, 다 ③ 나, 라
④ 라 ⑤ 가, 나, 다, 라

해설 증여세는 납세의무자가 직접 납부하여야 하는 세금이다.

29 법률상 납세의무자에게 부과된 조세가 다른 사람에게 전가되는 조세를 간접세라 하는데 다음 중 간접세로 옳은 것은?

① 증여세 ② 소득세 ③ 상속세
④ 법인세 ⑤ 부가가치세

해설 직접세란 세법상의 납세의무자와 실제적인 납세의무자가 일치하는 세금(소득세, 법인세, 증여세, 상속세 등)이다. 간접세란 세법상의 납세의무자와 실제 세금을 부담하는 자가 다른 세금(부가가치세, 특별소비세, 주세 등)이다.

30 외국에서 의료기기를 수입할 때 관세율적용의 기준이 되는 CLF가격이란?

① 선복 인도가격(FOB)에 운임을 가산한 금액
② 선복 인도가격(FOB)에 운임과 보험료를 가산한 금액
③ 선복 인도가격(FOB)에 운임과 보험료 및 관세를 가산한 금액
④ 선복 인도가격(FOB)에 운임, 보험료, 관세, 부가가치세를 가산한 금액
⑤ 선복 인도가격(FOB)에 보험료를 가산한 금액

해설 C.I.F(Cost Insurance & Freight)은 선복인도가격에 운임과 보험료를 가산한 금액이고, F.O.B(Free On Board)은 선복인도가격으로 물건을 사서 배에 실을 때까지의 비용이다.다.

31 외국환(Foreign Exchange)이란 국제간의 대차관계를 결제하는 수단이다. 외국환관리법과 관계있는 것으로 옳은 것은?

가. 외환관리법	나. 대외무역법	다. 외자도입법	라. 인지세법

① 가, 나, 다 ② 가, 다 ③ 나, 라
④ 라 ⑤ 가, 나, 다, 라

해설 인지세법은 외국환관리법과 관련이 없다.

32 관세의 부고, 징수 및 수출입 물품의 통관을 정확하게 하여 국민 경제발전에 기여하고 관세수익의 확보를 목적으로 하는 법은?

① 외환관리법 ② 인지세법 ③ 공정거래법
④ 관세법 ⑤ 소득세법

해설 관세법이란 관세의 부고, 징수 및 수출입 물품의 통관을 정확하게 하여 국민 경제발전에 기여하고 관세수익의 확보를 목적으로 하는 법이다.

정답

1. 재무회계편

1	2	3	4	5	6	7	8	9	10
⑤	②	⑤	③	②	④	③	①	②	⑤
11	12	13	14	15	16	17	18	19	20
②	②	①	③	①	③	③	③	④	②
21	22	23	24	25	26	27	28	29	30
⑤	⑤	①	①	①	③	③	①	⑤	③
31	32	33	34	35	36	37	38	39	40
⑤	⑤	①	②	①	③	⑤	②	①	②
41	42	43	44	45	46	47	48	49	50
③	②	⑤	②	⑤	②	③	⑤	③	②
51	52	53	54	55	56	57	58	59	60
①	②	①	③	⑤	②	①	⑤	①	①
61	62	63	64	65	66	67	68	69	70
②	⑤	⑤	④	①	③	②	①	④	②
71	72	73	74	75	76	77	78	79	80
①	①	①	②	⑤	②	①	①	②	⑤
81	82	83	84	85	86	87	88	89	90
①	⑤	②	⑤	⑤	②	⑤	②	③	①
91	92	93	94	95	96	97	98	99	100
⑤	①	②	③	③	②	①	①	①	②
101	102	103	104	105	106	107	108	109	110
②	③	④	②	③	⑤	①	⑤	③	④
111	112	113	114	115	116	117	118	119	120
①	④	⑤	②	①	④	②	⑤	⑤	①
121	122	123	124						
⑤	③	⑤	⑤						

2. 원가관리회계편

1	2	3	4	5	6	7	8	9	10
⑤	②	①	④	②	①	⑤	②	①	③
11	12	13	14	15	16				
③	⑤	①	⑤	③	②				

3. 세무회계편

1	2	3	4	5	6	7	8	9	10
⑤	②	④	④	③	①	⑤	①	③	⑤
11	12	13	14	15	16	17	18	19	20
④	①	③	⑤	④	③	③	⑤	③	③
21	22	23	24	25	26	27	28	29	30
⑤	③	①	①	③	⑤	③	①	⑤	②
31	32								
①	④								

찾 / 아 / 보 / 기

참고문헌

- 강민균, 우리나라 병원회계제도에 관한 연구, 서울대학교대학원 경영학석사논문, 1995
- 강병항, 재무회계입문, 경영과회계, 2003
- 강창렬 외, 병원경영분석, 현문사, 2004
- 권순만, 미국의 병원정책, 병원경영학회지 제3권 제1호, 1998
- 김남면 외, 원가관리회계, 청목출판사, 2001
- 김맹화, 병원회계의 개념적 구조설계에 관한 연구, 세무회계연구 제6호, 1999
- 김복만 외, 재무회계원리, 학문사, 1998
- 김성기, 현대관리회계, 다산출판사, 1997
- 김영덕, IFRS회계원리, 다임, 2009
- 김영택, 재무회계, 한올출판사, 2002
- 김종택, 병원경영전략, 비즈니스아카데미, 1997
- 김진황, 재무회계, 대명, 2008
- 남상오, 회계원리, 다산출판사, 1996
- 남상오 · 심재영, 재무회계원리, 한국방송통신대학교출판부, 2003
- 대한병원협회, 전국병원명부, 1995 ~ 2003
- 대한병원협회, 병원회계준칙, 1990
- 류규수, 병원회계학, 경산대학교 출판부, 1996
- 문옥륜 · 이기효, 병원의 경영전략수립에 관한 연구, 대한병원협회, 1995
- 박충환, 비영리조직의 회계와 세무, 법문사, 2002
- 보건복지부, 의료기관회계기준규칙, 2003
- 보건복지가족부, 의료기관 회계기준 규칙, 2008
- 배길수 외, 비영리조직의 재무보고 작성기준, 한국회계연구원, 2000
- 백대기, ERP 회계시스템의 구축을 위한 전략 요인, 산업과 경제 제13권 제2호, 2001
- 손원익 외, 국민의료향상을 위한 조세정책방향, 한국조세연구원, 1997
- 송상엽, 회계원리(IFRS), 웅지, 2008
- 송석명, 신지식병원회계, 정담, 2002
- 양동현 외, 병원경영분석, 청람, 2008
- 오성근, 병원회계제도에 관한 연구, 전산회계연구 제2권 제1호, 2003
- 유승흠, 병원행정강의, 수문사, 1990
- 윤재봉 외, ERP 경영혁신의 새로운 패러다임, 대청, 1998
- 윤석철, 국내 대학병원회계의 실태분석 및 개선방안, 세무와회계저널 제2권, 2001
- 윤종안 외, 재무회계기초, 신론사, 2000

- 이영준, 전략경영을 위한 병원원가정보시스템의 설계, 경북대학교대학원 경영학석사학위논문, 1992
- 이윤석, 병원의 수익성 관련요인, 연세대학교대학원 보건학박사학위논문, 2003
- 이정균, 병원도 경영해야 산다, 한양대학교출판부, 1998
- 이정호 · 심재영, 중급재무회계, 한국방송통신대학교출판부, 2003
- 이정호 · 심재영, 원가회계, 한국방송통신대학교출판부, 1999
- 이정화, 중소기업형 ERP시스템의 운용교육에 관한 연구, 목원대학교대학원, 교육학석사논문, 2003
- 이종태, 신법인세무회계, 신지서원, 2002
- 이종천, 중급재무회계, 산영사, 2003
- 이창은, 병원의 투자의사결정과 수익성, 인제대학교대학원 보건학박사학위논문, 2000
- 전국대학병원경리부서장협의회, 대학병원회계처리준칙, 2000
- 전택엽, 병원회계제도에 관한 연구, 부산대학교대학원 경영학석사논문, 2000
- 정기선, 현대병원회계, 정우서적, 2001
- 정기선, 현대병원세무회계, 정우서적, 2001
- 정기선, 현대 병원경영분석과 진단, 문휘도서, 1998
- 정용근, 우리나라 비영리기관 회계제도의 문제점과 개선방안, 회계학연구 제24권 제3호, 2000.
- (주)오픈닥터스, 개원예정의를 위한 개원세무 및 자금계획세미나, 2003
- 최만규 외, 미국 영리병원과 비영리병원의 의료이용도와 재무성과 비교, 보건행정학회지 제18권 제4호, 2008
- 최만규 외, 병원 재무비율 지표들 간의 구조적인 관계 분석, 보건행정학회지 제18권 제2호, 2008
- 최만규 외, 개인병원과 의료법인병원의 재무구조와 수익성비교, 고려대학교보건과학논집 제31권 제1호. 2005
- 최만규, 우리나라 중소병원의 도산실태와 경쟁력 제고방안, 고려대학교보건과학논집 제32권 제1호. 2006
- 최만규 외, 민간병원의 수익성 관련요인, 병원경영학회지 제9권 제1호, 2004
- 최만규, 병원의 재무구조 결정요인, 서울대학교 대학원 박사학위논문, 2002
- 최만규 외, 민간병원의 유동성 관련요인 분석, 보건행정학회지 제12권 제4호, 2002
- 최만규, 우리나라 민간병원의 자본조달결정에 관한 연구, 병원경영학회지 제7권 제3호, 2002
- 최만규, 병원에 재무구조이론의 적용방안 고찰, 서울대학교 보건환경연구소연구논총 제11권 제1호, 2001
- 최만규, 병원정보시스템의 성과 및 활성화 방안, 서울대학교 국민보건연구소연구논총 제9권 제1호, 1999
- 최삼철, 병원회계제도의 특수성에 관한 연구, 부산대학교사대논문집 제31집, 1995
- 최웅용, 원가관리회계, 명경사, 2003
- 최진현 · 손영희, 병원실무원가회계, 도서출판대명, 2003
- 최창규 외, IFRS회계원리, 웅진미래경영아카데미, 2008
- 한국회계연구원, 원가회계준칙, 2003, 2008
- 한국회계연구원, 리스회계처리준칙, 2003
- 한국보건산업진흥원, 병원경영분석, 2002, 2008

■ 한국회계연구원, 기업회계기준, 2003, 2008
■ 한인섭, 지방공공병원의 조직형태별 성과분석에 관한 연구, 서울대학교대학원 행정학박사학위논문, 1999
■ 홍순복 · 심호석, 회계정보시스템의 발전과 ERP, 산업경제연구 제14권 제1호, 2001

■ Alexander, J., Lewis, B.L., The Financial Characteristics of Hospitals under For-Profit and Nonprofit Contract Management, Inquiry/Volume XXI, (Fall 1984), 230-242.
■ American Accounting Association, Audits of Health Care Organizations, New York, New York 1997.
■ Bazzoli, G., Andes, S., Consequences of Hospital Financial Distress, Hospital and Health Services Administration, 40:4(winter 1995), 472-495.
■ Chang CF, Tuckman HP. The profit of not-for-profit hospitals. Hospital and Health Service Administration 35(2):173-187, 1990.
■ Clement, J.P., Smith, D.G., Wheeler, R.C., What Do We Want and What Do We Get from Not-For-Profit Hospitals?, Hospital and Health Services Administration, 39:2(Summer 1994), 159-177.
■ Cleverley, W.O., Essentials of Health Care Finance, 2d ed. Rockville, MD:Aspen Publishers, 1986.
■ Cleverley, W.O., Product Costing for Health Care Firms, Health Care Management Review, 12:4(Fall 1987), 39-48.
■ Duncan, W.J., Ginter, P.M., Swayne, L.E., Strategic Management of Health Care Organization, Second Edition, BLACKWELL, 1996.
■ Finkler, S.A., PHD, CPA, Essentials of Cost Accounting for Health Care Organizations, An Aspen Publication Aspen Publisher, Inc., Gaithersburg, Maryland, 1994.
■ Gapenski, L.C., Understanding Health Care Financial Management, AUPHA Press/Health Administration press, Ann Arbor, Michigan, 1993.
■ Griffith, J., and White, K. The well managed healthcare organization, Sixth edition. Health Administration Press, Chicago, IL, 2006.
■ Kaufman, K., Hall, M.L., The Capital Management of Health Care organizations. Ann Arbor, MI: Health Administration Press. 1990.
■ Keon-Hyung Lee, Seung-Bum Yang, Mankyu Choi, The Association between Hospital Ownership and Technical Efficiency in a Managed Care Environment, Journal of Medical Systems 33:4 (2009. 8)
■ Kongstvedt, P.R., Essentials of managed health care. Sudbury, Mass, Jones & Bartlett 2007.
■ Mankyu Choi, Keon-Hyung Lee, A Strategy for Enhancing Financial Performance: A Study of General Acute Care Hospitals in South Korea, The Health Care Manager 27:4 (2008. 11)
■ Payne, C.T., Strategic Capital Planning for Healthcare Organizations, Irwin, Professional Publishing, Chicago · London · Singapore, 1995.

- Rose T. Dunn, Healthcare Management(Eighth Edition), Health Administration Press. 2007.
- Shortell, S.M., etc., Strategic Choices for America's Hospitals, Jossey–Bass Publishers, SanFrancisco, 1992.
- Shortell, S.M., Kaluzny, A.M., Essentials of Health Care Management, Delmar Publishers, 1997.
- Shortell SM, Kaluzny AD. Organization theory and health services management. In Essentials of Health Care Management, NY: Delmar, 1997.
- Suneel Udpa, Activity–Based Costing for Hospitals, Health Care Management Review, Vol. 21, No. 3, pp. 83–96, Aspen Publishers, 1996
- Suver, J.D., Neumann, B.R., Boles, K.E., Management Accounting of Healthcare Organizations, 3rd Ed., Healthcare Financial Management Association & Pluribus Press, Inc., Chicago, 1992.
- Yee–Ching Lilian Chan, Improving Hospital Cost Accounting with Activity–Based Costing, Health Care Management Review, Vol. 18, No. 1, pp. 71–77, Aspen Publishers, 1993
- Younis MZ, Younies HZ, Okojie F. Hospital financial performance in the United States of America: a follow–up study. East Mediterr Health Journal. 12(5):670–678, 2006.
- Vogel WB, Orban BL, Gapenski LC. Factors influencing high and low profitability among hospitals. Health Care Management Review. 18(2):15–26, 1993.
- Zuckerman,A.M., Healthcare Strategic Planning, Health Administration Press Chicago, 1998.
- Zwanziger, J, and Mooney, C., Has competition lowered hospital prices?, Inquiry, 42(1):73–85, 2005.

보무각